Cirurgia
Colorretal

Cirurgia Colorretal

Andreas M. Kaiser

Associate Professor of Clinical Colorectal Surgery
USC Department of Colorectal Surgery
Keck School of Medicine, University of
Southern California
Los Angeles, California

Supervisão da Revisão Técnica
Carlos Eduardo Rodrigues Santos

Doutorado em Oncologia pelo Instituto Nacional de Câncer (INCA)
Mestrado em Cirurgia Geral Abdominal HUCFF-UFRJ
Especialização em Cirurgia Hepatobiliar e Videolaparoscopia pela
Faculdade de Medicina de Paris-Sud
Especialização em Cancerologia na Área de Cirurgia Oncológica pela
Sociedade Brasileira de Cancerologia
Membro Titular do Colégio Brasileiro de Cirurgiões (TCBC)
Membro Titular da Sociedade Brasileira de Cirurgia Oncológica (SBCO)
Membro Fundador e Presidente Eleito para o Biênio 2012-2013 do Capítulo Brasileiro
da *International Hepato-Pancreato-Biliary Association* (CB-IHPBA)

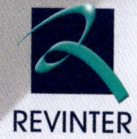

REVINTER

Cirurgia Colorretal
Copyright © 2011 by Livraria e Editora Revinter Ltda.

ISBN 978-85-372-0379-8

Todos os direitos reservados.
É expressamente proibida a reprodução deste livro, no seu todo ou em parte, por quaisquer meios, sem o consentimento por escrito da Editora.

Tradução:

NANCY DOS REIS JUOZAPAVICIUS (Caps. 1 a 4)
Tradutora, SP

ÚRSULA GUIRRO (Caps. 5 a 7)
Médica-Anestesiologista
Especialização em Anestesiologia pela Sociedade Brasileira de Anestesiologia
Preceptora da Residência Médica do Hospital do Trabalhador – Hospital das Clínicas da UFPR
Graduada pela Universidade Federal de Juiz de Fora
Residência Médica pela Universidade Federal de São Paulo

Supervisão da Revisão Técnica:

CARLOS EDUARDO RODRIGUES SANTOS
Doutorado em Oncologia pelo Instituto Nacional de Câncer (INCA)
Mestrado em Cirurgia Geral Abdominal pelo HUCFF-UFRJ
Especialização em Cirurgia Hepatobiliar e Videolaparoscopia pela Faculdade de Medicina de Paris-Sud
Especialização em Cancerologia na Área de Cirurgia Oncológica pela Sociedade Brasileira de Cancerologia
MBA em Gestão Empresarial
Membro Titular do Colégio Brasileiro de Cirurgiões (TCBC)
Membro Titular da Sociedade Brasileira de Cirurgia Oncológica (SBCO)
Membro Fundador e Presidente Eleito para o Biênio 2012-2013 do Capítulo Brasileiro da International Hepato-Pancreato-Biliary Association (CB-IHPBA)
Autor do "Manual de Cirurgia Oncológica" e Coautor do livro "Cirurgia do Câncer Hepatobiliar"
Editor Chefe da Revista Eletrônica de Cirurgia
www.cirurgiaonline.com.br

Revisão Técnica:

CIBELE AQUINO (Caps. 1 e 3)
Cirurgiã-Oncológica
Médica-Plantonista da Emergência do Hospital do Câncer I
Médica do Hospital dos Servidores do Estado – RJ

CARLOS AUGUSTO MARTINEZ MARINS (Cap. 2)
Membro Titular do Colégio Brasileiro de Cirurgiões
Especialização em Cirurgia Oncológica pelo INCA
Cirurgião-Assistente do Serviço de Cirurgia Geral II do Hospital Federal dos Servidores do Estado do Rio de Janeiro

FLÁVIO DUARTE SABINO (Cap. 4)
Membro Titular do Colégio Brasileiro de Cirurgiões
Membro Titular da Sociedade Brasileira de Cirurgia Oncológica
Especialização em Cirurgia Geral e Videolaparoscopia pelo CBC e AMB
Cirurgião do Serviço de Cirurgia Geral II do Hospital Federal dos Servidores do Estado do Rio de Janeiro e do Hospital Getúlio Vargas

RODRIGO OTÁVIO DE CASTRO ARAÚJO (Cap. 5)
Cirurgião-Geral e Oncológico do Hospital Federal dos Servidores do Estado do Rio de Janeiro
Membro Titular do Colégio Brasileiro de Cirurgiões
Especialização em Cirurgia Geral e Videolaparoscopia pelo CBC

DENISE BANDEIRA RODRIGUES (Cap. 6 e Apêndice 2)
Especialização em Cirurgia Oncológica pelo INCA
Cirurgiã do Hospital Federal dos Servidores do Estado, Rio de Janeiro
Cirurgiã do Hospital Central da Aeronáutica, RJ

FERNANDO MONTEIRO DE BARROS MONIZ FREIRE
(Cap. 7 e Apêndice 1)
Médico-Anestesista do Hospital Universitário Pedro Ernesto da UERJ

Nota: A medicina é uma ciência em constante evolução. À medida que novas pesquisas e experiências ampliam os nossos conhecimentos, são necessárias mudanças no tratamento clínico e medicamentoso. Os autores e o editor fizeram verificações junto a fontes que, se acredita, sejam confiáveis, em seus esforços para proporcionar informações acuradas e, em geral, de acordo com os padrões aceitos no momento da publicação. No entanto, em vista da possibilidade de erro humano ou mudanças nas ciências médicas, nem os autores e o editor, nem qualquer outra parte envolvida na preparação ou publicação deste livro garantem que as instruções aqui contidas são, em todos os aspectos, precisas ou completas, e rejeitam toda a responsabilidade por qualquer erro ou omissão ou pelos resultados obtidos com o uso das prescrições aqui expressas. Incentivamos os leitores a confirmar as nossas indicações com outras fontes. Por exemplo e em particular, recomendamos que verifiquem as bulas em cada medicamento que planejam administrar para terem a certeza de que as informações contidas nesta obra são precisas e de que não tenham sido feitas mudanças na dose recomendada ou nas contraindicações à administração. Esta recomendação é de particular importância em conjunto com medicações novas ou usadas com pouca frequência.

Título original:
McGraw-Hill Manual Colorectal Surgery
Copyright © by The McGraw-Hill Companies, Inc.

Livraria e Editora Revinter Ltda.
Rua do Matoso, 170 – Tijuca
20270-135 – Rio de Janeiro – RJ
Tel.: (21) 2563-9700 – Fax: (21) 2563-9701
livraria@revinter.com.br – www.revinter.com.br

Para minha esposa, Petra,
e meus filhos Benjamin, Linus, e Julian.

AGRADECIMENTOS

Sou profundamente grato à minha esposa, *Petra Lott,* por seu apoio irrestrito e constante em qualquer nova aventura na qual eu me lance, apesar das inúmeras obrigações com as quais ela tem que lidar em sua própria vida profissional e acadêmica. Além disto, sou muito grato aos professores e mentores acadêmicos que foram de extrema importância no desenvolvimento da minha carreira profissional, em particular Felix Largiader (Universidade de Zurique, Suíça), Michael L. Steer (Universidade de Harvard) e Robert W. Beart Jr. (Universidade de Southern, Califórnia). Por fim, mas não menos importante, uma grande parcela de reconhecimento vai para os meus colegas de profissão, pelo apoio e esforços diários em manter um ambiente acadêmico estimulante e prático, e para um incontável número de estudantes, residentes e colegas com os quais interagi e tive o privilégio de ensinar e desafiar.

PREFÁCIO

Serviço de saúde com seu alto grau de especialização, revolução técnica e dinâmica, e atividades do dia a dia em ritmo acelerado tornaram-se cada vez mais complexos e exigentes em todos os níveis de fornecimento. A Cirurgia Colorretal, historicamente, a primeira especialidade dentro do campo da cirurgia a estabelecer seus próprios programas de treinamento e certificação, não é exceção. As margens para cometer erros diminuíram, embora a pressão diária continue a aumentar com hospitalizações mais curtas e rodízio mais rápido de pacientes. Fazer o que é certo em uma situação em particular significa saber a respeito de possíveis estratégias e alternativas com seus prováveis resultados.

Há inúmeros livros excelentes e muito abrangentes sobre cirurgia colorretal que ainda são fundamentais para o estudo aprofundado e a aquisição de conhecimento. Para uma rápida "nova revisão" das evidências, a quantidade de dados e informações disponíveis destas e de outras fontes pesos pesados tende a ser impressionante. O papel de um manual curto e conciso nunca é substituir os livros padronizados, mas complementá-los e fornecer uma referência "em movimento", de fácil acesso, rápida e bem organizada quando não há tempo para hesitar.

O Manual Mc-Graw Hill de Cirurgia Colorretal tem a intenção de servir como fonte de informação rápida e altamente estruturada em forma de notas sobre doenças colorretais e sua administração. O livro é escrito para cirurgiões colorretais estabelecidos, cirurgiões gerais e outros especialistas do gênero, para se preparar/estudar para uma operação ou apresentação, ou quando precisam de um texto rápido para refrescar a memória para prestar exames de suficiência e manutenção de certificado. O conteúdo foi escolhido de forma que as grandes áreas do currículo colorretal principal sejam cobertas de acordo com as diretrizes americanas e profissionais. O foco central e ponto de vista é o da cirurgia colorretal, considerando que estaria além do escopo desta obra cobrir todos os detalhes possíveis e princípios de cirurgia geral comuns.

O texto está dividido em sete capítulos e dois apêndices:

- Sintomas e Diagnósticos Diferenciais
- Ferramentas de Avaliação
- Anatomia e Fisiologia
- Doenças e Problemas
- Técnicas Cirúrgicas
- Tatamento Não Cirúrgico
- Tratamento Perioperatório
- Apêndice I - Medicações
- Apêndice II - Guias de Diagnósticos

Os tópicos em cada um destes capítulos são escritos em formato de notas. Para evitar sentenças longas, o símbolo de seta (→) é usado de forma livre, como uma *conexão posterior* para indicar *o que segue* – logicamente, de forma médica, anatomicamente, em patogênese, ou com relação à administração. Abreviações comuns utilizadas no texto estão explicadas no anexo.

O texto segue uma estrutura previsível, para permitir que o leitor se enfoque em todos os aspectos de um tópico em particular ou apenas nas partes relevantes às suas necessidades momentâneas. O conteúdo cobre a maior parte e todos os aspectos relevantes delineados no currículo para residências em cirurgia colorretal, define os padrões de cuidado de acordo com as diretrizes publicadas e destaca controvérsias atuais da área de cirurgia colorretal. E mais, fornece uma descrição dos procedimentos cirúrgicos mais comuns da especialidade, passo a passo. Quando aplicáveis, os códigos CID-9 foram acrescentados aos títulos dos tópicos. Além do conteúdo, referências aos capítulos com tópicos relacionados são colocadas na parte inferior de cada tópico a fim de facilitar a navegação dentro do texto e do livro. As ilustrações não são o foco principal deste guia, mas estão incorporadas para aspectos-chave selecionados que se beneficiam do apoio visual.

O autor e a editora estão igualmente cientes das preferências mutantes e da variabilidade interpessoal na forma pela qual a informação é transportada e acessada hoje em dia. A edição impressa tradicional em formato de bolso irá, assim, ser suplementada com formatos de mídia *on-line* alternativos (p. ex., *AccessSurgery*), (a) para seguir uma demanda crescente, e (b) com a intenção de manter a precisão da informação por atualizações e revisões em tempo hábil. Não importa o meio escolhido, os leitores são aconselhados a consultar informações mais abrangentes onde for necessário, para obter os detalhes adequados em áreas específicas. Recomendações para seleção e dosagem de medicamentos podem servir apenas como ideia geral, mas sempre haverá necessidade de verificação antes que sejam aplicados no cuidado com o paciente individual.

Andreas M. Kaiser, MD, FACS

Los Angeles, Califórnia

ABREVIAÇÕES

Termos Médicos

5-FU	5-Fluorouracil
AAS	Ácido acetilsalicílico
AGCC	Ácidos graxos de cadeia curta
AIAJ	Anastomose ileoanal com bolsa em J
AINE	Anti-inflamatória não esteroide
AIR	Anastomose ileorretal
AMI	Artéria mesentérica inferior
AMS	Artéria mesentérica superior
ARPSP	Anorretoplastia sagital posterior
ASA	American Society of Anesthesiologists
ASCA	Anticorpo Anti-*Saccharomyces cerevisiae* (marcador da doença de Crohn)
CAP	Campo de alta potência (microscopia)
CCHNP	Câncer de cólon hereditário não polipose (Lynch I/II)
CCR	Câncer colorretal metástico e adjuvante
CEA	Antígeno carcinoembrionário
CEASI	Células escamosas atípicas de significado indeterminado
CEC	Carcinoma escamocelular
CIVD	Coagulação intravascular disseminada
CMV	Citomegalovírus
CPER	Colangiopancreatografia endoscópica retrógrada
CPRM	Colangiopancreatografia por ressonância magnética
CU	Colite ulcerativa
DALM	Displasia associada às lesões ou massas (em colite ulcerativa)
DIII	Doença inflamatória intestinal idiopática (Doença de Crohn, colite ulcerativa, colite indeterminada)
DIP	Doença inflamatória pélvica
DPO	Dia pós-operatório
DRGE	Doença do refluxo gastroesofágico
DST	Doença sexualmente transmissível
EAE	Esfíncter anal externo
EAI	Esfíncter anal interno
ECAM	Enema colônico anterógrado de Malone
EDA	Endoscopia digestiva alta
EIA	Esfíncter intestinal artificial
ELI	Esfincterotomia lateral interna
EMG	Eletromiografia
EMRT	Excisão mesorretal total
FAV	Fechamento assistido a vácuo
GI	Gastrointestinal
GIN	Ginecológico
GIST	Tumor estromal gastrointestinal
HCERP	Hipertrofia congênita do epitélio retinal pigmentado

ABREVIAÇÕES *(Cont.)*

HCT	Hematócrito
HIV	Vírus da imunodeficiência humana
HPV	Papilomavírus humano
HSV	Vírus *herpes simplex*
IMRT	Radioterapia de intensidade modulada
IMS	Instabilidade microssatélite
IQVIF	Índice de qualidade de vida na incontinência fecal
LGV	Linfogranuloma venéreo
LIEEAG	Lesões intraepiteliais escamosas de alto grau
LIEEBG	Lesões intraepiteliais escamosas de baixo grau
LV	Leucovorin
MELD	Modelo para doença hepática terminal
MET	Microcirurgia endoscópica transanal
MRSA	*Staphylococcus aureus* resistente à meticilina
MSM	Homem que faz sexo com outro homem
NIA	Neoplasia intraepitelial anal
NPO	Nada pela boca *(nulla per os)*
NPT	Nutrição parenteral total
OID	Obstrução do intestino delgado
OIG	Obstrução do intestino grosso
PAF	Polipose adenomatosa familiar
PAM	Polipose associada ao MYH
pANCA	Anticorpo perinuclear antineutrofílico citoplasmático (marcador de colite ulcerativa)
PC/AIAJ	Proctocolectomia/Anastomose ileoanal com bolsa em J
PET	Tomografia por emissão de pósitrons
PET-TC	Tomografia por emissão de pósitrons combinada com tomografia computadorizada
PPD	Derivado purificado da proteína (teste de tuberculose)
PPH	Procedimento para prolapso e hemorroidas
PTT	Tempo de tromboplastina parcial
QID	Quadrante inferior direito
QIE	Quadrante inferior esquerdo
QSD	Quadrante superior direito
QSE	Quadrante superior esquerdo
RAB	Ressecção anterior baixa
RAP	Ressecção abdominoperineal
RM	Ressonância magnética
RRAI	Reflexo retoanal inibitório
SARA	Síndrome de angústia respiratória aguda
SC	Sala de cirurgia
SCI	Síndrome do cólon irritável
SII	Síndrome do intestino irritável
SNG	Sonda nasogátrica
SURS	Síndrome da úlcera retal solitária

ABREVIAÇÕES *(Cont.)*

TAAA	Terapia antirretroviral altamente ativa
TAP	Tempo de protrombina
TC	Tomografia computadorizada
TIPS	Anastomose portossistêmica intra-hepática transjugular
TNM	Tumor, nódulos e metástases (sistema de estadiamento tumoral)
TVP	Trombose venosa profunda
USER	Ultrassom endorretal
UTI	Unidade de terapia intensiva
VFAPA	Variante familiar atenuada de polipose adenomatosa
VMI	Veia mesentéria inferior
VMS	Veia mesentérica superior
ZTA	Zona transicional anal

Organizações

ACCP	American College of Chest Phisician
ASCRS	American Society of Colon and Rectal Surgeons
NCI	National Cancer Institute (USA)
SCIP	Surgical Care Improvement Project

SUMÁRIO

Capítulo 1
Sintomas e Diagnósticos Diferenciais 1
Colite ou Proctite 2
Constipação 4
Diarreia 7
Distensão Abdominal 10
Dor Abdominal 12
Dor Perirretal 15
Erupção Cutânea 17
Estenose Intestinal 19
Fístula 22
Fístula Retovaginal 25
Incontinência 27
Massa Extraluminal 29
Megacólon 31
Nódulo ou Massa 33
Obstrução do Intestino Delgado *(OID)* 36
Obstrução do Intestino Grosso *(OIG)* 38
Prolapso 41
Sangramento Retal 44
Secreção/Corrimento 47
Sepse 49
Ulceração 52

Capítulo 2
Ferramentas de Avaliação 55
Suscetibilidade à Cirurgia Colorretal 56
Histórico do Paciente 59
Exame Clínico 61
Triagem/Inspeção de Câncer Colorretal 64
Sigmoidoscopia Flexível 69
Colonoscopia 71
Ileoscopia 74
Endoscopia por Cápsula 76
Estudos Anofisiológicos 78
Ultrassonografia Endorretal 89
Radiografia Convencional (Filmes Lisos) 94
Enemas de Contraste 99

Ileograma 104
Acompanhamento do Intestino Delgado *(AID)* 107
Estudo de Trânsito Colônico (Sitzmark) 111
Proctograma de Defecação (Defecografia) 114
Tomografia Computadorizada *(TC)*. 117
Colonografia por TC ("Colonoscopia Virtual") 120
Enterografia por TC ("Acompanhamento Virtual do Intestino Delgado"). . 122
Ressonância Magnética *(RM)* 124
Tomografia por Emissão de Pósitrons *(PET/PET-TC)* *126*
Angiografia com Possível Embolização 128
Cintilografia Nuclear 131

Capítulo 3
Anatomia e Fisiologia 135
Desenvolvimento Colorretal Embriológico 136
Anatomia Vascular. 138
Marcos Anorretais 142
Músculos Pélvicos 145
Estruturas e Espaços Pélvicos Fasciais 148
Inervação Pélvica e Anorretal 151
Controle Fecal (Continência). 153
Carcinogênese. 156

Capítulo 4
Doenças e Problemas 159
Fissura Anal *(565.0)*. 161
Plicomas Anais *(455.9)*. *165*
Hemorroidas *(455.X)* 167
Abscesso Perianal/Retal *(566)*. 174
Fístula Perianal/Perirretal *(565.1)* *178*
Cisto Pilonidal *(Cisto/Sinus/Fístula, 685.0/1)*. 182
Hidradenite Supurativa *(705.83)*. 186
Incontinência Fecal *(787.6)*. 189
Prurido Anal *(698.0)* 195
Síndrome da Úlcera Retal Solitária *(SURS, 569.41)* 198
Corpos Estranhos *(937, 936/938)*. 201
Síndrome do Intestino *Gay*. 205
Doenças Anorretais Associadas ao HIV *(042)*. *206*
Doenças Sexualmente Transmissíveis *(DSTs, 091, 098, 099)* 210
Condilomas Anais *(078.10)*. 215

Neoplasia Intraepitelial Anal *(NIA, 235.5)* 220
Doença de Bowen *(235.5)* 224
Condiloma Gigante de Buschke-Lowenstein *(078.10,235.5)* 228
Câncer Anal *(154.2, 154.3)* 230
Pólipos *(211.3)* 236
Síndromes Poliposas *(211.3, 235.2)* 240
Polipose Adenomatosa Familiar *(PAF; 211.3, 235.2, V84.09)* 244
Câncer de Cólon Hereditário Não Polipose *(CCHNP, 153.8, V84.09)* .. 248
Câncer Colorretal – Câncer de Cólon *(153.X)* 252
Câncer Colorretal – Câncer Retal *(154.1)* 265
Câncer Retal Recorrente *(789.3, 154.1)* 271
Câncer Colorretal – Metástases Hepáticas *(197.7)* 275
Câncer Colorretal – Metástases Pulmonares *(197.3)* 280
Tumor Estromal Gastrointestinal *(TEGI; 171.9)* 283
Tumores Carcinoides *(235.2)* 287
Tumores Pré-Sacrais *(789.3)* 292
Tumores Raros 296
Proctite/Enterite por Radiação *(558.1)* 299
Colite Isquêmica *(557.X)* 303
Colite Pseudomembranosa/*Clostridium Difficile (008.45)* 308
Enterocolite Infecciosa *(002-009x)* 315
DIII – Colite Ulcerativa *(556.9)* 320
DIII – Doença de Crohn *(555.X)* 327
"Pouchologia" – A Ciência das Bolsas 334
Bolsite – Disfunção Ileoanal *(569.60)* 340
Disfunção de Koch 345
Megacólon Tóxico *(556.9)* 350
Obstrução do Intestino Grosso *(OIG, 560.9)* 355
Pseudo-Obstrução Colônica *(Síndrome de Ogilvie, 560.89)* 360
Volvo Colônico *(560.2)* 364
Doença Diverticular *(Diverticulose, Diverticulite, 562.IX)* 368
Fístula Colovaginal e Colovesical *(619.1, 596.1)* 377
Fístula Returinária *(596.1)* 381
Fístula Retovaginal *(619.1)* 385
Endometriose *(617.X)* 388
Sangramento Agudo no Trato GI Inferior *(578.9)* 391
Fístulas Enterocutâneas *(569.81)* 395
Colite de Derivação *(V44.2)* 399
"Estomatologia" – A Ciência das Ostomias *(V44.3)* 401
Trauma *(863.X)* 410

Patologia Colorretal Associada à Lesão na Coluna Vertebral 416
Disfunção do Assoalho Pélvico *(618.X)* 420
Prolapso Retal *(569.1)* 423
Distúrbios Funcionais – Constipação Crônica *(564.X)* 427
Distúrbios Funcionais – Síndrome do Intestino Irritável *(SII, 564.1)* . . . 434
Dor Anorretal Funcional – Síndrome do Elevador do Ânus *(569.42)* . . 439
Dor Anorretal Funcional – Proctalgia Fugax *(569.42)* 442
"Incidentalologia" – Abordagem a Descobertas Incidentais 445
Pediatria – Megacólon Aganglônico Congênito *(Doença de Hirschsprung, 751.3)* 450
Pediatria – Malformações Congênitas *(751.2)* 454
Pediatria – Problemas Colorretais Adquiridos 458
Complicações – Lesão Ureteral *(997.5)* 460
Complicações – Íleo Pós-Operatório *(546.3)*. 462
Complicações – Fístula *(997.4)* 466
Complicações – Necrose de Estoma *(569.90)* 468
Complicações – Cicatrização Retardada de Ferimento *(998.3)* 470

Capítulo 5
Técnicas Cirúrgicas **473**
Tamponamento do Canal Anal. 475
Incisão/Drenagem de Abscesso Perirretal *(Simples)* 477
Procedimento Modificado de Hanley para Abscesso/Fístula em Ferradura 479
Fístula Anal – Fistulotomia *vs.* Sedenho. 483
Fístula Anal – Retalho de Avanço Endorretal 486
Fístula Anal – Inserção *Plug* de Colágeno 488
Excisão do Cisto Pilonidal 490
Excisão/Fulguração de Verrugas Anais 493
Esfincterotomia Lateral Interna *(ELI)* 496
Esfincteroplastia Sobreposta. 499
Implantação de Esfíncter Intestinal Artificial *(EIA)*. 503
Procedimentos Ambulatoriais para Hemorroidas (Ligadura Elástica, Esclerose e Coagulação por Infravermelho) 506
Hemorroidectomia Excisional *(Ferguson, Milligan-Morgan)*. 508
Hemorroidectomia ou Hemorroidopexia por Grampeamento – PPH . . 512
Retalhos Anorretais 516
Reparo de Fístula Retovaginal – Avanço de Retalho 520
Reparo de Fístula Retovaginal – Retovaginectomia com Fechamento em Camadas. 522
Reparo de Fístula Retovaginal – Interposição da Aba Muscular 524
Reparo de Retocele 527

Prolapso Retal – Reparo Perineal de Delorme.................... 530
Prolapso Retal – Reparo Perineal de Altemeier..................... 533
Prolapso Retal – Retopexia *(Laparoscopia vs. Aberta)*............. 536
Prolapso Retal – Ressecção de Sigmoide e Retopexia 540
Ressecção de Sigmoide *(Aberta, Anastomose vs. Hartmann)* 544
Hemicolectomia Esquerda *(Aberta)*............................ 547
Hemicolectomia Direita *(Aberta)*.............................. 550
Colectomia (Sub)Total, Anastomose Ileorretal *(Aberta)* 553
Colectomia Abdominal Total com Ileostomia Terminal *(Aberta)* 557
Proctocolectomia, Anastomose Ileoanal em Bolsa Ileal em J *(Aberta)*... 560
Mucossectomia da Zona Transicional Anal *(ZTA)* 566
Estricturoplastia.. 568
Adesiólise *(Laparoscópica vs. Aberta)* 570
Cirurgia Colorretal Laparoscópica 573
Colocação de Portais de Acesso Laparoscópico 579
Colocação de *Stent* por Colonoscopia......................... 585
Lavagem em Campo para Anastomose Primária na OIG........... 588
Criação de Ileostomia ou Colostomia Terminal................... 592
Criação de Ileostomia ou Colostomia em Alça *(Laparoscópica/Aberta)*.. 596
Descida da Ileostomia 601
Descida de Colostomia em Alça 604
Hartmann Reverso *(Laparoscópico ou Aberto)*................... 606
Ressecção Anterior Baixa (RAB)/Excisão Mesorretal Total (EMRT) 610
Ressecção Abdominoperineal *(RAP)* 615
Excisão Transanal *(Pólipo, Câncer)* 618
Microcirurgia Endoscópica Transanal *(MET)*..................... 622
Abordagem de York-Mason................................... 625
Abordagem de Kraske 628
Ressecção de Tumor/Lesão Pré-Sacral 631

Capítulo 6
Tratamento Não Cirúrgico............................... 635
Quimioprevenção de Câncer Colorretal 636
Quimioterapia – Drogas Comumente Utilizadas 638
Protocolos Quimioterápicos – Intenção de Cura *(Câncer Colorretal)*... 645
Protocolos Quimioterápicos – Câncer Colorretal Metastático 649
Radioterapia.. 654
Radioterapia de Intensidade Modulada *(TRIM)* 656
Braquiterapia de Alta Dose.................................... 658
Acompanhamento de Câncer Colorretal 660

Monitoramento de CEA para o Câncer Colorretal 663
Protocolo de Tratamento de Modalidade Combinada – Câncer Anal ... 667
Imatinibe *(GLEEVEC)* 670
Manejo Médico da Doença de Crohn 672
Tratamento Médico da Colite Ulcerativa 675
Fisioterapia/Treinamento de *Biofeedback* 678

Capítulo 7
Tratamento Perioperatório 681
Projeto de Otimização do Tratamento Cirúrgico *(POTC)* 682
Conduta Perioperatória Geral – Abdominal 684
Conduta Perioperatória Geral – Anorretal 688
Comorbidades – Doença Cardíaca 691
Comorbidades – Doença Hepática 696
Preparo Intestinal/Limpeza 700
Antibióticos Profiláticos 703
Profilaxia de Endocardite 705
Profilaxia do Tromboembolismo Venoso *(TVP, EP)* 707
Anestesia Anorretal 710
Recuperação Rápida *(Fast-Track)* 714

Apêndice I
Medicações 717
Medicações para Analgesia e Sedação 718
Medicações para Trato Gastrointestinal 720
Medicações contra Patógenos Virais 724
Medicações contra Patógenos Bacterianos e Fúngicos 725
Medicações para Manuseio Hematológico 727
Medicações contra Tumor ou Inflamação 728

Apêndice II
Guias de Diagnósticos 731
Valores Selecionados de Referência Colorretal 732
Critério Amsterdã II para CCHNP 738
Critério de Bethesda para Teste de IMS 739
Estadiamento de Tumor no Sistema TNM 740
Sistema de Pontuação de Incontinência Fecal 743

Cirurgia
Colorretal

Capítulo 1

Sintomas e Diagnósticos Diferenciais

Colite ou Proctite 2
Constipação 4
Diarreia 7
Distensão Abdominal 10
Dor Abdominal 12
Dor Perirretal 15
Erupção Cutânea 17
Estenose Intestinal 19
Fístula 22
Fístula Retovaginal 25
Incontinência 27
Massa Extraluminal 29
Megacólon 31
Nódulo ou Massa 33
Obstrução do Intestino Delgado *(OID)* 36
Obstrução do Intestino Grosso *(OIG)* 38
Prolapso 41
Sangramento Retal 44
Secreção/Corrimento 47
Sepse 49
Ulceração 52

COLITE OU PROCTITE
Caracterização dos Sintomas
- Definição: mudanças inflamatórias visíveis no cólon ou reto (edema, ulcerações, friabilidade).
- Local de origem: início na linha dentada. Segmento mais distal livre de doença ou com doença limitada (advertência: início distal de doença potencialmente mascarado por terapia local anterior!).
- Sintomas associados: hábitos intestinais alterados, diarreia, sangramento, corrimento com muco, urgência, tenesmo, perda de peso, dor pélvica ou abdominal, distensão abdominal, febre, sinais de toxicidade, infecções no trato urinário. Manifestações extraintestinais.
- Fator temporal: início súbito, início gradual, recidiva, único, contínuo.
- Evolução dos sintomas: piora gradual, recidiva intermitente.
- Topografia: envolvimento difuso do segmento afetado, envolvimento segmentar/descontinuado.
- Gravidade: extensão do envolvimento, crônico/agudo/fulminante/tóxico.
- Doença sistêmica subjacente: doença inflamatória intestinal idiopática conhecida, *status* do tratamento antineoplásico (radioterapia, quimioterapia, transplante de medula etc.).
- Probabilidade de ser sinal de doença grave: alta.

Diagnóstico Diferencial
1. Malformação:
   - Hemangioma cavernoso (→ nenhuma inflamação de fato).
2. Vascular:
   - Colite isquêmica (doença vascular periférica, doença embólica, vasculite).
   - Dano por radiação.
3. Inflamatório:
   - Doença inflamatória intestinal idiopática (DIII): colite ulcerativa, doença de Crohn.
   - Colite *C. difficile*, diverticulite.
   - Colite infecciosa (ameba, shigella, *E coli* êntero-hemorrágica, tuberculose, citomegalovírus etc.).
   - Proctite por DST: linfogranuloma venéreo, gonorreia etc.
   - Efeito colateral: lavagem intestinal (úlcera aftoide ou difusa), AINEs etc.
   - Colite eosinofílica.
4. Tumor:
   - Câncer colorretal (p. ex., carcinoma em células em anel de sinete resultam em infiltração difusa com perda do efeito de massa).

- Câncer extraintestinal.
- Linfoma, sarcoma de Kaposi.
- Endometriose.
5. Degenerativo/funcional:
   - Síndrome da úlcera retal solitária.
   - Ulcerações estercorais (impactação fecal).
6. Trauma:
   - Intercurso anal, autoerotismo, corpo estranho.
   - Iatrogênico.

Topo da Lista
1. Doença inflamatória idiopática (DIII).
2. Proctite/colite específica (*C. difficile,* infecciosa, DST).
3. Colite isquêmica (advertência: improvável proctite isquêmica!).
4. Colite/proctite catínica).

Chaves para o Diagnóstico
- Histórico: narração com detalhes específicos, identificação de fatores de risco (familiares, viagens, radiação, cirurgia cardiovascular, intercurso anal receptivo etc.).
- Exame clínico: anuscopia/sigmoidoscopia rígida ou colonoscopia completa/parcial, imagem endoscópica e biópsias.
- Histologia: tipo de inflamação, doença granulomatosa.
- Análise das fezes: culturas, toxina *C. difficile,* ovos e parasitas, possíveis leucócitos fecais.
- Análise do soro: possível titulação do soro para agentes patogênicos virais/amebas.
- Possíveis estudos de imagem, por exemplo, exame do intestino delgado ou enterografia por TC: envolvimento do intestino delgado?

Referências Cruzadas

Tópico	Capítulo
Colonoscopia	2 (p. 71)
Colite isquêmica	4 (p. 303)
Colite *C. difficile*	4 (p. 308)
DIII – colite ulcerativa	4 (p. 320)
DIII – doença de Crohn	4 (p. 327)

CONSTIPAÇÃO

Caracterização dos Sintomas
- Topografia: frequência diminuída dos movimentos intestinais, consistência aumentada das fezes, mudança na forma (fezes em tira ou em bolinhas), necessidade de esforço ou apoio manual, evacuação incompleta, movimentos do intestino delgado múltiplos/repetitivos.
- Local de origem: trânsito intestinal, evacuação.
- Sintomas associados: sangramento, perda de peso, febre, desidratação (primária/secundária), abaulamento vaginal etc.
- Fator temporal: aguda *vs.* crônica.
- Evolução dos sintomas: única, piora gradual, duradoura.
- Doença sistêmica subjacente: tumor, doença cardiopulmonar, diabetes, doença renal etc.
- Probabilidade de ser sinal de doença grave: dependente da idade do paciente.

Diagnóstico Diferencial
1. Malformação:
   - Atresia.
   - Doença de Hirschsprung.
2. Vascular:
   - Estenose isquêmica.
3. Inflamatório:
   - Doença de Crohn com estenose.
   - Diverticulite crônica com estenose.
   - Estreitamento anastomótico.
4. Tumor:
   - Obstrução relacionada com o tumor.
5. Degenerativo/funcional:
   - Síndrome da úlcera retal solitária.
   - Dieta.
   - Social (maus hábitos).
   - Induzido por drogas.
   - Imobilidade (paciente restrito ao leito).
   - Endócrino/metabólico: hipotiroidismo, diabetes, hiperparatiroidismo.
   - Psiquiátrico/neurológico (mal de Parkinson, esclerose múltipla etc.).
   - SII (Síndrome do intestino irritável) com constipação predominante.
   - Constipação por trânsito lento (inércia colônica).

- Disfunção do assoalho pélvico: obstrução funcional da saída, intussuscepção, prolapso, retocele.
- Doença de Chagas.
- Gravidez (falta de espaço pélvico/abdominal, diminuição de mobilidade induzida por fatores endócrinos, ingestão insuficiente de líquidos).
6. Trauma:
    - Dano à coluna vertebral, paraplegia.
    - Patologia retroperitoneal/na coluna vertebral (hematoma, fratura etc.).

Topo da Lista
1. Hábitos.
2. Induzido por drogas.
3. Funcional (SII, constipação por trânsito lento).
4. Obstrução mecânica (tumor, estenose etc.).
5. Disfunção no assoalho pélvico.

Chaves para o Diagnóstico
- História patológica pregressa/história social do paciente: hábitos, rotina diária (diário), sintomas alarmantes, cirurgias abdominais anteriores, tumor, doença sistêmica etc. Avaliações colônicas anteriores.
- Exame clínico: condição geral do paciente, distensão abdominal, massa palpável, sensibilidade à palpação. Toque retal, ruptura do períneo, fezes na ampola retal, qualidade das fezes, tônus muscular do esfíncter e puborretal etc.?
- Com base em evidências da história do paciente e do exame físico, a probabilidade de um problema mecânico tem que ser aventada a fim de decidir sobre testes diagnósticos mais detalhados:
    - Avaliação colônica.
    - Testes de função colônica: tempo de trânsito colônico, proctograma de defecação.
    - TC.
    - Estudos de contraste.

Referências Cruzadas

Tópico	*Capítulo*
Estudos anofisiológicos	2 (p. 78)
Estudo de trânsito colônico	2 (p. 111)
Proctograma de defecação	2 (p. 114)
Câncer colorretal	4 (pp. 252-265)
OIG	4 (p. 355)
Disfunção do assoalho pélvico	4 (p. 420)
Constipação	4 (p. 427)
SII	4 (p. 434)

DIARREIA

Caracterização dos Sintomas

- Local de origem: intestinal, colônico, difuso.
- Sintomas associados: náuseas, vômitos, dor, cólicas abdominais, distensão abdominal, alto débito de ileostomia, de consistência aquosa (semelhante a chá), sangramento, hábitos intestinais alterados, diarreia, infecções no trato urinário.
- Fator temporal: agudo *vs.* crônico.
- Evolução dos sintomas: episódio único (autolimitado).
- Topografia: frequência crescente, consistência diminuída (pastosa, aquosa etc.), componentes adicionados (sangue, muco) etc.
- Gravidade: descompensada → desidratação; compensada → hidratação e funções orgânicas preservadas.
- Doença sistêmica subjacente: doença inflamatória intestinal idiopática (DIII), doença celíaca, histórico de cirurgias abdominais anteriores, uso de antibióticos etc.
- Probabilidade de ser sinal de doença grave: moderada.

Diagnóstico Diferencial

1. Malformação:
   - Síndrome do intestino curto (pós-ressecção).
   - Fístula interna (p. ex., fístula gastrocólica, enterocolônica, enteroentérica).
2. Vascular:
   - Isquemia mesentérica aguda (1º estádio).
   - Isquemia intestinal crônica.
   - Sangramento GI maciço.
3. Inflamatório:
   - Enterite/enterocolite infecciosa (viral, bacteriana, parasitas, fungos, DSTs etc.).
   - Colite tóxica (p. ex., colite por *C. difficile,* quimioterapia).
   - Colite colágena (forma abortiva de colite ulcerativa?).
   - Colite microscópica (forma abortiva de colite ulcerativa?).
   - Doença inflamatória intestinal idiopática (DIII) (colite ulcerativa, doença de Crohn).
   - Inflamação da mucosa (pouchite).
   - Enterite por radiação (enterite actínica).
   - Doença celíaca.

4. Tumor:
   - Tumor neuroendócrino (p. ex., VIPoma).
5. Degenerativo/funcional:
   - Induzido por contraste.
   - SII (diarreia predominante).
   - Dieta (p. ex., adoçantes artificiais, alimentação por cateter enteral).
   - Induzido por drogas (p. ex., laxativos, lavagem intestinal, TAAA, quimioterapia etc.).
   - Induzida por acidez da bile (p. ex., pós-ressecção ileal, doença de Crohn).
   - Má absorção.
   - Insuficiência pancreática.
   - Induzida por estresse.
   - Diarreia paradoxal (em impactação fecal).
6. Trauma:
   - Perda do intestino.

Topo da Lista

Diarreia aguda
1. Enterocolite infecciosa (incluindo diarreia dos viajantes).
2. Iatrogênica (induzida por contraste, drogas, lavagem).
3. Diarreia associada a antibióticos.
4. Doença inflamatória intestinal idiopática (DIII)

Diarreia crônica
1. SII.
2. Doença inflamatória intestinal idiopática (DIII).
3. Má absorção.
4. Colite colágena/microscópica.

Chaves para o Diagnóstico
- História patológica pregressa/história social do paciente: exposição (viagem, alimentação, contaminação oral-anal etc.) Outros membros da família afetados? Endoscopias anteriores? Cirurgias abdominais anteriores, tumor, tratamento com antibióticos, imunossupressão (HIV, induzida por drogas), medicamentos atuais etc.
- Exame clínico: condição geral do paciente (hidratação, *status* hemodinâmico), distensão abdominal, peristalse intestinal aumentada, sensibilidade localizada/difusa à palpação, sinais de irritação peritoneal, fezes na ampola retal (impactação fecal?) etc.

- Testes mais detalhados (geralmente não necessários para diarreia aguda autolimitada):
  - Análise das fezes: culturas, toxinas, ovos e parasitas, conteúdo de gordura de 24 horas.
  - Testes de sangue/urina: doença celíaca, 5-HIAA etc.
  - Endoscopia:
    - Colonoscopia com biópsias (mesmo que, macroscopicamente, esteja normal → avaliar para verificar colite colágena ou microscópica).
    - Endoscopia digestiva alta → considerar biópsia do intestino delgado para excluir doença celíaca?
    - Endoscopia da cápsula?
  - Imagenologia:
    - Estudo contrastado: trânsito delgado, enterografia por TC.
- Resposta a tratamento empírico (antidiarreicos, colestiramina etc.).

Referências Cruzadas

Tópico	Capítulo
Doenças associadas ao HIV	4 (p. 206)
DSTs	4 (p. 210)
Tumor carcinoide	4 (p. 287)
Colite infecciosa	4 (p. 315)
DII	4 (pp. 320-327)
SII	4 (p. 434)

DISTENSÃO ABDOMINAL

Caracterização dos Sintomas

- Local de origem: cavidade peritoneal (ascite, distensão intestinal), parede abdominal (hérnia, obesidade).
- Sintomas associados: náuseas, vômitos, dor e cólicas abdominais, função intestinal alterada, sangramento.
- Evolução dos sintomas: agudos/progressivos, intermitentes, recorrentes, crônicos.
- Topografia: difusa, localizada.
- Classificação: moderada, grave.
- Doença sistêmica subjacente: malformação congênita, malignidade, doença cardiovascular, doença inflamatória intestinal, histórico de cirurgias anteriores.
- Probabilidade de ser sinal de doença grave: alta.

Diagnóstico Diferencial

1. Malformação:
   - Adquirida: obesidade, organomegalia (fígado, baço).
   - Fibrose cística (mucoviscidose) com impactação fecal no intestino delgado.
   - Megacólon (doença de Hirschsprung).
   - Má rotação intestinal.
   - Atresia intestinal.
2. Vascular:
   - Obstrução intestinal relacionada com a isquemia (estenose isquêmica).
3. Inflamatório:
   - Processo inflamatório com obstrução intestinal (diverticulite, doença de Crohn).
   - Megacólon tóxico.
4. Tumor:
   - Obstrução intestinal relacionada com a tumoração (neoplasia, endometriose).
   - Carcinomatose.
   - Pseudomixoma peritoneal.
5. Degenerativo/funcional:
   - Obstrução intestinal relacionada com a aderência.
   - Síndrome de Ogilvie.
   - Hérnia.

- Pseudo-hérnia por desnervação da musculatura da parede abdominal.
- Impactação fecal.
- Ascite (p. ex., cirrose hepática).
6. Trauma:
   - Hematoma.

Topo da Lista
1. Constitucional: obesidade.
2. Obstrução intestinal (delgado, grosso).
3. Hérnia.
4. Megacólon/pseudo-obstrução.
5. Ascite.

Chaves para o Diagnóstico
- História patológica pregressa do paciente: hábitos, progressão dos sintomas, cirurgias abdominais anteriores, tumores etc.
- Exame clínico: condições gerais e hábitos do paciente, presença/ausência de borborigmos, peristalse, sensibilidade localizada/difusa à palpação, organomegalia, sinais de irritação peritoneal, fezes na ampola retal.
- Imagenologia:
  - Rotina radiológica de abdome agudo, radiografia de tórax: evidências de obstrução intestinal (OIG *vs.* OID), pneumoperitônio, alça intestinal distendida, níveis hidroaéreos, dilatação gástrica, ponto de transição, presença de ar no cólon distal, calcificações, aerobilia.
  - TC (se possível com contraste oral e intravenoso): ascite, hérnia, dilatação do intestino delgado ou do intestino grosso, ponto de transição, espessamento extensivo da mucosa, pneumatose intestinal, aerobilia, presença de gás na veia porta, suspeita de obstrução intestinal em alça fechada, massa intra-abdominal/retroperitoneal, extensão e localização de tumoração.
  - Ultrassonografia: ascite, tumor.

Referências Cruzadas

Tópico	*Capítulo*
Câncer colorretal	4 (pp. 252-265)
Megacólon tóxico	4 (p. 350)
OIG	4 (p. 355)
Síndrome de Ogilvie	4 (p. 360)

DOR ABDOMINAL

Caracterização dos Sintomas

- Local de origem: abdome superior, periumbilical, abdome inferior, migratória, dor referida.
- Sintomas associados: náuseas, vômito, distensão difusa, abaulamento local, hipotensão, desconforto respiratório, sangramento (sangue escuro, melena), massa/nódulo, hábitos intestinais alterados, constipação, diarreia, drenagem, febres/calafrios.
- Tempo: no início, constante, momentos específicos, atividades específicas, acordar à noite.
- Evolução: aumentado, diminuido, intermitente, atividades/momentos específicos.
- Duração do episódio: minutos, horas, dias, semanas, ou mais.
- Topografia: entorpecida, aguda, intermitente.
- Máximo: aguda, alívio por atividade intestinal, paroxismal, esporádica.
- Doença sistêmica subjacente: tumor, quimioterapia/imunossupressão, radiação, fibrilação atrial, úlcera péptica, cálculos renais etc.
- Probabilidade de ser sinal de doença grave: moderada a alta.

Diagnóstico Diferencial

1. Malformação:
   - Hérnia paraesofágica, estômago invertido.
   - Gravidez ectópica.
   - OID.
   - Divertículo de Meckel.
   - Pâncreas bífido.
2. Vascular:
   - Isquemia mesentérica.
   - Infarto do miocárdio, embolia pulmonar.
   - Aneurisma aórtico roto.
   - Hérnia encarcerada.
   - Infarto esplênico.
3. Inflamatório:
   - Apendicite, diverticulite, pancreatite, colecistite, pielonefrite.
   - Víscera perfurada (úlcera péptica, diverticulite etc.).
   - Patologia GIN (anexial, doença inflamatória pélvica, Fitz-Hugh-Curtis etc.).
   - Peritonite bacteriana primária.

4. Tumor:
   - Tumor avançado → perfuração do intestino, estrangulamento, necrose, obstrução etc.
5. Degenerativo/funcional:
   - Retenção urinária.
   - Oclusão intestinal.
   - Hérnia intermitente.
   - SII.
   - Urolitíase.
   - Origem na coluna vertebral.
   - Pseudoperitonite diabética, febre do Mediterrâneo, porfiria.
   - Síndrome de Münchausen.
6. Trauma:
   - Trauma fechado/penetrante.
   - Autoerotismo, corpo estranho.
   - Ruptura esplênica.
   - Fístula anastomótica.

Topo da Lista

Dor difusa aguda
1. Víscera perfurada.
2. Pancreatite.
3. Retenção urinária.
4. Peritonite bacteriana primária.
5. Febre do Mediterrâneo, porfiria, equimoses.

Dor localizada aguda
1. QID: apendicite, doença de Crohn, linfadenite mesentérica, urolitíase, divertículo de Meckel, patologia GIN, hérnia.
2. QIE: diverticulite, patologia GIN, urolitíase, neoplasia, hérnia.
3. QSD: colecistite, úlcera péptica, hérnia paraesofágica, síndrome de Boerhaave, ruptura esplênica, hérnia diafragmática encarcerada.
4. QIE: pancreatite, úlcera péptica, hérnia paraesofágica, síndrome de Boerhaave, ruptura esplênica, hérnia diafragmática encarcerada.
5. Central: dor incisional, hérnia, apendicite precoce, OID.
6. Flancos: urolitíase, pielonefrite, hidronefrose, aneurisma aórtico roto, aortite, coluna vertebral.

Dor crônica
1. SII/constipação.
2. Aderências.
3. Diverticulite crônica.
4. (Sub)oclusões intestinais recorrentes ou intussuscepção.

Chaves para o Diagnóstico

- Histórico do paciente: circunstâncias da dor, evolução, sintomas associados? Sintomas precursores? Doenças subjacentes? Função intestinal? Intervenções/exames anteriores?
- Exame clínico: estabilidade hemodinâmica e cardiopulmonar, pulsos femorais, presença de hérnia encarcerada, sensibilidade à palpação difusa/localizada, sinais de irritação peritoneal, contratura involuntária, borborigmos etc.
- Monitoração: ECG, diurese etc.
- Imagenologia:
  - Radiografia de tórax em posição vertical ou decúbito lateral esquerdo: evidência de pneumoperitônio.
  - Ultrassonografia abdominal, TC.
  - Imagem com contraste: localiza a patologia.
- Avaliação GI: endoscopia digestiva alta, colonoscopia, exame do intestino delgado.
- Exploração cirúrgica?

Referências Cruzadas

Tópico	*Capítulo*
Radiografia convencional	2 (p. 94)
TC	2 (p. 117)
Câncer colorretal	4 (pp. 252-265)
DII – doença de Crohn	4 (p. 327)
Doença diverticular	4 (p. 368)
Constipação	4 (p. 427)
SII	4 (p. 434)
Complicações – fístula	4 (p. 466)

DOR PERIRRETAL
Caracterização dos Sintomas
- Local de origem: externa, interna, cóccix, períneo, lateral, irradiada.
- Sintomas associados: edema, nódulo, sangramento, prolapso, hábitos intestinais alterados, constipação, diarreia, drenagem de secreção, febre/calafrios.
- Tempo: no início, constante, momentos específicos, atividades específicas, acordar à noite.
- Evolução: crescente, diminuindo, intermitente, momentos/atividades específicas.
- Duração do episódio: minutos, horas, dias, semanas ou mais.
- Topografia: entorpecida, aguda, intermitente.
- Máximo: aguda, relacionada com a atividade intestinal (durante/após), paroxística, esporádica.
- Doença sistêmica subjacente: tumor, quimioterapia/imunossupressão, radioterapia.
- Probabilidade de ser sinal de doença grave: baixa.

Diagnóstico Diferencial

1. Malformação:
   - Linfangioma, hemangioma.
2. Vascular:
   - Hemorroida externa trombosada.
3. Inflamatório:
   - Fissura anal.
   - Abscesso perirretal.
   - Abscesso em forma de ferradura.
   - Prostatite.
   - Infecção por *herpes simplex*.
   - Úlcera anal associada ao HIV.
   - Proctite.
   - Dermatite perianal, ulcerações.
4. Neoplásico:
   - Epitelial: CEC anal, câncer retal (com infiltração muscular ou óssea).
   - Mesenquimal: TEGI etc.
   - Neurogênica: melanoma.

5. Degenerativo/funcional:
   - Síndrome do músculo levantador do ânus.
   - *Anismus*.
   - Proctalgia fugaz.
   - Retocele
   - Intussuscepção
   - Patologia da coluna vertebral com dor radicular.
6. Trauma:
   - Trauma fechado/penetrante.
   - Autoerotismo, corpo estranho.
   - Iatrogênico: por exemplo, pós-cirúrgico, pós-toque retal.
   - Coccigodinia.

Topo da Lista
1. Fissura anal.
2. Hemorroida externa trombosada.
3. Abscesso.

Chaves para o Diagnóstico
- Histórico do paciente: associação a defecação? Aumentando constantemente? Sintomas associados? Função intestinal? Nível de atividade? Intervenções/exames anteriores?
- Exame clínico:
  - Inspeção externa: aparência assimétrica, eritema = abscesso? Nódulo azulado = hemorroida externa trombosada?
  - Palpação externa: localização exata da dor, enrijecimento do tecido?
  - Tração lateral nas nádegas: fissura visível?
  - Somente se o diagnóstico ainda não foi feito e o exame for tolerável pelo paciente: → toque retal (p. ex., sensibilidade/enrijecimento em ampola retal e canal anal, palpação de próstata, músculos levantadores etc.), anuscopia/proctoscopia.

Referências Cruzadas

Tópico	Capítulo
Fissura anal	4 (p. 161)
Hemorroidas	4 (p. 167)
Abscesso perianal/retal	4 (p. 174)
Dor anorretal funcional	4 (pp. 439-442)

ERUPÇÃO CUTÂNEA

Caracterização dos Sintomas

- Localização/padrão de distribuição: perianal, virilha, difusa.
- Sintomas associados: prurido, dor, sangramento, febre/calafrios, edema, umidade, incontinência, drenagem de secreção, prolapso etc.
- Fator temporal: constante, episódio único, recorrente.
- Evolução dos sintomas: progressivos, piora, intermitente, desencadeado por tratamentos/atividades específicos.
- Aparência: simétrica, assimétrica, circunscrita com demarcação distinta, intensificação da borda, seca/úmida, elevação/nódulo, enrijecimento subjacente.
- Doença cutânea subjacente: eczema atópico, psoríase, líquen, lúpus eritematoso.
- Probabilidade de ser sinal de doença grave: baixa.

Diagnóstico Diferencial

1. Malformação:
   - *Acantosis nigricans.*
2. Vascular:
   - Dano por radioterapia (agudo, crônico).
3. Inflamatório:
   - Irritação cutânea perianal inespecífica.
   - Infecção por fungo.
   - Eritrasma.
   - Dermatite de contato alérgica.
   - Dermatite de contato irritante.
   - Dermatite atópica.
   - Eritema (fleimão).
   - Abscesso perirretal.
   - Líquen escleroso.
   - Psoríase.
4. Tumor:
   - Doença de Paget.
   - Doença de Bowen.
   - Carcinoma de células escamosas eczematoide.
   - Lentigo, melanoma.

5. Degenerativo/funcional:
   - Uso crônico de corticoides.
   - Pseudoerupção: mudança na pigmentação (cicatriz hiperpigmentada, vitiligo, pitiríase versicolor etc.).
6. Trauma:
   - Induzida por coceira/arranhões (p. ex., escoriações).
   - Hematoma.

Topo da Lista
1. Dermatite perianal inespecífica.
2. Infecção por fungos.
3. Dermatite de contato alérgica ou tóxica.
4. Doença cutânea sistêmica (p. ex., psoríase).

Chaves para o Diagnóstico
- Histórico do paciente: caracterização dos sintomas, cirurgias anorretais anteriores, tratamento de tumor (p. ex., tratamento com radioterapia), função intestinal atual (diarreia?), incontinência, uso de antibiótico, administração atual cutânea perianal (cremes, pomadas, higiene, lavagem agressiva) etc.
- Exame clínico: condição geral do paciente, erupção simétrica *vs.* assimétrica, escoriações, localização exata (perianal, virilha, áreas intertriginosas etc.), enrijecimento subjacente, toque retal (tônus do esfíncter reduzido?)
- Biópsia (com/sem culturas): todas as lesões assimétricas ou das que sejam suspeitas, lesões simétricas sem resolução completa depois do período limitado de tempo de tratamento empírico.

Referências Cruzadas

Tópico	Capítulo
Hemorroidas	4 (p. 167)
Fístula perianal/retal	4 (p. 178)
Incontinência fecal	4 (p. 189)
Prurido anal	4 (p. 195)

ESTENOSE INTESTINAL

Caracterização dos Sintomas

- Local de origem: intestino delgado proximal/médio/distal, intestino grosso.
- Sintomas associados: náuseas, vômitos, dor, cólicas abdominais, distensão abdominal, alto débito de ileostomia de consistência aquosa (semelhante a chá), sangramento, hábitos intestinais alterados, diarreia, infecções no trato urinário. Desidratação, instabilidade hemodinâmica, sepse.
- Evolução dos sintomas: assintomático, agudo, intermitente/recorrente, crônico.
- Topografia: endoscópica, radiológica, durante cirurgia.
- Gravidade: nenhum impacto funcional, causando sintomas leves/moderados/graves (obstrução parcial ou completa).
- Doença sistêmica subjacente: doença de Crohn, malignidade, histórico de cirurgias anteriores.
- Probabilidade de ser sinal de doença grave: moderada a alta.

Diagnóstico Diferencial

1. Malformação:
   - Atresia.
   - Estenose anastomótica.
2. Vascular:
   - Isquemia mesentérica (doença vascular periférica, doença embólica, vasculite).
   - Trombose da veia porta.
   - Dano por radiação com formação de estenose.
3. Inflamatório:
   - Aderências peritoneais.
   - Doença de Crohn.
   - Diverticulite/apendicite com estenose inflamatória da(s) alça(s) do intestino delgado.
   - Pancreatite (mistura de inflamação direta e isquemia na cólica média).
4. Tumor:
   - Carcinomatose peritoneal.
   - Desmoide.
   - Linfoma, tumores mesenquimais.
   - Endometriose.
   - Câncer primário do intestino delgado: raro.

5. Degenerativo/funcional:
   - Obstrução total do intestino.
   - Rotação interna do intestino delgado ao redor do segmento delgado de ileostomia.
   - Obstrução intestinal.
   - Intussuscepção.
   - Fecálito/impactação fecal no intestino delgado de pacientes com fibrose cística.
   - Obstrução do intestino por cálculo biliar.
6. Trauma:
   - Trauma abdominal fechado.
   - Síndrome compartimental abdominal (pós-traumática, dano pós-queimadura etc.).
   - Patologia retroperitoneal/da coluna vertebral (hematoma, fratura etc.).

Topo da Lista

Intestino delgado
1. Doença de Crohn.
2. Aderências.
3. Câncer do intestino delgado (primário, carcinomatose).

Intestino grosso
1. Câncer.
2. Diverticulite.
3. Doença de Crohn.
4. Isquemia.

Chaves para o Diagnóstico
- Histórico médico/cirúrgico do paciente: cirurgias abdominais anteriores, tumor etc.
- Exame clínico: condição geral do paciente, distensão abdominal (pode estar ausente se a obstrução for muito proximal), presença/ausência de peristalse, dor localizada/difusa à palpação, sinais de irritação peritoneal, fezes na ampola retal.
- Imagenologia:
  - Rotina radiológica de abdome agudo, radiografia de tórax: OIG vs. OID, pneumoperitônio, níveis hidroaéreos, distensão gástrica, distensão do intestino delgado (> 2,5 cm) com pregas circulares, ponto de transição, presença de gás no cólon distal, alças do intestino distendidas, calcificações, aerobilia.

- TC (se possível, com contraste oral e intravenoso), distensão do intestino delgado, ponto de transição, espessamento extenso da mucosa, pneumatose intestinal, aerobilia, presença de gás na veia porta, suspeita de obstrução em alça fechada, volume tumoral.
- Estudos com contraste: acompanhamento do intestino delgado: (a) com bário se OID parcial crônica, (b) diatrizoato de meglumina (Gastrografin) ou 50%/50% Gastrografin; bário, se a OID parcial for mais aguda.

Referências Cruzadas

Tópico	Capítulo
Enemas de contraste	2 (p. 99)
AID	2 (p. 107)
Câncer colorretal	4 (p. 252-265)
DIII – doença de Crohn	4 (p. 327)
OIG	4 (p. 355)
Doença diverticular	4 (p. 368)

FÍSTULA

Caracterização dos Sintomas

- Local de origem (abertura primária): estômago, intestino delgado, cólon, reto e canal anal.
- Localização de aberturas secundárias: pele abdominal, intestino delgado, cólon, reto, vagina/útero, bexiga/uretra, pele perirretal.
- Sintomas associados: drenagem de secreção (fezes, pus, gás, urina), incontinência, febre, sepse, abscesso, dor abdominal ou perirretal, sangramento, irritação cutânea, mudança nos hábitos intestinais (p. ex., diarreia), má nutrição, perda de peso.
- Fator temporal: início com apresentação aguda, início sem episódio memorável de evento agudo, associado a evento ou procedimento precedente (abdominal/perianal).
- Evolução dos sintomas: piora, melhora, episódio único com resolução completa/incompleta, débito alto/baixo ou alternado, recorrente, cíclica esporádica.
- Topografia: diâmetro, extensão, mucosa visível, induração perifocal/eritema, sensibilidade.
- Gravidade: grave (com sepse, má nutrição), moderadamente sintomático, assintomático exceto por drenagem de secreção, completamente assintomático.
- Doença sistêmica subjacente: doença de Crohn, câncer, enteropatia por actínica, aderências, cirurgia anterior, infecção sistêmica (tuberculose, hidradenite supurativa etc.), LGV crônico.
- Probabilidade de ser sinal de doença grave: baixa a alta.

Diagnóstico Diferencial

1. Malformação:
   - Cisto pilonidal.
   - Malformações anogenitais congênitas.
   - Fístula no úraco.
2. Vascular:
   - Dano por radiação (agudo, crônico).
   - Hérnia encarcerada.
3. Inflamatório:
   - Doença de Crohn (intestinal).
   - Diverticulite.
   - Aderências.
   - Doença criptoglandular.

- Hidradenite supurativa.
- Fissura oculta.
- Tuberculose.
- Actinomicose.
- LGV crônico.
4. Tumor:
    - Neoplasia avançada (câncer, linfoma etc.).
5. Degenerativo/funcional:
    - Diverticulose.
    - Hérnia gigante com perda de domicílio.
6. Trauma:
    - Iatrogênico: por exemplo, fístula pós-cirúrgica, dano por grampo, enterotomias, perfuração por instrumento, implante etc.
    - Trauma fechado/penetrante.
    - Intercurso anal, autoerotismo, corpo estranho.
    - Dano obstétrico.
    - Iatrogênico (pós-cirúrgico, perfuração por instrumento, enterotomias etc.).

Topo da Lista

Anal/perirretal
1. Fístula criptoglandular.
2. Hidradenite supurativa.
3. Doença de Crohn.
4. Pós-traumático/pós-cirúrgico.

Abdominal
1. Diverticulite.
2. Câncer.
3. Doença de Crohn.
4. Pós-cirúrgico (p. ex., enterotomia, fístula, implante infectado).

Chaves para o Diagnóstico
- Histórico do paciente: eventos/intervenções precedendo o início do quadro, descrição exata dos sintomas e gravidade, doenças subjacentes, evidências de corpo estranho, radiação, infecção, epitelização, neoplasia, obstrução distal?
- Exame clínico: exame anorretal incluindo anuscopia/sigmoidoscopia, exame vaginal, se necessário, exame abdominal, condição geral e *status* nutricional.

- Testes mais detalhados:
  - Anorretal: avaliação clínica, conforme tolerado, completa durante a cirurgia, imagenologia somente sob circunstâncias selecionadas.
  - Abdome: TC do abdome/pelve, colonoscopia *versus* enema de bário, exame do intestino delgado, fistulograma, avaliação de *status* nutricional → em último caso, exploração cirúrgica para melhor avaliar o problema.

Referências Cruzadas

Tópico	*Capítulo*
TC	2 (p. 117)
Fístula perianal/retal	4 (p. 178)
Hidradenite	4 (p. 186)
DSTs	4 (p. 210)
Câncer colorretal	4 (pp. 252-265)
Doença de Crohn	4 (p. 327)
Doença diverticular	4 (p. 368)
Fístulas enterocutâneas	4 (p. 395)
Complicações – fístula	4 (p. 466)

FÍSTULA RETOVAGINAL

Caracterização dos Sintomas

- Topografia: passagem de gás, passagem de fezes pela vagina, aspecto do material.
- Evolução: contínua, intermitente, piora, episódio único, autolimitada.
- Sintomas associados: dor pélvica ou abdominal, sangramento, hábitos intestinais alterados, diarreia, infecções do trato urinário?
- Momento da ocorrência: parto ou cirurgia anorretal recente? Histórico de dor abdominal ou mudança nos hábitos intestinais?
- Doença sistêmica subjacente: doença de Crohn, malignidade, histórico de tratamento por radiação, histórico de cirurgias anteriores (anorretal, ressecção intestinal, histerectomia, outras GIN).
- Localização: alto, nível médio, fístula retovaginal baixa.
- Probabilidade de ser sinal de doença grave: alta.

Diagnóstico Diferencial

1. Malformação:
   - Fístulas retovaginais congênitas (p. ex., em conjunto com ânus imperfurado).
2. Vascular:
   - Dano por radiação/radioterapia.
3. Inflamatório:
   - Doença de Crohn.
   - Abscesso perirretal.
   - Abscesso de Bartholin.
   - Infecções específicas: tuberculose, linfogranuloma venéreo, actinomicose.
   - Diverticulite.
   - Fístula pós-anastomótica de abscesso intra-abdominal/pélvico (ressecção anterior de reto).
   - Endometrite, vaginite (sem fístula).
4. Tumor:
   - Tumor pélvico (anorretal ou GIN) ou abdominal.
   - Endometriose.
5. Degenerativo/funcional:
   - Pseudofístula: passagem de ar pela vagina sem comunicação verdadeira com o intestino.
6. Trauma:
   - Dano obstétrico.

- Trauma penetrante.
- Intercurso anal, autoerotismo, corpo estranho.
- Iatrogênico (instrumentação, cirurgias: p. ex., hemorroidectomia, reparo de retocele, ressecções de reto, enterotomia etc.).

Topo da Lista

Fístula colovaginal (ou enterovaginal)
1. Diverticulite.
2. Câncer.
3. Doença de Crohn.
4. Pós-operatória (p. ex., vazamento anastomótico, enterotomia).

Fístula retovaginal
1. Dano obstétrico.
2. Abscesso perirretal ou de Bartholin.
3. Doença de Crohn.
4. Cirurgia anorretal.
5. Malignidade.
6. Dano por radioterapia.

Chaves para o Diagnóstico
- Narração do paciente: acreditar nela mesmo se a fístula não for imediatamente visível.
- Histórico: doenças anteriores, cirurgias anteriores, tempo.
- Exame clínico: exame retovaginal, anuscopia/sigmoidoscopia rígida, colposcopia, teste ar-água, teste de tampão.
- Possíveis estudos de imagenologia: clister opaco, colpografia, TC.

Referências Cruzadas

Tópico	Capítulo
Fístula colovaginal e colovesical	4 (p. 377)
Fístula retovaginal	4 (p. 385)

INCONTINÊNCIA

Caracterização dos Sintomas

- Qualidade da incontinência: fezes, gases, urina.
- Localização: anal, vaginal, uretra.
- Sintomas de alarme: urgência ("tempo reduzido entre idas ao banheiro"), episódios de não percepção.
- Gravidade descritiva: mancha < encoprese < infiltração < acidentes.
- Classificação da gravidade e impacto: sistemas de classificação: por exemplo, CCF/índice de incontinência fecal de Wexner (frequência de 5 parâmetros), índice de qualidade de vida na incontinência fecal (IQVIF).
- Sintomas associados: sangramento, prolapso (retal, vaginal, bexiga), hábitos intestinais alterados, diarreia/constipação, incontinência urinária, infecções no trato urinário, desconforto abdominal.
- Evolução: aguda limitada, progressiva, esporádica, persistente.
- Tempo: intervalo desde a lesão original.
- Doença sistêmica subjacente: doença inflamatória intestinal idiopática (DIII), SII, malignidade, histórico de cirurgias anteriores, diabetes, doença neurológica incluindo coluna vertebral, histórico de radiação.
- Probabilidade de ser sinal de doença grave: baixa.

Diagnóstico Diferencial

1. Malformação:
    - Meningomiocele → incontinência neurogênica.
    - Ânus imperfurado (procedimento de reconstrução).
    - Deformidade semelhante à cloaca (adquirida, congênita).
    - Ânus em "buraco de fechadura" (adquirida).
2. Vascular:
    - Dano por radiação com formação de estenose.
3. Inflamatório:
    - Doença inflamatória intestinal idiopática.
    - Fístula anal.
4. Tumor:
    - Câncer anorretal.
5. Degenerativo/funcional:
    - Relacionado com a idade.
    - Disfunção idiopática do esfíncter.
    - Prolapso retal/hemorroidário.
    - Disfunção do assoalho pélvico.

- Síndrome de prolapso pélvico.
- Neuropatia (p. ex., diabetes, induzida por drogas).
- Incontinência fecal funcional (função de esfíncter e nervosa normal).
6. Trauma:
    - Dano obstétrico.
    - Dano cirúrgico (hemorroidectomia, fistulectomia, esfincterotomia).
    - Reconstrução coloanal ou ileoanal preservando o esfíncter.
    - Dano à coluna vertebral.
    - Dano cerebral.

Topo da Lista
1. Dano obstétrico (10% sabido no momento do parto, 30% oculto).
2. Cirurgias anorretais (hemorroidectomia, fistulectomia, esfincterotomia).
3. Hábitos intestinais alterados (doença inflamatória intestinal idiopática, SII, intolerância à dieta, constipação com incontinência em excesso).
4. *Status* pós-reconstrução colo/ileoanal.

Chaves para o Diagnóstico
- Histórico cirúrgico/médico do paciente: gravidade/paridade, danos obstétricos, cirurgias anorretais, vaginais ou abdominais anteriores, malignidade, tratamento com radioterapia, doenças subjacentes, função do intestino.
- Exame clínico: configuração anal, função do esfíncter (complexo do esfíncter, músculos auxiliares, evidências para alterações morfológicas (inflamação, massa, estenose etc.).
- Investigações:
    - Estudos de anofisiologia incluindo ultrassonografia endorretal: defeito no esfíncter, manometria, neuropatia, sensação anorretal, complacência retal.
    - Endoscopia.

Referências Cruzadas

Tópico	Capítulo
Estudos anofisiológicos	2 (p. 78)
Controle fecal	3 (p. 153)
Incontinência fecal	4 (p. 189)

MASSA EXTRALUMINAL
Caracterização dos Sintomas
- Descoberta radiológica: radiografia convencional, TC.
- Sintomas abdominais associados: náusea, vômitos, dor, cólicas abdominais, distensão, disfunção GI, crepitação dos tecidos.
- Evolução: progressão/regressão primária, resolução temporária (p. ex., pós-cirúrgica) com recorrência secundária.
- Localização: peritoneal, retroperitoneal, mediastinal, parede abdominal/partes moles.
- Probabilidade de ser sinal de doença grave: alta.

Diagnóstico Diferencial
1. Malformação:
   - Síndrome de Chilaiditi, *situs inversus*, pseudopneumoperitônio.
2. Vascular:
   - Presença de gás na veia porta: sinal de necrose isquêmica do intestino.
3. Inflamatório:
   - Vísceras perfuradas (cólon, úlcera péptica, apendicite etc.): → perfuração bloqueada ou livre.
   - Fístula anastomótica: → perfuração bloqueada ou livre.
   - Abscesso → pequena bolsa extraluminal.
   - Apendicite: raramente levando a pneumoperitônio.
   - Colecistite enfisematosa.
   - Infecção necrosante de partes moles.
4. Tumor:
   - Tumor perfurado → perfuração bloqueada ou livre.
5. Degenerativo/funcional:
   - Pneumoperitônio espontâneo sem peritonite: aspiração de ar, por exemplo, pela vagina e catetetes.
   - Diálise peritoneal.
6. Trauma:
   - Pneumoperitônio pós-operatório: resolução normal esperada em 7 dias, esporadicamente levando de 2,5 a 3 semanas (no entanto, piora não compatível com absorção retardada → tem que se suspeitar de nova patologia).
   - Pós-operatório enquanto drenos sem vácuo ainda estão no local.
   - Pós-colonoscopia: pequenas quantidades de gás possíveis mesmo sem perfuração.

- Colonoscopia/perfuração endoscópica → geralmente pneumoperitônio maciço e/ou ar retroperitoneal (em razão de insuflação de gás pressurizado).
- Microcirurgia endoscópica pós-transanal (MET): esperado extensivo gás retroperitoneal.
- Ressuscitação cardiopulmonar: vazamento de ar de ventilação pressurizada → pneumomediastino/pneumotórax com extensão abdominal; fraturas na costela → ferimento agudo no pulmão/diafragma.
- Aerobilia: *status* pós-colangiopancreatografia endoscópica retrógrada (CPER)/esfincterotomia, *status* pós-hepatojejunostomia.

Topo da Lista
1. Víscera perfurada.
2. Pós-operatório.
3. Vazamento anastomótico.
4. Abscesso.

Chaves para o Diagnóstico
- Histórico cirúrgico/médico imediato do paciente: tipo e período de tempo de cirurgias abdominais ou procedimentos anteriores, sensibilidade à percussão/palpação, sinais de irritação peritoneal (contratura involuntária, descompressão dolorosa), borborigmos, drenos etc.
- Exame clínico: condição geral do paciente, distensão abdominal, sensibilidade à percussão/palpação, sinais de irritação peritoneal (contratura involuntária, descompressão dolorosa), peristalse, drenos etc.
- Síntese do contexto: combinação de dados radiológicos com informações do exame histórico e físico.
- Imagenologia adicional: por exemplo, exame com contraste hidrossolúvel (radiografia ou TC).

Referências Cruzadas

Tópico	Capítulo
Radiografia convencional	2 (p. 94)
TC	2 (p. 117)
Câncer colorretal	4 (pp. 252-265)
Megacólon tóxico	4 (p. 350)
Doença diverticular	4 (p. 368)
Complicações – fístula	4 (p. 466)

MEGACÓLON

Caracterização dos Sintomas

- Idade do paciente na apresentação, paciente interno *vs.* paciente externo.
- Evolução dos sintomas: agudo, crônico progressivo, intermitente, recorrente.
- Sinais de toxicidade: febre/sepse, taquicardia, contagem de leucócitos elevada.
- Sintomas associados: dor, cólicas abdominais, disfunção GI (diarreia, obstrução intestinal, constipação), mudança no *status* mental.
- Doença colônica subjacente: doença inflamatória intestinal idiopática (DIII), colite por *C. difficile,* isquemia intestinal, amebíase ou outra colite infecciosa, síndrome de Ogilvie (pseudo-obstrução colônica), doença de Hirschsprung, doença de Chagas.
- Comorbidades: imunossupressão, doença cardiovascular, doença embólica, patologia retroperitoneal/mediastinal, doença na coluna vertebral.
- Probabilidade de ser sinal de doença grave: alta.

Diagnóstico Diferencial

1. Malformação:
   - Doença de Hirschsprung.
2. Vascular:
   - Colite isquêmica.
3. Inflamatório:
   - Doença inflamatória intestinal idiopática (DIII) (colite ulcerativa, colite de Crohn).
   - Colite por *C. difficile.*
   - Outras colites infecciosas.
4. Tumor:
   - OIG relacionada com tumor.
5. Degenerativo/funcional:
   - Síndrome de Ogilvie.
   - Doença de Chagas.
   - Oclusão intestinal.
6. Trauma:
   - Trauma de cólon aberto.
   - Novo dano à coluna vertebral com distensão colônica aguda.
   - Patologia retroperitoneal/na coluna vertebral (hematoma, fratura etc.).

Topo da Lista

Megacólon agudo/tóxico
1. Colite ulcerativa.
2. Colite por *C. difficile*.
3. Qualquer outra colite aguda (infecciosa, isquêmica).
4. Oclusão intestinal.

Megacólon crônico/não tóxico
1. Síndrome de Ogilvie.
2. Doença de Chagas (países endêmicos).
3. Doença de Hirschsprung.

Chaves para o Diagnóstico

- Histórico médico/cirúrgico do paciente: idade na apresentação, país endêmico, função intestinal atual/recente, histórico conhecido de doença inflamatória intestinal idiopática (DIII), uso recente de antibiótico, cirurgias anteriores (abdominal, cardiovascular, coluna vertebral), tumor etc.
- Exame clínico: condição geral do paciente, estabilidade hemodinâmica, extensão da distensão abdominal, sinais de irritação peritoneal.
- Imagenologia:
  - Série de radiografias abdominais: diâmetro > 6 cm (1 e 1/2 altura vértebra) em cólon transverso, > 12 cm no ceco.
  - TC: diâmetro colônico, espessamento da parede colônica, delimitação da mucosa, presença de gás na veia porta?
  - Estudos com contraste: contraindicados sob circunstâncias agudas.

Referências Cruzadas

Tópico	Capítulo
Colite *C. difficile*	4 (p. 308)
DIII – colite ulcerativa	4 (p. 320)
Doença de Hirschsprung	4 (p. 450)
Colectomia abdominal total	5 (p. 557)

NÓDULO OU MASSA

Caracterização dos Sintomas

- Local de origem: perianal, retal, pré-sacral, retovaginal, abdominal, linfonodos.
- Sintomas associados: obstrução, presença/ausência de dor, corrimento, incontinência, febre, perda de peso, sudorese noturna etc.
- Fator temporal: início rápido, progressão lenta, intermitente, relacionado com o ciclo menstrual.
- Evolução dos sintomas: imutável, piora, esporádico, constante, melhora.
- Topografia: nódulo visível, cobertura epitelial preservada, ulceração, eritema, corrimento, sensibilidade.
- Gravidade: benigno, maligno.
- Doença sistêmica subjacente: malignidade conhecida, doença inflamatória intestinal idiopática (DIII), endometriose etc.
- Probabilidade de ser sinal de doença grave: alta.

Diagnóstico Diferencial

1. Malformação:
   - Cisto.
   - Afecção cutânea sentinela.
2. Vascular:
   - Hemangioma cavernoso.
   - Hemorroida externa.
   - Hemorroida trombosada.
3. Inflamatório:
   - Afecção cutânea sentinela (de fissura anal crônica).
   - Abscesso/abertura de fístula.
   - Actinomicose.
   - Tumor decorrente de sífilis terciária.
   - Massa inflamatória (diverticulite, doença de Crohn, apendicite etc.).
   - Linfadenite reativa.
4. Tumor:
   - Papila anal hipertrófica.
   - Câncer (incluindo metástases regionais ou a distância).
   - Desmoide.
   - Linfoma, sarcoma, GIST, outros tumores mesenquimais malignos.
   - Tumores mesenquimais benignos.

- Endometriose.
- Condiloma, condiloma gigante (Buschke-Lowenstein).
5. Degenerativo/funcional:
   - Hérnia.
   - Retocele/cistocele/prolapso vaginal.
6. Trauma:
   - Hematoma.

Topo da Lista
Anorretal
1. Hemorroida trombosada.
2. Afecção cutânea sentinela.
3. Abscesso.
4. Condiloma.
5. Neoplasia.

Abdominal
1. Neoplasia.
2. Hérnia.
3. Massa inflamatória (diverticulite, doença de Crohn, apendicite etc.).

Chaves para o Diagnóstico
Massa/nódulo anorretal
- Histórico médico/cirúrgico do paciente: localização da massa, cirurgias anteriores, caracterização de sintomas, fatores de risco, comportamento de risco.
- Exame clínico: localização exata, palpação (incluindo linfonodos), visualização (incluindo anuscopia, sigmoidoscopia).
- Intervenção cirúrgica (ressecção ou biópsia incisional).
- Imagem raramente necessária: ultrassonografia endorretal, TC do abdome/pelve, RM etc.

Massa/nódulo abdominal
- Histórico médico/cirúrgico do paciente: localização da massa, cirurgias anteriores, avaliações colônicas anteriores, caracterização de sintomas, fatores de risco.
- Exame clínico: condição geral do paciente, cicatrizes abdominais, ostomia, hérnia, sensibilidade à palpação, fezes na ampola retal, massa palpável, organomegalia.
- Imagenologia: TC, ultrassonografia abdominal.

Referências Cruzadas

Tópico	Capítulo
Hemorroidas	4 (p. 167)
Abscesso perianal/retal	4 (p. 174)
Condilomas anais	4 (p. 215)
Câncer anal	4 (p. 230)
Câncer colorretal	4 (pp. 252-265)

OBSTRUÇÃO DO INTESTINO DELGADO *(OID)*

Caracterização dos Sintomas
- Classificação: OID parcial, OID completa.
- Localização: jejuno proximal, intestino delgado médio, íleo.
- Sintomas associados: tempo desde a última atividade intestinal, náusea, vômito, dor, cólicas abdominais, distensão abdominal, alto débito de ileostomia de qualidade aquosa (semelhante a chá), sangramento, hábitos intestinas alterados, diarreia, infecções no trato urinário?
- Evolução: aguda, intermitente, recorrente, crônica.
- Doença sistêmica subjacente: doença de Crohn, malignidade, doença cardiovascular, histórico de cirurgias anteriores.
- Probabilidade de ser sinal de doença grave: moderada a alta.

Diagnóstico Diferencial
1. Malformação:
   - Atresia.
2. Vascular:
   - Isquemia mesentérica (doença vascular periférica, doença embólica, vasculite).
   - Trombose na veia porta.
   - Dano por radiação com formação de estenose.
3. Inflamatório:
   - Aderências peritoneais.
   - Doença de Crohn.
   - Diverticulite/apendicite com encarceramento inflamatório da(s) alça(s) de intestino delgado.
4. Tumor:
   - Carcinomatose peritoneal.
   - Desmoide.
   - Linfoma, tumores mesenquimais.
   - Endometriose.
   - Câncer primário no intestino delgado: raro.
5. Degenerativo/funcional:
   - Íleo (pós-operatório).
   - Rotação interna do intestino delgado ao redor do segmento do intestino associado à ileostomia.
   - Intussuscepção.

- Fecolito/impactação fecal no intestino delgado de pacientes com fibrose cística.
- Cálculo no íleo.
- Hérnia (externa, interna).
6. Trauma:
    - Trauma abdominal fechado.
    - Síndrome compartimental abdominal (pós-traumática, pós-lesão por queimadura etc.).
    - Patologia retroperitoneal/da coluna vertebral (hematoma, fratura etc.).

Topo da Lista
1. Aderências.
2. Herniação (externa, interna).
3. Tumor (p. ex., carcinomatose).
4. Doença de Chron.

Chaves para o Diagnóstico
- Histórico médico/cirúrgico do paciente: caracterização dos sintomas, cirurgias abdominais anteriores, tumor, histórico de OIDs anteriores.
- Exame clínico: condição geral do paciente, distensão abdominal (pode estar ausente se a obstrução for muito proximal), presença de hérnia encarcerada, presença/ausência de sons intestinais (borborigmos), sensibilidade localizada/difusa à palpação, sinais de irritação peritoneal, fezes no canal anal, ampola retal.
- Imagenologia:
    - Rotina radiológica de abdome agudo, radiografia de tórax: OID *vs.* OIG, pneumoperitônio, níveis hidroaéreos, dilatação do intestino delgado (> 2,5 cm) com pregas circulares, calcificações, aerobilia.
    - TC (se possível com contraste oral e venoso): distensão do intestino delgado, ponto de transição, espessamento da mucosa, pneumatose intestinal, aerobilia, presença de gás na veia porta, suspeita de obstrução em alça fechada, volume tumoral etc.
    - Estudos com contraste: exame do intestino delgado: (a) com bário se OID parcial crônica, (b) Gastrografin ou 50%/50% Gastrografin/bário se OID parcial mais aguda.

Referências Cruzadas

Tópico	Capítulo
Complicações – íleo pós-operatório	4 (p. 462)
Adesiólise	5 (p. 570)

OBSTRUÇÃO DO INTESTINO GROSSO *(OIG)*

Caracterização dos Sintomas
- Classificação: OIG parcial, OIG completa.
- Localização: canal anal, reto, cólon direito, cólon esquerdo.
- Sintomas associados: tempo desde a última evacuação, distensão abdominal, dor e cólicas abdominais, náuseas, vômitos (vômito fecaloide), sangramento, hábitos intestinais alterados, infecções no trato urinário. Desidratação, instabilidade hemodinâmica, sepse.
- Evolução: aguda, intermitente, recorrente, crônica.
- Doença sistêmica subjacente: doença de Crohn, malignidade, doença cardiovascular, histórico de cirurgias anteriores.
- Probabilidade de ser sinal de doença grave: alta.

Diagnóstico Diferencial
1. Malformação:
   - Malformação anorretal: ânus imperfurado/atresia.
   - Doença de Hirschsprung.
2. Vascular:
   - Estreitamento colônico isquêmico (doença vascular periférica, doença embólica, vasculite).
   - Dano por radiação com formação de estenose.
   - Estenose anatômica isquêmica.
3. Inflamatório:
   - Doença de Crohn.
   - Diverticulite crônica com formação de estenose.
   - Estenose anastomótica inflamatória (p. ex., fístula).
   - Estenose anal (pós-cirúrgica, diarreia crônica, doença de Crohn etc.).
4. Tumor:
   - Câncer colorretal, câncer anal.
   - Carcinomatose peritoneal.
   - Desmoide.
   - Linfoma, tumores mesenquimais.
   - Endometriose.
5. Degenerativo/funcional:
   - Obstrução intestinal (pós-cirúrgica).
   - Rotação interna do intestino delgado em torno do segmento do intestino grosso associado à ostomia.

Obstrução do Intestino Grosso **39**

- Intussuscepção.
- Hérnia (inguinal/ventral/interna).
- Pseudo-obstrução colônica (síndrome de Ogilvie).

6. Trauma:
   - Trauma abdominal fechado.
   - Síndrome compartimental abdominal (pós-traumática, dano pós-queimadura etc.).
   - Patologia retroperitoneal/pélvica/da coluna vertebral (hematoma, fratura etc.).

Topo da Lista

1. Neoplasia.
2. Diverticulite crônica.
3. Dano por radiação pélvica com formação de estenose.
4. Estenose anastomótica.
5. Hérnia (externa, interna).
6. Doença de Crohn.

Chaves para o Diagnóstico

- Histórico médico/cirúrgico do paciente: caracterização dos sintomas, cirurgias abdominais/pélvicas/anorretais anteriores, tumor, tratamento com radiação etc.
- Exame clínico: condição geral do paciente, distensão abdominal, presença de hérnia encarcerada, presença/ausência de peristaltismo, dor localizada/difusa à palpação, sinais de irritação peritoneal, fezes no canal anal.
- Imagenologia:
  - Rotina radiológica de abdome agudo, radiografia do tórax: OIG *vs.* OID, pneumoperitônio, distensão do intestino delgado e níveis hidroaéreos (sinal de válvula ileocecal incompetente), grande dilatação (> 6 cm na transversal, > 12 cm no ceco), ponto de transição, ar no cólon distal, calcificações, aerobilia.
  - Tomografia (se possível com contraste oral e intravenoso): grande distensão intestinal, volume tumoral, ponto de transição, espessamento de mucosa, pneumatose intestinal, gás na veia porta, intestino delgado não distendido (→ suspeita de obstrução em alça fechada) etc.
  - Estudos de contraste: enema com contraste solúvel em água: ponto de obstrução *vs.* pseudo-obstrução?

Referências Cruzadas

Tópico	Capítulo
Enemas de contraste	2 (p. 99)
Câncer colorretal	4 (pp. 252-265)
DIII – doença de Crohn	4 (p. 327)
Pseudo-obstrução colônica	4 (p. 360)
Doença diverticular	4 (p. 368)
Colocação de *stent* colonoscópico	5 (p. 585)
Lavagem em campo	5 (p. 588)

PROLAPSO

Caracterização dos Sintomas

- Classificação: extensão do prolapso, redução espontânea, necessidade de redução manual, não redutível, ou imediatamente "redeslocado".
- Localização: anorretal, vaginal.
- Sintomas associados: sangramento, dor, função intestinal subjacente (diarreia/constipação), mudanças nos hábitos intestinais, incontinência (fezes, gases, urina), perda de peso.
- Evolução dos sintomas: agudo, esporádico, recorrente, crônico.
- Doença sistêmica subjacente: atrofia, má nutrição, tuberculose, doença do fígado, doença neurológica (cerebral, coluna vertebral), malignidade, fibrose cística, histórico de cirurgias anteriores.
- Probabilidade de ser sinal de doença grave: baixa.

Diagnóstico Diferencial

1. Malformação:
   - Fibrose cística (mucoviscidose).
   - Afecções cutâneas/hemorroidas externas.
2. Vascular:
   - Hemorroidas externas.
3. Inflamatório:
   - Síndrome de úlcera retal solitária.
4. Tumor:
   - Neoplasia retal: pode ser ponto de partida para intussuscepção/prolapso (Fig. 1-1).
   - Neoplasia anorretal: prolapso verdadeiro *vs.* pseudoprolapso.
   - Grande papila anal hipertrófica.
   - Proliferação de pele externa (condiloma, neoplasia etc.).
5. Degenerativo/funcional:
   - Prolapso da mucosa retal.
   - Prolapso de todas as camadas do reto.
   - Prolapso vaginal.
   - Cistocele.
   - Retocele.
6. Trauma:
   - Ectrópio.

42 Capítulo 1 ■ Sintomas e Diagnósticos Diferenciais

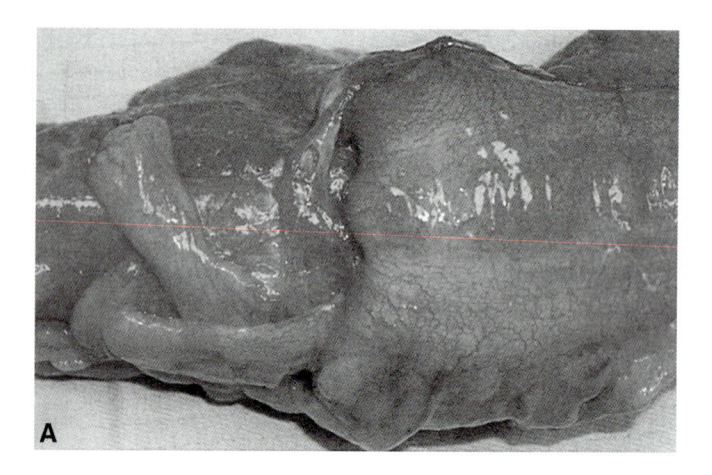

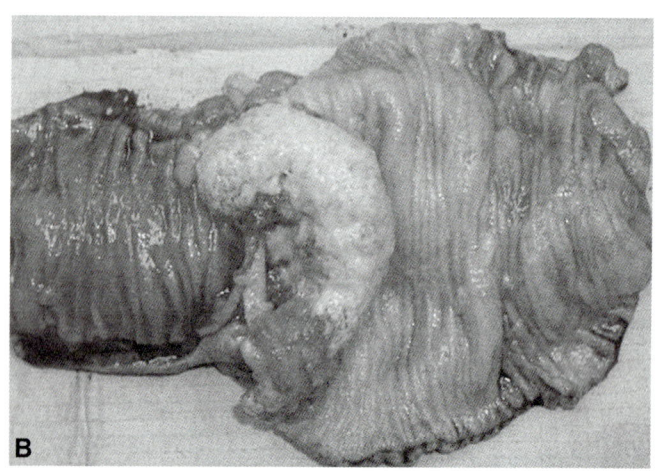

Figura 1-1. Intussuscepção com câncer como ponto de partida.

Topo da Lista
1. Afecções cutâneas.
2. Prolapso hemorroidário.
3. Prolapso retal.
4. Tumor.

Chaves para o Diagnóstico

- Histórico do paciente: histórico obstétrico (paridade etc.), cirurgias anteriores abdominais ou na coluna (histerectomia, tumor, hérnia de disco etc.), função intestinal subjacente (constipação/diarreia).
- Exame clínico:
    - Idade e condição geral do paciente (caquexia)?
    - Configuração anal (afecções, dilatação, queda do assoalho pélvico, tônus do esfíncter)? Presença/ausência de complicações (encarceramento, necrose, ulceração, sangramento ativo)? Retocele/cistocele?
    - Prolapso visível? Se não há prolapso visível → paciente instruído para executar manobra de Valsalva no toalete para tentar deflagrar o prolapso:
        - Prolapso com padrão radial = prolapso hemorroidário.
        - Prolapso com padrão concêntrico = prolapso retal.
    - Anuscopia/proctoscopia: tumor (ponto de partida), hemorroidas, ulcerações e espessamento (síndrome de úlcera retal solitária).
- Imagenologia:
    - Proctograma de defecação: somente necessário se em dúvida quanto ao diagnóstico ou houver suspeita de copatologia.
    - RM dinâmica: avaliação de disfunção no assoalho pélvico coexistente.

Referências Cruzadas

Tópico	*Capítulo*
Hemorroidas	4 (p. 167)
Câncer colorretal	4 (p. 252-265)
Disfunção do assoalho pélvico	4 (p. 420)
Prolapso retal	4 (p. 423)

SANGRAMENTO RETAL

Caracterização dos Sintomas

- Local de origem: trato gastrointestinal superior, trato gastrointestinal inferior, anorretal.
- Sintomas associados: dor, prurido, prolapso, hábitos intestinais alterados, constipação, diarreia, vertigens, fraqueza, perda de peso.
- Fator temporal: início dos sintomas, constante, momentos específicos, ligação com o ciclo menstrual.
- Evolução dos sintomas: contínuos, intermitentes, piora, único, autolimitado.
- Topografia: sangue vivo, sangue escuro, melena, sangramento invisível/oculto, falso-positivo (coloração vermelha não hematógena).
- Gravidade: agudo/maciço, agudo/moderado, esporádico, oculto, anemia.
- Doença sistêmica subjacente: hematológica, doença do fígado, medicamentos (AAS, varfarina).
- Probabilidade de ser sinal de doença grave: alta.

Diagnóstico Diferencial

1. Malformação:
   - Malformações arteriovenosas, angiodisplasia, doença de Osler.
   - Divertículo de Meckel.
   - Aneurismas congênitos.
2. Vascular:
   - Colite isquêmica.
   - Isquemia mesentérica.
   - Vasculite.
   - Doença de Osler.
   - Varizes retais.
   - Hemorroidas.
   - Lesão de Dieulafoy anorretal.
   - (Pseudo)aneurismas adquiridos.
   - Dano por radiação.
   - Varizes esofágicas.
3. Inflamatório:
   - Colite (infecciosa, idiopática, pós-radiação).
   - Síndrome da úlcera retal solitária.
   - Fissura.
   - Dermatite perianal.
   - Úlcera péptica, Síndrome de Mallory-Weiss.

4. Tumor:
   - Epitelial: câncer, polipose adenomatosa.
   - Mesenquimal: linfoma, leiomioma, GIST etc.
   - Neurogênico: melanoma.
   - Endometriose.
5. Degenerativo/funcional:
   - Diverticulose.
   - Úlcera estercoral.
   - Prolapso.
   - Intussuscepção.
   - Síndrome de Mallory-Weiss.
6. Trauma:
   - Trauma fechado/penetrante.
   - Intercurso anal, autoerotismo, corpo estranho.
   - Iatrogênico.
   - Paraplegia com necessidade de estimulação manual.

Topo da Lista

Fonte de sangramento local

1. Fissura.
2. Hemorroidas.
3. Neoplasia.
4. Prolapso.
5. Trauma.

Fonte alta de sangramento

1. Diverticulose (distal > proximal).
2. Tumor.
3. Malformação arteriovenosa colônica (proximal > distal).
4. Doença inflamatória intestinal idiopática (DIII).
5. Isquemia.
6. Sangramento proximal à válvula ileocecal (Meckel, Crohn, varizes, Mallory-Weiss, úlcera péptica etc.).

Crianças:
1. Fissura anal.
2. Intussuscepção.
3. Divertículo de Meckel.
4. Pólipos.

Chaves para o Diagnóstico

- Exame clínico: condições gerais, exame abdominal, exame retal, anuscopia/sigmoidoscopia rígida.
- Exames laboratoriais: HCT, TAP, PTT → excluir coagulopatia.
- Colonoscopia: limitada pela visibilidade ruim (cólon não preparado para exame, forte absorção da luz pelo sangue, que resulta em escuridão): distribuição de sangue no cólon tem somente valor limitado na localização da fonte de sangramento.
- Cintilografia com hemácias marcadas: sangramento > 0,5 mL, particularmente os primeiros 15–30 minutos são significativos para localização.
- Angiografia: sangramento > 1 mL/min.
- Sangramento proximal à válvula ileocecal: inserção de tubo nasogástrico, endoscopia digestiva alta (EDA), endoscopia da cápsula.

Referências Cruzadas

Tópico	*Capítulo*
Colonoscopia	2 (p. 71)
Angiografia	2 (p. 128)
Cintilografia nuclear	2 (p. 131)
Fissura anal	4 (p. 161)
Hemorroidas	4 (p. 167)
Câncer colorretal	4 (pp. 252-265)
Sangramento GI inferior	4 (p. 391)

SECREÇÃO/CORRIMENTO

Caracterização dos Sintomas

- Local de origem: pelo reto, perianal, pela vagina.
- Sintomas associados: umidade perianal/perineal (→ irritação cutânea), odor, sangramento, dor, espessamento, prurido, tenesmo, urgência, prolapso, hábitos intestinais alterados, diarreia, perda de peso, sintomas pulmonares.
- Fator temporal: no início, constante, cíclico, momentos específicos, atividades específicas?
- Evolução dos sintomas: contínuo, intermitente, piora, único, autolimitado.
- Topografia: aquosa; claro, muco incolor; amarronzado; feculento; purulento.
- Doença sistêmica subjacente: fístula anal, incontinência urinária/encoprese, fístula retovaginal, doença inflamatória intestinal idiopática (colite ulcerativa, doença de Crohn), HIV, DSTs, tuberculose.
- Probabilidade de ser sinal de doença grave: moderada.

Diagnóstico Diferencial

1. Malformação:
    - Ectrópio (p. ex., hemorroidectomia Whitehead).
2. Vascular:
    - Hemorroida interna prolapsada.
    - Proctite actínica.
3. Inflamatório:
    - Proctite/colite (infecciosa, idiopática, pós-radiação).
    - Síndrome da úlcera retal solitária.
    - Abscesso.
    - Fístula anal.
    - Fístula anastomótica.
    - Dermatite (eczema, alergia de contato etc.).
4. Tumor:
    - Adenoma grande (particularmente adenoma viloso).
    - Tumores anorretais (câncer, doença de Paget, doença de Bowen).
5. Degenerativo/funcional:
    - SII.
    - Prolapso retal/intussuscepção.
    - Incontinência fecal.

- Transpiração.
- Higiene local inadequada.
6. Trauma:
    - Intercurso anal, autoerotismo, corpo estranho.
    - Fístula returinária.

Topo da Lista
1. Abscesso/fístula.
2. Incontinência/transpiração.
3. Prolapso (retal, hemorroidas).
4. Adenoma viloso.
5. SII.
6. Neoplasia.
7. Proctite.
8. Trauma.

Chaves para o Diagnóstico
- Histórico do paciente: fatores precipitantes/de risco, caracterização dos sintomas.
- Exame clínico: exame anorretal cuidadoso, incluindo inspeção, palpação, anuscopia/sigmoidoscopia rígida.
- Colonoscopia: (a) com objetivos de diagnosticar se o diagnóstico não estiver claro com exame local; (b) avaliação colônica de acordo com as diretrizes.
- Estudos funcionais: teste da anofisiologia, proctograma de defecação etc.

Referências Cruzadas

Tópico	Capítulo
Hemorroidas	4 (p. 167)
Fístula perianal/retal	4 (p. 178)
Incontinência fecal	4 (p. 189)
DSTs	4 (p. 210)
Câncer colorretal	4 (pp. 252-265)
Prolapso retal	4 (p. 423)

SEPSE

Caracterização dos Sintomas

- Classificação: subfebril *vs.* febril, hemodinamicamente estável/instável.
- Com/sem sintomas de sepse: taquicardia, diminuição da resistência vascular periférica, hipotensão, alto débito cardíaco, trombocitopenia, hipofosfatemia, coagulopatia/CIVD.
- Disfunção orgânica: pulmonar, cardiovascular, renal, neurológica, hepática, medula óssea, GI.
- Sintomas abdominais associados: náusea, vômitos, dor, cólicas abdominais, distensão, ferida infectada, secreção de ferida, drenagem de secreção, disfunção GI?
- Tempo pós-operatório:
  - 1 a 3 dias: atelectasia/pulmonar.
  - 3 a 6 dias: ferida infectada/deiscência de aponeurose.
  - 5 a 7 dias: deiscência anastomótica.
- Evolução: aguda, fulminante, persistente.
- Doença sistêmica subjacente: imunossupressão, malignidade, outras doenças sistêmicas, disfunção simples ou multiorgânica, coagulopatia.
- Probabilidade de ser sinal de doença grave: alta.

Diagnóstico Diferencial

1. Malformação:
   - Doença valvular cardíaca (válvula aórtica bicúspide, prolapso da válvula mitral → endocardite bacteriana.
   - Mixoma atrial.
2. Vascular:
   - Necrose isquêmica.
   - Tromboembólica.
   - Hérnia, estrangulamento.
   - Sepse relacionada com cateter.
3. Inflamatório:
   - Fístula/deiscência anastomótica.
   - Abscesso pélvico: paracolônico, interalças, sub-hepático, subfrênico etc.
   - Ferida infectada.
   - Deiscência de aponeurose/evisceração.
   - Infecção superimposta: colecistite, pancreatite, colite por *C. difficile*, diverticulite, apendicite, sepse relacionada com cateter.
   - Pneumonia (incluindo "problemas na inspiração", aspiração, SARA).

- Infecção do trato urinário.
- Endocardite, êmbolos sépticos.
4. Tumor:
   - Volume tumoral (com necrose tumoral).
   - Proliferações hematológicas e linfáticas.
   - Neutropenia induzida por tratamento ou tumor.
5. Degenerativo/funcional:
   - Atelectasia.
   - Íleo (pós-operatório).
   - Escara (úlcera de decúbito com/sem osteomielite).
   - Febre factícia.
6. Trauma:
   - Síndrome semelhante à sepse.
   - Embolia gordurosa.

Topo da Lista
1. Infecção: relacionada com a cirurgia > pulmonar > não relacionada com a cirurgia.
2. Neoplasia.
3. Doença autoimune.

Chaves para o Diagnóstico
- Histórico médico/cirúrgico do paciente: tipo e tempo desde cirurgias abdominais anteriores (particularmente contaminadas/sujas), aspiração, cateteres centrais, volume tumoral etc.; progresso da recuperação, i. é., função intestinal, função respiratória, controle da dor, diurese etc.
- Exame clínico geral: condições gerais do paciente, sinais vitais, arritmias, incursões respiratórias, saturação, distensão abdominal, aparência da ferida operatória, drenagem de grande quantidade de secreção amarelo-cítrico (i. é, sinal de deiscência de aponeurose), sons intestinais, sensibilidade localizada/difusa à percussão cuidadosa, sinais de irritação peritoneal, aparência dos drenos.
- Exame digital retal suave (se a anastomose estiver ao alcance): evidência óbvia ou súbita para fístula?
- Culturas: sangue, saliva, urina, ferida operatória/drenos.
- Imagenologia:
   - Rotina radiológica de abdome agudo e radiografia de tórax: pneumoperitônio persistente ou recorrente, níveis hidroaéreos, dilatação gástrica.
   - Radiografia de tórax: atelectasia, consolidações pulmonares, derrame pleural.

– Ultrassonografia ou TC (abdome/pelve, ou inclusão do tórax) com possível drenagem orientada por TC: evidência de abscesso, fístula, pneumoperitônio etc.
– Estudos com contraste solúveis em água, particularmente se a anastomose for relativamente distal: evidências de deiscência anastomótica.

Referências Cruzadas

Tópico	*Capítulo*
Câncer colorretal	4 (pp. 252-265)
Doença diverticular	4 (p. 368)
Complicações – fístula	4 (p. 466)
Ressecção tipo Hartmann	5 (p. 544)

ULCERAÇÃO

Caracterização dos Sintomas

- Local de origem: borda anal, reto, cólon.
- Topografia: área solitária, multifocal, difusa.
- Sintomas associados: dor retal (com/sem evacuação), dor abdominal, urgência, tenesmo e cólicas, distensão abdominal, sangramento, hábitos intestinais alterados, diarreia?
- Fator temporal: recidiva, progresso, autolimitada.
- Evolução dos sintomas: agudo, intermitente, recorrente, crônico.
- Gravidade: resultante somente em sintomas locais *vs.* em morbidade sistêmica.
- Doença sistêmica subjacente: doença inflamatória intestinal idiopática (DIII) (colite ulcerativa, doença de Crohn), imunossupressão, infecção por HIV, infecção/vermelhidão causada por citomegalovírus (CMV), uso de AINE, malignidade, histórico de cirurgias anteriores, anastomose, implantação de corpo estranho (p. ex., tela).
- Probabilidade de ser sinal de doença grave: alta.

Diagnóstico Diferencial

1. Malformação:
   - Abertura de fístula congênita.
2. Vascular:
   - Isquemia mesentérica (doença vascular periférica, doença embólica, vasculite).
   - Dano por radioterapia com ulceração focalizada (advertência: não realizar biópsia anteriormente – risco de criar fístula retovaginal).
3. Inflamatório:
   - Úlcera retal solitária.
   - Úlcera anal associada ao HIV.
   - Colite por CMV.
   - Colite por herpes.
   - Colite ulcerativa/doença de Crohn.
   - Colite cáustica (p. ex., resultado de preparo para exame intestinal).
   - Ao redor de corpo estranho (p. ex., erosão, material de sutura residual, grampos).
   - DSTs: linfogranuloma venéreo, herpes simples, gonorreia, sífilis, cancroide, granuloma inguinal.
   - Tuberculose.
   - Doença de Behcet.

4. Tumor:
   - Malignidade anorretal ou colorretal primária (câncer, linfoma etc.).
   - Envolvimento secundário por câncer extraintestinal.
5. Degenerativo/funcional:
   - Úlcera estercoral.
   - Síndrome de úlcera retal solitária.
6. Trauma:
   - Intercurso anorreceptivo, corpo estranho, automanipulação.
   - Dano iatrogênico (p. ex., instrumentação, biópsia).

Topo da Lista

Ulceração anorretal
1. Fissura anal.
2. Abertura de fístula.
3. Úlcera anal associada a HIV: idiopática ou infecção específica (DSTs).
4. Síndrome de úlcera retal solitária.
5. Neoplasia anorretal: câncer anal, linfoma, sarcoma de Kaposi.

Ulceração colônica ou retal
1. Doença inflamatória intestinal idiopática (DIII): colite ulcerativa, doença de Crohn.
2. Neoplasia: câncer retal.
3. Colite por CMV.
4. Ulcerações estercorais.
5. Síndrome de úlcera retal solitária.

Chaves para o Diagnóstico
- Histórico médico/cirúrgico do paciente: histórico pessoal/familiar de doença inflamatória intestinal idiopática (DIII), diagnóstico e tratamentos de tumor subjacente (radiação, quimioterapia), imunossupressão (induzida por drogas, por HIV)? Natureza dos sintomas anorretais?
- Exame clínico: condição geral do paciente, parâmetros descritivos de ulcerações, por exemplo:
  - Úlceras anorretais indolores: neoplasia, sífilis (= indolor, enrijecida, úlcera/cancro limpos), granuloma inguinal.
  - Úlceras anorretais dolorosas: neoplasia, cancroide (= linfoadenopatia inguinal dolorosa), HSV (= múltiplas úlceras rasas/mudanças vesiculares dolorosas).

- Úlceras colônicas/retais: associadas à massa, solitária *vs.* múltipla, condição ao redor do intestino etc.
- Biópsia: histopatologia, colorações especiais se necessário.
- Endoscopia: definir extensão proximal da doença?

Referências Cruzadas

Tópico	Capítulo
Fissura anal	4 (p. 161)
Síndrome da úlcera retal solitária	4 (p. 198)
Doenças associadas ao HIV	4 (p. 206)
DSTs	4 (p. 210)
DII – colite ulcerativa	4 (p. 320)
DII – doença de Crohn	4 (p. 327)

Capítulo 2
Ferramentas de Avaliação

Suscetibilidade à Cirurgia Colorretal 56
Histórico do Paciente 59
Exame Clínico 61
Triagem/Inspeção de Câncer Colorretal 64
Sigmoidoscopia Flexível 69
Colonoscopia 71
Ileoscopia 74
Endoscopia por Cápsula 76
Estudos Anofisiológicos 78
Ultrassonografia Endorretal 89
Radiografia Convencional (Filmes Lisos) 94
Enemas de Contraste 99
Ileograma 104
Acompanhamento do Intestino Delgado *(AID)* 107
Estudo de Trânsito Colônico (Sitzmark) 111
Proctograma de Defecação (Defecografia) 114
Tomografia Computadorizada *(TC)* 117
Colonografia por TC ("Colonoscopia Virtual") 120
Enterografia por TC ("Acompanhamento Virtual do Intestino Delgado") . 122
Ressonância Magnética *(RM)* 124
Tomografia por Emissão de Pósitrons *(PET/PET-TC)* 126
Angiografia com Possível Embolização 128
Cintilografia Nuclear 131

SUSCETIBILIDADE À CIRURGIA COLORRETAL

Visão Geral

A prática de cirurgia colorretal abre inúmeras vulnerabilidades para processos legais:

- Fracasso em diagnosticar a doença em tempo hábil: por exemplo, o câncer colorretal é o 2º tipo de câncer mais comum citado nos processos legais de negligência profissional.
- Dano ao esfíncter com incontinência fecal depois da cirurgia anorretal ou episiotomia mediolateral.
- Fracasso em oferecer procedimento de preservação da continência.
- Complicações médicas iatrogênicas/morte durante diagnóstico ou tratamento.
- Esponjas/instrumentos deixados dentro do paciente.
- Dano iatrogênico ao órgão de estruturas não alvo (p. ex., cólon, intestino delgado, uretra, grandes vasos, baço, vagina).
- Falta de consentimento informado com relação à extensão ou riscos de procedimentos/endoscopias.

Desafios específicos para médicos citados nos casos de negligência surgem de:

- Tipo ou sequência de procedimentos diagnósticos, por exemplo, falha em recomendar colonoscopia.
- Documentação faltante ou insuficiente para fundamento médico para tratamento recomendado, educação do paciente, acompanhamento.
- Falta de acompanhamento nos resultados de teste, início dos testes de acompanhamento (p. ex., após colonoscopia incompleta).
- Falta de comunicação.

O risco de processo legal não pode ser completamente eliminado, mas pode ser dramaticamente reduzido se a possibilidade de sucesso para o reclamante for menor, em razão do fato de que etapas preventivas sistemáticas foram seguidas para:

1. Reduzir conceitos errados e erros de comunicação.
2. Seguir diretrizes médicas recomendadas.
3. Manter-se fiel à excelente documentação na papeleta, processo de consentimento informado e documentação de recusa em passar pelo teste/procedimento recomendado.

Elementos-Chave

Demoras na avaliação diagnóstica imediata em pacientes com sintomas

- Triagem de rotina não recomendada.
- Triagem de rotina recomendada, mas não agendada.
- Teste diagnóstico recomendado, mas não agendado.

- Teste diagnóstico agendado, mas não executado.
- Pedido ou acompanhamento de procedimentos de triagem ou diagnóstico não documentados.

Foco estreito do diagnóstico
- Avaliação inadequada de descobertas anormais.
- Falha em transmitir para os pacientes a importância de manter as consultas de testes e acompanhamento.

Falta de comunicação
- Fornecedores múltiplos para o mesmo paciente fracassam em comunicar, adequadamente, informações importantes.
- O paciente não é notificado dos resultados dos testes.

Documentação ruim
- Recusa informada não documentada.
- Faltam informações clínicas importantes na ficha do paciente.

Documentação

Documentação de base
- Documentação adequada dos elementos do histórico atual: esclarecimento de terminologia vaga do paciente (p. ex., "ocasional", "frequente") → reduzir erros de interpretação de sintomas autorrelatados.
- Declarações-chave devem ser documentadas por registros médicos externos selecionados, por exemplo, relatório de patologia (câncer, DII), relatório de colonoscopia (limpeza do resto do cólon), notas cirúrgicas (definição de anatomia, problemas/adesões durante cirurgias anteriores), liberação médica.
- Modificações em gráficos/registros médicos existentes: se um adendo é absolutamente necessário, deve ser feito depois da última anotação, escrevendo a data e hora atuais, com ambas as anotações em referência cruzada. Registros médicos modificados de maneira imprópria tornam um caso indefensável se o advogado do reclamante demonstrar, no tribunal, que a observação foi escrita ou digitada depois do fato. Nenhum adendo deve ser feito na expectativa de reclamação ou ação legal.
- Relatório médico: "o que não está documentado não ocorreu" → o registro deve refletir com detalhes adequados o que foi feito pelo paciente e demonstrar a qualidade do cuidado oferecido → fornecer defesa contra alegação de cuidado inadequado.

Interações com a família do paciente
- Documentar todas as conversas telefônicas, incluindo aquelas em que as questões de adesão são enfatizadas.

Adesão e não adesão do paciente

- Para garantir que os testes de triagem sejam executados: agendar antes que o paciente saia do consultório, ou pelo menos documentar a discussão com o paciente da recomendação para o teste.
- Documentar todos os esforços de acompanhamento para contatar o paciente ou para reagendar um teste/procedimento.
- Documentar as discussões/conversas com o paciente e testemunhas sobre ações recomendadas, riscos e benefícios dos testes propostos, assim como as alternativas.
- Documentar a recusa do paciente em passar pelo teste recomendado ou procedimento que pode salvar sua vida, preferivelmente em um formulário de recusa informada específico assinado pelo paciente.
- Tornar isso uma rotina para pacientes de alto risco que deixam de comparecer às consultas ou atender a telefonemas para reagendamento:
    - Utilizar um formulário para detalhes de controle.
    - Contatá-los por carta registrada (com recibo de entrega).

Referências Cruzadas

Tópico	Capítulo
Histórico do paciente	2 (p. 59)
Exame clínico	2 (p. 61)
Complicações	4 (pp. 460-470)

HISTÓRICO DO PACIENTE

Visão Geral

Obter um histórico detalhado e preciso do paciente é a ferramenta mais importante para direcionar o exame subsequente, criar uma lista de possíveis diagnósticos diferenciais e, eventualmente, estabelecer o diagnóstico final sem desperdiçar recursos valiosos. Posteriormente, é crucial customizar a melhor escolha entre várias opções de tratamento para a situação individual do paciente. De preferência, o histórico é obtido do paciente, com frequência dos acompanhantes (família, tradutores, médicos que encaminharam o paciente): risco de "perda na tradução".

Em particular em cirurgia colorretal, é uma grande arte tomar o histórico de um paciente de forma não preconceituosa, sensível, mas a despeito disso, holística. Questionamento eficiente consiste em um foco orientado ao problema e expansão sistemática de áreas, dependendo das respostas. É vantajoso iniciar deixando o paciente descrever os sintomas-chave em uma narração do tipo final aberto, que será, subsequentemente, complementada com questões específicas orientadas ao problema. Mesmo em casos "simples", uma lista de checagem sistemática de informações relevantes sobre antecedentes deve ser seguida para garantir um contexto completo e, assim, evitar erros legais.

Elementos-Chave

Sintomas

- Sangramento retal: quantidade, cor (vermelho-vivo *vs.* vermelho-escuro), início, padrão, misturado nas fezes, fatores deflagradores etc.
- Secreção: qualidade, sintomas associados etc.
- Dor: localização, início, padrão, fatores deflagradores etc.
- Coceira: hábitos de higiene, incontinência, corrimento, medicamentos aplicados etc.
- Prolapso: o que, quanto, onde? Redução manual ou espontânea, não redutível?
- Nódulo/massa: sempre existiu ou protuberante com movimentos intestinais, dor?
- Movimentos intestinais: qualidade das fezes, mudança súbita nos hábitos intestinais, evacuação completa/incompleta, manobras de contrapressão/digitais necessárias.
- Incontinência: fezes, gases, urina.
- Náusea/vômitos, perda de peso, febres/calafrios.
- Sintomas associados.

Histórico médico/cirúrgico passado

- Função intestinal e anorretal básica (anterior ao início da apresentação dos sintomas).

- Histórico de DII, SII, câncer (abdominal/extra-abdominal) etc.
- Cirurgias abdominais anteriores.
- Cirurgias anorretais/pélvicas anteriores ou tratamento por radiação.
- Partos vaginais anteriores, danos obstétricos.
- Avaliações colônicas anteriores (colonoscopia etc.).
- *Status* do HIV (se relevante para a doença).
- Histórico médico geral: cardiopulmonar, vascular, diabetes, câncer, fígado, neurológico, rins.

Quando é planejada a intervenção
- Documentação de sintomas preexistentes (incontinência fecal/de gases, disfunção sexual, fístula retovaginal etc.).

Histórico familiar
- Em particular, risco de pólipos/câncer e DII.

Histórico geral
- Medicação (atual e passado recente).
- Alergias.
- Revisão de sistemas.
- Profissão/incapacidade, ambiente socioeconômico, hábitos, profissionais de saúde.

Documentação
Documentação adequada dos elementos do histórico atual do paciente é absolutamente necessária. As declarações-chave em um histórico de paciente devem ser documentadas por registros médicos externos selecionados, por exemplo, relatório de patologia (câncer, DII), relatório de colonoscopia (limpeza do resto do cólon), notas cirúrgicas (definição de anatomia, problemas/adesões durante cirurgias anteriores), liberação médica.

Referências Cruzadas

Tópico	Capítulo
Suscetibilidade à cirurgia colorretal	2 (p. 56)
Exame clínico	2 (p. 61)

EXAME CLÍNICO
Visão Geral

O exame clínico é a base e a habilidade mais diferenciada para as avaliações iniciais e acompanhamentos de parte impressionante de pacientes colorretais, particularmente pacientes com problemas anorretais. Nada deve ser considerado como consumado, mesmo se já houver declarações respectivas em relatórios externos. É uma arte e um privilégio especial examinar um paciente na área mais íntima do corpo e requer que isso seja feito sem preconceitos, de forma sensível e, no entanto, completa. Para otimizar o exame, é importante, no curto tempo entre pegar o histórico e realizar o exame de fato, digerir a informação e preparar uma relação de trabalho de descobertas possíveis, prováveis ou improváveis.

Descobertas-Chave

Exame geral

- Hábitos incluindo peso e altura → cálculo de índice de massa corporal: peso (em quilos) dividido pela altura ao quadrado (em metros).
- Sinais vitais: taxa cardíaca, pressão sanguínea, taxa respiratória, temperatura.
- *Status* de mobilidade e desempenho.
- *Status* mental/intelectual: por exemplo, natureza inquisitiva *vs.* passiva *vs.* manipuladora; ansiedade, humor.
- *Status* nutricional e de hidratação.

Área anorretal

- Inspeção:
  - Presença/ausência de fezes, sangue, muco, secreções externas/internas (p. ex., pus).
  - Configuração anal: aparência/localização/assimetrias do ânus, corpo perineal, vagina. Presença circunferencial de prega radial, ou ausência na área de defeito no esfíncter?
  - Pele perianal: intacta, irritação (simétrica, assimétrica), eritema, descoloração, patologia focal.
  - Evidência visível de disfunção no assoalho pélvico: períneo descendente, borda anal achatada, ânus aberto, abertura na tração lateral do ânus.
  - Afastamento das nádegas para a borda anal: procura por aberturas patológicas visíveis, por exemplo, fístula, fissura, úlcera.
  - "Adições" visíveis no tecido: nódulos, inchação, prolapso (posterior *vs.* anterior/vaginal).
  - "Diminuição do tecido" visível: corpo perineal enfraquecido/ausente.

- Palpação, incluindo exame retal digital:
  - Sensibilidade externa focalizada à palpação.
  - Palpação com 2 dedos (dedo indicador dentro, contrapressão externa com polegar): enrijecimento focalizado, por exemplo, gordura perirretal ou isquioanal, espaço pós-anal profundo.
  - Sensibilidade focalizada: localização exata, incluindo cóccix, próstata, músculos levantadores, movimento cervical.
  - Sacro palpável: se não for → suspeita de massa/abscesso/hematoma/cicatriz pré-sacral.
  - Massa palpável (endorretal, próstata, extraluminal).
  - Tônus do esfíncter em repouso/contraído, sulco interesfincteriano, defeitos focalizados, uso de músculos auxiliares para contração.
  - Extensão do canal anal.
  - Anastomose, vazamento anastomótico.
  - Estreitamento, estenose: extensão, angulação, aceitável?
  - Presença/ausência de fezes, avaliação da qualidade das fezes.
  - Defeito palpável (p. ex., fístula retovaginal).
- Exame vaginal:
  - Defeito ou massa palpável.
  - Avaliação da força do septo retovaginal.
- Anuscopia:
  - Avaliação do canal anal: hemorroidas internas, linha dentada, defeito ou massa distal.
- Sigmoidoscopia rígida:
  - Avaliação do reto distal e canal anal.
  - Caracterização de fezes visíveis.

Abdome
- Forma abdominal: escafoide, achatado, distendido, obeso.
- Panos, incluindo os localizados nas pregas corporais.
- Distensão: suave, timpânica, massa, organomegalia.
- Presença/ausência de defeitos, ferimentos, ostomia, anormalidades na pele.
- Presença/ausência de ferimentos cirúrgicos recentes (incisões).
- Presença/ausência e localização de cicatrizes.
- Hérnia: virilha, umbilical, hérnias incisionais.
- Sensibilidade à palpação: localização, gravidade.
- Sinais peritoneais: contratura (involuntária), sensibilidade à ressonância, sensibilidade à percussão.
- Borborigmos: normativos, hiperativos, timpânicos, ausentes.

Outras regiões do corpo
- Regiões de nódulos linfáticos: particularmente virilha, mas também supraclavicular, axilar.
- Hérnia: incisões anteriores, virilha.

Limitações
Acesso à patologia interna limitado.

Referências Cruzadas

Tópico	*Capítulo*
Suscetibilidade à cirurgia colorretal	2 (p. 56)
Histórico do paciente	2 (p. 59)
Ferramentas de avaliação	2 (pp. 64-134)

TRIAGEM/INSPEÇÃO DE CÂNCER COLORRETAL

Visão Geral

Os sintomas não são confiáveis para detecção precoce de câncer colorretal (CCR). Há, assim, necessidade de programas de triagem ajustados ao risco para indivíduos assintomáticos que devem começar até os 50 anos, mais cedo em indivíduos com risco aumentado ou de alto risco. Não há diretrizes definidas disponíveis sobre critérios de descontinuação da triagem.

Uma triagem eficaz tem que ser:

- Fundamentada no entendimento da sequência adenoma/carcinoma: de 5 a 10 anos entre a primeira mudança molecular e um câncer manifestado clinicamente (advertência: sequência mais curta em CCHNP).
- Pautada no risco genético, de doença ou por causa da idade do indivíduo para desenvolvimento de CCR.
- Altamente sensível.
- Prática, fácil de fazer e de baixo custo.

O termo *triagem* somente se aplica a pessoas assintomáticas; um teste na presença de sintomas não deve ser chamado de "triagem", mas sim de avaliação "diagnóstica".

Epidemiologia

Prevalência de pólipos: 20-30% em pessoas de risco médio $\geq$ 50 anos de idade.

Primeira colonoscopia responsável por maior benefício de polipectomia. O risco de CCR subsequente em pacientes com adenoma pequeno não é maior do que o risco médio.

As taxas atuais de triagem entre população de risco médio são inaceitavelmente baixas: 20-50%. Contraste: > 50% de gastroenterologistas e cirurgiões colorretais realizam colonoscopia em intervalos mais curtos do que o recomendado pelas diretrizes → não são eficientes em termos de custo e desviam recursos de triagens primárias de maior rendimento.

Avaliação de Risco Diferencial

- Risco baixo ou médio (65-75%) > nenhum fator de risco, nenhum CCR em parentes em primeiro grau.
- Risco moderado (20-30%): CCR em 1 parente em primeiro grau com idade $\leq$ 60 anos ou $\geq$ 2 parentes em primeiro grau de qualquer idade, histórico pessoal de ressecção curativa de malignidade colorretal ou pólipo grande (> 1 cm) ou múltiplos pólipos colorretais de qualquer tamanho.
- Alto risco (6-8%): PAF, CCHNP, DII.

Ferramentas de Triagem

Teste de sangue oculto fecal (TSOF)

- Prós: não invasivo, fácil, conveniente, seguro.
- Contras: cólon não visualizado, sensibilidade/especificidade baixa a moderada, testes positivos requerem colonoscopia e outros testes. Falta de especificidade: somente 2% dos pacientes com TSOF positivo tem CCR, i. é., 50 colonoscopias são necessárias para identificar 1 paciente com CCR, 100 colonoscopias são necessárias para salvar 1 paciente.
- Precauções: deve ser repetido anualmente, restrições na dieta (nenhuma carne vermelha, raiz forte, vitamina C etc.)
- Dados: TSOF anual associado à diminuição na mortalidade por CCR de 20-33%; sensibilidade para adenomas avançados ou CCR somente 24%.

Sigmoidoscopia flexível

- Prós: mais segura que a colonoscopia, mais conveniente, nenhuma preparação intestinal, mais comumente sem necessidade de sedação.
- Contras: não visualiza todo o cólon, descobertas positivas requerem colonoscopia completa.
- Precauções: deve ser repetida a cada 5 anos.
- Dados: diminuição na mortalidade por CCR = 60% CCR geral, 70% CCR distal; 2% dos pacientes com sigmoidoscopia flexível normal têm lesão significativa proximal à flexura esplênica.

Combinação de TSOF e sigmoidoscopia flexível

Dados: embora, teoricamente, ofereça vantagens, o benefício da combinação dos 2 testes permanece incerto: taxa de detecção mais alta, mas nenhuma diminuição incremental comprovada na mortalidade por CCR em comparação à sigmoidoscopia flexível apenas (ver acima).

Colonoscopia

- Prós: padrão de excelência com visualização colônica completa, capacidade terapêutica.
- Contras: mais risco que a sigmoidoscopia flexível, necessidade de preparação do intestino, necessidade de sedação.
- Precauções: deve ser repetida a cada 10 anos.
- Dados: o *National Polyp Study* descobriu incidência diminuída de 76 a 90% com colonoscopia e remoção de todos os pólipos visualizados em comparação com controles históricos.

Enema de bário

- Prós: visualização colônica completa, mesmo na presença de lesão quase obstrutora; sem necessidade de sedação; mais bem tolerado.

- Contras: nenhuma capacidade terapêutica, menor sensibilidade que a colonoscopia, descobertas positivas ou incertas precisam de avaliação colonoscópica; ainda precisa de preparação intestinal.
- Precauções: deve ser repetido a cada 5 anos.
- Dados: sensibilidade 80 a 85% para câncer colorretal e 50% para pólipos grandes (> 1 cm).

Colonografia por TC
- Prós: visualização colônica completa, sem necessidade de sedação.
- Contras: nenhuma capacidade terapêutica, ainda precisa de preparação intestinal, maior desconforto (insuflação de ar, nenhuma sedação feita), avaliação/cirurgias desnecessárias para descobertas incidentais.
- Precauções: interpretação e recomendações não esclarecidas.
- Dados: esperando confirmação mais detalhada. Os dados atuais são controvertidos com relação a relatórios de sensibilidade semelhante vs. sensibilidade/especificidade somente moderada para lesões maiores em comparação com a colonoscopia. Sensibilidade para pólipos menores definitivamente baixa.

DNA fecal
- Prós: não invasivo, conveniente, seguro.
- Contras: cólon não visualizado, sensibilidade/especificidade baixa a moderada, testes positivos requerem colonoscopia e outros testes.
- Precauções: deve ser repetido todos os anos.
- Dados: sensibilidade melhor do que com o TSOF; 50% para detecção de CCR invasivo, 15 a 20% para adenomas significativos.

Diretrizes

Triagem de base (se estiver normal)
Meta: detecção e eliminação de lesões precursoras, identificação de pacientes com risco de estratificar para definir frequência de futuras triagens/inspeção.

1. Indivíduos de risco médio, assintomáticos, não afro-americanos → iniciar aos 50 anos de idade:
   a. Colonoscopia a cada 10 anos (método de escolha).
   b. TSOF anual; se o resultado for positivo → colonoscopia.
   c. Sigmoidoscopia de triagem a cada 5 anos.
   d. Enema de bário de contraste duplo a cada 5 anos.
2. Indivíduos de risco aumentado ou de alto risco → diretrizes específicas:
   a. Etnia afro-americana: iniciar triagem aos 45 anos.
   b. Histórico familiar positivo (grupo de risco aumentado): iniciar aos 40 anos ou 10 a 15 anos antes com relação ao membro mais jovem da família (o que vier antes).

c. Colite ulcerativa: iniciar 7 anos depois do início: colonoscopia (bi)anual com biópsias múltiplas.
   d. PAF: começar no início/meio da adolescência (vs. teste genético).
   e. CCHNP: início por volta dos 25 anos (vs. teste genético): dessa forma, repetir a colonoscopia a cada 1-3 anos, por causa de sequência adenoma-carcinoma mais curta!

Repetir colonoscopia após polipectomia

Meta: detectar e remover adenomas não observados no exame inicial (taxa de falha: 10 a 20% de pólipos = 6 mm); avaliar a tendência do paciente para formar novos adenomas com características patológicas avançadas.

1. Intervalo curto (com base em julgamento clínico):
   a. Adenomas numerosos.
   b. Adenoma maligno (pólipo canceroso).
   c. Pólipo séssil grande.
   d. Colonoscopia incompleta ou remoção incompleta.
2. Intervalo de 3 anos:
   a. Pólipos avançados ou múltiplos (≥ 3).
3. Intervalo de 5 anos:
   a. De 1 a 2 pólipos pequenos (adenoma tubular).
4. Nenhuma inspeção necessária:
   a. Pólipos hiperplásicos (exceção: pacientes com síndrome de polipose hiperplásica).

Repetição de colonoscopia após CCR esporádico (não CCHNP/PAF)

Metas: excluir possibilidade de CCR sincrônico/metacrônico; excluir possibilidade de recorrência anastomótica verdadeira (< 2% de rico); detectar e remover adenoma não observado no primeiro exame; avaliar tendência do paciente para formar novos adenomas em estádio patológico avançado.

1. Tempo provável de ressecção ± 6 meses:
   a. Colonoscopia completa antes da ressecção.
   b. Se o cólon estiver perfurado/obstruído e não puder ser avaliado no momento da ressecção → colonoscopia completa a ser executada em 6 meses.
2. Intervalo de 1 ano:
   a. Depois de ressecção.
3. Intervalo de 3 anos:
   a. Se a colonoscopia perioperatória ou a primeira pós-operatória forem negativas.
4. Intervalo de 5 anos:
   a. Posteriormente, se normal.

CCHNP/PAF: inspeção anual de resíduo colorretal.

Acompanhamento

Resultados patológicos.

Efeitos clínicos colaterais da polipectomia: síndrome de pós-polipectomia, perfuração, sangramento.

Cirurgia para grandes pólipos ou câncer. Cirurgia profilática?

Profilaxia secundária?

Referências Cruzadas

Tópico	Capítulo
Constipação	1 (p. 4)
OIG	1 (p. 38)
Sangramento retal	1 (p. 44)
Sigmoidoscopia flexível	2 (p. 69)
Colonoscopia	2 (p. 71)
Enemas de contraste	2 (p. 99)
Colonografia por TC	2 (p. 120)
Carcinogênese	3 (p. 156)
Tumores	4 (pp. 236-265)
Quimioprevenção	6 (p. 636)

SIGMOIDOSCOPIA FLEXÍVEL

Visão Geral

Avaliação colônica limitada: a justificativa depende da idade do paciente jovem (< de 40 anos), falta de fatores de risco individuais para câncer colorretal, *status* após colonoscopia completa dentro de intervalo aceitável, *status* após colectomia subtotal.

Uma ou 2 portas permitem intervenção, manipulação, sucção/irrigação. Biópsia a frio: utilizando fórceps. Biópsias quentes geralmente são contraindicadas por causa da eliminação inadequada de gás com enemas, o que traz risco de explosão!

Sedação e analgesia normalmente não são necessárias, visto não ter que passar por grandes flexuras. A taxa de sucesso e detecção depende das habilidades do endoscopista, do tempo que se passa examinando por completo o cólon, e da adequação dos enemas de limpeza.

Alternativas

Sigmoidoscopia rígida.

Colonoscopia completa.

Imagenologia colônica (enema de contraste, colonografia por TC).

Indicações

Avaliação diagnóstica dos indivíduos sintomáticos de baixo risco (< 40 anos de idade, histórico pessoal/familiar negativo) com sintomas de origem distal improvável, por exemplo, sangue vermelho brilhante pelo reto.

Intervenção: biópsia, polipectomia, colocação de *stent*, tatuagem, para estancar o sangramento, por descompressão focalizada.

Triagem: em conjunção com teste Hemoccult.

Inspeção de cólon residual e reto após colectomia total ou subtotal.

Preparação

Dois enemas Fleet antes do teste.

Procedimento de consultório: geralmente não é necessária sedação.

Advertência: enemas insuficientes para remover gases explosivos → contraindicada alça/cauterização!

Vantagens

Combinação de avaliação, biópsia e intervenção (limitada).

Nenhuma preparação longa necessária.

Limitações e Riscos

- Lesão patológica não está ao alcance de sigmoidoscopia flexível (p. ex., pólipos proximais e neoplasias, 20% de colite por *C. difficile* etc.)
- Taxa de falha: até 20-25% para pólipos até 1 cm.
- Perfuração: baixo risco para endoscopia diagnóstica, maior em endoscopia interventiva e/ou fraqueza intestinal preexistente, por exemplo, diverticulite aguda.
- Sangramento: dependendo da patologia/intervenção, mínima para endoscopia diagnóstica.
- Explosão de gás intestinal (hidrogênio, metano): utilização de cauterização em cólon inadequadamente preparado contraindicada em sigmoidoscopia flexível.
- Tamanho das lesões geralmente superestimado (ampliação) → necessário correlacionar o tamanho da lesão com o diâmetro de instrumentos inseridos.
- Orientação exata difícil/impossível; único marco absoluto é linha dentada; se for necessário especificar local (p. ex., para cirurgia posterior); tatuagem da área com tinta indiana (1 mL em 3 áreas separadas da circunferência).

Aspectos Característicos

Patologia: *melanosis coli*, friabilidade, ulcerações, edema (desaparecimento de padrão vascular), reflexos granulares ("céu estrelado"), pólipos (diminutivo, séssil, pedunculado, extramucosal), massa (mucosal/extramucosal), lipoma (extramucosal, impressionabilidade suave: sinal do travesseiro), divertículos, estreitamento, fístula, hemorroidas.

Referências Cruzadas

Tópico	Capítulo
Triagem de câncer colorretal	2 (p. 64)
Colonoscopia	2 (p. 71)
Pólipos	4 (p. 236)
Síndromes poliposas	4 (p. 240)
Câncer colorretal	4 (p. 252)

COLONOSCOPIA

Visão Geral

Avaliação completa do cólon (e íleo terminal) com opção de biópsia e intervenção. A extensão pretendida do exame depende das circunstâncias individuais (p. ex., cirurgias anteriores), descobertas esperadas, idade do paciente etc.

Uma ou 2 portas permitem intervenção, manipulação, sucção/irrigação. Biópsia a frio: utilizando fórceps. Biópsia quente: utilizando alça e eletrocauterização (contraindicada com limpeza inadequada, por exemplo, apenas enema).

Como o instrumento tem que ser negociado ao redor de ângulos e flexuras, sedação monitorada intravenosa e analgesia normalmente são administradas (mesmo não sendo obrigatórias). A taxa de sucesso e detecção depende da habilidade do endoscopista (tempo de retirada > 6 minutos) e adequação da limpeza intestinal.

Técnicas avançadas:

- Colonoscopia de alta resolução com cromoendoscopia (pulverização do cólon com 0,4% de tintura índigo carmim) é associada a uma taxa de detecção mais alta para pólipos e adenomas achatados.
- Combinação com ultrassonografia endoscópica.

Alternativas

Avaliação colônica limitada: sigmoidoscopia flexível.

Enema de contraste de coluna simples: fornece mapa, mas não permite biópsia e intervenção.

Enema de contraste duplo: se o cólon estiver limpo e for utilizada boa técnica radiológica → sensibilidade à triagem semelhante à colonoscopia.

Colonografia por TC ("colonoscopia virtual"): também necessita de preparação intestinal. Geralmente dose sem sedação → desconforto. Descobertas internas/externas do cólon precipitam intervenções posteriores (desnecessárias?).

Indicações

Triagem e inspeção de acordo com as diretrizes (indivíduos assintomáticos), limpeza do resto do cólon antes de intervenção segmental.

Avaliação diagnóstica de sintomas específicos (sangramento, distensão, hábitos intestinais alterados etc.) em paciente com > 40 anos de idade ou presença de fatores de risco adicionais. Avaliação de pacientes com hábitos intestinais alterados e suspeita de doença de Crohn (→ entubação de válvula ileocecal).

Intervenção: biópsia, polipectomia, colocação de *stent*, tatuagem, para estancar o sangramento, para distorção ou descompressão.

Contraindicação: suspeita de perfuração, diverticulite aguda (< 4-6 semanas após o início), colite fulminante, paciente instável.

Preparação

Colonoscopia: limpeza intestinal total no dia anterior.

Sedação consciente e monitoramento.

Se for intervenção antecipada: descontinuação da anticoagulação (se possível) ou trocar para heparina com pausa perioperatória a curto prazo; descontinuação de AAS/AINE não obrigatória, mas recomendada, se possível.

Vantagens

Combinação de avaliação, biópsia, tratamento e intervenção (padrão de excelência).

Melhor tolerabilidade sob sedação.

Limitações e Riscos

- Dez por cento de colonoscopia incompleta: inabilidade em atingir o ceco devido a questões técnicas, anatômicas ou relacionadas com o paciente (tolerância à dor), falha no equipamento: → enema de bário: seguro no mesmo dia, a menos que tenham sido executadas biópsia ou polipectomia → esperar de 5 a 7 dias.
- Taxa de falha: 20-25% para pólipos < 1 cm, 6-12% para pólipos > 1 cm: mais provável em preparação insuficiente, cólon espástico.
- Sangramento: 0,1-0,5% (diagnóstico), 1-2,5% (polipectomia).
- Perfuração do cólon: 0,1% em endoscopia diagnóstica, até 1-3% em endoscopia interventiva, particularmente em fraqueza preexistente na parede intestinal; perfuração requer intervenção cirúrgica, a menos que condições muito favoráveis permitam administração conservadora; 4 mecanismos de perfuração:
  - Com a ponta do instrumento → perfuração relativamente pequena com frequência.
  - Dano intestinal por manejo do instrumento e excesso de estiramento da parede do cólon → geralmente lacerações muito grandes.
  - Hiperinsuflação difusa em parede do cólon enfraquecida (p. ex., divertículo).
  - Como resultado de intervenção (biópsia, alça, *stent*).
- Síndrome de pós-polipectomia: causada por dano de cauterização na parede do cólon → dor, sensibilidade abdominal, com frequência começando de 1 a 3 dias depois do procedimento: com mais frequência administrável com antibióticos, mas a perfuração precisa ser excluída.
- Explosão de gases intestinais (hidrogênio, metano): utilização de cauterização em cólon preparado inadequadamente, alto risco com limpeza com manitol (degradação de açúcar por bactéria de gás intestinal aumentada).

- O tamanho das lesões geralmente é superestimado (ampliação) → necessidade de correlacionar tamanho da lesão com diâmetro de instrumentos inseridos.
- Orientação exata difícil/improvável; marcos absolutos somente na linha pectínea íleo terminal.

Aspectos Característicos

Estruturas normais: íleo com mucosa semelhante a tapete (pequenas vilosidades no intestino), placas de Peyer. Orifício do apêndice. Válvula ileocecal. Ceco/cólon ascendente: com frequência menos limpo, apesar de boa limpeza. Flexura hepática com transparência de fígado azulado. Cólon transverso (forma triangular típica, mas não específica). Cólon descendente/sigmoide. Reto com padrão vascular reticular. Visão retroflexa para reto distal e hemorroidas.

Patologias mais comuns:

- Degenerativas: melanose do colo, divertículos, hemorroidas, dolicocólon (muito comprido, tortuoso), megacólon (muito largo), oclusão intestinal.
- Inflamação: edema (desaparecimento de padrão vascular), reflexões granulares ("céu estrelado"), friabilidade, ulcerações (difusa *vs.* "pegada da pata de urso"), aparência de pedra arredondada, pseudomembranas, necrose mucosal.
- Crescimento: pólipos (diminutivos, sésseis, pedunculado, extramucosal), massa (mucosal/extramucosal), lipoma (extramucosal, impressionabilidade macia: sinal do travesseiro).
- Anastomose, estreitamento, fístula.

Referências Cruzadas

Tópico	*Capítulo*
Triagem de câncer colorretal	2 (p. 64)
Enemas de contraste	2 (p. 99)
Colonografia por TC	2 (p. 120)
Pólipos	4 (p. 236)
Síndromes poliposas	4 (p. 240)
Câncer colorretal	4 (p. 252)
Preparação intestinal/limpeza	7 (p. 700)

ILEOSCOPIA

Visão Geral
Instrumentação (rígida ou flexível) da bolsa existente (bolsa ileoanal, ileostomia continente) para avaliação ou tratamento (p. ex., dilatação de estreitamento, descompressão, inserção de cateter etc.).

Indicação com base em sintomas (i. é, disfunção da bolsa, bolsite) ou para inspeção de rotina da bolsa e ZTA para verificar existência de displasia, pólipos, ou câncer (particularmente em PAF).

As circunstâncias ditam se é preferível instrumento rígido ou flexível. A sedação e a analgesia normalmente não são necessárias, mas ocasionalmente preferíveis em pacientes muito sensíveis (p. ex., pele perianal traumatizada etc.).

Alternativas
Ileograma: radiografia por contraste da bolsa.

Indicações
- IBD: a cada 1-3 anos ou quando sintomático e não respondendo a tratamento conservador, inspeção de cânula de ZTA a cada 1-3 anos.
- PAF: todos os anos.

Preparação
Diagnóstico: possivelmente 1 enema de Fleet antes do teste (se a visibilidade for ruim).
Terapêutica: nenhuma.

Vantagens
Combinação de avaliação, biópsia e intervenção (limitada).
Nenhuma preparação longa necessária.

Limitação e Riscos
- Patologia falha (visibilidade inadequada, bolso).
- Perfuração: risco baixo.
- Sangramento: dependendo da patologia/intervenção, mínimo para diagnóstico.
- Orientação exata difícil/impossível.

Aspectos Característicos
Patologia: bolsite, hiperplasia linfoide (placas de Peyer), displasia, formação de pólipos/tumor, massa (mais provável em área posterior), inflamação

aguda e crônica, ulcerações (→ sugestivas de doença de Crohn se ulcerações forem no membro aferente), extensão do membro aferente (p. ex., bolsa S), friabilidade da ZTA, extensão da configuração do segmento de válvula (ileostomia continente), abertura de fístula.

Referências Cruzadas

Tópico	*Capítulo*
Ileograma	2 (p. 104)
PAF	4 (p. 244)
DIII – colite ulcerativa	4 (p. 320)
"Pouchologia"	4 (p. 334)
Bolsite	4 (p. 340)
Disfunção de Koch	4 (p. 345)

ENDOSCOPIA POR CÁPSULA

Visão Geral

Embora o cólon e o trato GI superior sejam acessíveis por endoscopia direta, o intestino delgado entre os dois não o é. Em geral, o intestino delgado raramente é o local primário da doença. A preocupação é de que o teste seja, com frequência, utilizado em excesso, por exemplo, indicação falha ou indicação com baixo rendimento.

Alternativas

Acompanhamento completo do intestino delgado.

Enterografia por TC.

Ileoscopia.

Indicações

- Sangramento obscuro embora EDA e colonoscopia negativos.
- Avaliação de doença de Crohn no intestino delgado.
- Suspeita de tumor no intestino delgado.
- Contraindicação relativa: estreitamento (particularmente dispositivo de 1ª geração pode ficar preso; desenvolvimento mais recente: cápsulas biodegradáveis).

Preparação

Jejum a noite toda.

Acompanhamento potencial do intestino delgado para descartar estreitamento.

Vantagens

Visualização direta da mucosa do intestino delgado.

Limitações e Riscos

- Patologia falha (visibilidade inadequada).
- Obstrução.
- Técnica demanda tempo, é cara e não está universalmente disponível.

Aspectos Característicos

Patologia: varizes, hipertensão portal, erosões, áreas de doença de Crohn, tumores/pólipos no intestino delgado.

Referências Cruzadas

Tópico	*Capítulo*
Acompanhamento do intestino delgado	2 (p. 107)
Enterografia por TC	2 (p. 122)
PAF	4 (p. 244)
DIII – doença de Crohn	4 (p. 327)
Sangramento agudo no trato GI inferior	4 (p. 391)

ESTUDOS ANOFISIOLÓGICOS

Visão Geral

Série de testes eletivos para avaliar as funções e morfologia anorretal. Indicações comuns são os exames feitos na elaboração do diagnóstico de incontinência fecal, defecação obstruída, fístulas perineais complexas, avaliação e classificação, e inspeção de tumores anorretais. Os resultados de testes não são absolutos, mas sempre requerem correlação com o histórico individual do paciente, gravidade das queixas, descobertas clínicas e resultados de testes não relacionados.

Combinações típicas de testes:

- Incontinência fecal: "estudos triplos" – latência motora terminal do nervo pudendo, manometria/sensação anorretal, ultrassonografia.
- Defecação obstruída: EMG, manometria/sensação anorretal, teste de expulsão do balão.
- Tumor anal/retal: ultrassonografia, potencialmente com biópsia orientada por ultrassonografia; raramente estudos triplos são necessários se a função anorretal for parâmetro importante para tomada de decisão.
- Excluir doença de Hirschsprung: RRAI.

Benefícios Esperados

Obter avaliação objetiva e reproduzível da função anorretal para avaliação e documentação (suscetibilidade) dos sintomas do paciente, aconselhamento do paciente, avaliação do efeito do tratamento.

Limitações

Cooperação do paciente necessária → resultados patológicos falsos possíveis.

Falta de correlação 1:1 de resultados de testes e sintomas → interpretação do teste e correlação dentro do contexto de outros elementos de informação necessários.

Alergia a látex.

Preparação

Enema de Fleet precisamente antes do teste.

Questionários: CCFIS (classificação de Wexner) e IQVIA.

1. Elemento de Teste: Latência Motora Terminal do Nervo Pudendo

Objetivo

Avaliação do tempo de transmissão dentro do nervo pudendo do local de estímulo ao local de contração do esfíncter.

Indicação

Avaliação da incontinência fecal: evidência de componente neuromuscular da disfunção do esfíncter?

Avaliação de possível dano ao nervo autônomo preexistente antes de cirurgia pélvica ou reconstrutora de esfíncter.

Equipamento e técnica

Máquina Medtronic Duet Encompass® (ou comparável) com componente de *software* integrado/compatível St. Marks Electrode.

Uma sonda de aterramento é presa à perna do paciente e o eletrodo de teste conectado e anexado ao dedo com luva. Inserção nos quadrantes posterolaterais. Estimulação sequencial com 50 mA, até que uma curva adequada seja reproduzível.

Riscos

Desconforto causado pelo estímulo elétrico.

Choque elétrico se a configuração for inadequada (p. ex., mA muito alto, falta de aterramento).

Valores de referência

Latência motora terminal do nervo pudendo normal ≤ 2,5 ms (Fig. 2-1A).

Interpretação

Latência motora terminal do nervo pudendo prolongada (se leitura e estimulação da curva adequadas) é evidência de neuropatia pudenda.

Latência motora terminal do nervo pudendo normal: pode ser tanto normal verdadeiro quanto normal falsa, se o dano significativo ao nervo presente estiver mascarado por número suficiente de fibras nervosas intactas e transmissoras.

Leitura da latência motora terminal do nervo pudendo ausente: ou relacionada com ausência completa de função nervosa pudenda, ou falso-negativo (ver abaixo).

Armadilhas

Falso-negativo: relacionado com a técnica ou estimulação inadequadas, tecido com cicatriz, patologia extraluminal.

Falso-positivo: estimulação elétrica direta do músculo esfíncter.

Comentário

A maioria dos pacientes com incontinência fecal idiopática tem latência motora terminal do nervo pudendo prolongada.

Há controvérsias na literatura sobre o valor da latência motora terminal do nervo pudendo na predição do sucesso de esfincteroplastia por interposição:

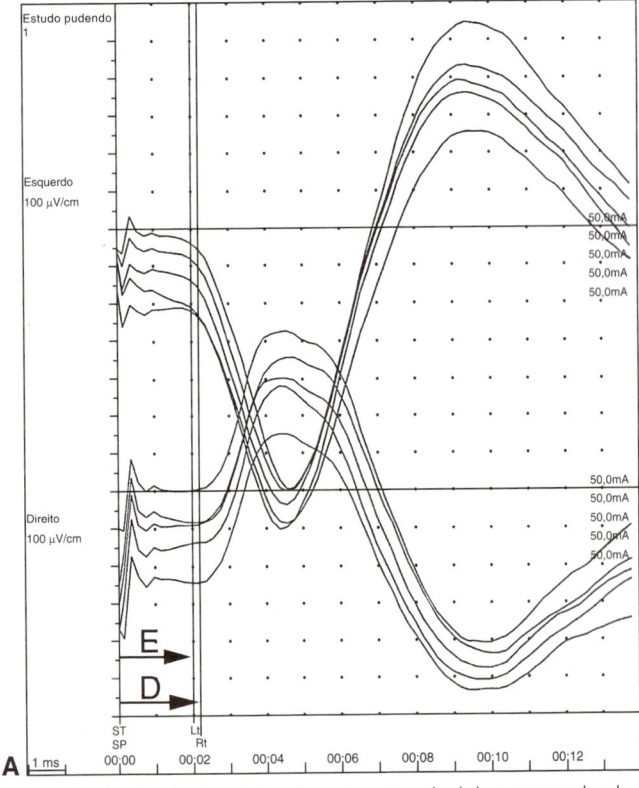

Figura 2-1A. Anofisiologia – Latência motora terminal do nervo pudendo.

metade dos relatórios mostra a correlação, e a outra metade nenhum relacionamento. A despeito disso, o teste de latência motora terminal do nervo pudendo é recomendado antes da esfincteroplastia, para proteger o cirurgião em caso de sucesso insuficiente ou incontinência recorrente.

2. Elemento de Teste: Manometria Anal

Objetivo
Avaliação objetiva (reproduzível?) da força do esfíncter e tônus do esfíncter em repouso e contraído (i. é, obter números para impressão subjetiva de exame digital retal). Definição de zona de alta pressão.

Indicação
Avaliação de incontinência fecal, espasmos no assoalho pélvico e no músculo levantador do ânus, obstrução externa, raramente no local da fissura anal (antes/após esfincterotomia).

Avaliação objetiva do sucesso do tratamento após administração não cirúrgica e cirúrgica.

Equipamento e técnica

Máquina Medtronic Duet Encompass® (ou comparável) com registro de dados e *software* de análise integrados/compatíveis. Cateterismo multicanal com um número definido e orientado de canais de perfusão de água. Eletrodos sensíveis à pressão são colocados ao redor de um canal central que é conectado ao balão na extremidade do cateter. Esses sensores de pressão medem a pressão necessária para superar a resistência do fluxo de saída. A calibragem do cateter é feita para permitir pressão de ar com a sonda mantida externamente na região do ânus. Orientação correta do cateter com registro separado de 4-8 pressões posicionais: anterior, posterior, lateral D, lateral E.

- Método de retirada estacionário: registro sequencial de períodos alternados de 10 segundos de repouso/contração em 6 níveis estáticos de intervalos de 1 cm.
- Método de retirada contínua: extração direcionada por motor da sonda e registro contínuo de pressão: 2 passagens separadas, 1 em repouso e uma durante contração máxima.

Riscos

Desconforto causado pela colocação da sonda/balão.

Valores de referência

Variação das pressões normais do canal anal de acordo com gênero, idade, técnica de mensuração.

Interpretação

- Pressões radiais: valores de pressão mais comumente relatados, registros com portas de mensuração circunferenciais: pressão em repouso 50-100 mmHg, pressão na contração 100-350 mmHg.
- Pressões axiais: valores de pressão reportados com menos frequência, registrados ao longo da espiral longitudinal do luminar do cateter.
- Manometria de volume:
  - Zona de alta pressão: extensão e amplitude máximas, definição do canal anal fisiológico.
  - Área sob a curva: integração dos valores de pressão do perfil de pressão sobre a extensão do canal anal; melhor informação conclusiva da resistência total de saída, e não apenas simples pressões máximas de repouso e contração.

Armadilhas

Pressões falsamente normais (apesar da fraqueza do esfíncter): uso compensatório de músculos do glúteo → essa armadilha pode ser evitada/reduzida repetindo-se o teste depois do período de duração da contração glútea duradoura: embora os músculos esqueléticos se cansem, a função do músculo esfíncter é relativamente resistente à fadiga.

Comentário

Há controvérsia contínua sobre o valor e a melhor interpretação da manometria na previsão da gravidade da incontinência fecal. Os valores simples provavelmente são insuficientes: o perfil de pressão é potencialmente mais significativo. Falta continuada de uma classificação de incontinência que incorpore dados fisiológicos.

3. Elemento de Teste: Reflexo Retoanal Inibitório (RRAI)

Objetivo

O RRAI é um relaxamento fisiológico do músculo esfíncter interno pela súbita distensão do reto. Acredita-se que tenha um papel na amostragem anorretal. O reflexo pode estar ausente na doença de Hirschsprung, doença de Chagas, 50% de anastomoses ileoanais ou coloanais (i. é, RRAI pode ser recuperado em até 50% depois de procedimentos de retirada coloanais ou ileoanais). A presença de RRAI excluirá de forma confiável, a doença de Hirschsprung.

Indicação

Avaliação de incontinência fecal: componente neurogênico?
Avaliação de constipação → excluir doença de Hirschsprung.

Equipamento e técnicas

Mesmo que anterior → continuação após teste anterior.
Cateter avançado de forma que os sensores de pressão estejam no canal anal e o balão no reto. Esperar ondulações de estado de pressão estável > 0. Pequena insuflação de 15-40 mL de ar no local.

Riscos

Desconforto, ou insignificantes.

Valores de referência

RRAI presente em insuflação de 15-40 mL (Fig. 2-1B).

Interpretação

RRAI presente: normal → valor preditivo negativo alto, i. é., se RRAI presente → doença de Hirschsprung descartada.
RRAI ausente: consistente com doença de Hirschsprung, doença de Chagas, 50% de anastomoses ileoanais ou coloanais → avaliação posterior depende do contexto.

Armadilhas

RRAI falsamente ausente: em razão de técnica inadequada, retocele grande, megarreto ou doença neuromuscular subjacente.

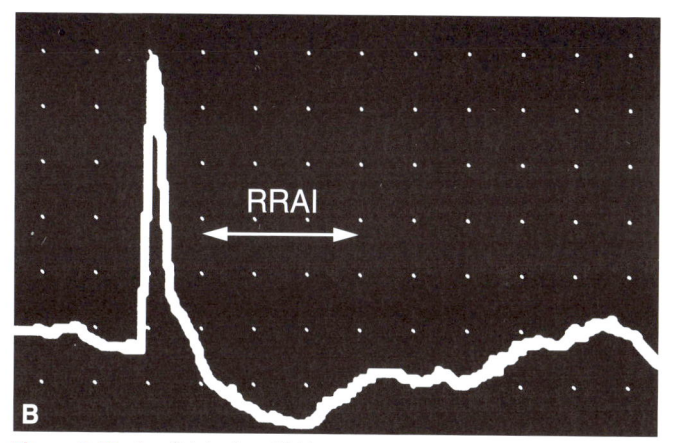

Figura 2-1B. Anofisiologia – RRAI.

4. Elemento de Teste: Sensação Anorretal e Complacência Retal

Objetivo

Avaliação de sensação anorretal somática e visceral.

Indicação

Avaliação de incontinência fecal.

Avaliação de SII.

Avaliação de constipação.

Equipamentos e técnicas

- Sensação somática: limpeza perianal com Q-tip para avaliar sensação (simetria?) e para disparar reflexo anocutâneo, i. é., contração reflexa do esfíncter.

- Sensação visceral: o equipamento de manometria, como antes, mas com troca do balão por um com mais complacência material: cateter avançado no reto, seguido por instilação lenta de água à temperatura do corpo (máximo 450 mL) com mensuração contínua de pressão → registro das seguintes etapas:

  – Primeira sensação: o paciente sente o balão no reto (não somente na borda anal).

  – Primeira urgência: paciente observa primeira urgência de movimentar intestinos.

- Volume maximamente tolerável: paciente começa a sentir desconforto/dor.
- Complacência retal = Δvolume/Δpressão.

Riscos
Desconforto, ruptura do balão, perda interna do balão (→ sempre segurar borda do balão externamente).

Valores de referência
- Primeira sensação: 10-50 mL.
- Primeira urgência: 50-100 mL.
- Volume maximamente tolerável: 140-320 mL (F), 170-440 mL (M).
- Complacência retal: 2-6 mL/mmHg.

Interpretação
- Normal: sensação normal e complacência.
- SII: tolerância reduzida a volume; complacência normal.
- DIII ou estreitamento retal: tolerância a volume reduzida, complacência reduzida.
- Disfunção neurológica: sensação reduzida, tolerância a volume reduzida, complacência normal (ou aumentada).

Armadilhas
Cooperação do paciente necessária. Complacência normal falsa se o balão se estende mais axialmente (resistência mais baixa) do que radialmente (resistência alta). Perda externa do balão (incontinência) antes de volume significativo instilado.

5. Elemento de Teste: EMG

Objetivo
Avaliação de integridade e coordenação neuromuscular.

Indicação
Avaliação de dissinergia do assoalho pélvico ou *anismus* (músculo puborretal não relaxado).
Ocasionalmente, para avaliação de incontinência fecal: perda de capacidade contrátil muscular?

Equipamento e técnica
Eletromiografia da superfície anal: colocação bilateral de eletrodos na borda anal mais eletrodo adicional de aterramento → registro de atividade elétrica conclusiva do músculo esfíncter em repouso, contraído durante esforço e durante a tosse.
EMG com agulha: inserção de eletrodo com agulha concêntrica no músculo (→ desconforto!).

Riscos
EMG de superfície: sem riscos.
EMG com agulha: desconforto, infecção, sangramento.

Valores de referência
Potencial > 100 mV, densidade da fibra.

Interpretação
Sequência normal: padrão normal em repouso, seguido por aumento adequado durante contração e tosse, mas diminuição durante esforço.

Dissinergia: padrão normal ou aumentado em repouso, aumento durante contração, tosse, mas também durante esforço.

Armadilhas
EMG de superfície é relativamente imprecisa visto que representa potencial de soma de todas as fibras e é tamponada pela pele e tecido subcutâneo.

6. Elemento de Teste: Teste de Expulsão de Balão

Objetivo
Avaliação de triagem simples para excluir possibilidade de dissinergia do assoalho pélvico: habilidade de expelir o balão é uma atividade complexa que requer coordenação adequada do reto, assoalho pélvico e músculo esfíncter anal.

Indicação
Constipação, defecação obstruída, dissinergia do assoalho pélvico (*anismus*, contração puborretal paradoxal).

Equipamento e técnica
O balão é inserido no reto e insuflado com 100-200 mL de água → pede-se ao paciente para expelir o balão: (1) na mesa de exame; (2) se não for possível na posição de decúbito lateral, transferir para o banheiro e tentar na posição sentada.

Variação do teste: acréscimo de peso externo definido.

Riscos
Desconforto, ruptura do balão, perda do balão interno (→ sempre segurar borda do balão externamente).

Valores de referência
Normal: balão expelido (qualquer posição).

Anormal: o balão não pode ser expelido (nem mesmo na posição sentada).

Interpretação

Teste normal: sem evidências de dissinergia do assoalho pélvico → testes mais detalhados não são necessários.

Teste anormal → falso patológico (paciente não cooperativo) *vs.* dissinergia verdadeira → testes mais detalhados (p. ex., proctograma de defecação).

Armadilhas

Teste depende da cooperação do paciente.

7. Elemento de Teste: Teste de Retenção do Balão

Objetivo

Teste de triagem simples para avaliar habilidade funcional e coordenativa para evitar acidente fecal: habilidade de reter balão contra força de tração externa é uma atividade complexa que requer coordenação adequada do reto, assoalho pélvico e músculo esfíncter anal.

Indicação

Incontinência fecal.

Equipamento e técnica

O balão é inserido no reto e insuflado com 100 mL de água → pede-se ao paciente que retenha o balão enquanto o examinador exerce tração externa crescente. Registro de força de extração.

Riscos

Desconforto, ruptura do balão, perda do balão interno (→ sempre segurar borda do balão, externamente).

Valores de referência

Normal: o balão pode ser retido contra a tração externa significativa (> 0,5 kg).

Anormal: perda do balão sob tração externa mínima a moderada (< 0,5 kg).

Interpretação

- Capacidade de retenção do balão normal: pseudoincontinência *vs.* infiltração em razão da desconfiguração anal (p. ex., deformidade de buraco de fechadura).
- Capacidade de retenção do balão anormal: incontinência neuromuscular morfológica funcional verdadeira.

Armadilhas

Teste depende da cooperação do paciente.

8. Elemento de Teste: Ultrassonografia Endoanal (ver também próxima seção, sobre Ultrassonografia Endorretal)

Objetivo
Avaliação da integridade estrutural e patologia no canal anal e no reto.

Indicação
Avaliação de incontinência fecal: defeito no esfíncter, atenuação no esfíncter?
Tumores anorretais: avaliação e classificação.
Patologia extraluminal: biópsia orientada por ultrassonografia.
Fístula/abscesso: localização/curso.

Equipamento e técnica
Máquina de ultrassonografia com sonda rotativa de 10 (7) MHz.

Riscos
Trauma direto durante inserção da sonda, desconforto (distensão do balão); biópsia → risco de sangramento, infecção, fístula retouretral.

Valores de referência
Canal anal: EAI = anel (preto) hipoecogênico, EAE = anel (branco) hiperecogênico, músculo puborretal = músculo parabólico (branco) hiperecogênico.
Reto: modelo de 5 camadas da parede retal (Fig. 2-2A), próstata e vesícula seminal, septo retovaginal.

Interpretação
Defeito no esfíncter (EAI, EAE).

Tumor anorretal → classificação (tamanho, penetração, invasão, nódulos linfáticos).

Outras patologias: fístula mostrando como o trato hipoecogênico tornou-se hiperecogênico por injeção de peróxido na abertura externa da fístula.

Abscesso: bolso hipoecogênico.

Armadilhas
Artefatos, retocele/canal anal curto confundido com defeito do esfíncter anterior.

Próximas Etapas
Proctograma de defecação *vs.* RM dinâmica.
Estudos de trânsito colônico (estudo de Sitzmark).

Referências Cruzadas

Tópico	Capítulo
Proctograma de defecação	2 (p. 114)
Controle fecal	3 (p. 153)
Incontinência fecal	4 (p. 189)
Câncer retal	4 (p. 265)
Disfunção do assoalho pélvico	4 (p. 420)
Constipação	4 (p. 427)
Valores selecionados de referência colorretal	Ap. II (p. 732)
Sistema de pontuação de incontinência fecal	Ap. II (p. 743)

ULTRASSONOGRAFIA ENDORRETAL
Visão Geral
Utilização de ondas de ultrassonografia (2-15 MHz) para imagem de estruturas extraluminais. Os pulsos de ultrassom são emitidos por um transdutor. Reflexo/refração/transmissão do sinal dependem da composição/impedância do tecido e presença/ausência de interfaces: os sinais que retornam da sonda são registrados. Os feixes de ondas refletidos são processados para obter reconstrução eletrônica do tecido.

A profundidade de penetração no tecido está inversamente relacionada com a frequência, e a resolução diretamente relacionada com a frequência:

- Ultrassonografia transcutânea (p. ex., abdominal): 3-7 MHz.
- Ultrassonografia endoluminal: 7-10 MHz.

Otimização da imagem também depende de:

- Alcance de focalização (muito próxima → necessidade de interpor camada preenchida com água; muito distante → necessidade de frequência mais baixa).
- Artefatos: efeito de borda, imagem espelhada, interferência/reverberação, sombreamento, aumento posterior, refração, lóbulo lateral.
- Ajuste de ganho de tempo de compensação.

Benefícios Esperados
Visualização de anatomia extraluminal e patologia.

Limitações
Lesão não está ao alcance da sonda, ou sonda não pode ser passada através da lesão (p. ex., câncer obstrutor, estreitamento etc.).

Procedimento não tolerado (→ alternativa: ultrassonografia endorretal sob anestesia/sedação).

Exame dependente do operador!

Precisão/sensibilidade/especificidade não perfeita → correlação clínica e patológica necessária:

- Distinção entre normal *vs.* cicatriz *vs.* tumor nem sempre possível.
- Falso-positivo (i. é, reativo, não canceroso) alargamento do nódulo linfático depois de biópsia recente.

Preparação
Fleet enema imediatamente antes do teste.

Câncer: sigmoidoscopia rígida.

Incontinência: estudos anofisiológicos (ver discussão anterior), questionários.

Elemento de Teste: Ultrassonografia Endorretal

Objetivo
Avaliação e classificação de câncer retal.
Avaliação e classificação de câncer anal?

Indicação
Tumores anorretais: avaliação e classificação pré-tratamento.
Tumores anorretais: reavaliação pós-tratamento, inspeção.

Equipamento e técnica
Máquina de ultrassonografia com sonda rotativa 10 (7) MHz, equipada com balão cheio de água.

Riscos
Trauma direto durante inserção da sonda, desconforto (distensão do balão), perfuração.

Valores de referência
Reto: 5 camadas de parede retal (Fig. 2-2A e B).
Marcos: próstata, vesículas seminais, septo retovaginal, músculo puborretal/complexo do esfíncter.

Interpretação
- Lesão primária: distorção da parede retal; profundidade, tamanho axial e circunferencial:
  - Pólipo não invasivo ou câncer T1: espessamento no preto 2, e inalteração no branco 2

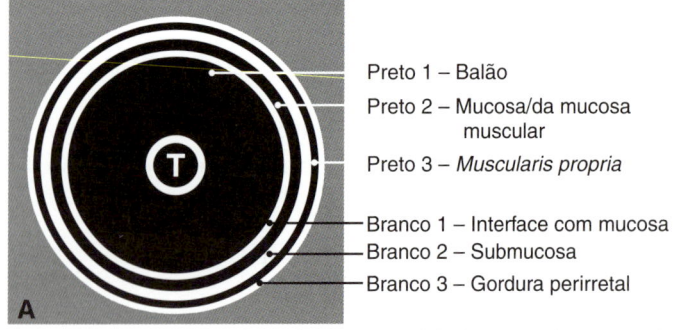

Preto 1 – Balão
Preto 2 – Mucosa/da mucosa muscular
Preto 3 – *Muscularis propria*
Branco 1 – Interface com mucosa
Branco 2 – Submucosa
Branco 3 – Gordura perirretal

Figura 2-2A. Ultrassonografia endorretal – modelo de 5 camadas da parede retal.

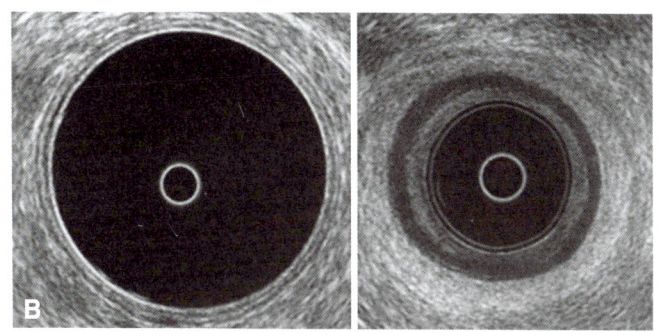

Figura 2-2B. Ultrassonografia endorretal – reto normal (esquerda) e canal anal (direita).

- Câncer T2: interrupção de branco 3, nenhum distanciamento em branco 3.
- Câncer T3: interrupção de branco 2, afastamento de dedos de tumor em branco 3.
- Câncer T4: plano obscurecido em direção à próstata, distorção do complexo do esfíncter.
■ Estruturas extraluminais:
  - Linfadenopatia: reproduzível redonda/oval, estruturas extraluminais hipoecogênicas sem ramificação com diâmetro mensurado de 3-20 mm (algumas vezes mais).
  - Tumor recorrente: distorção no tecido hipoecogênico assimétrica, com frequência somente distinguível de cicatriz por meio de observação de mudança no intervalo em exames seriais.
  - Vasos sanguíneos: ramificação, pode ser seguida por um longo curso, pulsações ocasionalmente visíveis.
  - Vesículas seminais: continuação de estrutura supraprostática.

Armadilhas

Artefatos, linfadenopatia reativa (em pouco tempo após a biópsia) não pode ser distinguida de linfadenopatia metastática (→ superclassificação), distinção entre cicatriz e tumor. As metástases do nódulo linfático podem ser < 5 mm (→ subclassificação).

2. Elemento de Teste: Biópsia Orientada por Ultrassonografia

Objetivo

Avaliação de patologia extraluminal ~2-8 cm proximal à borda anal.

Indicação
Inspeção de câncer: avaliação de possível recorrência.
Linfadenopatia: confirmação de doença no estádio III.

Equipamento e técnica
Transdutor endossônico de múltiplos planos, com canal para inserção de agulha.
Agulhas de biópsia TruCut de liberação automática. Visualização da patologia com ultrassonografia convencional → verificação biplanar com sonda de biópsia → posicionamento de lesão patológica no plano/feixe de ondas-alvo.

Riscos
Trauma direto durante a inserção da sonda, dor/desconforto (tamanho da sonda, agulha através da anoderme), sangramento, infecção, fístula retouretral.

Valores de referência
Tecido obtido adequado e refletor da verdadeira natureza do problema.

Interpretação
Biópsia positiva → prova de disseminação do tumor.
Biópsia negativa → possibilidade de falso-negativo (erro de amostragem).

Armadilhas
Erro de amostragem. Limitação da inserção da sonda.

3. Elemento de Teste: Ultrassonografia Endoanal

Objetivo
Avaliação da integridade estrutural e patologia do canal anal.

Indicação
Avaliação de incontinência fecal: defeito no esfíncter, atenuação no esfíncter?
Fístula/abscesso: localização, curso.

Equipamento e técnica
Máquina de ultrassonografia com sonda com extremidade rígida rotativa 10 (7) MHz.

Riscos
Trauma direto durante inserção da sonda, desconforto.

Valores de referência
Canal anal (Fig. 2-2B):
- EAI: anel hipoecogênico (i. e, preto): não se estende tão distal quanto o EAE.
- EAE: anel hiperecogênico mais espesso (i. é, branco).
- Músculo puborretal: músculo parabólico hiperecogênico (i. é, branco).

Interpretação
- Morfologia do esfíncter (EAI, EAE): falha segmental/defeito do esfíncter interno ou externo (necessidade de ser avaliado separadamente); avaliação da espessura e arquitetura do esfíncter (cicatrização? atrofia?).
- Fístula: trato hipoecogênico, identificação positiva se houver branqueamento (hiperecogenicidade) do trato resulta de peróxido injetado na abertura da fístula externa.
- Abscesso: hipoecogenicidade localizada extraesfinctérica.

Armadilhas

Artefatos, retocele/canal anal curto confundido com defeito do esfíncter anterior.

Próximas Etapas

Correlação com outros dados clínicos, radiológicos, intracirúrgicos e patológicos.

Referências Cruzadas

Tópico	*Capítulo*
Incontinência fecal	4 (p. 189)
Câncer retal	4 (p. 265)
Câncer retal recorrente	4 (p. 271)
Acompanhamento de câncer colorretal	6 (p. 660)
Estadiamento de tumor no sistema TNM	Ap. II (p. 740)

RADIOGRAFIA CONVENCIONAL (FILMES LISOS)
Visão Geral
Apesar da rápida evolução de técnicas sofisticadas de exames de imagem, as radiografias convencionais (filmes lisos) permanecem uma ferramenta de avaliação importante por causa de sua disponibilidade, simplicidade e baixo custo universais. A exposição à radiação de um único teste é moderada (em comparação com, por exemplo, exposição natural de fundo à radiação de 300 mrem [3 mSv]), mas a dose cumulativa de imagem médica é significativa.

Benefícios Esperados
Estudos de imagem de base em muitos casos são suficientes, ou dão uma dica para servir como orientação para pedidos direcionados de testes subsequentes, mais específicos. Imagens em série para avaliação de evolução/resolução de um processo patológico em particular (p. ex., distensão intestinal).

Limitações
Geralmente não específicas; falta de detalhes anatômicos; imagem bidimensional de 3 dimensões resulta em estruturas sobrepostas; efeitos da ampliação para estruturas distantes do filme de raios X; obscurecimento das zonas de contato (sinais de silhueta).

1. Testes Específicos: Radiografia de Tórax
Objetivo
1. Avaliações cardiopulmonar e mediastinal.
2. Busca por pneumoperitônio (radiografia da parte superior do tórax), por exemplo, perfuração de vísceras ocas ou fístula anastomótica.
3. Avaliação do esqueleto do tórax.

Equipamento e técnica
Radiografia posteroanterior (potencialmente lateral) da parte superior do tórax; se a mobilidade do paciente for limitada: executar radiografia anteroposterior supino do tórax.

Riscos
Exposição à radiação: 6 mrem (0,06 mSv).

Interpretação
- Pneumoperitônio (Fig. 2-3A): depois exploração abdominal é normalmente absorvida de 7-10 dias; aumento do pneumoperitônio após redução inicial sugere perfuração/fístula.
- Lesões pulmonares: inflamatória *versus* neoplásica.

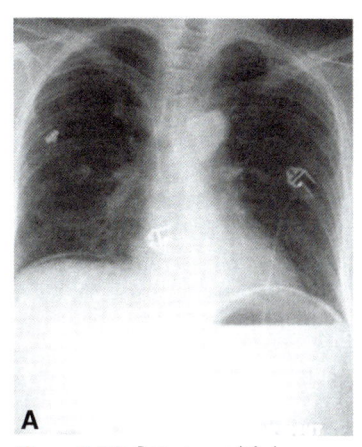

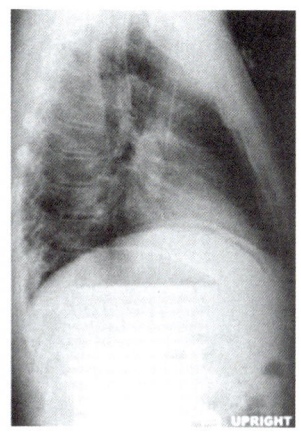

Figura 2-3A. Pneumoperitônio.

- Mediastino: ar, alargamento, linfadenopatia.
- Atelectasia, consolidações pulmonares, derrame pleural, congestão vascular, edema pulmonar, pneumotórax etc.

Armadilhas
Síndrome de Chilaiditi: alça do cólon supra-hepático imitando pneumoperitônio subdiafragmático.

Falso-negativo para pneumoperitônio: pequena/perfuração precoce nas vísceras ocas pode não aparecer.

Falso-positivo (para perfuração): causas benignas de pneumoperitônio.

2. Testes Específicos: Série Abdominal
Objetivo
Avaliação do padrão de gás e diâmetro do intestino, ar extraintestinal (p. ex., pneumobilia, perfuração das vísceras ocas ou fístula anastomótica com pneumoperitônio local difuso), fluido extraintestinal (espaço interalças alargado). Opacidades (cálculos biliares, urolitíase, calcificações no pâncreas, vascular, corpos estranhos). Ao mesmo tempo, avaliação de esqueleto visível e estruturas de partes moles (p. ex., osteólise, enfisema subcutâneo etc.).

Equipamento e técnica
Visualizações do supino e abdome superior direito estendendo-se do diafragma à pelve. Se a mobilidade do paciente for limitada: executar radiografia em supino e decúbito lateral abdominal esquerdo.

Riscos

Exposição à radiação: 70 mrem (0,7 mSv); 20-30% descobertas de falso-negativo.

Interpretação

- Ar peritoneal livre: posição de decúbito lateral esquerdo (radiografia superior do tórax melhor, se possível). Ar retroperitoneal. Gás subcutâneo ou subfascial.
- Níveis de fluido e dilatação intestinal (Fig. 2-3B): consistente com obstrução; ponto de transição sugestivo de obstrução mecânica; ar visível através do reto, suspeita de pseudo-obstrução ou enterite.
- Sinal de "bolha dupla" (2 estruturas cheias de ar no epigástrio, enquanto pouco ou nenhum ar é visto distalmente): obstrução duodenal, má rotação intestinal, obstrução produzida por oclusão intestinal no intestino médio.
- Dilatação colônica com sinal de grão de café: oclusão intestinal de cólon sigmoide (eixo para QIE) ou ceco (eixo para QID).
- Dilatação colônica difusa: máximo 6 cm (1 1/2 vértebras) para cólon transverso, 12 cm para ceco. Diâmetro crítico dependendo da velocidade de evolução da dilatação.

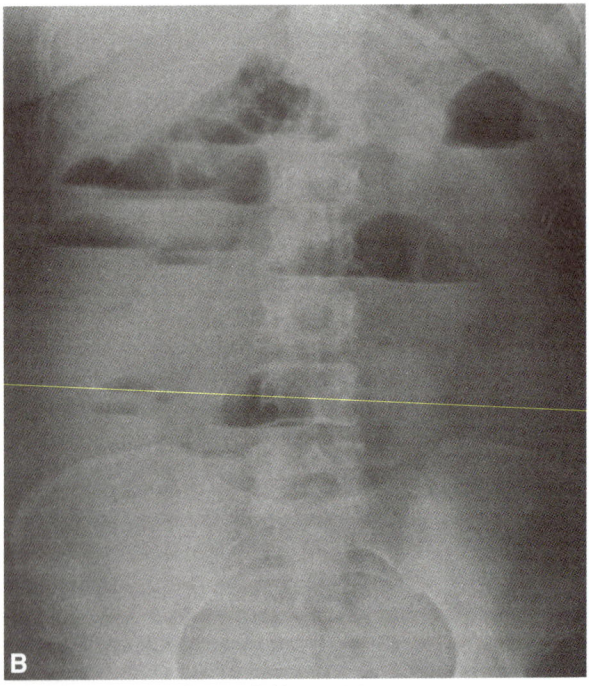

Figura 2-3B. Níveis de ar – fluido em OID.

- Pneumatose: isquemia intestinal *vs.* pneumatose cistoide intestinal.
- Ar na área hepática:
  - Gás venoso portal (periferia do fígado): fatal para necrose intestinal ou infecção grave.
  - Pneumobilia (entrada do fígado): contato de lúmen intestinal com árvore biliar, por exemplo, pós-CPER, cálculo biliar no íleo, anastomose hepatojejunal.
- Contraste colônico negativo: ar intestinal limitado, exceto pelo fato de o cólon, ocasionalmente, permitir visualização clara de configuração colônica.
- Deslocamento de gás intestinal → efeito de massa?
- Calcificações: cálculos biliares, cálculos renais, arteriosclerose, flebolite, calcificações no apêndice, calcificações mesorretais → hemangioma.
- Corpos estranhos.

Armadilhas

Radiografia abdominal normal não exclui possibilidade de lesão patológica ou processo patológico, por exemplo, obstrução intestinal ou perfuração das vísceras.

Níveis de ar-fluido: consistentes com, mas não patognomônicos para obstrução intestinal; também podem ser encontrados em enterocolite (diarreia), íleo pós-operatório.

Ar retal após exame retal precedente.

3. Testes Específicos: Radiografia do Esqueleto

Objetivo

Avaliação da anatomia e integridade do esqueleto. Geralmente não necessária para questões colorretais nas descobertas incidentais, quando o pedido tem outras indicações.

Equipamento e técnica

Dependendo do alvo, radiografia em 2 projeções separadas.

Riscos

Exposição à radiação: crânio, 3 mrem (0,03 mSv); membro, 6 mrem (0,06 mSv); pelve, 70 mrem (0,7 mSv); coluna vertebral, 30-70 mrem (0,3-0,7 mSv).

Interpretação

- Osteoma mandibular, anormalidades dentais (número, forma) → síndrome de Gardner.
- Destruição/fusão sacral ruim (sinal pélvico de cimitarra) → meningomielocele, cordoma.
- Espondilite anquilosante, sacroileíte → DII.

Armadilhas
Nenhuma.

Próximas Etapas

Dependendo das circunstâncias clínicas e descobertas radiológicas:
- Estudos de imagenologia transversal: varredura por TC ou RM.
- Ultrassonografia: abdominal, do tórax.
- Estudos específicos de contraste.
- PET geralmente não indicado como próxima etapa, exceto sob circunstâncias específicas.

Exploração cirúrgica imediata sem imagens mais detalhadas: por exemplo, ar peritoneal livre.

Referências Cruzadas

Tópico	Capítulo
Enemas de contraste	2 (p. 99)
Acompanhamento do intestino delgado	2 (p. 107)
TC	2 (p. 117)

ENEMAS DE CONTRASTE

Visão Geral

Instilação de material radiográfico de contraste (com ar = contraste duplo (Fig. 2-4A), sem ar = contraste de coluna simples), em vísceras ocas ou cavidades para obter um mapa anatômico e avaliação funcional. Avaliação das patologias limitadas às mucosas, o enema contrastado é indicado somente se a endoscopia não for possível, não tiver sucesso, ou por preferência do paciente.

Imagens pré-contraste (radiografia simples preliminar) e filmes pós-evacuação são obrigatórios. Particularmente para avaliação do cólon: limpeza intestinal obrigatória (triagem), desejável (teste eletivo para sintomas específicos), embora nem sempre possível (emergência, por exemplo, grande obstrução intestinal).

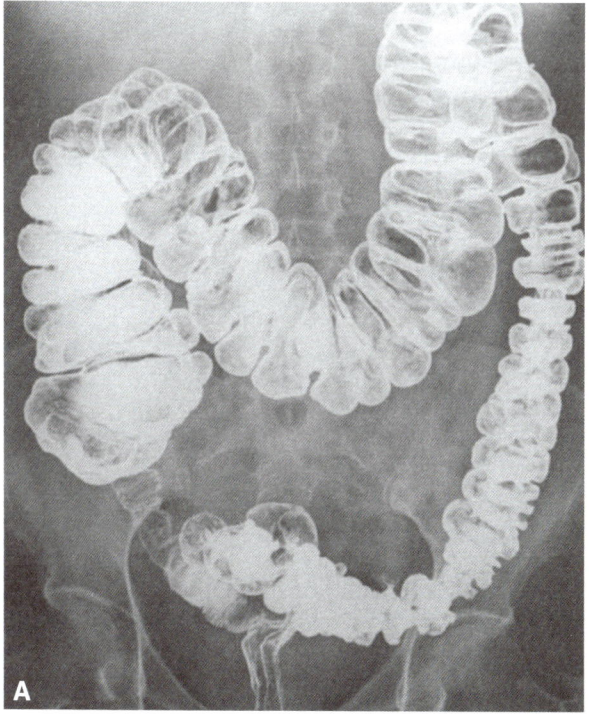

Figura 2-4A. Enema de bário com duplo contraste com infusão de ar.

Diferentes tipos de agentes de contraste:
- Sulfato de bário:
  - Prós: melhor qualidade de imagem, melhor tolerabilidade, se aspirado.
  - Contras: a peritonite por bário é potencialmente fatal (→ contraindicado se houver suspeita, confirmação ou iminência de perfuração/fístula, ou se houver cirurgia planejada para logo após o estudo), impacto do bário no cólon – particularmente se houver estase (segmentos desviados/não utilizados e contraste não eliminado, segmentos pré-estenóticos).
- Contraste solúvel em água, por exemplo, diatrizoato meglumina (Gastrografin), diatrizoato sódico (Hypaque):
  - Prós: nenhum risco de peritonite induzida por contraste → contraste de escolha para perfuração/fístula; efeito catártico.
  - Contras: qualidade de imagem ruim (menos detalhes mucosos, diluição rápida ao longo dos intestinos); aspiração → risco de pneumonite química; hiperosmolar → desidratação e risco de ruptura de segmento fechado com contraste preso.

Advertência: pacientes com "alergia a contraste" são alérgicos a agentes de contraste com base em iodo, mas não ao bário acima mencionado!

Benefícios Esperados

1. Avaliação de anatomia colônica, configuração (p. ex., haustração, tortuosidade/redundância, área rígida por causa da queimação da colite), diâmetro, extensão da patologia-alvo (p. ex., estreitamento), divertículos, rotação ruim, extensão residual após ressecções anteriores etc.
2. Avaliação da integridade (p. ex., fístula, perfuração), delineação de comunicação não anatômica (fístula).
3. Como orientação antes ou durante a intervenção, por exemplo, colocação de *stent* colônico.

Limitações

Habilidade limitada de avaliar a mucosa.

Inabilidade em executar intervenção terapêutica para descobertas → colonoscopia (ou cirurgia) subsequente pode ser necessária.

Menor sensibilidade para pólipos pequenos, e até mesmo maiores.

Descobertas falso-positivas em limpeza inadequada de cólon.

1. Teste Específico: Enema de Bário

Objetivo

Avaliação de pólipos do cólon, câncer, diverticulose → estudo de contraste duplo.

Avaliação de fístulas ou tratos sinusais, obstrução colônica → enema de contraste simples.

Equipamento e técnica

Limpeza intestinal. Exame retal. Inserção de tubo retal e insuflação de balão. Instilação de contraste por meio de tubo retal. Estudo de coluna simples: imagens durante o fluxo e distensão do contraste; estudo de contraste duplo: imagens após evacuação de contraste e insuflação de ar até dilatação do ceco.

Riscos

Exposição à radiação: 700 mrem (7,0 mSv).

Peritonite por bário: contraindicada se houver preocupação com perfuração/fístula, e de 5-7 dias após colonoscopia incompleta com biópsia.

Impacto de precipitações de contraste no cólon estático ou desviado pode causar obstrução intestinal funcional.

Precipitação de megacólon tóxico na irrupção ativa de DIII.

Interpretação

- Dolicólon: alongamento axial e tortuosidade do cólon.
- Megacólon: distensão radial do cólon; pontos de referência: 6 cm (1 e 1/2 alturas vertebrais) no cólon transverso, 12 cm no ceco. Advertência: estudo de contraste contraindicado em DIII agudo ou megacólon.
- Divertículos: distribuição, tamanho e número de relevância clínica limitada; estreitamento crônico do divertículo: superfície mucosa macia geral preservada (Fig. 4-18D), ao contrário de ulceração/tipo "maçã mordida" no câncer.
- Câncer: lesão característica "maçã mordida" (Fig. 2-4B), integridade mucosa não preservada.

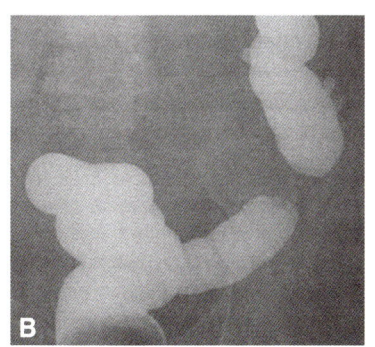

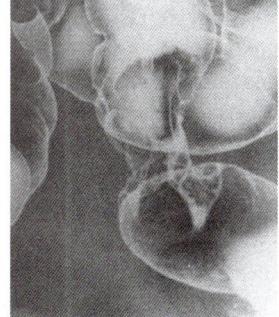

Figura 2-4B. Lesões tipo "maçã mordida".

Armadilhas

Sobreposição dos segmentos do cólon cheios de contraste (particularmente sigmoide e ceco) → perda de patologia relevante.

Defeitos falso-positivos após limpeza inadequada.

Sensibilidade de bário: câncer colorretal, 80-85%; grandes pólipos (> 1 cm), 50%.

2. Elemento de Teste: Enema de Contraste Solúvel em Água

Objetivo

Avaliação não eletiva da anatomia e configuração colônica, busca/exclusão de fístula/perfuração ou ponto de obstrução (mapa).

Avaliação eletiva de segmentos desviados (→ elimina risco de impacto de contraste).

Intenção terapêutica (e diagnóstica): impacto fecal → aproveitar as propriedades hiperosmolares, i. é., propriedades laxativas para facilitar o movimento do intestino.

Equipamento e técnica

Exame retal. Inserção de tubo retal e insuflação de balão. Instilação de contraste. Coluna simples: imagens feitas durante o fluxo de entrada do contraste.

Riscos

Exposição à radiação: 700 mrem (7,0 mSv).

Distensão colônica/ruptura do efeito hiperosmolar com sucção de fluido em segmento fechado e contraste preso (pré-estenótico).

Interpretação

Como citado anteriormente, para enema de bário, além de:
- Fístula ou perfuração: extravasamento de contraste.
- Intussuscepção → enema de contraste potencialmente terapêutico.
- Oclusão intestinal: "bico de ave", "ás de espadas".

Armadilhas

Menos detalhes e melhor distinção de contrate (em comparação com bário).

Sobreposição dos segmentos do cólon cheios com contraste (particularmente sigmoide e ceco) → perda de patologia relevante.

Defeitos falso-positivos de fezes residuais.

Próximas Etapas

Dependendo das circunstâncias clínicas e descobertas radiológicas:
- Estudos transversais de imagenologia: varredura por TC ou RM.
- Ultrassonografia: abdominal, tórax.

- PET geralmente não é indicada como próxima etapa, a menos que sob circunstâncias específicas.

Obstrução/fístula/perfuração → exploração cirúrgica/intervenção?

Referências Cruzadas

Tópico	Capítulo
Colonoscopia	2 (p. 71)
Colonografia por TC	2 (p. 120)
Câncer colorretal	4 (p. 252)
OIG	4 (p. 355)
Volvo colônico	4 (p. 364)
Doença diverticular	4 (p. 368)

ILEOGRAMA

Visão Geral

Instilação de contraste radiográfico na bolsa/reservatório existente (bolsa ileoanal, ileostomia continente) para avaliação de configuração da bolsa e avaliação funcional. De modo oposto, a endoscopia é preferível para avaliação de patologias mucosas (p. ex., bolsite, úlceras etc.). Imagens de pré-contraste (radiografia simples preliminar) e filmes pós-evacuação são obrigatórios para excluir descobertas não relacionadas e avaliar a habilidade adequada de evacuar.

Benefícios Esperados

- Avaliação da anatomia da bolsa, configuração, tamanho, obstrução, prolapso, entrada/saída da bolsa, principalmente segmento da válvula (ileostomia continente).
- Avaliação da integridade (p. ex., fístula, perfuração), delineamento de comunicação não anatômica (fístula).
- Como orientação para intervenção, por exemplo, colocação de dreno radiológico (ileostomia continente).

Limitações

Habilidade de avaliar a mucosa limitada.

Interferência com alças intestinais sobrepostas.

1. Teste Específico: Ileograma de Bário

Objetivo

Exame rápido, universalmente disponível, razoavelmente confiável.

Equipamento e técnica

Limpeza/evacuação limitada do intestino antes do exame.
- Bolsa ileoanal: exame retal, inserção de tubo retal e insuflação delicada do balão, instilação de contraste → imagens em múltiplas projeções, particularmente visão lateral.
- Ileostomia continente: inserção de cateter de Foley no orifício/segmento de válvula, instilação de contraste → imagens de projeções múltiplas, particularmente tangencial à superfície da pele.

Riscos

Exposição à radiação: 300-700 mrem (0,3-7,0 mSv).

Peritonite por bário: contraindicada se houver preocupação com perfuração/vazamento.

Interpretação
- Bolsa ileoanal:
  - Bolsa intacta de tamanho normal, nenhum extravasamento; projeção lateral: bolsa segue curvatura sacral.
  - Patologia: vazamento, estreitamento, fístula; projeção lateral: bolsa não segue curvatura sacral → suspeita de lesão ou processo patológico pré-sacral (hematoma, abscesso).
- Ileostomia continente:
  - Tamanho, configuração do reservatório da bolsa, vazamento etc.
  - Segmento de válvula (marca negativa para reservatório da bolsa): avaliação de extensão, curso (curvatura?), fístula? Desintussuscepção, i. é., válvula fora do reservatório (Fig. 4-15A).

Armadilhas

Radiologista frequentemente sem experiência com bolsas → presença necessária do cirurgião.

Sobreposição de segmentos cheios com contraste no intestino delgado → risco de perda de patologia relevante.

Projeções inadequadas.

Cobertura de patologia relevante com cateter ou balão → falso-negativo.

2. Elemento de Teste: Ileograma por TC

Objetivo

Avaliar configuração tridimensional (3D) e correlação com estruturas ao redor.

Equipamento e técnica

Contraste de TC enteral: instilado na bolsa → varredura por TC de alta resolução com reconstrução em 3D.

Riscos

Exposição à radiação: 1.000 mrem (10,0 mSv).

Interpretação

Como acima.

Armadilhas

Radiologista frequentemente sem experiência com bolsas → presença necessária do cirurgião.

Próximas Etapas
Dependendo das circunstâncias clínicas e descobertas radiológicas:
- Ileoscopia.
- Acompanhamento do intestino delgado.

Obstrução/vazamento/perfuração → exploração/intervenção?

Referências Cruzadas

Tópico	Capítulo
Ileoscopia	2 (p. 74)
PAF	4 (p. 244)
DIII – colite ulcerativa	4 (p. 320)
"Pouchologia"	4 (p. 334)
Bolsite	4 (p. 340)
Disfunção de reservatório de Koch	4 (p. 345)

ACOMPANHAMENTO DO INTESTINO DELGADO *(AID)*

Visão Geral
Instilação de material radiográfico de contraste no trato GI superior (ingestão oral ou nasogástrica), seguida por radiografias sequenciais para observar a progressão do contraste, pelo intestino delgado até o grosso (Fig. 2-5).

Benefícios Esperados
- Avaliação de anatomia, configuração, diâmetro, extensão (p. ex., após ressecções anteriores), estreitamentos, fístulas, anormalidades mucosas etc.
- Avaliação da integridade funcional: passagem de tempo, progressão retardada do contraste.
- Identificação do local da obstrução.

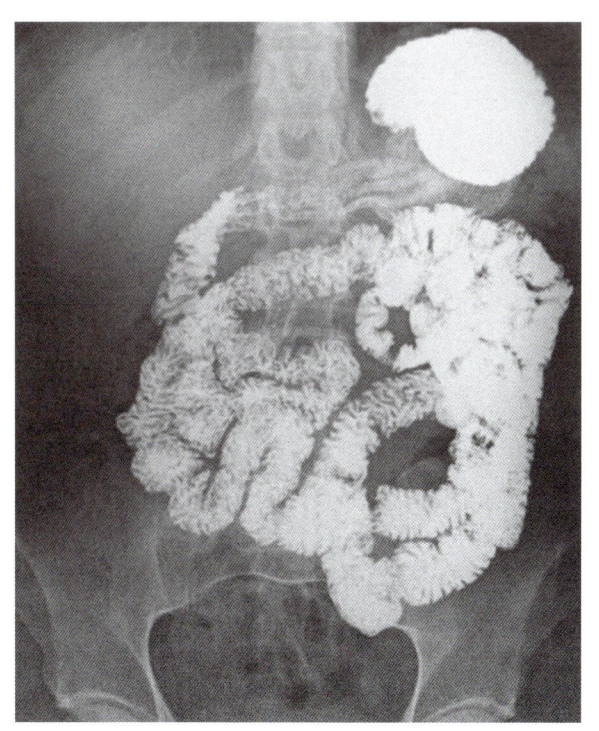

Figura 2-5. Acompanhamento do intestino delgado.

Limitações

Habilidade limitada de avaliar a mucosa em razão da sobreposição de alças.

1. Teste Específico: AID de Bário

Objetivo

Avaliação do intestino delgado com o melhor contraste (configuração eletiva).

Equipamento e técnica

Radiografia simples preliminar. Administração de 2 garrafas de bário líquido → imagens em série e intervalos de tempo adequados (Fig. 2-5). Se o cólon não for alcançado em 4 horas → filmes posteriores (p. ex., 24 horas depois).

Riscos

Exposição à radiação: 300 mrem (3 mSv).

Peritonite por bário: → bário contraindicado se houver preocupação com vazamento/perfuração.

Impacto de precipitações de contraste no intestino delgado podem resultar em obstrução funcional do intestino.

Interpretação

- Doença de Crohn: alteração mucosa potencialmente visível, presença e número de estreitamentos, presença/caracterização ou ausência de fístula.
- Fístula enterocutânea: caracterização de segmento de intestino contendo fístula, identificação de obstrução distal.
- Obstrução parcial do intestino: evidência e natureza do ponto de transição, locais distais adicionais obstrutivos.
- Sangramento GI de fonte desconhecida: identificação de segmento intestinal alterado.

Armadilhas

Sobreposição dos segmentos do cólon cheios com contraste → risco de perda de patologia relevante.

Defeitos falso-positivos (bolhas de ar, conteúdo entérico).

2. Teste Específico: AID por Contraste Solúvel em Água

Objetivo

Avaliação do intestino delgado enquanto evita impacto negativo do bário (configuração subaguda/não eletiva).

Aproveitar o efeito catártico (laxativo) do contraste solúvel em água, o estudo pode resultar na abertura de uma obstrução intestinal parcial.

Equipamento e técnica

Administração de 2 garrafas de contraste solúvel em água com imagens em série em intervalos de tempo adequados. Filmes posteriores não revelam em razão da diluição do contraste.

Riscos

Exposição à radiação: 300 mrem (3 mSv).

Efeito osmótico do contraste hiperosmolar → risco de perfuração em alça fechada (p. ex., obstrução colônica e válvula ileocecal competente).

Interpretação

- Obstrução intestinal parcial: evidência e natureza do ponto de transição: locais de obstrução distal adicionais.
- Fístula enterocutânea: caracterização de segmento de intestino contendo fístula, identificação de obstrução distal.

Armadilhas

Contraste solúvel em água significativamente diluído no curso do intestino delgado → resolução inadequada de detalhes estruturais.

Sobreposição de segmentos cheios com contraste no intestino delgado → risco de perda de patologia relevante.

Defeitos falso-positivos (bolhas de ar, conteúdo entérico).

3. Teste Específico: AID 50–50

Objetivo

Avaliação de intestino delgado parcialmente obstruído com uma mistura de 50% de contraste solúvel em água e 50% de bário. Meta: obtenção de contraste melhor do que somente com contraste solúvel em água, mas evitando excesso de bário em intestino parcialmente obstruído; aproveitar o efeito catártico (laxativo) do contraste solúvel em água, o estudo pode, potencialmente, resultar na abertura de uma obstrução intestinal parcial.

Equipamento e técnica

Administração de 2 garrafas de contraste solúvel em água e bário misturados a uma proporção 1:1 com imagens em série em intervalos de tempo apropriados. Se o cólon não for alcançado em 4 horas → filmes posteriores.

Riscos

Exposição à radiação: 300 mrem (3 mSv).

Efeito osmótico do contraste hiperosmolar → risco de perfuração se o contraste hiperosmolar ficar preso em uma alça funcionalmente fechada.

Impacto negativo do bário.

Interpretação
- Obstrução parcial do intestino: evidência e natureza do ponto de transição, locais distais adicionais obstrutivos.

Armadilhas
Essa combinação tem valor relativamente limitado, não é boa o suficiente para permitir uma avaliação precisa, mas, essencialmente, tem os mesmos riscos que AID de bário.

Próximas Etapas
Dependendo das circunstâncias clínicas e descobertas radiológicas:
- Estudos de imagenologia transversal: varredura por TC ou RM.
- Ultrassonografia: abdominal, do tórax.

Exploração cirúrgica, dependendo das circunstâncias.

Referências Cruzadas

Tópico	Capítulo
OID	1 (p. 36)
Enterografia por TC	2 (p. 122)
DIII – doença de Crohn	4 (p. 327)
Fístulas enterocutâneas	4 (p. 395)

ESTUDO DE TRÂNSITO COLÔNICO (SITZMARK)

Visão Geral

Avaliação qualitativa e (semi)quantitativa de tempo de trânsito colônico não assistido. Ferramenta útil para avaliação de pacientes com constipação e dilatação abdominal para distinguir entre subtipos etiopatogênicos e serve como orientação para diagnóstico posterior e opções de tratamento.

Método clássico: ingestão de marcadores radiopacos (comerciais: Sitzmarks, ou artesanais: tubos radiopacos cortados) com radiografias programadas: barato, seguro e simples, e não requer infraestrutura.

Método alternativo: cintilografia com marcadores radioisotópicos orais.

Benefícios Esperados

Avaliação da função do trânsito colônico em pacientes com constipação crônica para distinguir entre:

- Constipação por trânsito lento (inércia colônica).
- Disfunção do assoalho pélvico/obstrução da saída fecal.
- Constipação de trânsito normal, por exemplo, SII.

Limitações

Pacientes não cooperativos: continuação de laxativos, falta de suplementação de fibras.

1. Teste Específico: Estudo de Sitzmark Sequencial (Variante de 3 Dias)

Objetivo

Avaliação qualitativa e semiquantitativa do tempo de trânsito colônico.

Equipamento e técnica

Instruções gerais ao paciente:

- Descontinuação temporária de quaisquer laxativos ou enemas pela duração do estudo.
- Suplemento diário de fibras 4 vezes por dia.
- Pelo menos 6 copos de água de 240 mL todos os dias.
- Dieta regular, a menos que indicado de outra forma (sem ajustes).

Cápsulas de Sitzmark: 1 cápsula pela manhã nos dias 1, 2 e 3.

Radiografias abdominais: nos dias 4 e 7.

Riscos
Exposição à radiação: 140 mrem (1,4 mSv).
Impacto fecal.

Interpretação
Três padrões de distribuição:
1. Todos os marcadores se acumulando na pelve: obstrução de saída pélvica → proctograma de defecação.
2. Marcadores difusamente distribuídos por todo o cólon: constipação de trânsito lento (Fig. 4-24).
3. Todos os marcadores desaparecidos: SII de trânsito normal, com constipação predominante.

Cálculo semiquantitativo dos tempos de trânsito total e segmental.

Armadilhas
Teste falso-negativo: paciente não cooperativo trapaceando (i. e, não tomando os remédios, tomando laxativos) → estudo de aparência normal com todos os marcadores eliminados.

Falso-positivo: intervalo muito curto entre ingestão do tablete e radiografia abdominal.

2. Elemento de Teste: Estudo Sitzmark Simplificado (Variante de 1 Dia)

Objetivo
Avaliação qualitativa do tempo de trânsito colônico.

Equipamento e técnica
Instruções gerais ao paciente:
- Descontinuação temporária de quaisquer laxativos ou enemas pela duração do estudo.
- Suplemento diário de fibras 4 vezes por dia.
- Pelo menos 6 copos de água de 240 mL todos os dias.
- Dieta regular a menos que indicado de outra forma (sem ajustes especiais).

Cápsulas de Sitzmark: 1 cápsula pela manhã no dia 1.
Radiografias abdominais: no dia 5.

Riscos
Exposição à radiação: 70 mrem (0,7 mSv).
Impacto fecal.

Interpretação
Três padrões de distribuição: como acima.

Armadilhas
Como anteriormente.

Próximas Etapas
Proctograma de defecação.

Estudos anofisiológicos.

Tomada de decisão sobre opções de tratamento, por exemplo, colectomia subtotal?

Referências Cruzadas

Tópico	*Capítulo*
Proctograma de defecação	2 (p. 114)
Disfunção do assoalho pélvico	4 (p. 420)
Constipação	4 (p. 427)
SII	4 (p. 434)
Valores selecionados de referência colorretal	Ap. II (p. 732)

PROCTOGRAMA DE DEFECAÇÃO (DEFECOGRAFIA)

Visão Geral

Avaliação de pacientes com distúrbios de defecação: i. é., obstrução externa, disfunção no assoalho pélvico, prolapso retal ou pélvico, distribuição de marcador distal no estudo Sitzmark. Instilação de pasta de contraste radiográfico com viscosidade que lembram mais fezes do que contraste regular. Imagenologia com imagens estáticas ou videodefecografia enquanto o paciente está sentado em um assento de vaso sanitário especial e tenta evacuar o contraste. A avaliação inclui observação dinâmica de alterações estruturais e funcionais no processo, e taxa e integridade da defecação.

Sequência normal (Fig. 2-6): posição anorretal correta acima da linha pubococcígea; tônus do músculo puborretal com tração anterior causa ângulo anorretal (normal: 90-110 graus em repouso); contração resulta em elevação do assoalho pélvico e o ângulo anorretal torna-se mais agudo; inversamente, o esforço resulta no alargamento do ângulo anorretal (relaxamento do músculo puborretal), força de evacuação, abertura do canal anal, e evacuação completa.

Benefícios Esperados

Avaliação contínua da interação dinâmica entre o reto e o conteúdo retal durante o esforço de evacuação para identificar intussuscepção retal, retocele com retenção de fezes, dissinergia do assoalho pélvico e extensão do esvaziamento retal.

Limitações

Geralmente informações específicas, evidências indiretas. Variabilidade do interobservador de parâmetros diferentes, particularmente mensuração de ângulos anorretais e acordo para intussuscepção e *anismus*.

Falta de informação sobre patologia extraluminal → Defecografia por RM ou RM pélvica dinâmica.

Incontinência: perda de contraste antes de finalização adequada do teste.

Impacto no diagnóstico negativo de pacientes não cooperativos.

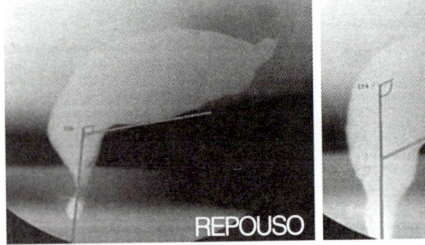

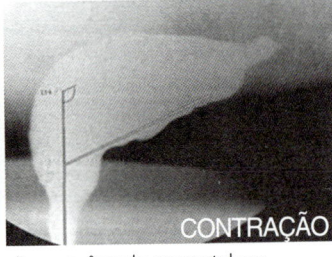

Figura 2-6. Proctograma de defecação com ângulo anorretal em repouso e durante contração.

1. Teste Específico: Proctograma de Defecação Convencional (Defecografia)

Objetivo

Como estabelecido anteriormente: técnica relativamente simples, barata, extensão ilimitada de sequência.

Equipamento e técnica

Instilação de pasta de contraste radiográfico; paciente é, então, posicionado na cadeira de Brunswick radiotransparente → sequência de repouso, contração, esforço, evacuação.

Imagenologia: fluoroscópio com imagens estáticas ou, preferivelmente, videodefecografia.

Riscos

Exposição à radiação: 450-700 mrem (4,5-7,0 mSv).

Interpretação

Patologia de relevância primária: qualidade de mudanças dinâmicas, transição, evacuação efetiva, descida do assoalho pélvico (abaixo da linha pubococcígea), relaxamento puborretal vs. contração paradoxal, retocele, intussuscepção, prolapso, enterocele, evacuação incompleta.

Patologia de menor relevância: valores absolutos para ângulo anorretal (alta variabilidade interobservador!).

Armadilhas

Falso-negativo: presença de incontinência fecal significativa resulta em perda de contraste sem expansão adequada do reservatório retal.

Prevalência de descobertas "patológicas" em pacientes assintomáticos: por exemplo, retocele ~25-50%.

Superinterpretação de descobertas: retocele, ângulo, dobras mucosais → sempre correlação clínica necessária para determinar se as descobertas documentadas são verdadeiramente relevantes para as queixas do paciente.

2. Teste Específico: Defecografia por RM

Objetivo

Se disponível, a RM é a técnica preferível quando tanto eventos endoluminais quanto extraluminais são visíveis durante todo o curso da evacuação. Em contraste com a "RM dinâmica" (em pacientes supinos), a defecografia por RM intervencional aberta examina o paciente na posição sentada mais relevante e durante o processo de evacuação.

Equipamento e técnica

Requer infraestrutura e equipamentos muito caros: sistema de RM de configuração aberta supercondutor: permite que o paciente sente-se dentro dele. Instilação de pasta de contraste opaca para RM (gadolínio 2,5 mmol/L): 300 mL de fezes sintéticas (amido de batata amassada) misturados com 1,5 mL de gadopentetato dimeglumina (377 mg/mL). Paciente posicionado em cadeira transparente de RM em centro de RM de configuração aberta. Sequência de imagens de RM em repouso, contração, esforço, evacuação (com imagens estáticas ou videodefecografia, preferivelmente).

Riscos

Relacionados com a RM (contraindicações: implantes magnéticos etc.), efeitos colaterais do gadolínio.

Interpretação

Patologia de relevância primária: qualidade de mudanças dinâmicas incluindo avaliação de outros órgãos pélvicos e abdominais: transição, evacuação eficaz, descida do assoalho pélvico (abaixo da linha puborretal), prolapso pélvico e retal, enterocele, relaxamento puborretal *vs.* contração paradoxal, retocele, intussuscepção, evacuação incompleta.

Patologia de menor relevância: valores absolutos para ângulo anorretal (alta variabilidade interobservador!).

Armadilhas

Disponibilidade limitada da infraestrutura.

Outras armadilhas: como anteriormente.

Próximas Etapas

Dependendo das circunstâncias clínicas e descobertas radiológicas:

- Estudos anofisiológicos
- Enema de contraste.
- RM dinâmica.

Referências Cruzadas

Tópico	Capítulo
Estudos anofisiológicos	2 (p. 78)
Estudo de trânsito colônico	2 (p. 111)
Disfunção do assoalho pélvico	4 (p. 420)
Constipação	4 (p. 427)
SII	4 (p. 434)
Valores selecionados de referência colorretal	Ap. II (p. 732)

TOMOGRAFIA COMPUTADORIZADA *(TC)*

Visão Geral

Estudos de imagens transversais (TC, RM, ultrassonografia) tornaram-se um marco na medicina moderna. Todas as especialidades (incluindo cirurgia, oncologia) confiam em uma avaliação não invasiva e reproduzível. A tomografia computadorizada (varredura por TC) é de longe a mais universal e rápida ferramenta para avaliar e quantificar o volume tumoral e infecções, planejar ressecção cirúrgica, executar intervenções precisas, detectar comorbidades.

A resolução ampliada e a espessura de corte permitem completar a reconstrução e a avaliação em planos diferentes e filtrar áreas de interesse. A habilidade de ler a TC é obrigatória para cirurgia colorretal.

Alternativas

RM.
Ultrassonografia abdominal.
Exploração cirúrgica.

Indicações

- Classificação de câncer: extensão local (particularmente de câncer retal), patologia secundária (evidência de perfuração/obstrução, metástases no fígado, hidronefrose, envolvimento do nódulo linfático para-aórtico etc.).
- Avaliação da resposta ou progressão do câncer (durante tratamento novo/adjuvante).
- Avaliação de infecções, sepse, peritonite, disfunção respiratória, complicações pós-cirúrgicas etc.
- Detecção de patologia coexistente: cirrose hepática, ascite, variantes anatômicas, mudanças inflamatórias, cálculos biliares, cálculos renais.
- Avaliação de sintomas abdominopélvicos inexplicáveis: dor, distensão, hérnia na parede abdominal (Fig. 2-7) etc.
- Colonografia por TC e enterografia por TC (ver seções respectivas mais adiante, neste capítulo).
- Varredura helicoidal por TC: exames diagnósticos para verificar sangramento GI ativo; extravasamento vascular de contraste?

Vantagens

Disponibilidade universal.

Alta sensibilidade e especificidade para detectar lesões no fígado > 1 cm (90 e 95%).

Não depende do examinador e é mais reproduzível do que a ultrassonografia.

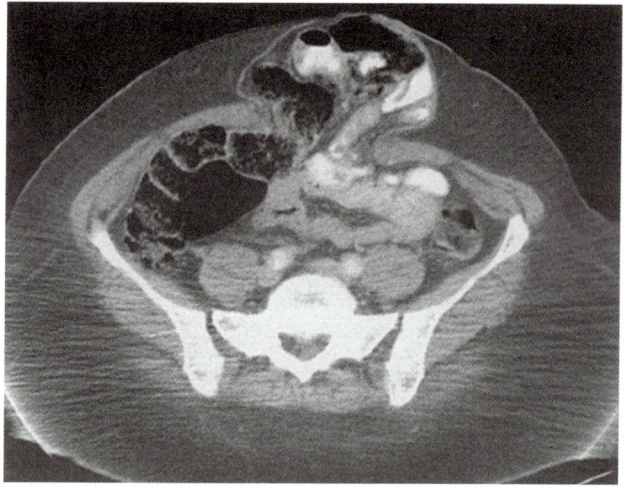

Figura 2-7. TC mostrando grande hérnia incisional.

Riscos e Limitações

- Riscos: exposição à radiação (2.000 mrem [20,0 mSv]), alergia a contraste.
- Imagenologia adequada requer administração de contraste oral e intravenoso: não é possível em insuficiência renal e alergias a contraste.
- Correlação com outras evidências é necessária.
- Distinção entre lesões benignas e malignas com frequência não é possível.

Aspectos Característicos

- Câncer: massa visível (tumor primário no cólon, não necessariamente visível na TC), evidência de disseminação metastática. Invasão de outras estruturas, proximidades críticas etc.
- Peritonite/crise abdominal: formação de abscesso (pélvico, pericolônico, sub-hepático, subfrênico, entre alças etc.), evidência de extravasamento de contraste (vazamento, perfuração), ar extraluminal?
- Diverticulite: importante para classificação/possível intervenção: fleimão, espessamento da parede, acúmulo de gordura, formação de abscesso (pericolônico, pélvico), ar extracolônico confinado, pneumoperitônio, ascite.
- Apendicite: diâmetro aumentado (> 6 mm), fecálito? Mudanças inflamatórias perifocais (fluido, gordura, espessamento limitado da parede, fluido livre).

- IDII:
  - Doença de Crohn: espessamento da parede do intestino, áreas com falhas, acúmulo de gordura, formação de abscesso, fístulas (atalho de contraste oral, ar na bexiga), linfadenopatia.
  - Colite ulcerativa: geralmente nenhuma patologia específica na TC, ocasionalmente destaque marcante da mucosa.
- Colite: destaque marcante da mucosa, possível espessamento da parede colônica (p. ex., colite por *C. difficile*), sinal de impressão de polegar (edema mucoso).
- Colite isquêmica: destaque alterado da parede intestinal (aumento/diminuição), acúmulo pericolônico, curso incompleto de suprimento de sangue visceral, pneumatose (ar na parede intestinal: sugestivo de necrose), gás na veia porta (de processo gangrenoso), pneumoperitônio.
- Obstrução intestinal: distribuição de ar/fezes, ponto de transição, espessamento da parede colônica, diâmetro do ceco (> 12 cm?), diâmetro do cólon transverso (> 6 cm?), pneumatose?
- Sangramento GI ativo: extravasamento vascular de contraste, destaque do contraste na parede intestinal, parede intestinal espessa, dilatações vasculares.

Referências Cruzadas

Tópico	Capítulo
RM	2 (p. 124)
Câncer colorretal	4 (p. 252)
Colite isquêmica	4 (p. 303)
Doença diverticular	4 (p. 368)
Complicações – fístula	4 (p. 466)

COLONOGRAFIA POR TC ("COLONOSCOPIA VIRTUAL")

Visão Geral

Imagenologia não invasiva de todo o cólon por meio de varredura por TC de alta resolução com reconstrução digital em 3D do cólon, permitindo um voo visual (Fig. 2-8). Além da visualização de estruturas extracolônicas. O teste ainda requer limpeza total do intestino, que é o maior obstáculo para tela panorâmica.

Durante o procedimento: o reto é bombeado com ar, o que causa desconforto significativo e, raramente, perfuração.

Dados um tanto divergentes: alguns estudos mostram sensibilidade semelhante à colonoscopia padronizada (> 90% para pólipos > 8 mm), outros mostram sensibilidade/especificidade somente moderada e alta variabilidade interobservador. Assim, a colonografia por TC é um teste promissor, mas ainda, não exatamente de "primeira linha".

Futuro: espera-se progresso tecnológico rápido, levando à melhor resolução, melhor distinção entre fezes e patologia, e nenhuma necessidade de preparação do intestino.

Alternativas

Colonoscopia.

Enema de contraste de bário – ar.

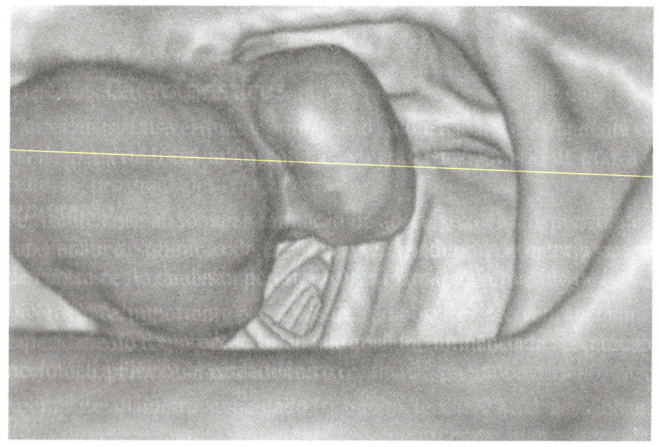

Figura 2-8. Colonografia por TC mostrando massa colônica.

Indicações
Colonoscopia fracassada.
Inspeção primária (não recomendada ainda).

Vantagens
Rápida (10-15 minutos), evita instrumentação, em geral segura.
Sedação não necessária → os pacientes não ficam dependentes de outras pessoas (p. ex., para dirigir).
Melhor aceitação pelo paciente.
Detecção de patologia extracolônica significativa: aneurismas aórticos, carcinomas de célula renal etc.

Riscos e Limitações
Riscos: risco de perfuração baixo, mas não zero, exposição à radiação (> 2000 mrem [20,0 mSv]).
Descobertas anormais → testes mais detalhados com colonoscopia são necessários.
Avaliações/cirurgias frequentes desnecessárias para descobertas incidentais.
Necessidade de preparação do intestino (como colonoscopia).
Insuflação de ar pelo tubo retal associada a cólicas: mais desconfortável do que a colonoscopia-padrão (visto que não é feita a sedação).
Não pode ser coberta por seguro para inspeção (a menos que a colonoscopia tenha fracassado).

Aspectos Característicos
Colônicos: pólipos, massa, estreitamento, diverticulose, mapa colônico.
Extracolônicos: massa (rim, suprarrenais, pâncreas etc.), cálculos biliares, anormalidades vasculares etc.

Referências Cruzadas

Tópico	*Capítulo*
Inspeção de câncer colorretal	2 (p. 64)
Colonoscopia	2 (p. 71)
Enemas de contraste	2 (p. 99)
Pólipos	4 (p. 236)
Síndromes poliposas	4 (p. 240)
Câncer colorretal	4 (p. 252)
Preparo intestinal/limpeza	7 (p. 700)

ENTEROGRAFIA POR TC ("ACOMPANHAMENTO VIRTUAL DO INTESTINO DELGADO")

Visão Geral
Imagenologia não invasiva do intestino delgado por meio de varredura por TC de alta resolução com resolução espacial e temporal melhorada para permitir reconstrução digital em 3D do intestino. A técnica envolve administração de um grande volume de contraste oral (para conseguir a distensão do intestino) em conjunção com contraste intravenoso para destacar a mucosa.

Futuro: espera-se progresso tecnológico rápido com melhor resolução, abrangente.

Alternativas
Acompanhamento do intestino delgado.
Endoscopia com cápsula.

Indicações
Doença de Crohn.
Fístula enterocutânea.
Obstrução parcial/intermitente do intestino delgado.
Sangramento GI de fonte desconhecida.

Vantagens
Rápida (10-15 minutos), não invasiva, segura.
Visualização precisa da extensão/distribuição da doença, separação de projeções intestinais sobrepostas, demonstração de patologia extraluminal.

Riscos e Limitações
- Riscos: exposição à radiação (2.000 mrem [20,0 mSv]).
- Modalidade relativamente nova: não universalmente disponível, ainda em curva de aprendizado.
- Contraindicada em: alergia a contrate, insuficiência renal.

Aspectos Característicos
- Doença de Crohn: inflamação do intestino delgado com crescente destaque da parede, espessamento, massa inflamatória, presença e número de estreitamentos, vasos alargados, mudanças inflamatórias perientéricas e abscesso, presença/caracterização ou ausência de fístula.
- Fístula enterocutânea: caracterização de segmento de intestino contendo fístula, identificação de obstrução distal, avaliação de tecido cicatrizado extraluminal.

- Obstrução do intestino: evidência e natureza do ponto de transição, locais distais adicionais obstrutivos.
- Sangramento GI de fonte desconhecida: identificação de segmento intestinal alterado, sinais inflamatórios, tumor.

Referências Cruzadas

Tópico	Capítulo
OID	1 (p. 36)
AID	2 (p. 107)
DIII – doença de Crohn	4 (p. 327)
Fístulas enterocutâneas	4 (p. 395)

RESSONÂNCIA MAGNÉTICA *(RM)*

Visão Geral

A RM – como outros estudos de imagenologia transversais (TC, ultrassonografia) – fornece imagens de alta resolução reproduzíveis, mas com a vantagem de ser independente do examinador e evitar exposição à radiação. A RM é pautada na detecção e no mapeamento de sinais de rádio emitidos pelo alinhamento de fios de átomos de hidrogênio que são expostos a campos magnéticos fortes e estimulados por ondas de rádio. O conteúdo diferente de hidrogênio (i. é, água) nos tecidos permite a criação de imagens anatômicas.

- T1: realinhamento de fios nucleares com o campo magnético → imagens classificadas como T1 mostram fluido escuro, gordura branca: melhoria do contraste com acréscimo de gadolínio (i. é., vascularidade) e supressão de gordura: RM abdominal.

- T2: defasamento de fios nucleares com campo transversal → imagens classificadas como T2 mostram fluido branco, gordura escura: RM pélvica.

RM e TC são intercambiáveis em certo grau, mas complementares para áreas específicas. A RM geralmente leva vantagem para distinguir estruturas de parte mole e processos com conteúdo de água diferentes, por exemplo, processos inflamatórios ou neoplásicos, anatomia muscular e fascial etc.

Contraste aumentado e resolução em protocolos dinâmicos permitem reconstrução não invasiva e visualização de vascularização (angiografia por RM), estruturas de ducto (p. ex., CPRM), assoalho pélvico dinâmico durante sequências de esforço/contração e defecação (defecografia por RM).

Alternativas

TC.

Ultrassonografia abdominal.

Exploração cirúrgica.

Indicações

- Classificação de câncer: extensão local, margem radial de câncer retal.
- Discriminação entre cisto no fígado, metástase, hemangiomas.
- Avaliação de patologia da parede abdominal.
- CPRM: CPER não invasiva para avaliação de doença biliar, colestase.
- Angiografia por RM: angiografia não invasiva.
- RM pélvica com sequências dinâmicas: síndrome de prolapso pélvico, defecografia por RM.
- Patologia anorretal, fistulografia por RM.

Vantagens

Nenhuma exposição à radiação.

Melhor resolução para patologia de partes moles.

Não dependente de examinador, mais reprodutível do que a ultrassonografia.

Riscos e Limitações

- Contraindicações: marca-passo, implantes metálicos, claustrofobia do paciente.
- Imagem adequada pode requerer administração de gadolínio intravenoso.
- Correlação com outras evidências necessária.
- Distinção entre lesões benignas e malignas nem sempre é possível.
- Não radiologistas ainda estão menos familiarizados com imagens de RM do que de TC.

Aspectos Característicos

- Tumor: classificado como T2 → intenso (branco); classificado como T1 → escuro, contraste precoce com gadolínio.
- Tecido cicatrizado: classificado como T1 e T2 → intensidade de sinal baixa, nenhum contraste com gadolínio.
- Inflamação: classificada como T2 → intenso (branco), classificada como T1 → escuro, contraste retardado com gadolínio.
- RM pélvica dinâmica: gel lubrificante utilizado como contraste retal e vaginal; avaliação dinâmica durante repouso, contração, esforço, evacuação: avaliação para verificar descida perineal, retocele, cistocele, prolapso vaginal, enterocele (comparação com linha pubococcígea).

Referências Cruzadas

Tópico	Capítulo
Proctograma de defecação	2 (p. 114)
TC	2 (p. 117)
Angiografia	2 (p. 128)
Fístula perianal/retal	4 (p. 178)
Câncer colorretal	4 (p. 252)
Colite isquêmica	4 (p. 303)
Doença diverticular	4 (p. 368)
Disfunção do assoalho pélvico	4 (p. 420)

TOMOGRAFIA POR EMISSÃO DE PÓSITRONS
(PET/PET-TC)

Visão Geral

Tomografia por emissão de pósitrons – sozinha ou em conjunção com TC – fornece imagens com base em atividade metabólica do tecido. O substrato de PET é um análogo à glicose 18F, que é levado para a célula, mas não pode ser metabolizado, e assim se acumula intracelularmente. A imagenologia com *scanner* para o corpo inteiro permite identificação de focos com metabolismo aumentado. De particular interesse são os tumores, que geralmente são metabolicamente mais ativos do que o tecido normal visto que eles absorvem e queimam grandes quantias de glicose.

Benefícios Esperados

Detecção de focos de tumor não identificados anteriormente.

Diferenciação qualitativa entre tecido cicatrizado e recorrência de tumor ou metástases.

Limitações

Geralmente não específica, potencialmente alterada/anulada pela quimioterapia. Atividade falso-positiva possível na mucosa GI (→ repetir estudo).

1. Elemento de Teste: PET do Corpo Inteiro

Objetivo

1. Diferenciar recorrência local de tecido cicatrizado não específico.
2. Detecção de metástase a distância, por exemplo, antes de decidir sobre administração cirúrgica de recorrência local comprovada.

Equipamento e técnica

Scanner PET, 18F-fluorodesoxiglicose (FDG).

Riscos

Exposição mínima à radiação: 14-20 mrem (0,14-0,2 mSv).

Armadilhas

Distinção entre mudanças neoplásicas e inflamatórias não suficientemente confiável.

Falso-negativo: supressão do tumor durante quimioterapia concomitante, tumores sem absorção significativa de FDG; falso-positivo: mucosa GI.

Interpretação

Áreas de atividade normalmente aumentadas: bexiga, cérebro, ocasionalmente mucosa GI.

Tumor geralmente mais ativo do que tecido cicatrizado.

2. Elemento de Teste: PET-TC

Objetivo

Precisão do diagnóstico melhorada por meio da combinação de avaliação da atividade (PET) com imagenologia (TC) para correlacionar, diretamente, as áreas hipermetabólicas com a respectiva morfologia.

Equipamento e técnica

PET e *scanner* de TC. 18F-FDG.

Riscos

Exposição à radiação significativamente maior do que somente PET: 2.000-2.500 mrem (20-25 mSv).

Armadilhas

Como acima.

Interpretação

Análise independente de PET e TC, e sobreposição da correlação das áreas com atividade metabólica para mudanças morfológicas na TC.

Etapas Posteriores

Outras modalidades de imagem.

Biópsia orientada por TC ou aberta de áreas suspeitas *vs.* exploração cirúrgica.

Observação com repetição de exames para avaliar mudança temporal.

Referências Cruzadas

Tópico	*Capítulo*
TC	2 (p. 117)
RM	2 (p. 124)
Câncer colorretal	4 (p. 252)
TEGI	4 (p. 283)
Tumores carcinoides	4 (p. 287)
Tumores raros	4 (p. 296)
Acompanhamento de câncer colorretal	6 (p. 660)
Monitoramento de CEA	6 (p. 663)

ANGIOGRAFIA COM POSSÍVEL EMBOLIZAÇÃO

Visão Geral

A angiografia mesentérica (visceral) seletiva permanece uma ferramenta importante no gerenciamento de sangramento GI grave agudo. Valor do diagnóstico: extravasamento do material de contraste para identificar local do sangramento. Valor potencialmente terapêutico por intervenção direta (p. ex., embolização).

Angiografia mesentérica (Fig. 2-9): injeção sequencial de contraste na AMI, na AMS e no tronco celíaco.

Exames falso-negativos em decorrência da natureza intermitente da hemorragia, vasoespasmos transientes, coágulos intermitentes. Agentes farmacológicos que ativamente disparam o sangramento (p. ex., heparina, urocinase/estreptocinase etc.) podem melhorar a sensibilidade, mas também levam a complicações crescentes de sangramento.

Benefícios Esperados

Visualização direta de perfusão arterial, identificação de lesão patológica e local do sangramento (30-50%), possível intervenção com embolização superseletiva.

Limitações

Sangramento intermitente: a maior parte do sangramento terá estancado antes do início do diagnóstico por imagem ou intervenção.

Sangramento ativo > 1,0 mL/min.

Fonte de sangramento venoso pode escapar à detecção.

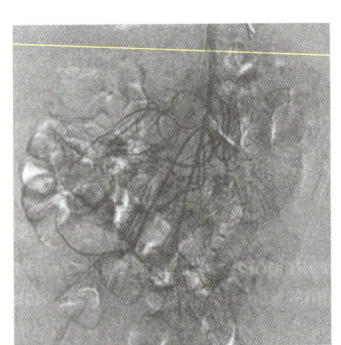

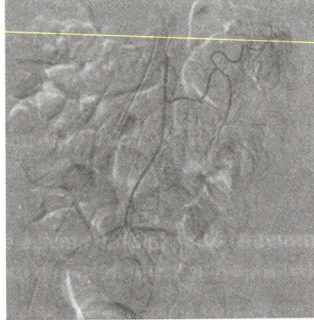

Figura 2-9. Angiografia na AMS (esquerda) e na AMI (direita).

1. Teste Específico: Angiografia com Intervenção Farmacológica

Objetivo

Depois da identificação de local de sangramento, indução de vasoconstrição com gotejamento seletivo de vasopressina → habilidade de estabilização hemodinâmica, mais propensão à cirurgia do que a tratamento final.

Equipamento e técnica

Injeção intravascular de contraste via cateterismo de acesso transfemoral, visualização fluoroscópica faseada.

Riscos

Exposição à radiação: 750-5.000 mrem (7,5-50,0 mSv).

Complicação relacionada com o procedimento: 2%.

Trinta a cinquenta por cento descobertas falso-negativas; risco de novo sangramento: risco de isquemia vascular periférica miocárdica → contraindicada em artéria pulmonar ou doença vascular periférica.

Interpretação

Cessação do extravasamento no local de sangramento identificado, instabilidade hemodinâmica diminuída.

Armadilhas

Infusão de vasopressina bem-sucedida em 70-90%, mas alto risco de novo sangramento após cessação do gotejamento.

2. Elemento de Teste: Angiografia com Embolização Superseletiva

Objetivo

Depois da identificação de embolização superseletiva do local de sangramento com espuma-gel, micromolas ou partículas de álcool de polivinil → pressão de perfusão diminuída para cessar a hemorragia sem causar devascularização segmental. Mais durável do que a intervenção farmacológica, evita os efeitos colaterais sistêmicos.

Equipamento e técnica

Injeção intravascular de contraste via cateterismo de acesso transfemoral, visualização fluoroscópica faseada → inserção de microcateter 3F.

Riscos

Exposição à radiação: 750-5.000 mrem (7,5-50,0 mSv).

Complicação relacionada com o procedimento: 2%.

Trinta a cinquenta por cento de descobertas falso-negativas; sangramento recorrente; com técnica moderna somente 5-10% de risco de isquemia/infarto intestinal.

Interpretação

Embolização superseletiva de local de sangramento identificado: 75-85% bem-sucedida.

Armadilhas

Isquemia/infarto intestinal → necessidade de monitoramento clínico repetido e cirurgia, se houver evidências de deterioração.

Próximas Etapas

- Local de sangramento identificado e intervenção bem-sucedida → monitoramento para possível complicação → cirurgia.
- Local de sangramento identificado e intervenção malsucedida → cirurgia, por exemplo, ressecção segmental.
- Local de sangramento não identificado, mas sangramento cessou e paciente tornou-se estável → observação, colonoscopia, testes repetidos se sangramento recorrer etc.
- Local de sangramento não identificado e sangramento contínuo com instabilidade do paciente → cirurgia, i. é., colectomia subtotal.

Referências Cruzadas

Tópico	Capítulo
Colonoscopia	2 (p. 71)
RM	2 (p. 124)
Cintilografia nuclear	2 (p. 131)
Colite isquêmica	4 (p. 303)
Doença diverticular	4 (p. 368)
Sangramento agudo no trato GI inferior	4 (p. 391)

CINTILOGRAFIA NUCLEAR

Visão Geral

A cintilografia nuclear fornece imagenologia funcional não invasiva com base em mudanças dinâmicas em um tecido ou órgão-alvo comparado com o ambiente ao redor. Exemplos: aumento da atividade metabólica dos tecidos, mudanças na passagem, extravasamento. Os substratos geralmente são radioisotópicos, emitindo raios gama ligados a um carregador. A mudança na atividade é capturada pelas imagens em série com uma câmera gama de corpo inteiro. A meia-vida da radioatividade depende da meia-vida física do radioisótopo e da meia-vida biológica do substrato inteiro (excreção, metabolismo etc.)

Benefícios Esperados

Detecção não invasiva de patologia.

Limitações

Geralmente informações não específicas, incerteza anatômica (imagem bidimensional), evidências indiretas → necessidade de interpretação cuidadosa e, potencialmente, para testes de acompanhamento.

1. Testes Específicos: Varreduras de Hemácias Marcadas "Varredura do Sangramento")

Objetivo

Ferramenta diagnóstica sensível (50-90%) para detectar sangramento > 0,1-0,5 mL/min: assim, é o teste de escolha para primeira avaliação de sangramento significativo no trato GI inferior.

Indicação

Sangramento no trato GI inferior.

Equipamento e técnica

- Varredura com tecnécio-99m: sensibilidade de 50-90%.
- Hemácias marcadas com tecnécio-99m: permite a varredura após 24 horas.
- Hemácias marcadas com índio-111: tecnologia mais cara e de trabalho mais intenso, meia-vida longa causando manchas na imagem; vantagem: detecção de sangramento intermitente.
- Coloide sulfuroso-99m: imediatamente disponível.
- Cintilografia de hemácias com tecnécio-99m cinemático para varredura em tempo real.

Riscos

Exposição à radiação > 570 mrem (5,7 mSv).

Interpretação

Rubor imediato (em até 10 minutos): altamente preditivo para identificação precisa de segmento sangrando (Fig. 2-10). Imagens posteriores menos confiáveis (efeito cumulativo, difusão).

Armadilhas

Baixa especificidade (50%), resolução anatômica limitada → falsa localização de local de sangramento em 10-60%. Patologia em flexura hepática e esplênica potencialmente obscurecida se o substrato (p. ex., coloide sulfuroso-99 m) sofrer fagocitose no sistema reticuloendotelial (fígado, baço).

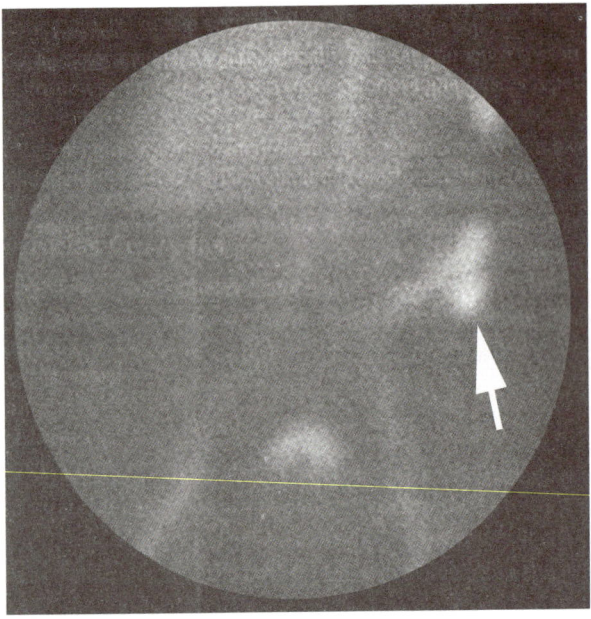

Figura 2-10. Varredura do sangramento.

Cintilografia Nuclear **133**

2. Teste Específico: Varredura de Meckel

Objetivo
Detecção de mucosa gástrica ectópica em um divertículo de Meckel: tecnécio-99m intravenoso (^{99m}Tc) pertecnetato é secretado pelo tecido da mucosa gástrica, tanto no estômago quanto em locais ectópicos.

Indicação
Sangramento do trato GI inferior: suspeita de divertículo de Meckel, falta de outra fonte de sangramento.

Equipamento e técnica
Pertecnetato ^{99m}Tc intravenoso: câmera gama.

Riscos
Exposição à radiação: 635 mrem (6,35 mSv).

Interpretação
Imagens abdominais prematuras com atividade localizada no QID além da atividade gástrica (que serve como controle positivo).

Armadilhas
Falso-negativo, se a mucosa gástrica não estiver funcional no divertículo de Meckel: no entanto, isso não é clinicamente relevante por causa do baixo risco de sangramento na ausência da mucosa gástrica.

3. Elemento de Teste: Varredura com Octreotídio

Objetivo
Detecção de atividade de tumor neuroendócrino com absorção específica de octreotídio análogo à somatostatina marcado com índio-111: 80-90% de sensibilidade.

Equipamento e técnica
Octreotídio análogo à somatostatina marcado com índio-111: câmera gama.

Riscos
Exposição à radiação: 1.810 mrem (18,1 mSv).

Interpretação
Detecção de focos de atividade aumentada: suspeita de carcinoide metastático.

Armadilhas
Falta de resolução anatômica → imagem transversal necessária.

4. Elemento de Teste: Esvaziamento Cintilográfico e Estudos de Trânsito

Objetivo

Ingestão; entrega de isótopo ligado a transportador e observação de progressão material através do estômago, intestino delgado, cólon e, eventualmente, evacuação anorretal: mensuração quantitativa de tempo de trânsito gástrico, no intestino delgado e colônico.

Equipamento e técnica

Índio-11, tecnécio-99m, iodo-131 ligado a transportador (p. ex., ácido dietilenotriamina pentacético [DTPA]).

Riscos

Exposição à radiação: 100-500 mrem (1,0-5,0 mSv).

Interpretação

Mensuração de tempo de trânsito ativo.

Próximas Etapas

Dependendo dos resultados (positivo/negativo) e das circunstâncias clínicas:
- Estudos radiológicos mais detalhados: PET, TC/RM etc.
- Planejamento cirúrgico ou exploração sem imagens mais detalhadas.
- Nenhuma ação imediata necessária, observação.

Referências Cruzadas

Tópico	*Capítulo*
Estudo de trânsito colônico	2 (p. 111)
TC	2 (p. 117)
RM	2 (p. 124)
PET	2 (p. 126)
Tumores carcinoides	4 (p. 287)
Sangramento agudo no trato GI inferior	4 (p. 391)
"Incidentalologia"	4 (p. 445)

Capítulo 3
Anatomia e Fisiologia

Desenvolvimento Colorretal Embriológico 136
Anatomia Vascular 138
Marcos Anorretais 142
Músculos Pélvicos. 145
Estruturas e Espaços Pélvicos Fasciais 148
Inervação Pélvica e Anorretal 151
Controle Fecal (Continência). 153
Carcinogênese 156

DESENVOLVIMENTO COLORRETAL EMBRIOLÓGICO

Visão Geral

O conhecimento do desenvolvimento embriológico facilita o entendimento das malformações congênitas e muitos outros processos de doença.

Período embrionário: primeiras 8 semanas; período fetal: da 9ª semana ao nascimento.

Marcos

- Ectoderme → epiderme, sistema nervoso.
- Mesoderme → tecidos mesenquimais: tecido muscular e conectivo componentes do trato intestinal.
- Endoderme → tubo GI para formar epitélio e tecido parenquimatoso de órgãos abdominais/torácicos.
- Zonas de fusão:
  - Endo/ectoderme cefálica: estomodeu.
  - Endo/ectoderme caudal: proctódio.

Detalhes de Desenvolvimento

Semanas 2–4 (disco embrionário → primeiro esboço do órgão)

- Três camadas germinativas: ectoderme, mesoderme, endoderme.
- Notocórdio: eixo primordial do embrião → esqueleto axial e indutor de placa neural (→ neuroectoderme).
- Dia 21: coração começa a bater → circulação.
- Prega craniocaudal e lateral de 3 camadas → formação de extremidades cranial e caudal → prega da cabeça (estomódio), prega da cauda (proctódio).

Semanas 4–8 (morfogênese/organogênese)

- Semana 4: formação de vísceras primordiais: intestino anterior, intestino médio, intestino posterior → membrana cloacal.
- Formação da cloaca → tratos urinário, genital e retal esvaziam por meio da mesma abertura.
- Semana 5: migração das células da crista neural ao longo da coluna vertebral → gânglios simpáticos; proximal à migração distal das células da crista neural para órgãos internos.
- Semana 6: formação do levantador do ânus.
- Semana 7: fusão do septo urorretal com a membrana cloacal (corpo perineal) → partição da cloaca em parte dorsal e ventral; divisão do esfíncter cloacal em partes posterior (esfíncter anal externo) e anterior (bulbo cavernoso, músculos perineais transversais).

- Semana 8: ruptura da membrana anal → comunicação do intestino posterior com a cavidade amniótica; formação de esfíncter anal interno (intestino posterior).

Semanas 9–12 (diferenciação de tecido e órgãos)
- Intestino médio → intestino delgado incluindo a maior parte do duodeno, cólon do ceco até flexura esplênica: suprimento arterial pela AMS.
    - Semana 9: herniação umbilical fisiológica → rotação anti-horária de 90 graus.
    - Semana 10: retorno dos intestinos para o abdome → rotação anti-horária de 180 graus, rotação horizontal de 90 graus do duodeno/pâncreas para a esquerda.
- Intestino posterior → colorretal da flexura esplênica até o ânus, bexiga, maior parte da uretra: suprimento arterial pela AMI.
    - Formação do canal anal: proctódio = zona de fusão entre intestino posterior (proximal) e ectoderme (distal) → linha dentada, fornecimento de sangue separado acima/abaixo.

Foco Clínico e Patologia
- Remanescente de estria primitiva → teratoma sacrococcígeo.
- Remanescente de corda dorsal → cordoma.
- Más rotações intestinais → rotação incompleta, fixação incompleta (p. ex., ceco móvel), obstrução intestinal.
- Retorno incompleto dos intestinos → onfalocele, hérnia umbilical.
- Pedúnculo vitelino persistente → divertículo de Meckel, fístula onfaloentérica.
- Falha de recanalização → duplicação intestinal.
- Falha das células da crista neural em migrar para o intestino distal → doença de Hirschsprung.
- Partição anormal do septo anorretal → malformações anorretais.

Referências Cruzadas

Tópico	Capítulo
Anatomia vascular	3 (p. 138)
Marcos anorretais	3 (p. 142)
Doença de Hirschsprung	4 (p. 450)
Malformações anorretais	4 (p. 454)

ANATOMIA VASCULAR

Visão Geral

O conhecimento da anatomia vascular é pré-requisito para o desempenho de cirurgia segura e oncologicamente correta. A anatomia vascular dos órgãos colorretais é caracterizada por 3 sistemas circulatórios: rede arterial sistêmica, rede venosa sistêmica e rede venosa portal.

Marcos

- AMS/VMS: no duodeno parte III.
- AMI: na aorta.
- VMI: na borda inferior do pâncreas.
- Flexura esplênica: transição dos vasos mesentéricos superiores para inferiores.
- Linha dentada: borda entre a circulação visceral e a sistêmica.

Detalhes Anatômicos

Intestino delgado

Arterial:

- Suprimento em sua maior parte da AMS, parcialmente do tronco celíaco, alguma colateralização proximal, mas artérias terminam na região do intestino.
- AMS – primeira ramificação: artéria pancreaticoduodenal; segunda: artéria cólica média; terceira: arcadas vasculares para intestino delgado.

Venoso:

- Paralelo ao suprimento arterial → VMS → veia porta.

Cólon (Fig. 3-1)

Arterial:

- Suprimento da AMS e AMI → 3-4 (chamados) grandes vasos com variação anatômica significativa.
- Artéria ileocólica/artéria cólica direita: última ramificação da AMS → íleo terminal, cólon direito, flexura hepática.
- Artéria cólica média: segunda ramificação da AMS → cólon transverso (primeira ramificação = artéria pancreaticoduodenal). Situação anatomicamente especial: cólon transverso mais distal ao intestino delgado, mas sua artéria se subdivide mais proximal do que o suprimento de sangue para o intestino delgado.
- Artéria cólica esquerda: primeira ramificação da AMI → flexura esplênica para cólon descendente.
- Artéria hemorroidária (retal superior): segunda ramificação da AMI → cólon sigmoide/reto superior.

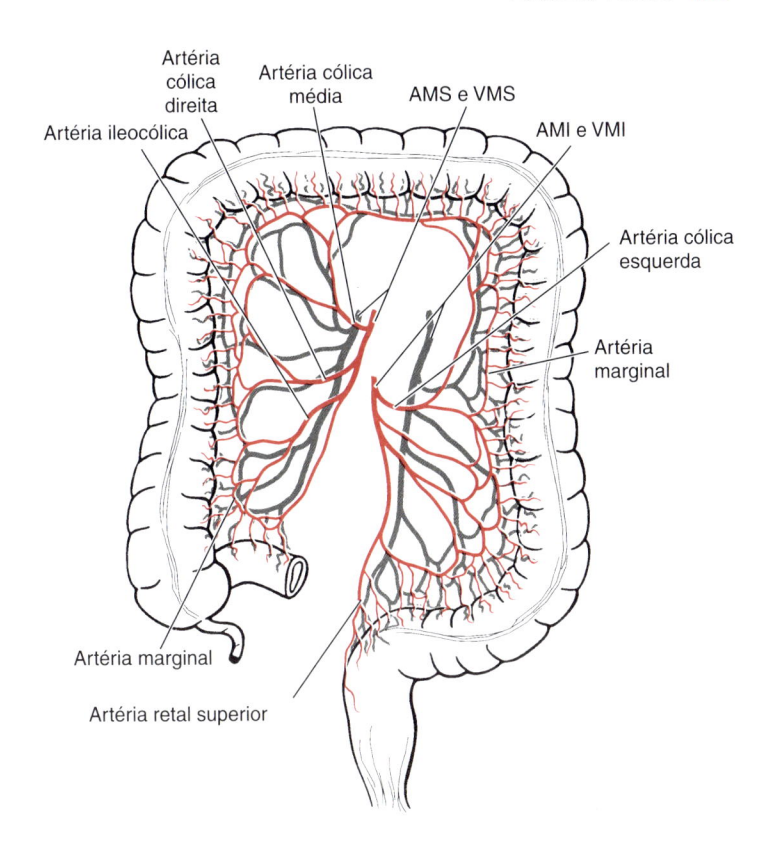

Figura 3-1. Anatomia vascular do cólon.

- Áreas críticas de divisória de fluxo: artéria marginal de Drummond (variabilidade tanto no cólon esquerdo quanto no direito). Ponto de Griffith (na flexura esplênica): junção entre AMS e AMI na artéria marginal diminuta ou ausente (5%); conexão extra entre AMS e AMI: arco de Riolan (60%). Ponto de Sudeck: divisória de fluxo entre cólon sigmoide e reto.

Venoso:

- Drenagem através da VMS ou VMI para o sistema da veia porta. Ramos colaterais limitados para circulação sistêmica.
- Cólon direito e cólon transverso: drenagem coletando para dentro da VMS → curso paralelo à AMS → fundindo com veia esplênica na confluência da veia porta.

- Flexura esplênica e cólon retossigmoide: drenagem coletora para a VMI → curso separando da AMI mas visando a cauda do pâncreas → fusão com veia esplênica.

Reto

Arterial:

- Suprimento de sangue para o reto de duas fontes: AMI e artérias ilíacas internas.
- AMI: → artéria retal superior (sinônimo: artéria hemorroidária superior) → rede anastomótica reticular rica na submucosa retal com ramos colaterais extensos.
- Artérias ilíacas (hipogástricas) internas:
  - Artérias retais médias (sinônimo: artéria hemorroidária média): rede de interconexão abundante de suprimento de sangue → padrão vascular reticular distinto na endoscopia.
  - Artérias hemorroidárias inferiores.
- Variavelmente presente: artéria sacral média (surge da superfície posterior da aorta e desce em direção ao reto para a ponta do cóccix).

Venoso:

- Sangue anorretal coletado nos plexos arteriovenosos → drenagem através de:
  - Veia retal superior simples → veia esplênica → veia porta.
  - Veias retais médias bilaterais → veias ilíacas internas → VCI.
  - Veias inferiores bilaterais: plexos retais externos e internos se comunicam → fluxo sanguíneo parcial do plexo retal interno → veias pudendas → VCI.
  - Advertência: proximidade do reto, mas não associado a ele: veias pré-sacrais!

Canal anal e assoalho pélvico

Arterial:

- Suprimento de sangue na maior parte da artéria ilíaca interna.
- Artéria retal média → rede intramural ampla de ramos colaterais.
- Artéria pudenda extrapélvica → artéria retal inferior.

Venoso:

- Via rede venosa ampla e veias hemorroidárias inferiores: não exposto a efeitos de hipertensão portal.

Foco Clínico

- Ressecção oncológica: para seguir o suprimento arterial e a drenagem linfática e venosa.

- Disseminação hematogênica de tumor: cólon: sistema da veia porta (→ fígado); reto: sistema da veia porta (→ fígado) e circulação sistêmica (→ pulmões).
- Isquemia intestinal – cólon: áreas divisórias de fluxo na flexura esplênica, junção retossigmoide, cólon direito; reto: por causa de ramos colaterais abundantes quase não há risco de isquemia (a menos que haja interrupção cirúrgica prévia ou oclusão na emergência do vaso na aorta).

Patologia
- Colite isquêmica.
- Variabilidade anatômica.
- Varizes retais.
- Hemorroidas.

Referências Cruzadas

Tópico	Capítulo
Angiografia com possível embolização	2 (p. 128)
Colite isquêmica	4 (p. 303)
Ressecções do cólon	5 (pp. 544-557)
Ressecção anterior baixa	5 (p. 610)

MARCOS ANORRETAIS

Visão Geral

A anatomia da pelve e anorretal é complexa. Conhecimento profundo e utilização de terminologia precisa são distinção-chave da especialidade colorretal.

Marcos

- Ânus: borda anal, sulco interesfinctérico, linha dentada, anel anorretal.
- Reto: válvulas de Houston, confluência de tênias.

Detalhes Anatômicos

Anorretal (porção terminal do trato GI)

- Embutido nos ossos da pelve, rodeado pelos órgãos urogenitais, estruturas musculares, ligamentosas e tecido conectivo.
- Manutenção de continência fecal: reservatórios equipados com "tampa", mecanismo de expulsão controlada de fezes.

Reto (segmento pélvico do intestino grosso)

- Parcialmente extraperitoneal.
- Início proximal: junção retossigmoide, definida como:
  - Confluência de tênias.
  - Endoscópica (sigmoidoscopia rígida) 12 a 15 cm proximal à borda anal.
  - Definições inadequadas: posição da reflexão peritoneal, nível de promontório sacral.
- Extremidade distal: assoalho pélvico, extremidade superior do canal anal.
- Reto não mobilizado: 3 curvas endoluminais distintas que formam pregas; válvulas de Houston.
- Drenagem linfática: dois terços superiores do reto → primariamente drenando para os linfonodos mesentérico inferior e para-aórtico; um terço inferior do reto → drenagem multidirecional: ao longo da artéria retal superior e AMI, ao longo dos vasos retais médios para a parede lateral da pelve para os nódulos ilíacos internos.

Canal anal

- Definições:
  - Cirúrgicas: aproximadamente 2 a 4 cm de comprimento: entre a borda anal e o anel anorretal (nível proximal do complexo elevador – esfíncter anal externo) → correlaciona-se com o toque retal ou ultrassonográfico.
  - Anatômica: fundamentado na arquitetura histológica ao longo do canal.
  - Funcional: zona de alta pressão (manometria).

- Sulco interesfinctérico entre esfíncter anal interno e externo, visível no nível da borda anal.
- Estreitamento do reto dentro do canal anal → mudança do revestimento liso da mucosa para aparência plicada: colunas de Morgagni, depressões.
- Linha dentada: ~1-2 cm proximal à borda anal = ponto de fusão embriológico entre endoderme e ectoderme:
  - Separação entre inervação, suprimento de sangue arterial/venoso.
  - Separação de drenagem linfática: acima da linha dentada → drenagem para linfonodos ilíacos, mesentérico inferior e interno; abaixo da linha dentada → drenagem para linfonodos inguinais superiores.
- Depressões: complexo criptoglandular com 4–8 glândulas anais apócrinas que ficam no espaço interesfinctérico, e esvaziam via ductos anais através do EAI dentro do canal anal.
- Epitélio:
  - Zona de transição anal (ZTA, zona cloacogênica) acima da linha dentada: combinação de epitélio colunar, cuboidal transicional e escamoso.
  - Canal anal entre linha dentada e borda anal: anorderme, i. é., epitélio escamoso modificado com apêndices cutâneos.
  - Margem anal (fora da borda anal): pregas de pele radial, pele mais grossa, pigmentação, pele com tecidos adnexos.

Ânus

- Orifício virtual, i. é., canal anal não visível do exterior; mesmo com tração lateral, o reflexo do esfíncter resulta em contração imediata que o mantém fechado.
- Posição normal: linha média, ~ 60% de distância do cóccix para a vulva posterior/base escrotal.

Foco Clínico

- Quimiorradiação neoadjuvante de câncer retal requer definição não cirúrgica do reto → definição da extensão endoscópica com o objetivo de uniformidade em exame clínico.
- Câncer retal: preservação do esfíncter (completa/parcial) *vs.* necessidade de ressecção abdominoperineal, nenhum benefício oncológico na remoção do músculo do esfíncter, a menos que esteja envolvido.
- Câncer anal → caminho de disseminação para linfonodos inguinais.

Patologia

- Câncer: adenocarcinoma acima da linha dentada ou glândulas anais: câncer de células escamosas na ZTA e abaixo.

- Ductos anais servem como conduto para contaminação dos tecidos perianal e perirretal → abscesso criptoglandular e fístula.
- Ânus distendido: esfíncter relaxado com visão aberta do canal anal; abertura por tração lateral: contração reflexa diminuída.

Referências Cruzadas

Tópico	*Capítulo*
Desenvolvimento colorretal embriológico	3 (p. 136)
Controle fecal	3 (p. 153)
Incontinência fecal	4 (p. 189)
Câncer anal	4 (p. 230)
Câncer retal	4 (p. 265)

MÚSCULOS PÉLVICOS

Visão Geral

Administração e entendimento da incontinência fecal, disfunção do assoalho pélvico e planejamento de intervenção cirúrgica são pautados em um conhecimento fundamental sobre as estruturas musculares pélvicas.

Marcos

- Sulco interesfinctérico: entre EAE e EAI: palpado ~ 1 cm abaixo da linha dentada.
- Complexo esfinctérico anal: músculo do esfíncter interno, externo, músculo puborretal.
- Músculo puborretal: extremidade superior do canal anal cirúrgico, ângulo anorretal (defecografia).
- Músculos do assoalho pélvico: isquiococcígeo, iliococcígeo, pubococcígeo, puborretal.

Detalhes Anatômicos

Três categorias de estruturas musculares:

1. Músculos que se alinham às laterais das paredes da pelve óssea:
   a. Músculo obturador interno.
   b. Músculo piriforme.
2. Músculos do assoalho pélvico (diafragma pélvico):
   a. Terminação musculotendínea em forma de funil da saída pélvica.
   b. Inervação: ramificações dos ramos primários ventrais dos nervos espinais S3-S4.
   c. Função: suporte mecânico aos órgãos pélvicos/abdominais, passagem para vísceras anorretais e urogenitais (duas aberturas hiatais).
   d. Estrutura: disposição simétrica de músculos estriados pareados: origem no arco tendíneo (fáscia obturatória com extensão anteroposterior do osso púbico para a espinha isquiática em S3-S4).
   e. Subunidades: músculo isquiococcígeo, músculo ileococcígeo, músculo puborretal; rafe anococcígea: condensação fibrosa de músculo ileococcígeo na linha média posterior com fibras transversais de um lado a outro.
   f. Corpo perineal anterior ao ânus: músculos perineais superficiais e transversais profundos, algumas fibras do músculo do esfíncter externo fundindo com músculo bulbocavernoso → intersecção tendínea.

3. Complexo do esfíncter anal:
   a. Músculo puborretal:
      (1) Porção mais medial do complexo levantador do ânus, cefálica com relação ao componente mais profundo do músculo do esfíncter anal externo.
      (2) Na ultrassonografia endorretal: aberto anteriormente, hiperecogênico, em formato de U, de 5–10 mm de espessura.
      (3) Inervação: nervo retal inferior (ramificação do nervo pudendo).
      (4) Função: parte em formato de U, músculo estriado participa do mecanismo do esfíncter e assoalho elevador que puxa/angula o reto distal em direção ao osso púbico.
   b. EAE: músculo do esfíncter anal externo (→ forma unidade funcional com EAI):
      (1) Cilindro muscular esquelético estriado de fibra de contração lenta rodeando o canal anal; e EAI: porção superficial do EAE fixada ao cóccix via tecido conectivo denso e ligamento anococcígeo, porção profunda do EAE sem ligações posteriores, inserida anteriormente no corpo perineal.
      (3) Inervação: ramificação retal inferior do nervo pudendo.
      (4) Função: estado de contração contínua → contribui com 20–30% do tônus do esfíncter anal em repouso, contração reflexa ou voluntária de EAE/controle fecal ativo puborretal; contração voluntária limitada a 30–60 segundos.
   c. EAI: esfíncter anal interno (→ forma unidade funcional com EAE):
      (1) Condensação do músculo especializado liso em continuação da camada muscular própria do reto, não se estende tão distalmente quanto EAE (→ forma sulco interesfinctérico).
      (2) Na ultrassonografia endorretal: anel hipoecogênico superficial de 2-3 mm de espessura.
      (3) Inervação: nervos simpático e parassimpático autônomos.
      (4) Função: estado de contração contínua → contribui com 55% do tônus anal em repouso.
   d. Músculo longitudinal conjunto e orifício circular corrugado:
      (1) Músculos retais longitudinais fundidos com elevador do ânus estriado e fibras puborretais no anel anorretal para formar músculo longitudinal conjunto.
      (2) Fibras descem entre esfíncteres anais interno e externo → continuação através da porção mais baixa do EAE → forma orifício circular corrugado, que se insere na pele perianal.

Foco Clínico

- Músculo puborretal como referência distal para ressecção anterior baixa de reto com preservação do esfíncter para tratamento do câncer retal.
- Função: relaxamento do "suporte" puborretal durante a defecação → ampliação do ângulo anorretal; contração do complexo elevador do ânus → elevação do assoalho pélvico e alargamento do hiato do elevador.
- Dissecção interesfinctérica para ressecção anterior de reto ultrabaixa.

Patologia

- Músculo obturador interno; comunicação aberta com tecido extrapélvico permite rastrear infecções pélvicas: por exemplo, complexo criptoglandular da linha média posterior → espaço pós-anal profundo → ao longo da fáscia obturatória interna para fossa isquiorretal.
- Defeito no esfíncter externo → incontinência fecal.
- Queda do assoalho pélvico.
- Contração puborretal paradoxal/não relaxamento.

Referências Cruzadas

Tópico	*Capítulo*
Ultrassonografia endorretal	2 (p. 89)
Controle fecal	3 (p. 153)
Incontinência fecal	4 (p. 189)
Câncer retal	4 (p. 265)
Disfunção do assoalho pélvico	4 (p. 420)
Constipação	4 (p. 427)

ESTRUTURAS E ESPAÇOS PÉLVICOS FASCIAIS

Visão Geral

Planos definidos de músculos e tecidos fibrosos tensos delineiam diversos compartimentos reais ou virtuais e entidades espaciais na pelve. Esses espaços são preenchidos com tecido adiposo com um tecido conectivo areolar fino; alguns contêm vasos sanguíneos, nervos e sistema linfático.

Os espaços definem rotas para a propagação de processos patológicos (p. ex., abscessos); os planos fasciais representam barreiras importantes do compartimento no qual neoplasias retais se estendem primariamente. Sob um ponto de vista cirúrgico, esses são marcos anatômicos que definem o curso de uma dissecção anatômica para uma excisão mesorretal total oncológica.

Marcos

- Fáscia de Waldeyer.
- Fáscia de Denonvillier.
- Espaço pós-anal de Courtney.
- Espaços supraelevadores *vs.* infraelevadores.

Detalhes Anatômicos

1. Posterior: fáscia endopélvica com dois componentes:
   a. Camada visceral (fáscia própria do reto): camada transparente fina mantendo a integridade do mesorreto.
   b. Camada parietal (fáscia pré-sacral): cobrindo o sacro e as veias pré-sacrais.
   c. Tecido areolar fino entre a superfície anterior da camada parietal e a superfície posterior da camada visceral; fusão das duas camadas uns poucos centímetros acima do cóccix formam a fáscia de Waldeyer.
2. Lateral: interrupção fascial por nervos hipogástricos e pélvicos, e plexos, vasos sanguíneos mesogástricos mediais às paredes laterais da pelve.
3. Anterior ao reto: fáscia de Denonvillier interposta entre a bexiga e o reto: mais espaço virtual do que estrutura fascial → separação do reto anterior abaixo do reflexo peritoneal da bexiga, próstata e vesículas seminais ou vagina; contém feixes neurovasculares originados no plexo pélvico e circulação hipogástrica.
4. Elevador do ânus: divisão muscular da pelve em:
   a. Espaço supraelevador: entre o peritônio e o diafragma pélvico.
   b. Espaços infraelevadores (extrapélvicos): fossas isquioanais, espaços perianal, esfinctérico, submucoso, superficial e pós-anal profundo. Advertência: não "isquiorretal" porque o reto não é parte de seus limites.

c. Os dois compartimentos são quase completamente separados um do outro, exceto por: comunicação do espaço supraelevador com espaço isquioanal via fáscia do obturador interno (coluna medial para isquial) → via para infecções do supraelevador para espaços extrapélvicos.

5. Fossas isquioanais: superiormente definidas pelos músculos do elevador do ânus, medialmente pelo complexo do esfíncter anal externo na região do canal anal, lateralmente pela fáscia obturadora, inferiormente por fáscia transversal fina separando do espaço perianal; contém estruturas neurovasculares incluindo nervo pudendo e vasos pudendos internos, que entram através do canal pudendo (Alcock).

6. Espaços pós-anais profundos de Courtney: localizados atrás do canal anal com comunicação bilateral para a fossa isquioanal → rota para formação de um abscesso em forma de ferradura. Espaço pós-anal superficial: localizado entre o ligamento anococcígeo e a rafe anococcígea.

7. Espaço interesfinctérico: localizado entre os músculos do esfíncter interno e externo: localização das glândulas anais; comunicação distal com o espaço perianal.

8. Espaço perianal: rodeia a parte inferior do canal anal e estende-se lateralmente para a gordura glútea subcutânea; contém plexo retal comunicante: externa ↔ misturada ↔ plexo hemorroidário externo; também contém a parte mais distal do EAE, EAI, e fibras do músculo circular corrugado → divisão do espaço perianal em subcompartimentos compacto e inelástico.

9. Espaço submucoso: entre o EAI e a mucosa retal na camada dentada e continuando para a camada submucosa do reto distal: contém plexo hemorroidário interno e a muscular da mucosa.

Foco Clínico

- Excisão mesorretal total para câncer retal: mobilização retal completa no assoalho pélvico requer divisão de fáscia de Waldeyer atrás do reto na região S3; dissecção anterior com/sem inclusão da fáscia de Denonvillier.

- Dano à integridade do compartimento (p. ex., tumor, técnica cirúrgica ruim) → câncer contamina o campo operatório com risco aumentado de recorrência local.

- Violação da fáscia pré-sacral → dando às veias pré-sacrais sangramento maciço durante a dissecção retal.

- TC/RM pélvica: identificação em forma de pirâmide triangular de fossa isquioanal.

- Espaços perianais inelásticos → pouco espaço para expansão de forma que o abscesso/hematoma resulta em aumento rápido da pressão com dor intensa.

Patologia

- Abscessos perirretais: localização definida por espaços.
- Câncer retal: compartimento do linfonodo.
- Disfunção pós-cirúrgica do nervo autônomo: prevenção seguindo os planos fasciais.

Referências Cruzadas

Tópico	*Capítulo*
Abscesso perianal/retal	4 (p. 174)
Procedimento modificado de Hanley	5 (p. 479)
Proctocolectomia	5 (p. 560)
RAB/EMRT	5 (p. 610)

INERVAÇÃO PÉLVICA E ANORRETAL

Visão Geral
Inervação somática e autônoma para as vísceras e região pélvica/anorretal.

Marcos
- Nervo mesentérico inferior → 2 nervos hipogástricos.
- Nervos pudendos: S2-S4 → canal de Alcock.
- Simpático: gânglios toracolombares
- Parassimpático: S2-S4.

Detalhes Anatômicos
- Cólon e reto: nervos autônomos (simpático, parassimpático).
- EAI: nervos autônomos (simpático, parassimpático).
- EAE: nervos somáticos.
- Canal anal: nervos somáticos.

Estruturas anatômicas de nervos
- Nervos autônomos pelvirretais (plexo hipogástrico, plexo neural pélvico):
  - Simpáticos: fibras pós-gangliônicas dos gânglios toracolombares (curto retroperitoneal anterior à aorta abdominal) → bifurcação em dois nervos hipogástricos no nível da bifurcação aórtica → viaja atrás do reto em direção às paredes pélvicas laterais → plexos do nervo pélvico.
  - Parassimpáticos: fibras viscerais pré-gangliônicas saem, bilateralmente, dos forames sacrais S2, S3, S4 → plexo do nervo pélvico (nervos erigentes) próximo à raiz da artéria retal média no lado medial dos vasos sanguíneos hipogástricos.
  - Junção dos nervos pélvicos parassimpáticos e nervos hipogástricos simpáticos → plexos pélvicos → continuam anterolateralmente para a próstata, vesículas seminais, vagina, uretra.
- Nervos pudendos: bilateralmente se originam das raízes sacrais S2-S4 → passando através do canal pudendo (canal de Alcock) formados pelas fáscias na superfície medial do músculo obturador interno → espaço infralevador (fossa isquioanal) → ramificando em:
  - Nervo retal inferior (S2, S3).
  - Nervo perineal (S4) → nervo dorsal (pênis, clitóris).

Inervação motora
- Músculos do assoalho pélvico:
  - Superfície pélvica: fibras S2–S4.
  - Superfície inferior: ramificação perineal dos nervos pudendos.

- Músculo puborretal: ramificação retal inferior dos nervos pudendos.
- EAI: ramificação retal inferior e ramificação perineal dos nervos pudendos.
- IAI: simpático (L5), parassimpático (S2-S4).

Inervação sensorial
- Canal anal: linha de demarcação 0,3-1,5 cm acima da linha dentada:
  - Reto proximal somente sensível à distensão (fibras aferentes ao longo dos nervos parassimpáticos e plexo pélvico para S2-S4).
  - Canal anal: ramificação retal inferior do nervo pudendo → sensação relevante para mecanismo de continência: toque, picadas, calor e frio.

Foco Clínico
- Identificação de nervos mesentérico inferior e hipogástrico no espaço pré-sacral na abertura da reflexão peritoneal ou apenas dorsal até a origem da AMI → deve ser tomado cuidado para evitar dano às estruturas neurais quando da divisão das artérias retal superior e mesentérica inferior.
- Função do nervo: ejaculação = simpático; ereção e esvaziamento da bexiga = parassimpático.
- Avaliação de PNMTL para exame clínico de incontinência fecal.
- Ligadura elástica de hemorroidas e hemorroidectomia com grampeador: menos dor porque é feita acima da linha dentada.

Patologia
- Dano ao nervo autônomo: pós-radiação, dissecção cirúrgica (eletrocauterização) do plano anterior/anterolateral ao longo da fáscia de Denonvillier → retenção urinária, ejaculação retrógrada, disfunção erétil.
- Dano ao nervo pudendo: dano de distensão durante a gravidez, dano direto durante dissecção perianal, mas não pode ocorrer durante ressecção anterior de reto (visto que o nervo pudendo está localizado abaixo dos elevadores).

Referências Cruzadas

Tópico	*Capítulo*
Estudos anofisiológicos	2 (p. 78)
Controle fecal	3 (p. 153)
Incontinência fecal	4 (p. 189)
Câncer retal recorrente	4 (p. 271)
RAB/EMRT	5 (p. 610)

CONTROLE FECAL (CONTINÊNCIA)

Visão Geral

Um mecanismo de controle adequado para as fezes e urina fornece uma qualidade de vida fundamental, permitindo uma seleção consciente de momento, local e privacidade adequados para defecação e movimento dos intestinos. A continência é resultado de uma interação equilibrada entre o complexo do esfíncter anal (*plug*), a consistência das fezes, a função do reservatório retal e a função neurológica. Os processos de doença ou defeitos estruturais desses aspectos podem levar à incontinência fecal. Embora o controle fecal seja com frequência pensado como sinônimo de músculos do esfíncter normais, outros fatores são normalmente importantes.

Elementos

1. Função de *plug*: estruturas e função em funcionamento para criar resistência de saída suficiente contra a pressão intrarretal das fezes em repouso, contra a pressão intra-abdominal crescente, durante uma onda peristáltica, ou durante estresse/atividade física:
   a. Suporte puborretal e esfíncter anal externo: músculos estriados, fibra de contração lenta, fibras musculares resistentes à fadiga, inervados por ramificação inferior do nervo pudendo (S3-S4) → contração voluntária do esfíncter com o dobro da pressão de repouso (20-30% de tônus anal em repouso).
   b. IAI: músculo liso, inervação autônoma → 55% do tônus em repouso do canal anal.
   c. Coxins retais: expansão → 15-25% do controle geral.
   d. Configuração do canal anal: extensão de zona de alta pressão, aparência concêntrica com "falhas" focais (p. ex., deformidade de buraco de fechadura).
2. Qualidade das fezes:
   a. Fezes formadas mais fáceis de controlar que líquidas.
   b. Extensão de produção de gás.
3. Capacidade retal: habilidade de fornecer uma área de armazenagem de baixa pressão para que as fezes se acumulem até que seja desejada uma evacuação:
   a. Tamanho geral do reservatório.
   b. Distensibilidade, conforme mensurada por complacência retal.
4. Função neurológica sensorial ou motora:
   a. Sistema nervoso central: rede consciente (percepção) ou subsciente de informação de e para o ânus/reto.

b. Função nervosa periférica intacta: transmissão do estímulo do nervo para o complexo muscular, transmissão de informação receptora sensorial (pressão retal, pressão do esfíncter).
c. Disfunção funcional: hipersensibilidade visceral (SII).

Sequência Fisiológica

Interação dos vários fatores mecânicos que contribuem para o controle fecal expresso em uma fórmula matemática:

$$\frac{C \cdot \mu \cdot L \cdot P_{máx}}{r} > V_{reto}$$

onde C = complacência, μ = viscosidade das fezes, L = extensão do canal anal, $P_{máx}$ = pressão máxima, r = rádio do canal anal, e V_{reto} = volume no reto. A continência é atingida se a fórmula retornar a uma solução verdadeira quando os dados do paciente forem inseridos. Assim, a continência está diretamente relacionada com a conformidade, viscosidade (ou firmeza), extensão do canal anal, e pressão máxima, mas inversamente correlacionada com o diâmetro anorretal.

Controle e Coordenação

Os controles fecal e urinário são adquiridos nos primeiros 2 a 4 anos de vida: o termo *incontinência*, então, somente é aplicável ao período posterior, a menos que defeitos morfológicos estejam, obviamente, evitando o desenvolvimento do controle (meningomielocele etc.).

O controle ocorre subconscientemente, mesmo durante o sono, reforçado por contração consciente sob demanda.

Exemplos e Sintomas de Disfunção

- *Plug*: defeito no esfíncter, disfunção no esfíncter, desconfiguração anal:
  - Função puborretal ausente → incontinência completa.
  - EAE deficiente → controle voluntário prejudicado.
  - EAI deficiente → sensibilidade fina prejudicada.
  - Deformidade em buraco de fechadura → infiltração.
- Reservatório: volume diminuído após ressecção anterior de reto, radiação pélvica, tumores, estenose, inflamação contínua.
- Qualidade das fezes: diarreia, SII, doença inflamatória do intestino, proctite actínica.

Patologia Associada

- Disfunção no assoalho pélvico.
- Síndrome do prolapso do órgão pélvico.
- Trauma obstétrico/cirúrgico.

Problemas Associados
Incontinência funcional → ausência de qualquer deficiência mensurável ou visível.

Referências Cruzadas

Tópico	*Capítulo*
Estudos anofisiológicos	2 (p. 78)
Incontinência fecal	4 (p. 189)

CARCINOGÊNESE

Visão Geral

Tumor: crescimento anormal ou massa de células não mais ligadas a função ou à demanda fisiológica.

Câncer: padrões de crescimento característicos:

- Invasividade: desrespeito aos limites do tecido → invasão de outras estruturas.
- Potencial para metástase dependente do tamanho; acesso a vasos sanguíneos/linfáticos ou outras estruturas → o tumor dissemina-se para locais distantes.

O câncer é uma doença genética: uma série de mutações que resultam em uma vantagem de crescimento: (a) mutação na linha germinativa → transmissão para a geração seguinte (defeito herdado); (b) mutação somática (mais comum) → mutação espontânea durante o crescimento do tecido/órgão, desenvolvimento e manutenção.

Elementos

Genes gatekeepers (oncogenes/genes supressores de tumor)

- *Gene APC* (polipose adenomatosa do cólon, 5q): gene supressor de tumor → controle de adesões célula a celula e comunicação intercelular; encontrado em 60% mesmo em pequenos pólipos adenomatosos e carcinomas → evento inicial em carcinogênese.
- *Gene MCC* (mutação em câncer de cólon): gene supressor de tumor.
- *K-ras* (12p): função normal em transdução de sinal intracelular e divisão celular estimulada; encontrado em grandes adenomas e carcinomas → estimula crescimento celular.
- *DCC* (deletado em câncer de cólon, 18q): gene supressor de tumor → progressão de pólipo benigno para crescimento maligno.
- *p53* (17p): gene supressor de tumor → entre as mutações genéticas mais frequentes em câncer humano → evento tardio no desenvolvimento do fenótipo invasivo.

Genes caretaker

- Genes de reparo de erros de pareamento: *hMLH1, hMSH2, hMSH6, PMS1, PMS2* → codifica proteínas para reparo de erros de pareamento de nucleotídeos.
- Microssatélites: distensões no DNA com repetição de diversas pregas de uma sequência curta de 1-5 nucleotídeos → instabilidade de microssatélite: perda ou ganho de unidades repetidas em alelo de microssatélite na linha germinativa: encontrado em 15% de câncer colorretal esporádico, em mais de 90-95% de CCHNP.

Sequência Fisiológica

- Divisão celular normal: multiplicação de células, conforme definido pela demanda do tecido: uma vez que a demanda esteja satisfeita → produção aumentada é redirecionada para produção de manutenção a fim de manter o quadro estável.
- Ciclo celular normal: grande número de mutações genéticas espontâneas sem vantagem biológica ou de crescimento, mecanismo de reparo ou programa de suicídio inerente (apoptose, se o dano à célula for muito grave).

Fisiopatologia

- Modelo adenoma-carcinoma (Vogelstein, 1988): tumorigênese colorretal conforme o processo de múltiplas etapas relacionado com o acúmulo de eventos genéticos → crescimento celular inibido – proliferação e expansão clonal.
- Carcinogênese: → diversos acidentes independentes → falha no reconhecimento e correção de dano ao DNA → replicação continuada → acúmulo de produtos genéticos defeituosos dentro da célula → vantagem de sobrevivência → resposta proliferativa:

$$TC_{tumor} - TM_{tumor} > TC_{normal} - TM_{normal}$$
[TC = taxa de crescimento, TM = taxa de mortes]

- Sistemas de reparo de erros de pareamento (MMR) no DNA:
  - Divisão celular: multiplicação do DBA com o DNA original servindo como modelo para cópia replicada, polimerase do DNA serve como revisor → reconhecimento de genes com erros de pareamento → interrupção na síntese do DNA e remoção de sequência com defeito.
  - Falha nos sistemas de reparo de erro de pareamento → desenvolvimento de mutações.
  - Proliferação aumentada → instabilidade genética aumentada → células malignas sem regulação de crescimento controlada por *feedback*.
- Dois tipos de instabilidade genética:
  - Nível de cromossomo: perda de material cromossômico, i. é., instabilidade cromossômica (CI), distribuição cromossômica assimétrica (mitose) → eletroforese em gel com perda de uma ou mais bandas = perda de heterozigosidade (LOH).
  - Nível de DNA: erros de replicação em polimorfismos curtos repetitivos → banda ou bandas adicionais = instabilidade microssatélite (IMS).

Exemplos e Sintomas de Disfunção

- PAF: mutação do gene APC 5q21.
- PAF atenuada (PAFA): mutação do gene APC terminal '5 proximal, éxon 9, ou terminal '5 distal → menos pólipos, idade mais avançada para câncer, distribuição de pólipos mais proximal.
- CCHNP: sistema de reparo nos erros de pareamento com defeito.

Patologia Associada

Patologia extracolônica (p. ex., tumores desmoides): mais frequente com mutações no gene APC distal.

Problemas Associados

- Carcinogênese associada em CCHNP: sequência de adenoma-carcinoma encurtada para 2-3 anos (*vs.* 8-10 anos em câncer colorretal esporádico) → triagem precoce, intervalo mais curto.
- Teste genético.

Referências Cruzadas

Tópico	Capítulo
Pólipos	4 (p. 236)
Síndromes poliposas	4 (p. 240)
PAF	4 (p. 244)
CCHNP	4 (p. 248)
Câncer colorretal	4 (p. 252)
Critérios de Amsterdã	Ap. II (p. 738)
Critérios de Bethesda	Ap. II (p. 739)

Capítulo 4
Doenças e Problemas

Fissura Anal 161
Plicomas Anais 165
Hemorroidas 167
Abscesso Perianal/Retal 174
Fístula Perianal/Perirretal 178
Cisto Pilonidal 182
Hidradenite Supurativa. 186
Incontinência Fecal. 189
Prurido Anal 195
Síndrome da Úlcera Retal Solitária *(SURS)* 198
Corpos Estranhos 201
Síndrome do Intestino *Gay* 205
Doenças Anorretais Associadas ao HIV 206
Doenças Sexualmente Transmissíveis *(DSTs)*. 210
Condilomas Anais. 215
Neoplasia Intraepitelial Anal *(NIA)*. 220
Doença de Bowen. 224
Condiloma Gigante de Buschke-Lowenstein 228
Câncer Anal 230
Pólipos 236
Síndromes Poliposas 240
Polipose Adenomatosa Familiar *(PAF)*. 244
Câncer de Cólon Hereditário Não Polipose *(CCHNP)* 248
Câncer Colorretal – Câncer de Cólon 252
Câncer Colorretal – Câncer Retal. 265
Câncer Retal Recorrente 271
Câncer Colorretal – Metástases Hepáticas. 275
Câncer Colorretal – Metástases Pulmonares 280
Tumor Estromal Gastrointestinal *(TEGI)* .283
Tumores Carcinoides 287
Tumores Pré-Sacrais 292
Tumores Raros 296

160 Capítulo 4 ■ Doenças e Problemas

Proctite/Enterite por Radiação 299
Colite Isquêmica. 303
Colite Pseudomembranosa/*Clostridium Difficile* .308
Enterocolite Infecciosa. 315
DIII – Colite Ulcerativa 320
DIII – Doença de Crohn. 327
"Pouchologia" – A Ciência das Bolsas 334
Bolsite – Disfunção Ileoanal 340
Disfunção de Koch 345
Megacólon Tóxico 350
Obstrução do Intestino Grosso *(OIG)*. 355
Pseudo-Obstrução Colônica 360
Volvo Colônico. 364
Doença Diverticular 368
Fístula Colovaginal e Colovesical. 377
Fístula Returinária 381
Fístula Retovaginal 385
Endometriose. 388
Sangramento Agudo no Trato GI Inferior 391
Fístulas Enterocutâneas 395
Colite de Derivação. 399
"Estomatologia" – A Ciência das Ostomias 401
Trauma. 410
Patologia Colorretal Associada à Lesão na Coluna Vertebral 416
Disfunção do Assoalho Pélvico 420
Prolapso Retal 423
Distúrbios Funcionais – Constipação Crônica .427
Distúrbios Funcionais – Síndrome do Intestino Irritável *(SII)* 434
Dor Anorretal Funcional – Síndrome do Elevador do Ânus. 439
Dor Anorretal Funcional – Proctalgia Fugax. 442
"Incidentalogia" – Abordagem a Descobertas Incidentais. 445
Pediatria – Megacólon Agangliônico Congênito 450
Pediatria – Malformações Congênitas 454
Pediatria – Problemas Colorretais Adquiridos .458
Complicações – Lesão Ureteral 460
Complicações – Íleo Pós-Operatório. 462
Complicações – Fístula 466
Complicações – Necrose de Estoma 468
Complicações – Cicatrização Retardada de Ferimento 470

FISSURA ANAL (565.0)

Visão Geral

Fissuras anais são frequentes, simples de diagnosticar e, com frequência, negligenciadas. Uma fissura é uma laceração/ferida/ulceração longitudinal entre a linha denteada e a borda anal, geralmente localizada na área médio-lateral, associada a alto tônus do esfíncter anal. Fatores de risco: constipação, diarreia crônica (idiopática, DII, (após *bypass* gástrico), mas a fissura também pode ocorrer com movimentos intestinais normais.

- A fissura aguda é definida como de início novo, sem nenhum sinal de cronicidade, tipicamente relacionada com episódio agudo identificável de constipação ou diarréia.

- A fissura crônica é definida como ou > que 3 meses de sintomas ou sinais morfológicos de cronicidade (bordas da ferida elevadas/enrijecidas, músculo do esfíncter exposto, plicoma cutâneo sentinela, papila anal hipertrófica).

As complicações são raras: desenvolvimento de uma fístula/abscesso perirretal, dor crônica (mesmo se a fissura estiver cicatrizada), i. é., *anismus*.

Fisiopatologia: estresse/trauma agudo ou crônico no canal anal (constipação, diarreia), resultando em laceração superficial; fissura aguda não cicatrizar em 40 a 60% com adequado gerenciamento das fezes, ou pode se tornar uma fissura anal crônica e resultar em um círculo vicioso: tônus do esfíncter aumentado, hipertonicidade do músculo do esfíncter anal interno (tônus em repouso) → fissura escondida entre a prega do canal anal de maneira que não possa ser limpa → dor → espasmo do esfíncter aumentado → etc.

O tratamento da fissura visa a normalizar a regularidade das fezes e diminuir o tônus do esfíncter.

Epidemiologia

Prevalência e incidência exatas são desconhecidas (viés de referência), em uma clínica especializada, 3-5% dos pacientes têm uma fissura como sintoma de apresentação. Mais comum em pacientes jovens e de meia-idade; causa mais frequente de sangramento retal em crianças.

Sintomas

Os pacientes, frequentemente, apresentam "hemorroidas doloridas", conforme sentem o plicoma cutâneo sentinela, e notam a dor durante e após os movimentos intestinais.

Dor: tipicamente pós-defecação, com graus variados, variando de prurido leve a desconforto a períodos de dor excruciante, maciça. Entretanto, cerca de 10% dos pacientes não reclamam de dor, ou eles têm apenas prurido ou desconforto leve.

Duração da dor: tipicamente durante e após os movimentos intestinais, ocasionalmente várias horas após isso, ou dor permanente/constante.

Sangramento: fissura aguda – algumas vezes sangramento vermelho-vivo, significativo; fissura crônica – com mais frequência apenas traços de sangue no papel higiênico. Hemorragia grave ou anemia estão improvavelmente relacionadas com fissura.

Protuberância: hemorroidas externas "irritadas" (plicoma cutâneo sentinela), mas ausência de protrusão dinâmica durante o movimento intestinal.

Diagnóstico Diferencial

Dor: hemorroida externa trombosada, abscesso, espasmo do elevador do ânus, *anismus*.

Úlcera associada ao HIV: infecção + HIV; ulceração: frequentemente no mesmo local e/ou excêntrica; tônus do esfíncter, geralmente, não aumentado, ou mesmo diminuído.

Doença de Crohn: sintomas anais podem ser a única manifestação ou estar associados a outros sinais/locais da doença de Crohn ativa.

DSTs: sífilis, herpes.

Fístula/abscesso perirretal: particularmente fístula em ferradura caracteristicamente se originando da área mediolateral posterior.

Tuberculose: suspeita clínica, apresentação atípica, sintomas pulmonares associados, teste de PPD positivo.

Lesão associada à malignidade: câncer, melanoma, leucemia, linfoma, plasmocitoma.

Patologia

Ulceração epitelial, infiltrações inespecíficas agudas e crônicas.

Avaliação

Padrão mínimo necessário

História: início/padrão dos sintomas, prolapso reversível ou "protuberância" persistente, hábitos intestinais, incontinência preexistente.

Exame clínico:

- Inspeção externa (afecções na pele, hemorroida externa trombosada, eritema/enrijecimento)? Tração lateral das nádegas → exposição das linhas medianas posterior e anterior: geralmente suficiente para diagnosticar a fissura (Fig. 4-1). Se a fissura for confirmada, e for relatada dor significativa, o toque retal ou a instrumentação na primeira apresentação não são indicados!
- Palpação externa: tônus do esfíncter apertado, músculo do esfíncter interno hipertônico com sulco interesfincteriano bem palpável.

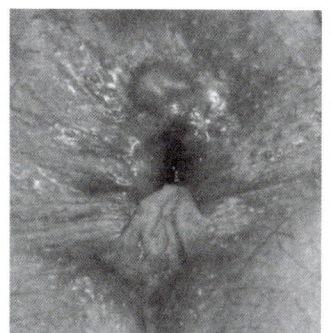

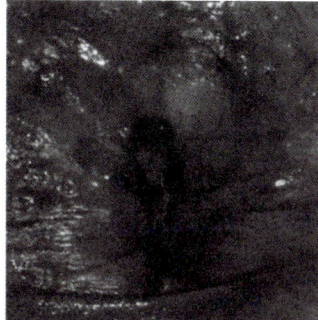

Figura 4-1. Fissura anal crônica com e sem plicoma cutâneo sentinela.

Avaliação colônica completa/parcial de acordo com diretrizes gerais de triagem (se o histórico e as descobertas forem consistentes: pode ser adiada por 3 a 4 semanas até que os sintomas agudos estejam controlados).

Testes adicionais (opcional)

Anuscopia/proctoscopia: excluir possibilidade de tumor, hemorroidas, proctite etc.; se a fissura for confirmada, esses exames são apenas indicados se houver inconsistência entre reclamações e descobertas.

Fissuras atípicas (excêntricas): culturas, biópsia.

Classificação

Fissura anal aguda *vs.* crônica.

Tratamento não cirúrgico

Melhorar a regularidade das fezes (aumentar suplemento de fibras, aumentar ingestão de fluidos, amaciante de fezes, laxativo leve temporário).

Banhos de assento: para ajudar o paciente a relaxar, para lavar a área.

Esfincterectomia química:

- Pomada de nitroglicerina tópica 0,2% (quantia de uma ponta de dedo aplicada à borda anal 2 vezes ao dia): 40 a 60% de chances de curar a fissura em 4 a 8 semanas; efeitos colaterais: dores de cabeça (particularmente no início, pode responder a acetaminofeno), taquicardia. Contraindicada com sildenafil (Viagra) concomitante: risco de arritmias malignas. Se não houver melhora; cura em 4 a 8 semanas, ou houver efeitos colaterais significativos → Botox.

- Pomada de diltiazem 2% ou nifedipina 0,2% tópicos: aplicados 2 ou 3 vezes ao dia na borda anal; mesma taxa de cura que NTG, menos dores de cabeça, mas pode ocorrer irritação local.

- Injeção de Botox no músculo do esfíncter anal interno: desinfecção local e injeção de 10 a 20 unidades de toxina botulínica A (suspensa em 1 mL de 0,9% de NaCl) diretamente no músculo do esfíncter anal interno em cada lado (quantia total: 20 a 40 unidades): chance estimada de 80 a 85% de curar a fissura em 6 a 12 semanas; pode repetir uma vez.

Tratamento Cirúrgico

Indicação
- Sintomas agudos graves: cirurgia de longe proporcionando o alívio mais rápido.
- Falha do tratamento não cirúrgico (incluindo esfincterectomia farmacológica).

Abordagem cirúrgica
- Esfincterectomia lateral interna (padrão-ouro): 95% de cura, 5 (-15)% de incontinência para fezes ou gás (com frequência recuperando em 1 ano).
- Esfincterectomia interna lateral com excisão da fissura e do plicoma cutâneo sentinela: indicada se a fissura for muito profunda e/ou estiver escondida sob um grande plicoma cutâneo sentinela redundante.
- Fissurectomia apenas em combinação com injeção de Botox, potencialmente com retalho cutâneo externo: em pacientes em que a fraqueza do esfíncter deve ser evitada (incontinência preexistente, diarreia crônica, após *bypass* gástrico, DIII com potencial necessidade de futura AIAJ).
- Procedimento obsoleto: dilatação anal manual; dilatação não controlada resulta não somente em estiramento do músculo do esfíncter interno, mas também do músculo do esfíncter externo → alto risco de incontinência fecal. Possível renascimento do conceito com o uso de dilatação controlada?

Comentário: fissurectomia e esfincterectomia na área da úlcera/fissura → risco de deformidade de buraco da fechadura, geralmente melhor executar a esfincterectomia através de incisão lateral separada.

Resultado
Esforços combinados devem resultar em 95 a 100% de cicatrização. Referência: < 10% de problemas com controle fecal, rápida capacidade de retornar para força de trabalho.

Acompanhamento
Reexaminar o paciente após 4 a 6 semanas do início do tratamento. Solicitar exames apropriados (p. ex., culturas/biópsias) se não houver resposta ou se a apresentação for atípica. Uma vez resolvido, nenhum acompanhamento específico é necessário.

Referências Cruzadas

Tópico	Capítulo
Dor perirretal	1 (p. 15)
Músculos pélvicos	3 (p. 145)
Esfincterectomia lateral interna	5 (p. 496)

PLICOMAS ANAIS *(455.9)*

Visão Geral
Os plicomas representam redundância focal da pele perianal. Eles podem ser solitários ou alterar excessivamente a paisagem anal com fendas profundas, causando, assim, um problema potencial para a higiene local. Os plicomas não complicados podem se desenvolver espontaneamente ou resultar de episódios conhecidos de hemorroidas externas trombosadas. Os plicomas cutâneos sentinelas resultam de um problema crônico persistente (p. ex., fissura anal crônica). Mais comumente, os plicomas não têm caráter de doença e, se forem um problema, será mais de ordem cosmética/emocional.

Epidemiologia
Prevalência: muito frequente, estatísticas não disponíveis/não confiáveis.

Sintomas
Mais comumente assintomáticos. Ocasionalmente interferência negativa com higiene local.

Ocasionalmente prurido/irritação ou "hemorroida dolorosa" → alto índice de suspeita de que há fissura crônica escondida.

Diagnóstico Diferencial
Plicomas cutâneos sentinelas (com fissura anal crônica subjacente).

Hemorroida externa (componente vascular visível com continuidade para hemorroida interna).

Condiloma.

Tumor (maligno, benigno).

Patologia
Epitélio celular escamoso, cobrindo estroma paucicelular (p. ex., elementos inflamatórios mínimos).

Avaliação
Padrão mínimo necessário

História: paciente para definir o problema real: presença constante *vs.* dinâmica, necessidade de redução, sintomas associados (sangramento, dor, coceira etc.), hábitos intestinais diários, constipação? Triagem colônica anterior?

Exame clínico: configuração anal (localização e número de plicomas)?

Patologia subjacente (fissura, fístula, hemorroidas, prolapso retal)? Tônus do esfíncter?

Anuscopia/proctoscopia: tumor, hemorroidas, proctite etc.

Avaliação colônica completa/parcial: não por causa da afecção em si, mas conforme indicado pelas diretrizes gerais de triagem.

Classificação

- Plicoma não complicado.
- Plicoma sintomático: plicoma sentinela, plicoma sintomático.

Tratamento Não Cirúrgico

Nenhum tratamento necessário para o plicoma não complicado.

Tratamento da fissura subjacente em plicoma sentinela.

Tratamento Cirúrgico

Indicação

- Paciente deseja ter o plicoma removido (nenhuma necessidade médica).
- Paciente deseja melhor higiene local (medicamente justificável por plicomas extensos).
- Plicoma sentinela, em tratamento – fissura anal refratária.

Abordagem cirúrgica

- Excisão simples (ambulatório/consultório *vs.* centro cirúrgico).
- Fissura: esfincterectomia apenas *vs.* esfincterotomia com fissurectomia e excisão do plicoma.

Resultado

Em pacientes preocupados esteticamente com a presença de um plicoma: baixa taxa de sucesso em convencê-los a não fazer uma excisão cirúrgica medicamente desnecessária.

Acompanhamento

Nenhum para plicoma não complicado.

Referências Cruzadas

Tópico	Capítulo
Nódulo ou massa	1 (p. 33)
Fissura anal	4 (p. 161)
Hemorroidas	4 (p. 167)
Prurido anal	4 (p. 195)
Condilomas anais	4 (p. 215)

HEMORROIDAS *(455.X)*

Visão Geral

"Hemorroidas" permanecem a queixa colorretal mais comum; no entanto, a maioria dos pacientes associa qualquer tipo de sintoma anorretal a "hemorroidas", embora não necessariamente tenham um problema hemorroidário.

"Coxins hemorroidários" são um componente da anatomia anal normal e contribuem para o mecanismo de continência fisiológica. Localização anatômica primária: anterior direita, posterior direita, lateral esquerda.

Doença hemorroidária: ingurgitamento patológico do plexo vascular submucosol, com frequência, assintomático, resultando crescentemente em sangramento (erosões superficiais), prolapso progressivo, menos comumente, dor. Fatores contribuintes: constipação com esforço, diarréia, gravidez, agregação familiar, idade.

Distinção importante deve ser feita entre hemorroidas internas; mistas e hemorroidas externas (Fig. 4-2A).

Tratamento adequado de hemorroidas depende de (1) um diagnóstico clínico correto que exclua diagnósticos diferenciais alternativos, (2) o tipo e a gravidade dos sintomas do paciente e (3) o grau, a extensão e a localização da hemorroida no momento da apresentação.

Circunstâncias especiais: gravidez, infecção por HIV, DIII, doença do fígado.

(Observação: cirrose hepática não está associada à incidência aumentada de hemorroidas, mas pode resultar em varizes retais!)

Epidemiologia

Prevalência: 3 a 6%; idade de pico: entre 45 e 65 anos de idade, incomum antes da adolescência; aproximadamente um terço dos pacientes irá procurar tratamento médico.

Sintomas

Hemorroidas internas: sangramento e prolapso dinâmico associados a movimentos intestinais. Outros sintomas geralmente não específicos: dor/desconforto (somente quando parcialmente trombosada ou encarcerada (grau IV, Fig. 4-2B), coceira (da umidade).

Hemorroidas externas: mais comumente sem sintomas; dor (somente se trombosada), dificuldade com higiene (se muito redundante); aversão psicológica; sangramento somente se houver ruptura espontânea de trombose aguda.

Diagnóstico Diferencial

Prolapso retal (padrão concêntrico).

Plicomas.

Fissura anal com plicoma sentinela ("hemorroida dolorosa").

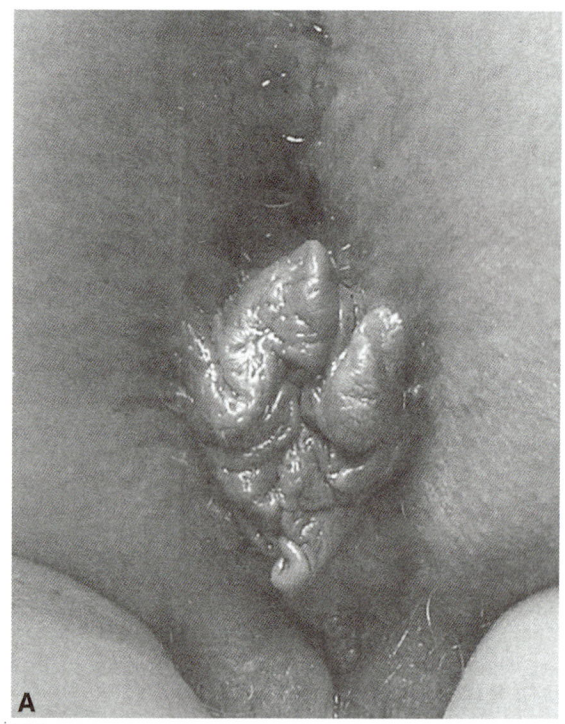

Figura 4-2A. Componente hemorroidário externo.

Condiloma.
Tumor (maligno, benigno).
Papila anal e hipertrófica.
Abscesso/fístula.
Proctite (DII, infecciosa, radiação etc.).
Varizes retais.
Úlcera de Dieulafoy no reto.

Patologia

Plexo hemorroidário, áreas focais de trombose. Hemorroidas internas: proximais à linha denteada, cobertas com epitélio colunar/transicional. Hemorroidas externas: distais à linha denteada, cobertas por anoderme (células escamosas).

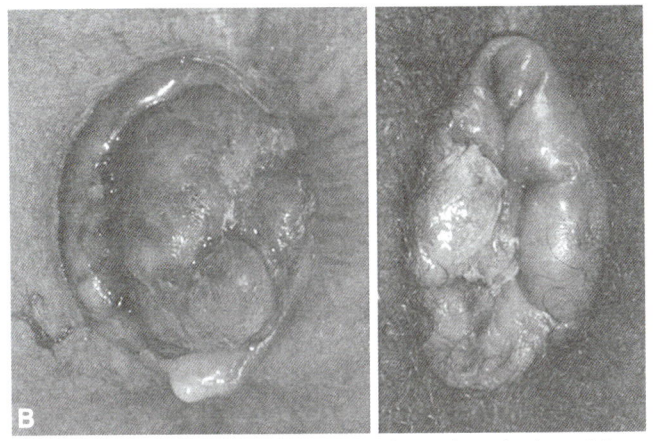

Figura 4-2B. Hemorroidas internas encerceradas-prolapsadas (grau IV).

Avaliação

Padrão mínimo necessário

História: descrição (presença/ausência e extensão do prolapso, necessidade de redução), padrão de ocorrência, sintomas associados (sangramento, dor etc.), hábitos intestinais diários, constipação, incontinência preexistente?

Exame clínico: configuração anal (plicomas etc.)? Fissura visível ou patologia na pele do local? Extensão do prolapso (diferenciação de prolapso retal).

Localização axial com relação à linha denteada (interna, externa, mista). Localização radial e número de hemorroidas afetadas (1-3), presença/ausência de complicações (trombose, necrose, ulceração, sangramento ativo. Tônus do esfíncter?

Anuscopia/proctoscopia: tumor, hemorroidas, proctite etc.

Exceto em emergências: avaliação colônica completa/parcial de acordo com as diretrizes gerais de triagem e antes de qualquer intervenção planejada.

Testes adicionais (opcionais)

Se outros diagnósticos forem mais prováveis.

Classificação

- Classificação de hemorroidas internas: parâmetros clínicos descritivos para hemorroidas (Tabela 4-1) devem incluir relato do paciente de extensão do prolapso (grau I-IV), localização axial objetiva com relação à linha denteada (interna, externa, mista), localização radial e extensão em 1-3 dos blocos de hemorroidas, presença ou ausência de complicações como trombose, necrose/gangrena, ulceração, ou sangramento ativo.
- Classificação de hemorroidas externas disponível somente para trombose: i. é., aguda (< 72 horas após início), subaguda (> 72, ainda com alterações inflamatórias).

Tratamento Não Cirúrgico

Indicado para:

- Todos os graus de hemorroidas internas, potencialmente suficiente para graus I/II, ocasionalmente até grau III (e IV).
- Hemorroida externa trombosada > 72 horas após o início (exceções individualizadas a essa regra).
- Coagulopatia.
- Infecção por HIV com AIDS manifestada.
- DII subjacente.
- Gravidez (contraindicação relativa para intervenção cirúrgica).

→ Modificações na dieta/estilo de vida: dieta rica em fibras, ingestão suficiente de fluidos, amaciante de fezes, redução de tempo passado no vaso sanitário, banhos de assento para sintomas agudos.

→ Tratamentos tópicos: uso de curto prazo (!) de supositórios de glicerina com/sem esteroides tópicos ou anestésicos locais, várias preparações manipuladas com eficácia não comprovada.

Tratamento Cirúrgico

Indicação

- Geral: ausência de contraindicações; na presença de fatores de risco (coagulopatia; hipertensão portal, gravidez etc. → otimização perioperatória, possível necessidade de monitoramento do paciente.
- Hemorroidas internas: sintomáticas, falha com o tratamento conservador, complicações (sangramento, anemia, encarceramento).
- Hemorroidas externas: trombose aguda (< 72 horas após o início).

Abordagem cirúrgica

- Intervenções no consultório: ligadura da hemorroida, esclerose, coagulação por infravermelho de hemorroidas internas; excisão/enucleação de hemorroidas externas trombosadas.

TABELA 4-1. Classificação e Tratamento das Hemorroidas

Classificação das Hemorroidas	Descrição (Coberta com Mucosa)	Sintomas	Opções de Tratamento
Grau interno I	Protuberância para dentro do canal anal	Sangramento indolor	Dieta Medicamentos locais e gerais Ligadura com banda elástica Coagulação infravermelha Escleroterapia
Grau interno II	Protrusão para fora do canal anal com movimentos intestinais; reduz espontaneamente	Sangramento indolor, edema	Ligadura com banda elástica Coagulação infravermelha Escleroterapia (PPH/Hemorroidectomia grampeada)
Grau interno III	Protrusão; requer redução manual	Acima + possível estrangulamento	Ligadura com banda elástica (PPH/Hemorroidectomia grampeada) Hemorroidectomia excisional
Grau interno IV	Protrusão constante; irredutível, ou reprolapso instantâneo	Acima + alto risco de estrangulamento com dor, necrose, sepse	Hemorroidectomia excisional (PPH/Hemorroidectomia grampeada)

Continua

TABELA 4-1. Classificação e Tratamento das Hemorroidas *(Cont.)*

Classificação das Hemorroidas	Descrição (Coberta com Mucosa)	Sintomas	Opções de Tratamento
Hemorroidas mistas	Componentes internos e externos	De acordo com o componente predominante	Tratamento de acordo com o componente predominante: • Hemorroidectomia excisional • PPH/Hemorroidectomia grampeada
Hemorroidas externas	"Protrusões" cobertas por pele	Desconforto, coceira Dor intensa se trombosada	Tratamento conservador sintomático Incisão e enucleação de coágulos Hemorroidectomia grampeada

PPH = procedimento para prolapso e hemorroidas.

- Procedimentos cirúrgicos: hemorroidectomia excisional (Fergurson, Milligan-Morgan, Whitehead), hemorroidectomia grampeada (PPH), ligadura da artéria hemorroidária orientada por Doppler.

Procedimentos de hemorroida obsoletos: crioablação → corrimento de odor fétido, dano sem controle ao tecido, incontinência.

Resultado

Tratamento conservador e ambulatorial: 70% de chances de sucesso (dependendo do grau dos sintomas). Tratamento intervencional/cirúrgico: 90 a 95% de chances de sucesso. Taxas de recorrência com PPH desconhecidas.

Complicações do tratamento cirúrgico de recorrência: cicatrização retardada da ferida, dor, sangramento pós-operatório, retenção urinária, impactação fecal, infecção/sepse perineal, incontinência para fezes/gases, estenose. Hemorroidectomia Whitehead: importante ferramenta convencional para hemorroidas circunferenciais, mas risco de ectrópio se feita de forma inadequada.

Acompanhamento

Reavaliar o paciente após 2 a 4 semanas de iniciado ou realizado o tratamento. Uma vez que tenha sido resolvido o problema hemorroidário, nenhum acompanhamento específico é necessário.

Referências Cruzadas

Tópico	Capítulo
Colite ou proctite	1 (p. 2)
Nódulo ou massa	1 (p. 33)
Fissura anal	4 (p. 161)
Prolapso retal	4 (p. 423)
Procedimentos ambulatoriais para hemorroidas	5 (p. 506)
Hemorroidectomia excisional	5 (p. 508)
Hemorroidectomia ou hemorroidopexia por grampeamento	5 (p. 512)

ABSCESSO PERIANAL/RETAL *(566)*

Visão Geral

Abscesso perirretal é um problema frequente, geralmente não ameaça a vida, mas é muito incômodo, que está associado à dor, risco de recorrência, e medo. Entre as várias causas de um abscesso nessa área, as mais comuns são de origem criptoglandulares.

Patogênese de abscesso criptoglandular 8 a 12 glândulas anais entrando no canal anal em criptas anais na linha denteada → obstrução do ducto? → retenção/entrada de bactérias → amplificação e expansão ao longo dos espaços perirretais anatômicos → liquefação (formação de abscesso). Nenhum fator de risco específico identificado.

Etiologias:

- Origem local: criptoglandular, doença de Crohn, cisto de Bartholin, glândulas sebáceas, fístula anastomótica (RAB, AIAJ), *status* pós-cirurgia anorretal, câncer avançado localmente, tuberculose, forma crônica de LGV, trauma (empalamento, corpo estranho etc.).
- Origem supraelevadora (muito rara): diverticulite, doença de Crohn, malignidade.

Gravidade do abscesso perirretal: tamanho variável do abscesso localizado, abscesso em forma de ferradura (envolvendo espaço pós-anal e ambas as fossas isquioanais; advertência: não confundir com abscesso supraelevador), graus variáveis de flegmão perifocal, gangrena de Fournier.

Epidemiologia

Dados epidemiológicos com base em estudo de população não estão disponíveis.

Sintomas

Piora perianal/perirretal ou dor retal profunda: constante, não relacionada a atividade intestinal; pressão local crescente, edema perianal crescente (pode estar escondido em abscesso isquioanal); agravamento posicional (sentar, andar).

Sintomas associados: possível febre, retenção urinária; raramente sepse (máximo: gangrena de Fournier, Fig. 4-3A).

Sintomas → podem estar mascarados em pacientes imunocomprometidos (neutropenia, leucemia) → dor somente, mas sem formação de abscesso.

Diagnóstico Diferencial

Dor: fissura anal, hemorroida externa trombosada, hemorroida interna prolapsada encarcerada, espasmo do elevador do ânus, *anismus*, DSTs (sífilis, herpes etc.).

Febre: outras fontes de infecção – pélvica, extrapélvica.

Sistema de fístula: hidradenite supurativa, doença de Crohn, tuberculose anorretal, actinomicose, LGV crônico.

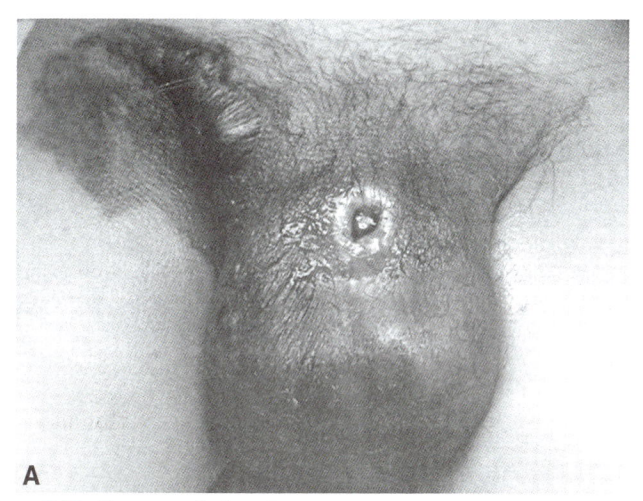

Figura 4-3A. Gangrena de Fournier.

Patologia

Localização dentro dos espaços perirretais:

- Perianal/subcutâneo: 40 a 65%.
- Interesfincteriano/submucoso: 15 a 25%.
- Isquioanal e pós-anal profundo: 20 a 35%.
- Intramuscular alto: 5 a 10%.
- Supraelevador: 5%.

Avaliação

Padrão mínimo necessário

História: início gradual, ausência de prolapso como sintoma primário, hábitos intestinais, incontinência preexistente, sintomas sugestivos de doença de Crohn (dor abdominal, diarreia, sangramento), cirurgias abdominais/pélvicas/anorretais anteriores?

Exame clínico:

- Inspeção externa: possível eritema/enrijecimento, possível abertura de fístula, ausência de hemorroida externa trombosada ou fissura.
- Toque retal (somente se o diagnóstico ainda não for óbvio): enrijecimento/sensibilidade de espaços perirretais, incluindo fossas isquioanais e/ou espaço pós-anal profundo? Advertência: mesmo abscessos grandes podem nunca mostrar flutuação!

Testes adicionais (opcionais)

Testes posteriores não são indicados em situações de emergência (a menos que o paciente esteja sob anestesia):

- Anuscopia/proctoscopia: excluir possibilidade de tumor, avaliação potencial para abertura primária (p. ex., fissura), abaulamento potencial intraluminal do abscesso (localização interesfincteriana/submucosa alta).
- Não indicado (a menos que por razões especiais); exame de sangue, estudos de imagem, por exemplo, TC (Fig. 4-3B), ou ultrassom endorretal (USER), culturas (a menos que sob circunstâncias/apresentação atípicas).

Classificação

- Abscesso criptoglandular.
- Abscesso secundário (fístula anastomótica etc.).
- Abscesso supraelevador.

Tratamento Não Cirúrgico

Não indicado.

Antibióticos somente para circunstâncias especiais: paciente imunossuprimido, componente inflamatório grave, doença cardíaca valvular.

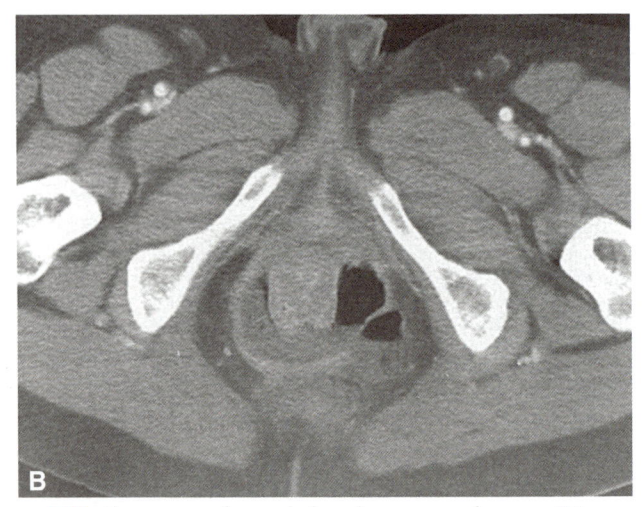

Figura 4-3B. Abscesso em forma de ferradura na varredura com TC.

Tratamento Cirúrgico

Indicação

Qualquer abscesso perirretal ou suspeita de abscesso (advertência: não procure ou espere por "flutuação").

Abordagem cirúrgica

- Ambulatorial/consultório: incisão e drenagem de abscesso perirretal com anestesia local, nenhuma busca por fístula.
- Centro cirúrgico: abscesso maior, incapacidade para tolerar procedimento local:
  - Incisão(ões) e possíveis contraincisões com colocação de dreno(s). Possível infecção fúngica.
  - Avaliação simultânea e tratamento para fístula (advertência: criação de trato fistuloso iatrogênico em tecido alterado).
- Gangrena de Fournier: desbridamento agressivo, possibilidade de operação de revisão, possível ostomia.

Resultado

Drenagem adequada resulta em melhoria rápida: 50% de probabilidade de trato fistuloso persistente após a primeira incisão e drenagem.

Acompanhamento

Reavaliar o paciente após 1 a 2 semanas (resolução de inflamação aguda?) e após 4 a 6 semanas (persistência de fístula?).

Planejamento de cirurgia eletiva de fístula.

Avaliação colônica completa/parcial de acordo com diretrizes gerais de triagem.

Referências Cruzadas

Tópico	*Capítulo*
Dor perirretal	1 (p. 15)
Fístula	1 (p. 22)
Nódulo ou massa	1 (p. 33)
Ultrassonografia endorretal	2 (p. 89)
Fístula perianal/perirretal	4 (p. 178)
Cisto pilonidal	4 (p. 182)
Hidradenite supurativa	4 (p. 186)
Incisão e drenagem de abscesso perirretal	5 (p. 477)
Procedimento modificado de Hanley	5 (p. 479)

FÍSTULA PERIANAL/PERIRRETAL *(565.1)*

Visão Geral

A fístula perirretal está intimamente associada aos abscessos perirretais. O trato da fístula, que conecta a(s) abertura(s) primária(s) com uma ou mais abertura(s) secundária(s) torna-se totalmente manifestado por abertura cirúrgica ou espontânea de um abscesso perirretal. Um número significativo de pacientes não se recorda de episódios de abscesso. Em cerca de 50% dos abscessos drenados (primeiro episódio), o processo inflamatório pode obliterar o trato da fístula. Trajetos de fundo cego podem complicar o quadro e se tornar fonte de recorrências.

O curso da fístula pode variar significativamente, mas há alguns padrões repetitivos (regra de Goodsall):

- Abertura da fístula anterior à linha transversal e < 3 cm da borda anal → curso radial direto para a linha denteada.
- Abertura da fístula posterior à linha transversal → curso curvado para a linha mediana posterior.
- Abertura da fístula anterior à linha transversal e > 3 cm da borda anal → curso curvado para a linha mediana posterior.

Epidemiologia

Dados epidemiológicos com base em população são limitados: um estudo escandinavo sugere uma prevalência de 6 a 12% por 100.000 pessoas.

Sintomas

Sintomas cíclicos: abscesso com dor crescente → ruptura/cirurgia com drenagem de pus → esfriamento com fechamento de pele ("cicatrização") → início de infecção latente → abscesso.

Diagnóstico Diferencial

Origem criptoglandular: grande maioria das fístulas.

Origem não criptoglandular: doença de Crohn, fístula anastomótica (RAB, AABIJ), *status* pós-cirurgia anorretal/trauma, neoplasia localmente avançada, tuberculose, actinomicose, forma crônica de LGV (linfogranuloma venéreo), hidradenite supurativa.

Fístulas congênitas.

Patologia

Localização definida por espaços perirretais anatômicos:

- Fístula subcutânea/mucosa.
- Fístula interesfincteriana (45 a 60% de todas as fístulas): através do esfíncter interno distal → espaço interesfincteriano – abertura externa.

- Fístula interesfincteriano (25 a 30%): através tanto do esfíncter interno quanto do externo.
- Fístula supraesfincteriana (< 3%): origina-se no plano interesfincteriano e espalha-se por todo o complexo do esfíncter externo.
- Fístula extraesfincteriana (< 3%): parede retal acima da linha denteada → ao redor de ambos os esfíncteres: mais comumente vista em trauma, doença de Crohn, ou DIP.
- Fístula isquioanal (ferradura) (20 a 35%): defeito primário mais comumente na linha mediana posterior → espaço pós-anal profundo e se estende às fossas isquioanais bilaterais com possíveis múltiplas aberturas secundárias.

Avaliação

Padrão mínimo necessário

História: caracterização de sintomas, hábitos intestinais, incontinência preexistente, sintomas sugestivos de doença de Crohn (dor abdominal, diarreia, sangramento), cirurgias abdominais/pélvicas/anorretais anteriores?

Exame clínico:

- Inspeção externa: identificação de possível abertura de fístula, sondagem possivelmente limitada, mas não é relevante para identificar, pré-operatoriamente, o curso exato da fístula.
- Anuscopia/proctoscopia: excluir possibilidade de tumor, hemorroidas, proctite etc.

Avaliação colônica total/parcial: avaliação de acordo com as diretrizes gerais de triagem.

Testes adicionais (opcional)

Estudos de imagenologia: somente para fístulas recorrentes ou de aparência mais complexa – fistulograma convencional, fistulograma por RM, ultrassonografia endorretal com injeção de H_2O_2.

Classificação

- Classificação de Park → possíveis combinações:
  - Fístula interesfincteriana.
  - Fístula transesfincteriana.
  - Fístula supraesfincteriana.
  - Fístula extraesfincteriana.
- Fístula simples vs. fístula complexa (p. ex., fístula em ferradura, fístula ramificada, aberturas secundárias múltiplas etc.; Fig. 4-4).

Tratamento Não Cirúrgico

Fístula assintomática.

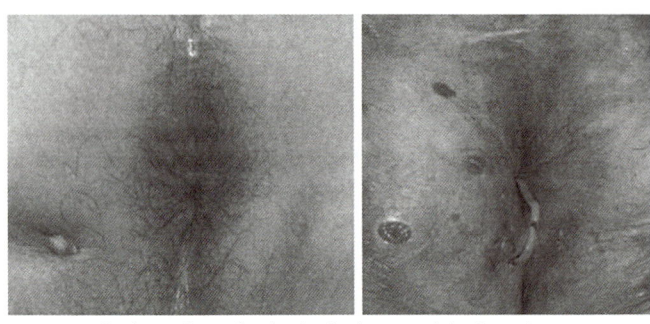

Figura 4-4. Fístula no ânus simples (painel esquerdo) e ferradura com drenagem inadequada (painel direito).

Tratamento Cirúrgico

Indicação

Qualquer fístula sintomática.

Abordagem cirúrgica

Geral: avaliação intraoperatória: inserção de sonda de prata, injeção de peróxido/corante etc.

Seleção de método apropriado com base na localização e extensão do envolvimento do esfíncter:

- Fistulotomia, fistulectomia: se < 10 a 20% de envolvimento do esfíncter.
- Abordagem com setor drenagem *vs.* setor cortante – fístulas complexas ou recorrentes.
- Retalho de avanço endotelial com/sem fistulectomia.
- "Obliteração" do trato fistuloso (cola de fibrina, *plug* de colágeno): trato longo e estreito, sem supurações ativas.
- Redirecionamento do trato da fístula.
- Retalho de avanço de pele externa.

Resultado

Recorrência de fístula: > 10 a 35% para todos os métodos → nenhuma solução perfeita.

Risco de incontinência: 0 a 15% (fezes), 0 a 25% (flatulência); ainda maior em algumas séries!

Acompanhamento

Reavaliar o paciente a cada 2 a 4 semanas para a conduta ambulatorial:

- Ferida aberta: verificar em intervalos regulares até cicatrizados por segunda intenção.
- Setores de drenagem: a menos que haja a intenção de uso a longo prazo (p. ex., doença de Crohn), a remoção pode ser considerada após 3 a 4 semanas se a inflamação e a drenagem tiverem diminuído.
- Setor de corte: apertar a cada 3 a 4 semanas até que tenha migrado para o músculo envolvido.
- *Plug* de colágeno: verificar a cada 3 a 4 semanas até que a abertura da fístula tenha secado.

Referências Cruzadas

Tópico	*Capítulo*
Fístula	1 (p. 22)
Ultrassonografia endorretal	2 (p. 89)
RM	2 (p. 124)
Estruturas e espaços pélvicos fasciais	3 (p. 148)
Abscesso perianal/perirretal	4 (p. 174)
DSTs	4 (p. 210)
DIII – doença de Crohn	4 (p. 327)
Reparo de fístula anal	5 (pp. 483-488)

CISTO PILONIDAL *(CISTO/SINUS/FÍSTULA, 685.0/1)*

Visão Geral

O cisto pilonidal ("ninho de pelos") é mais comum em adultos jovens, essencialmente não existente naqueles com mais de 45 a 50 anos. A proporção homens/mulheres é = 3:1. O excesso de peso é comum, mas não exclusivo. A condição não é ameaçadora à vida, mas é incômoda, e causa ausências significativas ao trabalho/escola. Gama de apresentações: tumorações assintomáticas na região sacrococcígea que causam infecção local com abscesso agudo, abscessos recorrentes, *sinus* de drenagem ou fístula.

Patogênese: penetração/desenvolvimento de cabelo abaixo da pele resulta em infecção do tipo corpo estranho. Duas teorias:

1. Congênito: erro de fusão de pele embriológico com aprisionamento resultante dos folículos capilares na região sacrococcígea.
2. Adquirido: origem externa (maceração, microtrauma, crescimento interno) introduz folículos capilares na área subdermal.

Epidemiologia

A prevalência da doença pilonidal assintomática é desconhecida. Risco de abscesso recorrente: ~ 30 a 50% após resolvido primeiro episódio, 80 a 90% após dois episódios.

Sintomas

Dor (incapacidade de sentar), eritema, edema, drenagem purulenta de fossas ou aberturas secundárias, desconforto crônico/intermitente, drenagem crônica/intermitente, irritação secundária na pele.

Complicações: carcinoma celular escamoso (após 20-30 anos), osteomielite sacral, fascite necrotizante, síndrome de choque tóxico e meningite.

Diagnóstico Diferencial

Hidradenite supurativa: sobreposição não incomum entre ambos e coexistência de ambos.

Fístula perirretal: origem criptoglandular.

Tumor pré-sacral.

Meningomielocele.

Lipoma.

Cisto sebáceo.

Acne inversa.

Patologia

Estrutura cística de tamanho variável, contendo cabelo e fragmentos. Tratos fistulosos se estendendo para a pele (fossas medianas). Graus variáveis de reação inflamatória aguda e crônica (neutrófilos, linfócitos). Ruptura do abscesso e/ou incisão resultante em aberturas fora da linha mediana.

Avaliação

Padrão minimo necessário

Exame clínico: fossas medianas, aberturas extramedianas, enrijecimento, eritema, sensibilidade.

Toque retal: excluir possibilidade de tumor pré-sacral.

Testes adicionais (opcional)

Se a apresentação não for clássica → radiografia ou TC/RM para excluir possibilidade de malformação de fusão.

Classificação

- Doença pilonidal assintomática/quiescente.
- Abscesso pilonidal agudo.
- Doença pilonidal aguda recorrente.
- *Sinus*/fístula pilonidal crônicos.

Tratamento Não Cirúrgico

Cisto pilonidal assintomático ou inativo; nenhum tratamento necessário, profilaxia impossível.

Leve, surto agudo: supressão com antibióticos (evitar abuso de antibióticos).

Tratamento Cirúrgico

Indicação

- Abscesso pilonidal agudo.
- Histórico de cisto pilonidal agudo recorrente (dois ou mais episódios).
- *Sinus*/fístula pilonidal crônicos.
- Câncer (→ modalidade combinada de tratamento).

Abordagem cirúrgica

Emergência

Abscesso agudo → incisão e drenagem (com anestesia local se possível).

Eletiva

Parâmetros de tratamento → simplicidade, dor associada, hospitalização/tempo ocioso, taxas de recorrência, cuidado com as feridas, retorno à atividade normal; nenhuma abordagem cirúrgica atinge todas as metas!

Fistulotomia e curetagem

Detalhamento do trato do seio incluindo fossas e aberturas secundárias → conversão para ferida aberta para cicatrização em segunda intenção. Vantagem: facilidade, sem limitações a atividades físicas. Desvantagem: cuidado prolongado com a ferida, requer cooperação do paciente (cuidado meticuloso com a ferida, depilação).
Tempo para cicatrização: 4 a 6 semanas; taxas de recorrência 5 a 20%.

Procedimento de Lord/Millar/Bascom

Excisão de fossas, remoção de pelos, lavagem dos tratos.

Excisão primária ampla da abertura (com ou sem marsupialização dos bordos da ferida)

Excisão precisa do cisto, fossas, aberturas secundárias, inflamação com criação de ferida rasa em forma de funil, possível marsupialização das bordas da pele. Vantagem: facilidade de cirurgia, facilidade de cuidado com a ferida (duchas, lavagem com escova, sem curativos), nenhuma limitação à atividade física, menores taxas de recorrência. Desvantagens: abertura prolongada da ferida, requer cooperação do paciente (lavar a ferida com escova, depilação).
Tempo para cicatrização 1 a 5 meses; taxas de recorrência 1 a 6%.

Excisão com fechamento primário

- Abordagem da linha mediana: excisão simétrica, fechamento primário, possivelmente com suturas de retenção profundas e rolo de compressão externa. Vantagem: recuperação geral mais rápida (se a cicatrização for descomplicada). Desvantagem: limitações de atividade física (repouso, deambulação mínima) por 2 semanas, 30% de risco de separação da ferida → pior resultado de ferida aberta secundariamente em comparação com ferida inicialmente deixada aberta. Tempo para cicatrização: 2 semanas; taxas de recorrência 15 a 25%.
- Abordagem lateral: incisão lateral, destelhar os tratos de sinus e fístula, excisão de fossas com fechamento lateral. Vantagem: recuperação geral mais rápida (se a cicatrização for descomplicada). Desvantagem: limitações de atividade física (deambulação mínima) por 2 semanas, risco de separação. Tempo para cicatrização 2 a 3 semanas; taxas de recorrência 10%.

Excisão e enxerto de pele

Excisão completa com enxerto de pele (inicialmente ou após condicionamento da ferida). Vantagem: fechamento acelerado da ferida. Desvantagem:

tempo de inatividade prolongado, risco de perda do enxerto, desconforto/cuidado com a ferida no local de implantação do enxerto. Tempo para cicatrização 2 a 4 semanas; taxas de recorrência 5 a 10%.

Procedimentos de retalhos de tecido (Zetaplastia, retalho Limberg etc.)
Remoção completa de todos os tratos de seio e tecidos cutâneos e subcutâneos infectados com fechamento livre de tensão utilizando tecido saudável. Vantagem: tensão reduzida na linha mediana, recuperação geral mais rápida (se a cicatrização for descomplicada). Desvantagem: limitações de atividade física (repouso no leito, deambulação mínima) por 2 semanas, risco de separação, pior resultado de ferida aberta secundariamente em comparação com ferida inicialmente deixada aberta. Tempo para cicatrização 2 semanas; taxas de recorrência: não confirmadas.

Resultado
Fatores associados a recorrência pós-cirúrgica:

- Abordagem primariamente aberta: configuração desfavorável da ferida (bolsos profundos) com drenagem inadequada, pelos na ferida, cuidados negligenciados com a ferida (pelos, granulação do tecido).
- Abordagem fechada: tecido desvitalizado não desbridado, tensão na linha de sutura, atividade → forças de corte.

Acompanhamento
A cada 2 a 4 semanas até que a ferida esteja cicatrizada.

Referências Cruzadas

Tópico	*Capítulo*
Fístula	1 (p. 22)
Fístula perianal/perirretal	4 (p. 178)
Hidradenite supurativa	4 (p. 186)
Tumores pré-sacrais	4 (p. 292)
Excisão do cisto pilonidal	5 (p. 490)

HIDRADENITE SUPURATIVA *(705.83)*

Visão Geral

A hidradenite supurativa é um processo inflamatório que se origina nas glândulas sudoríparas apócrinas com alta chance de cronicidade. A combinação de infecção aguda com supuração multifocal e formação de abscesso, bem como processo crônico latente e fistulização, podem resultar em extensão progressiva da doença e significativa reação fibroplástica com cicatrização ocasionalmente grotesca e deformação do tecido. Os locais mais comuns são as nádegas, virilha, períneo, e axilas, mas o processo pode se estender para a fenda interglútea (sobreposição com cisto pilonidal) ou para a área perirretal (sobreposição com fístulas perirretais).

Patogênese: obstrução de glândulas sudoríparas apócrinas (p. ex., queratina) → retenção de secreções → infecções dentro da derme e subderme → formação de tecido e granulação, tratos e seio. Patógenos mistos, com frequência de origem na pele.

Os fatores de risco incluem: sexo masculino (2:1), etnia afro-americana, obesidade, fumo, hormônios, histórico familiar. Idade: geralmente em adultos jovens < 40-45 anos. Não provado estar associado à hidradenite: depilação, cremes depilatórios, uso de desodorante.

A condição não ameaça a vida, mas é incômoda e causa faltas significativas ao trabalho/escola. Se não tratada, há risco, a longo prazo, de transformação maligna em câncer escamocelular (após 20-30 anos).

Epidemiologia

Prevalência desconhecida. Mais comum em adultos jovens (após a puberdade até a idade de 45 anos, comparável ao cisto pilonidal). Risco de abscesso recorrente: ~30-50% após tratamento "bem-sucedido".

Sintomas

Dor (incapacidade de sentar), eritema, edema, drenagem purulenta de fossas ou aberturas secundárias, desconforto crônico/intermitente, drenagem crônica/intermitente, irritação secundária na pele. Relativamente raro: linfoadenopatia associada e sinais sistêmicos.

Complicações: cicatrização crônica com deformidades, carcinoma espinocelular (após 20-30 anos), fascite necrotizante, síndrome de choque tóxico.

Diagnóstico Diferencial

Cisto pilonidal.

Infecções cutâneas: furúnculos, carbúnculos, erisipelas, tuberculose, linfogranuloma venéreo, actinomicose.

Fístula/abscesso perirretal de origem criptoglandular

Doença de Crohn.

Foliculite.

Cisto sebáceo.

Acne inversa.

Carcinoma celular escamoso.

Patologia

Tratos fistulosos estendendo-se para a pele com graus variados de reação inflamatória aguda e crônica (neutrófilos, linfócitos) e formação de abscesso focal. Cronicidade com reação fibrótica.

Avaliação

Padrão mínimo necessário

Exame clínico (incluir todos os locais possíveis): múltiplas aberturas, enrijecimento difuso, sensibilidade, áreas de eritema. Pressão palpatória → liberação multifocal de secreções purulentas.

Toque retal e anuscopia, se a localização estiver próxima do ânus.

Testes adicionais (opcional)

Culturas: inconsistente, 50% são culturas negativas; patógenos mais comuns: *Staphylococcus epidermidis, Streptococcus milleri, E. coli,* anaeróbios misturados, *Chlamydia trachomatis.*

Se a apresentação não for clássica: estudos de imagenologia, biópsias.

Classificação

- Doença supurativa aguda.
- Hidradenite latente.
- Doença fibroplástica crônica.

Tratamento Não Cirúrgico

Antibióticos sistêmicos (p. ex., tetraciclinas).

Antibióticos tópicos (p. ex., clindamicina).

Medidas gerais: perda de peso, alargar roupas, cuidados corporais antissépticos.

Tratamentos incertos: isotretinoína (derivativo de ácido retinoico), tratamento com hormônios, leuprolide (agonista do hormônio liberador de gonadotrofina), imunossupressores (ciclosporina etc.)

Tratamento Cirúrgico

Indicação

- Doença sintomática: supurações (sub)agudas e abscessos.
- Grande extensão da doença: é improvável que a doença, exceto muito limitada, responda a tratamento médico.
- Refratariedade a tratamento conservador.
- Câncer → abordagem oncológica adequada com excisão ampla e tratamento com modalidades combinadas.

Abordagem cirúrgica

- Destehamento dos tratos múltiplos (técnica aberta, possível marsupialização) → cuidado com ferida aberta.
- Excisão local ampla → cuidado com ferida aberta (confiável).
- Excisão local ampla com enxerto de pele.
- Excisão local ampla com reconstrução com retalho: particularmente em áreas anatomicamente críticas.

Resultado

Recorrências ou doença persistente são muito comuns: perianal < perineal < inguinoperineal. Redesbridamentos proativos devem ser antecipados e planejados.

Acompanhamento

A cada 2 a 4 semanas, até que a ferida esteja cicatrizada.

Referências Cruzadas

Tópico	Capítulo
Fístula	1 (p. 22)
Fístula perianal/perirretal	4 (p. 178)
Cisto pilonidal	4 (p. 182)

INCONTINÊNCIA FECAL *(787.6)*

Visão Geral

Incontinência fecal é o caminho final mais comum de múltiplas etiologias independentes. É definida como a perda involuntária de conteúdo retal (fezes, gás) através do canal anal e a incapacidade de postergar uma evacuação até que seja socialmente conveniente. As consequências da incontinência são significativas: (1) morbidade médica secundária (p. ex., maceração da pele, infecções no trato urinário, úlceras de decúbito), (2) despesas financeiras substanciais diretas e indiretas (para pacientes, empregador, seguro), (3) impacto na qualidade de vida (autoestima, vergonha, depressão, necessidade de organizar a vida ao redor de acessos fáceis ao banheiro, evitar atividades agradáveis etc.).

Problema: falta de padronização de definições, falta de correlação entre parâmetros subjetivos e objetivos, falta de conhecimento sobre fisiologia anorretal e de continência.

Sistemas de classificação: não incluem componentes fisiológicos para refletir com precisão gravidade clínica, a maior parte com base em avaliação relatada pelo paciente de gravidade e frequência. Classificação mais fácil e mais comumente utilizada: classificação fecal da Cleveland Clinic Florida (Wexner): frequência de incontinência para gás, líquidos, sólidos, de necessidade de usar almofadas, e de mudanças no estilo de vida.

Epidemiologia

Muito comum, mas difícil de avaliar (tabu). Prevalência estimada: somente conhecida por subgrupos de população → ampla variabilidade dependendo do método de avaliação e da população-alvo. Estudos internacionais com base na população: 0,4 a 18%. Pesquisa por telefone nos EUA: 2,2% (30% > 65 anos de idade, mulheres/homens 63/37%), pacientes clínicos: 5,6% (pacientes externos gerais) e 15,9% (pacientes uroginecológicos). Uma desproporção de 45 a 50% de indivíduos afetados tem graves incapacidades físicas e mentais.

Sintomas

Sintoma primário: piora do controle de diferentes componentes: fezes sólidas, fezes líquidas/semiformadas, gases. Graus descritivos: manchas na cueca < fezes na cueca < infiltração das calças < evacuação intensa/acidentes.

Variação de soilage período diurno/período noturno. Sensação reduzida para chegada das fezes, capacidade reduzida de urgência de supressão, adiamento máximo encurtado.

Sintomas associados: incontinência urinária, protuberância vaginal (retocele, cistocele), prolapso (hemorroidário, mucoso, retal de espessura total), hábitos intestinais alterados.

Sintomas secundários: prurido, irritação da pele perianal.

Diagnóstico Diferencial

Geralmente menos dúvidas sobre o diagnóstico de "incontinência fecal" do que sobre sua etiologia subjacente.

Fístula retovaginal.

Fístula colovaginal.

Fístula perirretal.

Patologia

Déficit do *plug*:

- Resistência insuficiente da saída (pressão, perfil da pressão): defeito ou disfunção nos músculos do esfíncter (EAI, EAE, músculo puborretal), desconfiguração do canal anal.
- Pressão endoluminal excessiva ou força propulsora: hiperatividade visceral (diarreia, DIII, SII), incontinência de excesso (evacuação incompleta, impactação fecal).

Alteração nas fezes

- Consistência diminuída (diareia): dieta, induzida por drogas, irritantes (ácidos biliares), infecciosa, DIII, SII.
- Formação de gás aumentada: SII, deita, supercrescimento bacteriano.

Disfunção de capacidade

- Complacência retal diminuída: proctocolite, cicatriz retal/anastomose, induzida por radiação.
- Complacência retal aumentada: retocele, megarreto.

Disfunção sensorial neurológica ou motora

- Déficit neurológico central: focal (derrame, tumor, trauma, esclerose múltipla); difuso (demência, esclerose múltipla, infecção, induzido por drogas).
- Neuropatia periférica: localizada (neuropatia pudenda induzida por paridade, radiação pélvica); difusa (diabetes melito, induzida por drogas).
- Disfunção funcional: hipersensibilidade visceral (SII).

Avaliação

Padrão mínimo necessário

História: quantificação de queixas e de seu impacto, momento do início, número e tipo de partos vaginais, histórico de cirurgias anorretais ou na coluna, extensão do intervalo, doenças subjacentes (diabetes, derrame etc.), medicamentos atuais, qualidade das fezes, passagem de fezes/gases através da vagina, evacuação incompleta? Prolapso? Histórico de colonoscopias anteriores? Fracasso em tratamentos passados, abordagem atual?

Exame clínico:

- Inspeção visual: mancha de fezes, irritação na pele, queda do períneo, ânus patuloso, abertura para tração lateral, sensação e reflexo anocutâneo preservados, pregas radiais, corpo perineal, deformidade de buraco de fechadura, prolapso ou ectrópio etc.?
- Toque retal: integridade do esfíncter, tônus do esfíncter (em repouso/contraído), contração muscular auxiliar compensatória (músculos dos glúteos), extensão do canal anal, retocele, massa palpável?
- Anuscopia/proctoscopia: excluir possibilidade de outras patologias: câncer anorretal, hemorroidas, proctite etc.

Avaliação colônica completa ou pelo menos parcial de acordo com diretrizes gerais de triagem antes de investigação mais detalhada ou intervenção.

Testes adicionais (opcional)

Administração de instrumentos de qualidade de vida: por exemplo, IQVIA.

Ultrassonografia anorretal: método de escolha para avaliar defeitos no esfíncter.

Estudos anofisiológicos (altamente recomendados onde disponíveis): manometria incluindo sensação/complacência, latência terminal do nervo pudendo.

Avaliação para suspeita de disfunção associada do assoalho pélvico:

- Proctograma de defecação.
- RM dinâmica.
- Urodinâmica.
- Avaliação GINO.

Classificação

- Incontinência estrutural *vs.* funcional.
- Com base na etiologia da incontinência: ver acima.
- Com base na gravidade: incontinência leve, moderada, grave.
- Com base no início: incontinência adquirida *vs.* congênita.

Tratamento Não Cirúrgico

Mudanças na dieta:

- Evitar alimentos que causem diarreia ou urgência.
- Suplementos de fibras.

Treinamento dos hábitos intestinais: tempo após refeições.

Medidas de apoio:

- Cremes de barreira (à base de óxido de zinco).
- Lavagens retais, enemas programados.

Medicação:
- Medicamentos antidiarreicos (loperamida, difenoxilato, opiáceos).
- Ligantes de ácido biliar (colestiramina).
- Amitriptilina (antidepressivo).
- Advertências: pacientes com excessiva incontinência (p. ex., impactação fecal) podem precisar de enemas de rotina ou laxativos.
- Terapia de reposição hormonal? → papel não definido.

Fisioterapia e treinamento de *biofeedback*: simples, barato, nenhum efeito físico adverso:
- Melhora da contração do esfíncter anal externo em resposta à distensão retal.
- Treinamento de coordenação.
- Treinamento sensorial.
- Treinamento de força.

Tratamento Cirúrgico

Indicação
- Incontinência fecal refratária ao tratamento clínico.
- Incontinência com deformidade óbvia e corrigível: deformidade do tipo cloaca, deformidade de buraco de fechadura.

Abordagem cirúrgica

Restauração da função esfincteriana residual
- Reparo do esfíncter (esfincteroplastia) onde o defeito estrutural for identificável → ultrassonografia = mais importante ferramenta de diagnóstico.
- Correção das deformidades visíveis (ânus, reto).
- Estimulação do nervo sacral: reestimulação de músculo do esfíncter anal disfuncional, mas anatomicamente intacto.

Substituição do esfíncter ou da função do esfíncter
Estreitamento do canal anal → aumento da resistência de saída, mas sem elemento funcional:
- Operação de Thiersch, procedimentos relacionados: cerco anal (fio de prata, banda de silastic): mesmo se corpo estranho tenha que ser removido em razão de infecção ~50% melhora (relacionada com a cicatriz).
- Procedimento de Secca: ablação por radiofrequência para criar cicatriz controlada no canal anal.
- Graciloplastia não dinâmica: *bio-Thiersch*, alto risco de complicações, falta de componente funcional.

- Implantação/injeção (p. ex., orientada por ultrassom) de microbalões implantáveis, contas revestidas de carbono, gordura autóloga, silicone, colágeno.

Substituição dinâmica do esfíncter:

- Implantação de esfíncter intestinal artificial: solução funcional/dinâmica, risco de infecção/erosão.
- Gracioplastia dinâmica: estimulação elétrica por meio de um gerador de pulsos implantável → conversão do músculo grácil de contração rápida e fatigável em um músculo de contração lenta e resistente à fadiga.

Conduto de Malone para enema colônico anterógrado (MACE)

→ Reduz carga fecal:

- Apendicostomia ou colostomia continente (se o apêndice já não existir!).
- Lavagem programada de todo o cólon.
- Problema: vazamento de fluido colônico residual durante diversas horas após a irrigação.

Desvio

Se outras terapias falharam ou se as comorbidades impossibilitam terapia mais agressiva → colostomia: não restaura incontinência, mas permite o controle da evacuação intestinal:

- Desvio fecal = excelente alternativa (se bem feito).
- Permite retomar uma vida pessoal e social normal.
- Advertência: uma ostomia mal feita ou mal localizada pode ser até mesmo pior → ênfase para criar um estoma bem construído em um local adequado.

Resultado

Esfincteroplastia: 50 a 88% dos pacientes: resultado excelente ou bom a curto prazo, 15 a 20% sem mudanças ou piora. Piora do sucesso a longo prazo → < 50% de continência após 5 anos.

Preditores de fracasso: fragmentação em múltiplos níveis do músculo do esfíncter anal, músculo do esfíncter atrofiado durante esfincteroplastia, dano traumático extenso, cicatrização extensa, etiologias neurológicas com músculo do esfíncter intacto, combinação de defeito no esfíncter com doença colorretal subjacente (DII, SII etc.), impacto potencial de neuropatia pudenda.

Acompanhamento

Falha após tratamento cirúrgico: → treinamento de *biofeedback* → reavaliação e repetição do reparo depois de > 6 a 12 meses? → estratégia alternativa *vs.* repetição?

Referências Cruzadas

Tópico	Capítulo
Incontinência	1 (p. 27)
Corrimento	1 (p. 47)
Estudos anofisiológicos	2 (p. 78)
Ultrassonografia endorretal	2 (p. 89)
Controle fecal	3 (p. 153)
Esfincteroplastia sobreposta	5 (p. 499)
Implantação de EIA	5 (p. 503)
Fisioterapia/treinamento de *biofeedback*	6 (p. 678)
Medicaões para trato GI	Ap. I (p. 720)
Sistemas de pontuação de incontinência fecal	Ap. II (p. 743)

PRURIDO ANAL *(698.0)*

Visão Geral

Prurido crônico na área perianal que com frequência dispara uma urgência irresistível de coçar. Pode ser secundário a uma verdadeira patologia anorretal local ou a uma manifestação perianal de uma doença sistêmica (p. ex., dermatose, leucemia etc.), ou pode ser prurido anal idiopático. O problema subjacente mais comum é incontinência fecal, umidade crônica na área (hemorroidas prolapsadas, prolapso retal, fístulas, obesidade com fenda anal profunda, incontinência urinária, corrimento vaginal etc.). Prurido idiopático não está associado à doença subjacente detectável, mas, com mais frequência, é o resultado de hábitos de dieta e higiene.

Epidemiologia

Reclamação muito frequente; no entanto, somente uma minoria de indivíduos procurará ajuda médica. Razão homens:mulheres = 4:1.

Sintomas

Prurido, constante ou esporádico, ciclos (p. ex., à noite). Busca por sintomas associados: umidade, drenagem, prolapso, dor/desconforto (particularmente após movimentos intestinais).

Diagnóstico Diferencial

Prurido anal idiopático: nenhuma patologia subjacente detectável.

Prurido anal secundário: resultado de patologia primária subjacente:

- Doenças locais: fístula, fissuras, incontinência, condiloma e outras DSTs, prolapso, neoplasia, infecção com lombrigas etc.
- Dermatoses: psoríase, líquen esceloso, dermatite alérgica/de contato (com frequência secundária ao uso de medicamentos tópicos), dano por radiação etc.
- Doenças sistêmicas: diabetes, linfoma/leucemia, insuficiência renal, icterícia.

Patologia

Prurido secundário: dependente de patologia subjacente.

Prurido idiopático: dermatite inespecífica.

Avaliação

Padrão mínimo necessário

História: início, padrão de ocorrência, sintomas associados, hábitos diários?

Exame clínico: configuração anal? Patologia de pele local visível (Fig. 4-5) ou não visível? Simétrica *vs.* assimétrica, patologia secundária (p. ex., escoriações por coçadura, atrofia da pele por uso crônico de esteroide). Sinais de

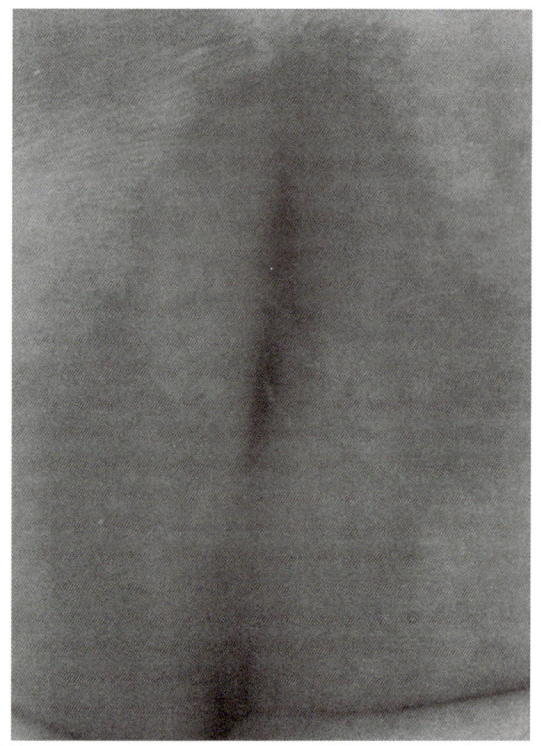

Figura 4-5. Dermatite perianal.

cronicidade (liquenificação)? Evidência de patologia na pele em outras áreas do corpo? Função do esfíncter?

Anuscopia/proctoscopia: tumor, hemorroidas, proctite etc.

Avaliação colônica completa somente necessária se indicada de acordo com as diretrizes gerais de triagem.

Testes adicionais (opcionais)

Culturas: fungos, vírus (herpes), clamídia, HPV.

Biópsia: doença de Bowen, doença de Paget, dermatoses etc.

Culturas de fezes, ovos e parasitas, teste de fita perianal (lombrigas).

Classificação

Pruridos idiopáticos *vs.* pruridos secundários.

Tratamento Não Cirúrgico

Indicado para prurido idiopático e para melhoria sintomática em prurido secundário:

- Eliminação de cremes/pomadas tópicos.
- Eliminação de sabonetes, higiene excessivamente zelosa, papel higiênico reciclado, lenços de limpeza com álcool, desodorantes etc.
- Aplicação de pomada de barreira (base de óxido de zinco etc.), considerar banhos de assento com permanganato de potássio (2 cristais por banheira de forma que a água fique minimamente tinta, não roxa).
- Cremes de corticosteroides: somente indicados para período muito curto (< 1 semana).
- Redução de peso.
- Eliminação de alimentos: cafeína (incluindo chocolate, chá etc.), especiarias, álcool, tomates, frutas cítricas etc.

Tratamento Cirúrgico

Indicação

Somente se necessário para eliminação da patologia subjacente (ver tópicos respectivos). Nunca indicado para pruridos idiopáticos.

Abordagem cirúrgica

Dependendo da patologia primária (ver capítulos respectivos).

Resultado

Dependente do sucesso do tratamento da patologia subjacente. Prurido idiopático geralmente responde à mudança de hábitos diários.

Acompanhamento

Reavaliar o paciente novamente após 4 a 6 semanas de iniciado o tratamento. Pedir testes adequados (p. ex., culturas, biópsias) se não houver resposta. Uma vez resolvido, nenhum acompanhamento é necessário.

Referências Cruzadas

Tópico	Capítulo
Erupção cutânea	1 (p. 17)
Incontinência	1 (p. 27)
Exame clínico	2 (p. 61)
Fissura anal	4 (p. 161)
Fístula perianal/perirretal	4 (p. 178)
Incontinência fecal	4 (p. 189)

SÍNDROME DA ÚLCERA RETAL SOLITÁRIA *(SURS, 569.41)*

Visão Geral

A síndrome da úlcera retal solitária é uma patologia retal distal resultante de estresse mecânico recorrente, mais comumente prolapso retal, manipulações digitais recorrentes, ou autoinstrumentações recorrentes etc. O nome é enganador: não é necessário que a SURS seja solitária e nem mesmo é necessário que inclua uma úlcera; outras mudanças hiperplásicas/polipoides podem estar presentes.

Epidemiologia

Rara, mas a prevalência é subestimada. Afeta todas as idades, dependendo do comportamento/patologia subjacente.

Sintomas

Sintomas da SURS: sangramento, corrimento com muco, dor, tenesmo, evacuação incompleta, urgência.

Sintomas associados de patologia subjacente: por exemplo, prolapso retal recorrente, incontinência, obstrução de saída (p. ex., contração puborretal paradoxal).

Diagnóstico Diferencial

DIII: colite ulcerativa, colite de Crohn.

Proctite actínica.

DSTs: por exemplo, linfogranuloma venéreo, herpes simples, úlceras associadas a HIV, sífilis primária, cancroide etc.

Endometriose.

Alterações adenomatosas.

Patologia

Característica miofibrose da lâmina própria com estroma paucicelular (i. é, ausência notável de células inflamatórias, particularmente neutrófilos). Além disso, mucosa espessada, arquitetura de cripta distorcida.

Avaliação

Padrão mínimo necessário

História: sintomas? Evidências de prolapso externo (extensão)? Função intestinal subjacente (constipação/diarreia, necessidade de apoio manual)? Mudança nos hábitos intestinais? Incontinência (fecal/urinária)? Práticas sexuais? Cirurgias anteriores (p. ex., prolapso, histerectomia etc.)? Avaliações colônicas anteriores (sigmoidoscopia flexível, colonoscopia, EB)?

Exame clínico: prolapso retal induzível? Massa retal?

Sigmoidoscopia rígida: ponto inicial? Alterações visíveis de mucosa (ulcerações, espessamento?).

Avaliação colônica total/parcial antes da cirurgia eletiva.

Proctograma de defecação.

Testes adicionais (opcionais)
RM dinâmica.

USER: espessamento da mucosa e da parede do reto.

Classificação
- SURS com prolapso identificável.
- SURS sem prolapso identificável.

Tratamento Não Cirúrgico
SURS sem prolapso e sintomas administráveis: aconselhamento, mudanças na dieta, fibras, laxativos, abster-se de manipulação manual ou com instrumentos, possível treinamento de *biofeedback*.

Tratamento Cirúrgico

Indicação
- Qualquer SURS com prolapso identificável.
- SURS sem prolapso identificável, mas com sintomas refratários a tratamento.

Abordagem cirúrgica
- Prolapso: reparo perineal ou abdominal do prolapso.
- Nenhum prolapso: excisão transanal local: em casos graves, necessidade de ressecção anterior baixa com anastomose coloanal.

Resultado
Curso natural de SURS não completamente documentado; algumas mudanças são reversíveis após correção da causa.

Acompanhamento
Reavaliação funcional em intervalos regulares.

Capítulo 4 ■ Doenças e Problemas

Referências Cruzadas

Tópico	*Capítulo*
Prolapso	1 (p. 41)
Proctograma de defecação	2 (p. 114)
Hemorroidas	4 (p. 167)
Prolapso retal	4 (p. 423)
Reparo de prolapso retal	5 (pp. 530-540)

CORPOS ESTRANHOS *(937, 936/938)*
Visão Geral

Corpos estranhos retidos ou presos são um desafio especial para definir quando é necessária uma intervenção cirúrgica. A taxa de passagem intestinal bem-sucedida e de expulsão retal espontânea é desconhecida: o problema, assim, provavelmente é mais frequente do que é relatado. Os pacientes somente procuram ajuda médica para obstrução ou perfuração intestinal manifesta ou pendente, dor/desconforto, ou se, a despeito de esforços prolongados, eles não conseguem retirar o objeto do reto.

Corpos retais estranhos: autoerotismo com perda de controle porque o ânus/reto funciona como uma armadilha que torna a retirada difícil: (1) o músculo do esfíncter resulta em fechamento de alta pressão por trás do objeto inserido e causa deslocamento proximal posterior do objeto; (2) curvaturas pré-sacrais e curvaturas puborretais resultam em uma mudança de direção; (3) válvulas de Houston formam obstáculos adicionais.

Complicações: obstrução, perfuração, dano ao esfíncter.

Ingestão oral de corpos estranhos (subentidade: tricobenzoar): crianças pequenas, psicopatologia subjacente (Fig. 4-6), ou ingestão intencional do corpo.

Obstáculos comuns do trato GI: junção gastroesofágica, piloro, ligamento de Treitz, íleo terminal, retossigmoide, canal anal; além disso, sítios anastomóticos (ingestão/explorações recorrentes), aderências.

Complicações: obstrução, perfuração, formação de abscesso, dano interno, sangramento, corrosão, ruptura de envoltórios com intoxicação aguda/morte.

Epidemiologia

Ingestão oral: incidência desconhecida, taxa de passagem espontânea desconhecida.

Inserção retal: incidência desconhecida, taxa de expulsão espontânea desconhecida.

Sintomas

Ingestão oral de objeto estranho: passagem dependente da forma, tamanho → possível obstrução, possível perfuração, possível sangramento, possível passagem completa.

Ruptura intracorporal de envoltórios → toxicidade aguda e colapso cardiopulmonar.

Inserção retal de corpo estranho: dor, desconforto, sangramento, dor abdominal (sinal ameaçador).

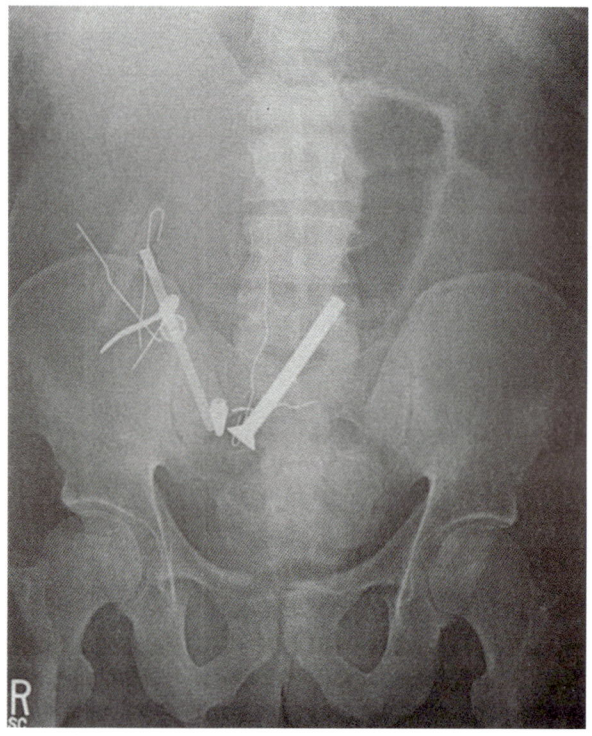

Figura 4-6. Objetos estranhos ingeridos em um paciente esquizofrênico.

Diagnóstico Diferencial

Intoxicação → outras vias de administração, outras causas de perda de consciência.

Obstrução → outras causas de OIG/OID.

Patologia

Nenhuma.

Avaliação

Padrão mínimo necessário

Todas as formas de corpos estranhos

História: com frequência não reveladora (história modificada, negação, psicose); antecedentes sociais e psicológicos?

Exames clínicos:

- Sinais vitais: evidência de intoxicação?
- Exame abdominal: distensão, sinais peritoneais?

Radiografias iniciais abdominal e pélvica: pneumoperitôneo, padrão obstrutivo, identificação e caracterização de objetos (primário e não relatado).

Ingestão de corpos estranhos

Radiografias do tórax em duas projeções: corpo estranho esofágico, subdiafragmático, ar mediastinal.

Séries de radiografias do abdome: mudança na posição do corpo estranho?

Cuidado com toque digital: potencial para objetos afiados?

Corpo estranho retal

Exame clínico > avaliação cuidadosa anal (e vaginal): risco de laceração, risco para o examinador. Toque retal com delicadeza: evitar empurrar objetos mais proximalmente.

Testes adicionais (opcional)

Nenhum.

Classificação

Nenhuma.

Tratamento Não Cirúrgico

Corpos estranhos ingeridos oralmente: EGD com tentativa de remoção endoscópica (por meio de bainha protetora), ou observação (exame seriado clínico e radiológico).

Corpos estranhos retais: tentativa de extração no leito (70 a 75% bem-sucedida).

Tratamento Cirúrgico

Indicação

- Corpo estranho impossível de ser retirado.
- Corpo estranho com complicação.

Abordagem cirúrgica

- Tentativa de extração sob anestesia.
- Laparotomia com expulsão bimanual (ordenha) ou enterotomia e retirada do corpo estranho.

Resultado

Retirada não cirúrgica ou passagem de corpo estranho em 75 a 80%; necessidade de intervenção cirúrgica em 20 a 25%. Risco não especificado de episódios recorrentes.

Acompanhamento
Estratégias de prevenção?

Referências Cruzadas

Tópico	*Capítulo*
Dor perirretal	1 (p. 15)
Radiografia convencional	2 (p. 94)
Síndrome da úlcera retal solitária	4 (p. 198)

SÍNDROME DO INTESTINO *GAY*
Visão Geral
Cunhado na era pré-HIV, o termo "síndrome do intestino *gay*" compreendia um conjunto não muito seletivo de sintomas anorretais e GI experimentados por homens homossexuais: dor abdominal, cólicas, eructação, flatulência, náusea, vômitos, diarreia, infecções entéricas (bacterianas, virais, fúngicas, parasitárias), trauma.

Com melhor entendimento das causas subjacentes, este termo está desatualizado: a terminologia depreciativa deve ser abandonada e entidades e termos mais específicos reconhecidos e utilizados são:

- Condiloma acuminado, molusco contagioso.
- Hemorroidas.
- Proctite (linfogranuloma venéreo, gonorreia, sífilis, herpes simples etc.)
- Abscesso perirretal/fístula.
- Úlcera/fissura anorretal.
- Enteritide aguda (*Salmonella*, shigelose, *Campylobacter*, *Clostridium difficile*, *E. coli,* patógenos virais, *Staphylococcus aureus etc*.).
- Diarreia crônica (*Cryptosporidium, Microsporidium, Cyclospora, Giardia, Isospora, Entamoeba histolytica,* complexo *Mycobacterium avium* [MAC], CMV, enteropatia por HIV).
- Pólipos benignos.
- Linfomas
- Hepatite viral.
- Trauma anorretal e corpos estranhos.
- Tuberculose, micobacteriose atípica (MAC).
- Sintomas associados (uretrite etc.).

Referências Cruzadas

Tópico	*Capítulo*
Corrimento	1 (p. 47)
Ulceração	1 (p. 52)
Doenças anorretais associadas ao HIV	4 (p. 206)
DSTs	4 (p. 210)
Condilomas anais	4 (p. 215)
Câncer anal	4 (p. 230)
Enterocolite infecciosa	4 (p. 315)

DOENÇAS ANORRETAIS ASSOCIADAS AO HIV *(042)*

Visão Geral

Distúrbios anorretais são frequentes em homens HIV positivos que fazem sexo com outros homens (MSM) e podem representar o motivo original para buscar atenção médica. Melhora nas opções de tratamento com disponibilidade de TAAA (terapia antirretroviral altamente ativa) mudaram dramaticamente a antes universalmente fatal infecção por HVI, e infecções oportunistas e tumores associados ao HIV (linfoma, sarcoma de Kaposi) diminuíram desde 1994. No entanto, a despeito da TAAA, a incidência de problemas anorretais não mudou, e a displasia anal e o câncer estão no topo. A constelação original de riscos (intercurso anal sem proteção) parece ser inicialmente responsável pela maioria dos problemas.

As apresentações clínicas mais comuns (com frequência múltiplos problemas simultâneos) são:

- Um terço, condiloma anal.
- Um terço, úlceras associadas ao HIV.
- Um terço, outros problemas: abscesso e fístula anal, hemorroidas, DSTs, trauma/corpo estranho, displasia/neoplasia anal, molusco contagioso, tuberculose (típica, atípica).

Úlcera associada ao HIV: lesão achatada dolorosa e com frequência excêntrica na borda anal, causada pela combinação de trauma mecânico, infecção multibacteriana e viral.

Tratamento cirúrgico em pacientes HIV positivos, que historicamente (1986) tinham inaceitavelmente alta morbidade/mortalidade, tornou-se mais seguro: o tempo de cicatrização é prolongado e resultados ruins ainda são possíveis, mas o alívio geral dos sintomas e a eventual taxa de cura se aproximam da dos pacientes HIV negativos.

Epidemiologia

Doenças anorretais se desenvolvem em 3 a 35% da população portadora de HIV (particularmente MSM).

Sintomas

Depende da patologia → piora e dor crescentemente constante perianal e/ou retal profunda, possível febre, possível retenção urinária, sangramento/corrimento, crescimento:

- Condiloma: nódulos ou caroços, coceira, sangramento.
- Úlcera associada ao HIV: dor, corrimento purulento, sangramento.
- DSTs: dor perirretal (HSV), corrimento mucopurulento e urgência/tenesmo (linfogranuloma venéreo), diarreia etc.
- Abscesso: edema, dor, massa inflamatória, febres.

- Neoplasia intraepitelial anal (NIA) → câncer: variando desde assintomático para dor, massa/lesão.
- Hemorroidas: sangramento, prolapso.

Outros sintomas associados ao HIV: atrofia, síndrome de redistribuição de gordura (acumulação de gordura, lipodistrofia), linfadenopatia, dermatite seborreica, demência etc.

Diagnóstico Diferencial

Dor

- Causas não relacionadas com o HIV: fissura anal crônica, hemorroida externa trombosada, abscesso, espasmo do elevador do ânus, *anismus*.
- Causas relacionadas ao HIV: úlcera associada ao HIV, infecção por HSV, abscesso, DSTs, trauma.

Ulceração

- Fissura anal crônica (improvável em MSM): localização mais alta (canal anal), tônus do esfíncter apertado, plicomas bastante comuns.
- Úlcera associada a HIV idiopático: com frequência também na linha mediana posterior ou excêntrica/multicêntrica; localização baixa (borda anal), tônus do esfíncter frouxo, plicomas pouco comuns, possível ponte de mucosa.
- Infecções específicas: HSV, CMV, cancroide, tuberculose, *Cryptococcus*, actinomicose.
- Trauma agudo (intercurso, corpos estranhos).
- Neoplásico: câncer anal, linfoma.
- DII (colite ulcerativa/doença de Crohn).

Crescimento/nódulo

- Condiloma.
- Câncer, linfoma, sarcoma de Kaposi.
- Actinomicose, cancroide etc.

Patologia

Úlcera associada ao HIV: ulceração epitelial, infiltrados agudos e crônicos inespecíficos.

Outras patologias: dependente da doença subjacente.

Avaliação

Padrão mínimo necessário

História: início/padrão de sintomas, nódulos/caroços, função e hábitos intestinais subjacentes, incontinência preexistente? Feito teste de HIV? Tempo desde infecção por HIV? Doenças do(a) parceiro(a)? Infecções e tumores oportunistas? Perda de peso? Atuais medicamentos TAAA?

Se não feito ainda: teste de HIV.

Status de imunidade: contagem de CD4, carga viral.

Exame clínico:

- Inspeção externa (afecções na pele, hemorroida externa trombosada, eritema/enrijecimento?). Tração lateral das nádegas → ulcerações visíveis.
- Se for relatada dor significativa, toque retal ou instrumentação na primeira apresentação não indicados!
- Palpação externa: tônus do esfíncter normal/reduzido?

Sigmoidoscopia rígida/flexível: proctite, massa etc.

Avaliação colônica posterior de acordo com diretrizes gerais de triagem (se o histórico e as descobertas forem consistentes → pode ser adiado por 3 a 4 semanas até que os sintomas agudos melhorem).

Testes adicionais (opcional)

Culturas (viral, bacteriana, incluindo para gonococos, fungos, bacilos acidor-resistentes de crescimento rápido).

Biópsia de qualquer coisa incomum.

Teste de PPD.

Possível radiografia do tórax.

Classificação

- Doenças orientadas por HIV/imunossupressão (causal).
- Doenças associadas ao HIV (ligadas sem causa direta-efeito direto).
- Doenças independentes do HIV (coincidentes).

Tratamento Não Cirúrgico

Geral: avaliação de *status* de imunidade (p. ex., CD4 < 50) → início/ajuste de TAAA.

Úlcera associada ao HIV: tratamento empírico com metronidazol 3×500 mg VO e aciclovir 3×800 mg VO por 14 dias resulta em 85% de resolução; repetir se melhorou, mas não resolveu.

DSTs: tratamento antibiótico/antiviral, medidas de apoio.

Pré-neoplasia: vigilância do canal anal.

Hemorroidas: ligadura, mas contraindicado se houver evidência de imunossupressão.

Tratamento Cirúrgico

Indicação

- Úlcera associada ao HIV: falha do tratamento empírico.
- Condiloma.

- Nódulo/massa.
- Câncer persistente após quimiorradiação.
- Abscesso/fístula.
- Tratamento de hemorroidas refratárias.

Abordagem cirúrgica
- Excisão de úlceras, potencialmente com retalho de avanço → cuidados com ferida aberta.
- Hemorroidas: hemorroidectomia excisional. Advertência: hemorroidectomia grampeada contraindicada em MSM (risco de lesão por grampos residuais).
- Outras patologias: remoção de verrugas, biópsia ou excisão de nódulos, drenagem de abscesso etc.; câncer persistente após quimiorradiação → ressecção oncológica (ver Câncer Anal mais adiante no capítulo).

Resultado

Úlcera associada ao HIV: 85% de melhora com o tratamento conservador; após excisão cirúrgica → melhora da dor e do desconforto em 90% dos pacientes a despeito de criação de feridas até maiores e tempos variáveis de cicatrização da ferida.

CD4 < 50 → cicatrização pobre da ferida.

Acompanhamento

Monitoramento de TAAA.

Acompanhamento imediato a cada 2 semanas → controle e verificação de sucesso do tratamento local.

Acompanhamento a longo prazo → gerenciamento da saúde, TAAA, Papanicolaou pelo menos anual etc.

Referências Cruzadas

Tópico	*Capítulo*
Ulceração	1 (p. 52)
Fissura anal	4 (p. 161)
Abscesso perianal/perirretal	4 (p. 174)
DSTs	4 (p. 210)
Condilomas anais	4 (p. 215)
Neoplasia intraepitelial anal	4 (p. 220)
Câncer anal	4 (p. 230)
Ressecção abdominoperineal (RAP)	5 (p. 615)
Medicações contra patógenos virais	Ap. I (p. 724)

DOENÇAS SEXUALMENTE TRANSMISSÍVEIS *(DSTs, 091, 098, 099)*

Visão Geral
As DSTs são causadas pela transmissão de patógenos durante a atividade sexual.

Locais afetados: genital, área anorretal, oral. As DSTs anorretais são uma questão de saúde importante em pacientes que se engajam em intercurso anorreceptivo. O comportamento de risco ou do paciente índice ou do(s) parceiro(s) resulta em aquisições repetidas de DSTs. Múltiplas DSTs simultâneas são comuns e facilitam a aquisição de outras (p. ex., HIV).

- Síndromes de corrimento: gonorreia, clamídia (LGV), HSV.
- Ulcerações anogenitais: herpes simples, úlceras associadas ao HIV, sífilis primária, cancroide *(Haemophilus dicreyi)*, LGV, granuloma inguinal (donovanose: *Klebsiella/Calymmatobacterium granulomatis*).
- Dor:
  – Sim: HSV, LGV, cancroide.
  – Não: sífilis (cancro), granuloma inguinal.
- Proctite/proctocolite: gonorreia, clamídia (LGV), sífilis, HSV.
- Síndrome proliferativa: HPV, HHV-8 (sarcoma de Kaposi), linfoma, sífilis (condiloma plano, goma).
- Erupções cutâneas: sífilis secundária, gonorreia disseminada, pediculose pubiana, sarna.

Infestação direta por patógeno anogenital: HPV, *Neisseria gonorrhoeae*, *Chlamydia trachomatis* (incluindo LGV), *Treponema pallidum* (sífilis), HSV.

Infestação indireta por patógeno (p. ex., rota oral ou oral-anal): *Giardia lamblia*, espécie de *Campylobacter*, espécie de *Shigella*, *Entamoeba histolytica*, *C trachomatis*, pediculose pubiana, sarna.

Pacientes HIV positivos: CMV, complexo de *Mycobacterium avium intracellulare* (MAI/MAC), *Microsporidium*, *Isospora* etc.

Epidemiologia
Incidência geral de DSTs nos EUA: até 20 milhões de novas infecções por ano.

DSTs ativas (p. ex., gonorreia, sífilis etc.) aumentam o risco de infecção por HIV se expostas.

Sintomas
Sintomas gerais
- Proctite: prurido, dor anorretal, tenesmo, sangramento retal, corrimento com muco.
- Proctocolite: o mesmo que acima; além desses: mudança nos hábitos intestinais (diarreia), cólicas abdominais.

- Enterite: diarreia, cólicas abdominais sem sinal de proctocolite.
- Proliferação: nódulos, massa, condiloma.

Características específicas das doenças

- Gonorreia: portador assintomático (reservatório); DIP; monoartrite; erupções cutâneas; uretrite; proctite com corrimento espesso, nebuloso, ou com sangue; dor.
- Sífilis (Lues):
  - Primária: complexo primário (cancro) – úlcera pequena, enrijecida, com base limpa e indolor; proctite.
  - Secundária: erupção cutânea difusa, sem coceira, maculopapular, possíveis sintomas gerais (linfadenopatia, febre, dor de cabeça), condiloma lata.
  - Latente: *status* pós-infecção, mas nenhuma evidência clínica da doença.
  - Terciária: nenhuma manifestação primária, sintomas neurológicos, aortite, goma.
- Cancroide: úlcera genital profunda, purulenta e dolorosa, com linfadenopatia inguinal supurativa sensível.
- Herpes genital: lesões múltiplas e agrupadas vesiculares dolorosas ou ulcerações rasas.
- Sorovariantes de *Chlamydia* D-K: proctite, uretrite.
- Sorovariantes de *Chlamydia* L1–L3 (LGV): linfadenopatia sensível, proctocolite com corrimento com sangue/muco, dor/tenesmo, constipação, febre. Sequelas a longo prazo: linfedema, fístulas e estenoses.
- Granuloma inguinal (donovanose): progressiva, ulceração indolor muito vascularizada e friável, com linfadenopatia regional.

Diagnóstico Diferencial

Outras causas de ulceração: sangramento, dor.

Neoplasias primárias: câncer anal, doença de Paget, doença de Bowen, NIA, câncer retal, melanoma, sarcoma de Kaposi, linfoma.

Outras formas de colite: colite ulcerativa, doença de Crohn, colite por *C. difficile* etc.

Patógenos

- Gonorreia: *N. gonorrhoeae,* diplococos intracelulares Gram-negativos → culturas seletivas (meio Thayer-Martin), PCR.
- Sífilis: *T pallidum* (espiroquetas) → microscopia de campo escuro/imunofluorescência, sorologia.

- Cancroide: *H. ducreyi*, bastonete Gram-negativo → meio especial de cultura (difícil), diagnóstico PCR.
- Herpes genital: HSV-1 e HSV-2 (herpes genital) → isolamento em culturas de células, diagnóstico pautado em PCR.
- *Sorovariantes do C. trachomatis* D-K e L1, L2, L3 (LGV), patógeno intracelular → sorologia, cultura, teste de imunofluorescência.
- Granuloma inguinal (donovanose): *K. granulomatis* Gram-negativo (anteriormente *C. granulomatis*) → cultura difícil, diagnóstico na biópsia: corpos Donovan com coloração escura.

Avaliação

Padrão mínimo necessário

História: comportamento de risco, *status* do HIV, sintomas específicos.

Exame clínico: inspeção → massa/nódulo, úlceras/bolhas, fístulas?

Toque retal/palpação de linfonodos inguinais; anoscopia/sigmoidoscopia → HSV, gonorreia, LGV, sífilis? Exame da cavidade oral.

Todos os pacientes com DSTs → teste de HIV (menos positivo conhecido).

Culturas:

- Culturas diretas: HSV, gonorreia, clamídia, *H. ducreyi,* tuberculose.
- Culturas de fezes, incluindo *Giardia*, criptosporidiose, microsporidiose.

Outros exames:

- Leucócitos nas fezes?
- Esfregaço de secreções anorretais coradas pelo Gram: diplococos intracelulares Gram-negativos?
- Microscopia de campo escuro: *T. pallidum?*
- Teste sorológico: HSV-2, sífilis, LGV, gonorreia.

Úlceras anogenitais → sorologia de sífilis + exame de campo escuro ou imunofluorescência direta, cultura de HSV ou teste de antígeno, cultura de *H. ducreyi*.

Doenças relatáveis: sífilis, gonorreia, clamídia, HIV, tuberculose.

Testes adicionais (opcional)

Radiografia do tórax ou PPD: tuberculose.

Colonoscopia.

Classificação

Com base em patógenos infecciosos específicos.

Tratamento Não Cirúrgico

Proctite: ceftriaxona + doxiciclina.

HSV: um dos seguintes: aciclovir, famciclovir, valaciclovir.

Sífilis: penicilina G → advertência: Jarisch – Herxheimer nas primeiras 24 horas: reação febril aguda, dor de cabeça, mialgia; alternativas: doxiciclina, tetraciclina.

Clamídia/LGV: doxiciclina; alternativa: eritromicina.

Gonorreia: ceftriaxona (mais tratamento para clamídia); alternativa: espectinomicina → advertência: gonorreia resistente a drogas.

CMV: ganciclovir.

Cancroide: um dos seguintes: azitromicina, ceftrixona, ciprofloxacina, eritromicina.

Granuloma inguinal: doxiciclina; alternativas: azitromicina, ciprofloxacina, eritromicina, ou sulfametoxazol-trimetropim.

Úlceras associadas ao HIV idiopático: tratamento empírico com aciclovir + metronidazol.

HPV: ver capítulos respectivos.

Tratamento Cirúrgico

Indicações

- Diagnóstico incerto → biópsia e cultura de fragmento de tecido (bacteriana, viral, bacilos de ácido rápido).
- Condiloma anogenital.
- Úlcera associada ao HIV refratária ao tratamento.

Abordagem cirúrgica

Ver Capítulo 5.

Resultado

Risco mais alto de falha de tratamento em pacientes com HIV positivos, particularmente com baixa contagem de CD4.

Fatores de risco de infecções recorrentes: comportamento de risco continuado (promiscuidade, intercurso sem proteção), parceiro não tratado, indivíduos não circuncidados.

Acompanhamento

Avaliação de eliminação da infecção → acompanhamento deve ser pautado em etiologia específica e gravidade dos sintomas clínicos. Dificuldade em distinguir recorrência da infecção de falha no tratamento.

Gerenciamento dos parceiros sexuais: avaliação e tratamento.

Referências Cruzadas

Tópico	Capítulo
Corrimento	1 (p. 47)
Ulceração	1 (p. 52)
Fístula perianal/perirretal	4 (p. 178)
Doenças anorretais associadas ao HIV	4 (p. 206)
Condilomas anais	4 (p. 215)
NIA	4 (p. 220)
Câncer anal	4 (p. 230)
Medicações contra patógenos virais	Ap. I (p. 724)
Medicações contra patógenos bacterianos e fúngicos	Ap. I (p. 725)

CONDILOMAS ANAIS *(078.10)*
Visão Geral

Condilomas ("verrugas anogenitais") são lesões de pele, solitárias ou múltiplas, hiperceratóticas e geralmente semelhantes a uma couve-flor que são causadas por infecção sexualmente transmissível, de epitélio escamoso com HPV altamente contagioso. Antes de ativar o modo de crescimento proliferativo, o HPV pode estar dormente dentro das células por semanas, meses, até mesmo anos: o momento exato e o "doador" da infecção não podem, por isso, ser determinados com certeza.

Mais de 100 sorotipos de HPV foram identificados: ~30 sorotipos são sexualmente transmitidos, sorotipos 6/11 em > 90% dos casos, mas a coexistência de diferentes sorotipos é possível. Atualmente, sorotipagem de rotina não é clinicamente relevante:

- Sorotipos de HPV com alto potencial maligno: 16, 18, 33, 31, 35, 39, 45, 51, 52 → lesões intraepiteliais escamosas de baixo e alto grau (LIEEBG, LIEEAG) → câncer invasivo.
- Sorotipos HPV sem potencial maligno: 6, 11, 42, 43, 44 → verrugas genitais, LIEEAG.

Padrão de crescimento variando de (1) verrugas diminutas espalhadas focais a (2) verrugas grandes e hexofíticas, (3) lesões semelhantes a um tapete, com frequência confluentes, ou (4) condilomas acuminados gigantes de Buschke-Lowenstein.

Epidemiologia

Nos EUA: prevalência de 20 milhões de pessoas com infecções genitais por HPV, incidência anual de 5,5 milhões de pessoas infectadas todos os anos; 5 a 75% da população geral sexualmente ativa tem infecção genital por HPV em algum momento de suas vidas, 15% com evidências de infecção atual. A maioria das infecções é subclínica, i. é, não detectável por exame físico ou citológico. Verrugas anogenitais: em 1 a 2% da população geral, em 3 a 25% de população HIV positiva; 13 a 30% de homens com verrugas anais têm verrugas no pênis; 70 a 85% dos pacientes com verrugas externas têm, também, verrugas internas.

Sintomas

Com frequência assintomático.

Presença de lesões na pele acinzentadas ou cor de carne palpáveis/visíveis (pápulas, caroços, nódulos, massas).

Prurido; dificuldade com higiene. Com tamanho crescente → sangramento quando traumatizada.

Advertência: dor não é um sintoma de verrugas anais → diagnósticos diferenciais: úlcera, fissura, tumor, abscesso.

Diagnóstico Diferencial

Molusco contagioso.

Fibroepitelioma.

Papilas anais hipertróficas.

Ceratoses seborreicas.

Glândulas sebáceas.

Condiloma plano (sífilis secundária).

Doença de Bowen.

Câncer anal ou outros tumores.

Doença de Paget.

Patologia

Lesões acantóticas hiperceratóticas papilomatosas. Maturação epitelial mantida em direção à superfície. Coilocitose característica = vacuolização citoplasmática perinuclear em conjunção com irregularidade nuclear.

Displasia de baixo grau (NIA I) → displasia de alto grau (NIA III): desorganização epitelial crescente, perda de maturação, celularidade aumentada para a superfície. Efeito de podofilina: mudanças semelhantes à displasia de alto grau.

Avaliação

Padrão mínimo necessário

História: início, padrão e locais de ocorrência; sintomas associados? *Status* de HIV?

Exame clínico: localização e extensão das lesões? Confluência de lesões (Fig. 4-7)? Estimativa de envolvimento anodérmico interno e externo. Exame do períneo, pênis. Exame ginecológico.

Anuscopia/proctoscopia/sigmoidoscopia: envolvimento interno, proctite por DST associada etc.

Avaliação colônica completa, se indicada pelas diretrizes gerais de triagem.

Testes adicionais (opcional)

Culturas: se houver suspeita de outras DSTs.

Biópsia: se em dúvida quanto ao diagnóstico, todas as lesões extirpadas.

Teste de HIV (recomendado).

Exame ginecológico.

Exame/tratamento do parceiro.

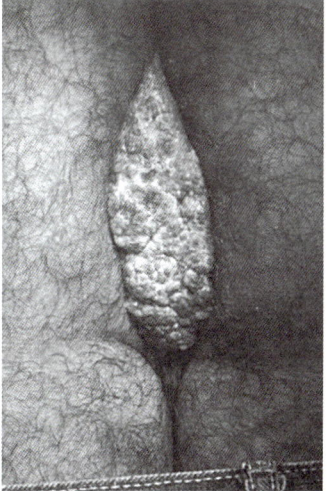

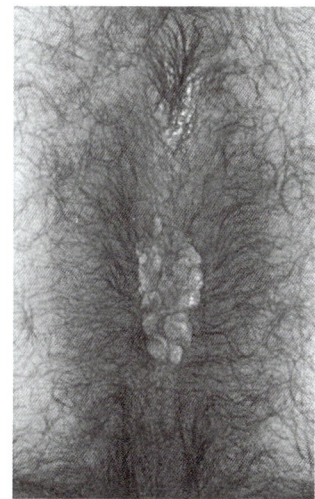

Figura 4-7. Condiloma anal.

Classificação

- Condiloma acuminado.
- Condiloma plano.
- Condiloma gigante (Buschke-Loewenstein).

Tratamento Não Cirúrgico

Em pacientes infectados com HIV: otimização do *status* de imunidade (TAAA).

Tratamentos tópicos para doenças relativamente limitadas e acessíveis, geralmente sessões múltiplas (diárias/semanais) necessárias, taxas de recorrência > 25%.

1. Aplicado pelo paciente:
    a. Imiquimode 5%: pomada tópica, modo não claro de ação, mas melhoria em múltiplos níveis da resposta imune do local que promove supressão pelo hospedeiro da proliferação de HPV. Nádegas avermelhadas: efeito colateral, com frequência associado a sucesso posterior de tratamento. Taxa de sucesso de 60 a 70% em pacientes HIV negativos, 10 a 20% em pacientes HIV positivos.
    b. Podofilina: 0,5 solução topicamente 2 vezes por dia por 8 horas (3 a 4 dias/semanas), proteção da pele saudável recomendada; propriedades citotóxicas antiproliferativas (para do ciclo celular na metáfase) → risco potencial de carcinogênese, não adequado para condiloma do canal anal. Efeitos colaterais locais: irritação, formação de

bolhas, ulceração; toxicidade sistêmica rara relatada: hepatoxicidade, oncogenicidade. Advertência: efeito da podofilina no espécime da patologia.

    c. 5-FU: 60% de erradicação após 3 a 7 dias, mas com frequência associada a desconforto intolerável.

2. Aplicado pelo médico:

    a. Podofilina: 25% de solução, topicamente, 1 vez por semana (efeitos colaterais: ver acima).

    b. Nitrogênio líquido: congelamento das verrugas a cada 1 a 2 semanas, barato, desconforto.

    c. Ácido tricloroacético (TCA): queimação química das verrugas, 1 vez por semana.

    d. Injeção intralesional de interferon: múltiplas sessões necessárias.

3. Tratamentos não testados: múltiplos outros regimes.

Tratamento Cirúrgico

Indicação

- Grande extensão ou número de condilomas externos.
- Condilomas internos.
- Refratariedade ao tratamento.

Abordagem cirúrgica

- Excisão de lesões maiores em sua base, possível combinação com injeção de interferon α.
- Fulgurações de lesões pequenas/chatas, possível combinação com injeção de interferon α.
- Larga excisão com reconstrução de retalho de tecido (geralmente não indicada).

Resultado

Risco de recorrência dependente da extensão da doença e da completude da ressecção.

HIV/*status* imune. HPV também presente em epitélio não condilomatoso adjacente → 30 a 50% de recorrência.

Educação do paciente sobre práticas sexuais mais seguras (evitar reinfecção, evitar DSTs associadas), gerenciamento do parceiro sexual recomendado.

Papel, indicação, tempo de vacinação do HPV (Gardasil) não está claro neste ponto.

Acompanhamento

Com frequência, acompanhamento em clínica → remoção de pequenas recorrências utilizando anestesia local.

Referências Cruzadas

Tópico	Capítulo
Nódulo ou massa	1 (p. 33)
DSTs	4 (p. 210)
NIA	4 (p. 220)
Doença de Bowen	4 (p. 224)
Câncer anal	4 (p. 230)
Excisão/fulguração de verrugas anais	5 (p. 493)
Medicações contra patógenos virais	Ap. I (p. 724)

NEOPLASIA INTRAEPITELIAL ANAL *(NIA, 235.5)*

Visão Geral

A displasia anal (como o câncer anal) está ligada à infecção por HPV com subtipos HPV 16 ou HPV 18. O conceito de NIA em populações de alto risco (MSM HVI positivos) é relativamente novo e ainda está em evolução: há uma sobreposição confusa e não padronizada entre diferentes patologias e terminologia mais recente *vs.* terminologia estabelecida:

- NIA (neoplasia intraepitelial anal): nem visível nem palpável, localizada no canal anal.
- LIEEBG *vs.* LIEEAG (lesão intraepitelial escamosa de baixo grau *vs.* de alto grau).
- CEASI (células escamosas atípicas de significado indeterminado).
- Carcinoma *in situ*, carcinoma intraepitelial.
- Doença de Bowen: placa eritematosa visível com uma demarcação irregular, mas geralmente rígida, localizada na área da margem anal.

Terminologia e administração de NIA "tomadas de empréstimo" da prevenção/administração de câncer cervical (i. é, CIN), mas não completamente aplicáveis:

- Analogias entre as duas entidades:
  - Ambas são consideradas DSTs: associadas ao HPV, outras manifestações comuns de HPV (condiloma), erradicação de HPV difícil (genoma viral dormente), identificação de lesões pré-cancerosas relativamente fácil.
- Diferenças:
  - Colo: câncer comum com incidência decrescente (programas de triagem de câncer cervical), lesão precurssora tratável sem mutilação, câncer em estádio inicial escondido (não ao alcance do dedo), mortalidade específica para o câncer relativamente alta (exceto para estádios iniciais).
  - Ânus: câncer raro com incidência crescente (HPV, TAAA), lesão precurssora difícil de tratar (morbidade, risco de mutilação e incapacidade funcional), câncer inicial prontamente visível/palpável (ao alcance do dedo), tratamento efetivo disponível para câncer estabelecido, mortalidade específica de câncer relativamente baixa.
- Problemas: o conceito de monitoramento de NIA se baseia na progressão gradativa por diferentes estádios. Infelizmente, esse conceito não é (ainda) corroborado por dados reais: incerto quanto a se/quando/como a NIA pode regredir ou progredir em direção ao câncer ou se a intervenção terapêutica permite que seja modificado o curso natural. O custo benefício da triagem anal ainda não foi analisado.

Epidemiologia

Descobriu-se que MSM HIV positivos têm NIA de qualquer grau em 81%, NIA II ou III em 52%.

Sintomas

Variando de assintomático → sintomas leves (p. ex., prurido) → nódulo/massa visível/palpável ou alterações cutâneas → dor crescente, possível sangramento etc.

Diagnóstico Diferencial

Prurido anal idiopático.

Irritação cutânea perianal.

Câncer anal manifestado.

Patologia

Citologia de Papanicolaou anal

Classificação de acordo com o sistema Bethesda revisado para citologia cervical:

- Normal.
- Células escamosas atípicas de significado indeterminado (CEASI).
- Lesão intraepitelial escamosa de baixo grau (LIEEBG).
- Lesão intraepitelial escamosa de alto grau (LIEEAG).

Histopatologia

Biópsia: polimorfismo nuclear com hipercromasia e figuras mitóticas; substituição crescente da arquitetura do epitélio escamoso estratificado por células imaturas semelhantes a células basais, nenhum sinal de invasão, i. é., nenhum rompimento da membrana basal.

Avaliação

Padrão mínimo necessário

História: estratificação de risco → HIV positivo, intercurso anal? Presença/ausência de sintomas, nódulos/caroços? Tempo desde infecção por HIV? Atuais medicações TAAA? Aplicações recentes de podofilina? Papanicolaou anteriores?

Status de imunidade: contagem de CD4, carga viral.

Exame clínico: inspeção externa, palpação digital, e anuscopia → aparência da pele, condiloma, nódulos/caroços, enrijecimento?

Testes adicionais (opcional)

Qualquer patologia visível/palpável → biópsia.

Nenhuma patologia visível, mas NIA no Papanicolaou → anuscopia de alta resolução (ácido acético a 3% ou solução de iodo Lugol) → biópsia de áreas displásicas para caracterizar NIA.

Classificação

- CEASI: células escamosas atípicas de significado indeterminado.
- NIA I: displasia leve (LIEEBG).
- NIA II: displasia moderada.
- NIA III: displasia grave, carcinoma intraepitelial (LIEEBG).
- Doença de Bowen: carcinoma celular escamoso intraepitelial em lesão visível na margem anal.

Tratamento Não Cirúrgico

Conduta expectante (observação) com monitoramento recorrente clínico e com Papanicolaou recorrente.

Imiquimode tópico.

5-FU tópico (com/sem imiquimode tópico).

Tratamento Cirúrgico

Indicação

- Qualquer lesão/massa visível ou palpável → pelo menos biópsia, ou excisão, se possível.
- NIA III: Tratamento cirúrgico vs. observação.

Abordagem cirúrgica

- Mapeamento anal → biópsias por *punch* circunferenciais múltiplas em intervalos concêntricos definidos.
- Excisão local ampla, potencialmente com reconstrução com retalho.

Resultado

Triagem Papanicolaou anal: sensibilidade 65 a 90% e especificidade 30 a 60% para diagnosticar NIA.

Erradicação de NIA cirúrgico: cirurgia extensa com morbidade significativa (recuperação dolorosa, cuidado com o ferimento, estenose) → 80% de recorrência de NIA III em 12 meses.

Conduta expectante (observação) → 6 a 10% de câncer invasivo.

Medicações tópicas (imiquimode, 5-FU) → > 60% de chances de resolução NIA?

Acompanhamento

Exame clínico e Papanicolaou: lesões de alto grau → a cada 3 meses, lesões de baixo grau, anualmente.

Referências Cruzadas

Tópico	*Capítulo*
Doenças anorretais associadas ao HIV	4 (p. 206)
Doença de Bowen	4 (p. 224)
Câncer anal	4 (p. 230)
Medicações contra patógenos virais	Ap. I (p. 724)

DOENÇA DE BOWEN (235.5)

Visão Geral

A doença de Bowen é um carcinoma celular escamoso (advertência: a doença de Paget é um adenocarcinoma intraepitelial). Etiologicamente, é associada, com frequência, à exposição crônica/recorrente a arsênico ou luz do sol (→ localização no tronco e extremidades) ou infecção com HPV16 ou HPV18 (→ localização na região genital/perianal).

Distinção entre NIA III e doença de Bowen inadequadamente definida e sem consenso → terminologia variável e inconsistente, e possível necessidade de eliminar completamente termos no futuro.

Distinção sugerida de entidades clínicas (Tabela 4-2): em contraste com NIA I-III invisível (localizada na anorderme do canal anal não queratinizante), a doença de Bowen está localizada dentro ou fora da margem anal (distal à borda anal em epitélio escamoso queratinizado) → apresentada como lesão

TABELA 4-2. Comparação entre Neoplasias Intraepiteliais

	NIA	Doença de Bowen	Doença de Paget
Lesão visível/palpável	Não	Sim	Sim
Papanicolaou	Sim	Não	Não
Histologia	Displasia celular escamosa	Carcinoma celular escamoso intraepitelial	Adenocarcinoma intraepitelial
Localização	Canal anal	Área da margem genital; localizações extragenitais	Canal anal para margem anal
Relacionado com HPV	+	+ (extra-anogenital: arsênico, luz do sol)	–
Multifocal	100%	10-20%	?
Potencial maligno	6-10%	6-10%	30-50%
Associação a malignidades internas	–	–	20-50%

NIA = neoplasia intraepitelial anal; HPV = papilomavírus humano; + = positivo; – = negativo; ? = incerto.

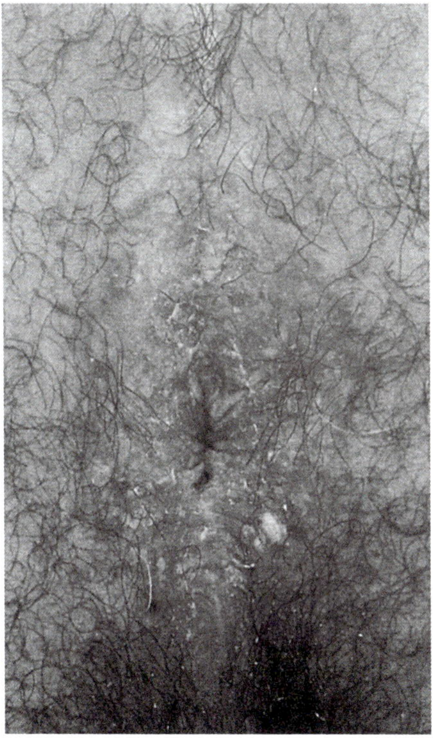

Figura 4-8. Doença de Bowen.

na pele macroscopicamente visível/palpável na forma de uma placa eritematosa escamosa ou espessada com uma demarcação irregular, mas geralmente rígida (Fig. 4-8).

A doença de Bowen não está associada a malignidades internas GI (em contraste com a doença de Paget → 20 a 50% de malignidade interna!).

Epidemiologia
Incidência: 14 a 120 novos casos por 100.000 por ano.

Sintomas
Variação: assintomático → sintomas leves (p. ex., prurido) → alterações cutâneas em expansão → irritação crescente, possível sangramento etc.

Diagnóstico Diferencial
Prurido anal idiopático
Irritação cutânea perianal.

Candidíase
Câncer anal manifestado.
Papulose Bowenoide.
NIA I – III.
Doença de Paget.

Patologia
Macropatologia
Alteração cutânea eritematosa escamosa ou espessada com demarcação irregular, mas rígida.

Histopatologia
Epitélio com polimorfismo nuclear com hipercromasia e figuras mitóticas → substituição da arquitetura do epitélio escamoso estratificado com células imaturas semelhantes às células basais até a superfície, nenhum sinal de invasão, i. é., nenhum rompimento da membrana basal.

Avaliação
Padrão mínimo necessário
Ver discussão anterior sobre NIA.

Testes adicionais (opcional)
Qualquer patologia visível/palpável: biópsia.

Classificação
Doença de Bowen: carcinoma celular escamoso intraepitelial em lesão visível.

Tratamento Não Cirúrgico
Conduta expectante (observação).
Imiquimode tópico.
5-FU tópico (com/sem imiquimode tópico).
Terapia fotodinâmica tópica.

Tratamento Cirúrgico
Indicação
Qualquer lesão/massa visível ou palpável → pelo menos biópsia, ou excisão se possível.

Abordagem cirúrgica
- Mapeamento anal: biópsias por *punch* circunferenciais múltiplas em intervalos concêntricos definidos.
- Excisão local ampla com margens negativas, potencialmente com reconstrução por retalho.

Resultado
Tratamento cirúrgico: alto risco de recorrência local. Morbidade associada: desconforto, deiscência da ferida, estenose anal, incontinência.

Conduta expectante (observação): < 6 a 10% de desenvolvimento de câncer invasivo → rigorosa observação e tratamento seletivo justificável.

Acompanhamento
Exame clínico a cada 3 meses; biópsia ou excisão, se houver progressão.

Referências Cruzadas

Tópico	Capítulo
Erupção cutânea	1 (p. 17)
Doenças anorretais associadas ao HIV	4 (p. 206)
Condilomas anais	4 (p. 215)
NIA	4 (p. 220)
Câncer anal	4 (p. 230)
Medicações contra patógenos virais	Ap. I (p. 724)

CONDILOMA GIGANTE DE BUSCHKE-LOWENSTEIN
(078.10, 235.5)

Visão Geral

O condiloma gigante de Buschke-Lowenstein representa crescimento verrucoso amplo e expansivo com carcinoma de células escamosas invasivo (carcinoma verrucoso), padrão de crescimento destrutivo localmente com alto risco para recorrência local, mas baixa tendência para metastatização.

A condição (como qualquer outro condiloma ou câncer anal) é uma DST (→ localizada no pênis, ânus, vulva) relacionada à infecção por HPV, mas outros fatores ainda desconhecidos resultam nesse padrão de crescimento característico. Progressão agravada é observada durante a gravidez e em pacientes imunossuprimidos.

Epidemiologia

Rara → apenas série incidental.

Sintomas

Massa visível/palpável.

Diagnóstico Diferencial

Condiloma anal extensivo.

Patologia

Macroscópica

Massa exofítica e verrucosa visível.

Microscópica

Hiperplasia epidérmica com hiper/paraceratose, coilocitose, falta de pérolas córneas: invasão de derme, mas nenhuma invasão vascular ou linfovascular; reação inflamatória.

Avaliação

Padrão mínimo necessário

Teste de HIV, teste de gravidez. Biópsia generosa e profunda.
De outra forma, como os de câncer anal.

Testes adicionais (opcional)

Como os de câncer anal.

Classificação

- Condiloma gigante de Buschke-Lowenstein.
- Carcinoma verrucoso.

Tratamento Não Cirúrgico

Imunomodulação: terapia antirretroviral (TAAA) em pacientes HIV positivos.

Imiquimode tópico.

Injeção de interferon ou bleomicina?

Quimiorradiação (protocolo de Nigro): Advertência: o carcinoma verrucoso e o condiloma gigante de Buschke-Lowenstein são as únicas exceções à abordagem normalmente não cirúrgica ao câncer anal.

Tratamento Cirúrgico

Indicações

Tumor grande e volumoso.

Abordagem cirúrgica

Dependendo do local:

- Excisão local ampla se possível (margem anal).
- Ablação por cauterização da mama tumoral (→ quimiorradiação).
- Raramente: ressecção abdominoperineal.

Resultado

Dados incidentais somente.

Acompanhamento

Acompanhamento oncológico com exame clínico regular a cada 3 a 6 meses.

Referências Cruzadas

Tópico	Capítulo
Nódulo ou massa	1 (p. 33)
Condilomas anais	4 (p. 215)
NIA	4 (p. 220)
Doença de Bowen	4 (p. 224)
Câncer anal	4 (p. 230)
Excisão/fulguração de verrugas anais	5 (p. 493)
Retalhos anorretais	5 (p. 516)
Ressecção abdominoperineal	5 (p. 615)
Medicações contra patógenos virais	Ap. I (p. 724)

CÂNCER ANAL (154.2, 154.3)
Visão Geral

O câncer anal historicamente era relativamente raro (1,5 a 2% de todos os tumores do trato GI) e uma doença que afetava pessoas de meia-idade a idade avançada, predominantemente mulheres. A epidemia de HIV e a sobrevivência prolongada devido à terapia antirretroviral altamente ativa (TAAA) resultaram em um aumento dramático da incidência de câncer anal entre pacientes HIV positivos, predominantemente homens que fazem sexo com homens (MSM) e em pessoas mais jovens, junto com um risco associado de câncer cervical, vaginal e vulvar em mulheres, e de outras DSTs.

O câncer anal é considerado uma DST: a transmissão do HPV ocorre através de intercurso anal repetido com o sorotipo 16, mas também 18, 33, (31, 35) representam alto risco. Outros fatores de risco: imunossupressão (HIV, induzida por drogas etc.), fumo, trauma/feridas crônicas.

Inúmeros subtipos patológicos, um amplo espectro de manifestações especiais, e doenças precursoras: NIA I-III, doença de Bowen, câncer verrucoso, câncer anal em fístula, câncer perianal. Embora os testes de câncer estejam se expandindo (Papanicolaou anal), seu papel não está definido com precisão.

Uma porcentagem alarmante de novos cânceres anais são diagnosticados erroneamente por especialistas de outras especialidades que não a colorretal como uma condição benigna. A classificação é com base no tamanho do tumor, não na profundidade da penetração (ver Apêndice II: classificação de tumores).

Para decisões de tratamento, a localização anatômica é crucial:

- Canal anal envolvido: localização primária ou envolvimento secundário de grande tumor perianal.
- Canal anal não envolvido: câncer perianal (margem anal).

Tratamento no passado: cirurgia radical primária com ampla excisão local (margem anal) e RAP (canal anal). A estratégia moderna para o canal anal mudou para quimiorradiação altamente eficiente e salvadora do esfíncter (protocolo de Nigro) como a abordagem de primeira linha, com cirurgia radical reservada para pacientes com resposta incompleta (tumores grandes mais provavelmente) ou recorrências. A despeito disso, acaba por ser necessária a colostomia em uma fração substancial dos pacientes (> 25%) por diversos motivos.

Epidemiologia

Forma clássica (antes do HIV): mulheres na faixa dos 50 a 60 anos, 0,7 casos novos por 100.000 homens no geral, 25 a 37 casos novos por 100.000 MSM.

Nova epidemia (desde o HIV): homens mais jovens HIV positivos (MSM) → taxa de risco relativo aumentada em comparação com a era pré-HIV: 84,1 em pacientes homossexuais e 37,7 em pacientes não homossexuais. O crescimento epidêmico na incidência anual nos EUA: de 3.400 novos casos em 1997, para 4.700 novos casos e 700 mortes relacionadas com o câncer em 2007.

Sintomas

Sangramento (55 a 60%), dor anal e tenesmo (40 a 50%), massa visível ou palpável (25 a 40%), mudança nos hábitos intestinais (p. ex., fezes semelhantes a lápis, incontinência), constipação, diarreia, corrimento com muco, prurido. Completamente assintomático (20%).

Patologia anorretal benigna associada em mais de 25% dos pacientes: hemorroidas, condiloma acuminado (> 50% em MSM). Doença de Bowen, fissura, fístula, leucoplasia, prurido → sintomas frequentemente ignorados ou mal localizados por mais de 3 meses antes que o diagnóstico de câncer seja estabelecido.

Diagnóstico Diferencial

Tumores perianais (margem anal): distal à transição do canal anal sem pelos à pele perianal com pelos, mas menos de 5 cm distante da borda anal.

Câncer de pele: > 5 cm distante da margem anal.

Câncer retal (→ adenocarcinoma): acima da linha denteada.

Infiltração de câncer extensivo da bexiga, cérvice, vagina, vulva etc.

Outros tumores anorretais (pré-)malignos raros: doença de Paget, doença de Bowen, carcinoide, linfoma, TEGI, melanoma, câncer de pequenas células, sarcoma de Kaposi.

Lesões benignas: condiloma anal, condiloma gigante de Buschke-Lowenstein, fístula com enrijecimento perifistular crônico, fissura com plicoma sentinela, hemorroida externa trombosada.

Patologia

Macroscópica

Massa visível ou palpável, lesão ulcerativa, "fissura" assimétrica → inicialmente padrão de crescimento destrutivo localmente (Fig. 4-9). Envolvimento de linfonodo inguinal no momento do diagnóstico: de 10 a 25%.

Microscópica

Diversos subtipos histopatológicos (pouco impacto no processo de tomada de decisões e resultado):

- Carcinoma escamocelular (cloacogênico) (CEC, grandes células queratinizante, 70 a 80%): com subtipos, transicional (grandes células não queratinizante) e basaloide.

- Adenocarcinoma (10 a 15%): surgido de glândulas anais ou glândulas apócrinas cutâneas.

- Outras histologias (2 a 10%): por exemplo, carcinoma de pequenas células.

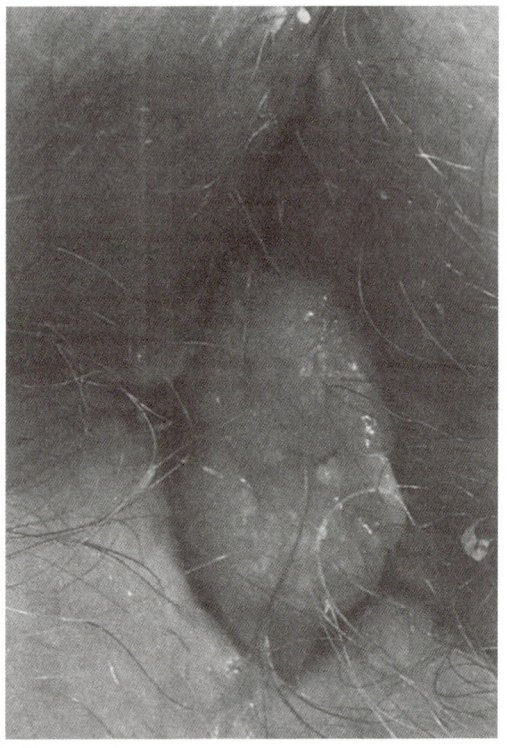

Figura 4-9. Câncer anal.

Avaliação

Padrão mínimo necessário

História: sangramento, mudança nos hábitos intestinais, sintomas obstrutores, perda de peso? Qualquer condição anorretal que não cicatriza? *Status* de HIV?

Exame clínico:

- Inspeção: alterações cutâneas visíveis (simétricas, assimétricas), nódulos/caroços, ulcerações excêntricas, aberturas secundárias de fístula, descoloração? Algo incomum? Patologia concomitante (p. ex., condiloma, hemorroidas, plicomas etc.)?
- Exame digital: enrijecimento perirretal, localização anatômica exata, tamanho, e extensão interna do tumor? Tônus do esfíncter?
- Palpação de linfonodos inguinais.

Câncer Anal

Biópsia (fórceps, incisional): confirmação histológica da malignidade e subtipo → mais notável distinção entre CCE e adenocarcinoma (reto, glândulas anais).

Teste de HIV.

Anuscopia/proctoscopia: avaliação do reto para verificar doenças concomitantes (p. ex., proctite por DST)?

Mulheres: exame ginecológico e avaliação para verificar patologia cervical/vaginal concomitante.

Classificação: varredura por TC do abdome e da pelve com inclusão do tórax, ou radiografia do tórax separada.

Avaliação colônica completa/parcial de acordo com as diretrizes gerais de triagem e antes de qualquer intervenção planejada. (Observação: o câncer anal não está associado a risco aumentado de câncer colorretal.)

Testes adicionais (opcional)

Exame de sangue: HE (anemia?), função hepática (albumina, TTP, TP), função renal.

Ultrassonografia anorretal: papel não completamente definido → avaliação do tamanho do tumor, profundidade da penetração, envolvimento do esfíncter, linfonodos mesorretais.

Aspiração com agulha fina ou biópsia de fragmento de linfonodos inguinais aumentados.

RM, PET, PET-TC: papel não definido em avaliação primária a menos que o tumor seja localmente avançado.

Classificação

- Câncer anal: envolvimento do canal anal.
- Câncer na margem anal → classificado e tratado como "câncer de pele".

Tratamento Não Cirúrgico

Câncer anal:

- Protocolo de Nigro (alguma variação de protocolos): quimiorradiação com 45-90 Gy em conjunção com 5-FU e mitomicina C.
- Alternativa: quimiorradiação combinada com 5-FU e cisplatina: particularmente em pacientes HIV positivos.

Carcinoma incidental ou carcinoma *in situ* em peça histopatológica (p. ex., excisão de condiloma, hemorroidectomia) clinicamente sem tumor residual:

- Observação com exame clínico frequente (*vs.* reexcisão de cicatriz).
- Alternativa: protocolo de Nigro (como acima).

Tratamento Cirúrgico

Indicações
Tumor local:
- CCE anal (incluindo subtipos):
  – Tumor residual após finalização do protocolo de Nigro.
  – Incapacidade de tolerar quimiorradiação (incluindo não aderência).
  – Tumor recorrente após resposta clínica completa inicial.
  – Tumor refratário a tratamento, inoperável, mas altamente sintomático.
- Adenocarcinoma: após quimiorradiação neoadjuvante.
- CCE perianal (margem anal): tratamento como o de câncer de pele.
- Tumor de Buschke-Lowenstein.

Manifestação linfática regional: linfadenectomia não executada rotineiramente, somente para doença linfonodal inguinal isolada.

Sequelas a longo prazo de tumor ou tratamento de tumor:
- Estenose.
- Proctite por radiação.
- Fístula não administrável.
- Incontinência.
- Infiltração do tumor com dor.

Abordagem cirúrgica
Intenção curativa:
- Ressecção abdominoperineal, se necessário com ressecção em bloco dos órgãos envolvidos (vagina, bexiga).
- O mesmo que acima, mas com linfadenectomia inguinal (envolvimento = sinal de prognóstico ruim): linfadenectomia radical ou somente excisão de linfonodos alargados ("colhendo cerejas").
- Linfadenectomia inguinal apenas: recorrência de linfonodo regional com tumor primário em remissão.
- Câncer perianal (margem anal): excisão local com margens negativas.

Intenção de diagnóstico:
- Diagnóstico não estabelecido: biópsia incisional (raramente excisional).
- Exame sob anestesia, biópsias incisionais/excisionais ou TruCut → distinção entre tecido residual endurado *vs.* tumor persistente.

Paliação: criação de colostomia.

Resultado

Resposta clínica completa à modalidade de tratamento combinada (80 a 90%): sobrevida em 5 anos – 65 a 75%.

Doença residual após quimioterapia (QT) (10 a 15%): sobrevida em 5 anos – 45 a 60%.

Doença recorrente localmente (10 a 30%): sobrevida em 5 anos – 0 a 35%.

Probabilidade de colostomia (devido a doença recorrente/persistente ou sequelas de tratamento: disfunção anorretal, estenose): 25 a 40%.

Pacientes HIV positivos: pior resultado, baixa tolerância à quimiorradiação, toxicidade relacionada com tratamento aumentada (80 vs. 30%), menos respostas completas (62 vs. 85%), tempo mais curto para o óbito (1,4 vs. 5,3 anos).

Acompanhamento

Acompanhamento oncológico:

- Exame clínico e exame de sangue: a cada 3 a 6 meses.
- Imagenologia (TC do abdome/pelve, radiografia de tórax/TC do tórax): pelo menos a cada 12 meses.

Reintervenção cirúrgica para doença metastática: análise de risco-benefício da cirurgia em oposição a mais quimioterapia com/sem radiação, dependendo das circunstâncias individuais.

Referências Cruzadas

Tópico	Capítulo
Erupção cutânea	1 (p. 17)
Nódulo ou massa	1 (p. 33)
DSTs	4 (p. 210)
NIA	4 (p. 220)
Doença de Bowen	4 (p. 224)
Câncer retal	4 (p. 265)
Retalhos anorretais	5 (p. 516)
Ressecção abdominoperineal	5 (p. 615)
Protocolo de tratamento de modalidade combinada – câncer anal	6 (p. 667)
Classificação do tumor no sistema TNM	Ap. II (p. 740)

PÓLIPOS *(211.3)*

Visão Geral

Pólipos representam um termo descritivo para qualquer elevação mucosa. A caracterização dos pólipos é fundamentada em:

- Grau de ligação com a parede intestinal (p. ex., pedunculado, séssil, achatado).
- Natureza patológica (p. ex., hiperplásica, hamartomas ou adenomas).
- Aparência histológica (p. ex., tubular, tuboviloso, viloso).
- Dignidade neoplásica (i. é, benigna, maligna).

Os adenomatosos e os pólipos hiperplásicos com serrilhado grande são potencialmente malignos, enquanto os pólipos não adenomatosos (p. ex., hiperplásicos, hamartomatosos, ou inflamatórios) são benignos. A transição adenomatosa de benigno para canceroso é em certo grau comparável pelo aumento em tamanho (adenoma avançado: > 1 cm) e graus variados de displasia: uma vez que as células displásicas atravessem os limites da mucosa (membrana basal) e comecem a invadir a submucosa, um câncer verdadeiro (carcinoma), com o potencial para metástase é estabelecido.

Pólipos não epiteliais incluem lipoma e outras lesões mesenquimais.

Epidemiologia

Incidência: pelo menos 1 pólipo em 25 a 45% de pessoas de risco médio ≥ 50 anos.

Pólipos distais = indicadores → 2 a 4 vezes mais risco de pólipos metacrônicos (em comparação com a ausência de pólipos). Repetir colonoscopia após 1 a 3 anos → 3 a 5% de adenomas avançados.

Sintomas

Pólipos (a despeito da patologia) mais comumente assintomáticos: pólipos maiores → sangramento, anemia, ponto de partida para intussuscepção, sintomas obstrutivos, adenoma viloso grande → drenagem de muco, desequilíbrios eletrolíticos.

Avaliação de Risco Diferencial

Pólipos adenomatosos → risco de câncer: viloso > tubuviloso > tubular; tamanho: < 1 cm → 3 a 9%, 1 a 2 cm → 10%, > 2 cm → 30 a 50%.

Pólipos hiperplásicos > nenhum risco aumentado de câncer, exceto para pólipos serrilhados grandes.

Adenoma serrilhado: patologia intermediária entre pólipo hiperplásico e o adenomatoso → displasia e risco de câncer.

Pólipos hamartomatosos: nenhum risco aumentado advindo do pólipo em si, mas potencialmente um indicador para risco aumentado de outra forma de → síndromes poliposas.

Pólipos inflamatórios: nenhum risco aumentado advindo do pólipo em si, mas inflamação crônica (colite ulcerativa, doença de Crohn) → risco de câncer aumentado (com frequência sem massa polipoide).

Patologia

Pólipos adenomatosos

Pelo menos displasia de baixo grau (por definição) → displasia de alto grau se houver presença de ramificação irregular, estruturas glandulares e cribriformes sucessivas, perda de polaridade, mitose frequente:

- Adenoma tubular: túbulos epiteliais comprimidos com diferenciação celular basal apical altamente preservada e estroma estreito → alguma distorção, núcleos hipercrômicos, raras figuras mitóticas.
- Adenoma tuboviloso: combinação de componentes tubulares e vilosos.
- Adenoma viloso: > 80% de projeções semelhantes a dedos compridos.

Pólipos não adenomatosos

- Pólipos hiperplásicos: 2-5 mm, com mais frequência em retossigmoide, com frequência múltiplos; alongamento de cripta, perda de regularidade de células colunares e caliciformes → aparência papilar ou serrilhada, células inflamatórias crônicas moderadas.
- Pólipos hamartomatosos: não neoplásicos, combinação incorreta de componentes do tecido → patologia de "queijo suíço": espaços císticos preenchidos com muco, tecido conectivo com células inflamatórias agudas e crônicas.
- Pólipos inflamatórios (pseudopólipos).

Avaliação

Padrão mínimo necessário

Triagem e vigilância para verificar se câncer colorretal (de acordo com as diretrizes).

Avaliação colônica diagnóstica para pacientes sintomáticos.

Histopatologia de pólipos ressecados/biopsiados → orientação para repetir o exame.

Testes adicionais (opcional)

Aconselhamento/teste genético, se houver histórico familiar ou o paciente for jovem.

Classificação

Classificação de Haggitt para pólipos cancerosos → descrição de invasão de tumor em pólipo pediculado ou séssil:

- Pólipos pediculados:
  - Nível 1: invasão limitada à cabeça.
  - Nível 2: invasão ao pescoço.
  - Nível 3: invasão dentro da haste.
  - Nível 4: invasão à base, i. é., submucosa na região da parede intestinal →10% de risco de metástase linfonodal (como outros cânceres T'1).
- Pólipos sésseis → todas as lesões são nível 4 (como acima), nível adicional de invasão da submucosa (classificação de Kudo: níveis Sm1, Sm2, Sm3).

Tratamento Não Cirúrgico

Polipectomia endoscópica e vigilância.

Quimioprevenção: inibidores da COX, cálcio, AAS, → até 35 a 45% de redução de pólipos metacrônicos.

Nenhum benefício de ressecção oncológica: remoção completa (extraído em um pedaço) de níveis de Haggitt de pólipos cancerosos 1, 2 e 3, bem diferenciados, nenhuma invasão linfovascular, > 2 mm de margem.

Tratamento Cirúrgico

Indicações

- Qualquer pólipo que não seja tratável com remoção endoscópica (a menos que haja contraindicações proibitivas).
- Pólipo canceroso com invasão da submucosa (nível de Haggitt 4, invasão profunda para o nível Sm3), < 2 mm de margem ou excisão parcial, histologia desfavorável (diferenciação ruim, invasão linfovascular).

Abordagem cirúrgica

- Pólipo no cólon: tatuagem colonoscópica de local-alvo → laparoscopia vs. ressecção segmentar aberta (critérios oncológicos satisfatórios) com anastomose primária.
- Pólipo retal:
  - Excisão transanal ou microcirurgia endoscópica transanal (MET).
  - Ressecção anterior baixa (RAB).

Resultado

Polipectomias colonoscópicas: redução de incidência de câncer de 76 a 90% (em comparação às taxas históricas esperadas). Risco de complicações de polipectomia: perfuração 0,1 a 0,3%, sangramento 0,5 a 3%.

Acompanhamento
Agendamento de colonoscopias de acordo com as diretrizes.

Referências Cruzadas

Tópico	*Capítulo*
Sangramento retal	1 (p. 44)
Corrimento	1 (p. 47)
Triagem de câncer colorretal	2 (p. 64)
Colonoscopia	2 (p. 71)
Colonografia por TC	2 (p. 120)
Carcinogênese	3 (p. 156)
Síndromes poliposas	4 (p. 240)
Câncer colorretal	4 (pp. 252-265)
Quimioprevenção	6 (p. 636)
Critérios de Amsterdã	Ap. II (p. 738)
Critérios de Bethesda	Ap. II (p. 739)

SÍNDROMES POLIPOSAS *(211.3, 235.2)*
Visão Geral
As síndromes poliposas são caracterizadas pela presença/desenvolvimento de numerosos pólipos em várias partes do trato GI, mas com frequência envolve outras manifestações. Algumas levam, invariavelmente, à transformação maligna dos pólipos e ao desenvolvimento de câncer (p. ex., PAF, VFAPA); outras síndromes têm pólipos que permanecem benignos e não representam um risco direto de câncer, mas podem ser um indicador de risco aumentado de outros tumores intestinais ou extraintestinais.

Polipose adenomatosa familiar (PAF, VFAPA)
- Fenótipo: pólipos adenomatosos múltiplos por todo o cólon, pólipos duodenais periampulares, pólipos gástricos, manifestações extracolônicas (desmoides etc.).
- Genética: autossômico dominante, penetração quase completa.
- Localização de gene: gene de polipose adenomatosa do colo (PAC) no cromossomo 5q21.
- Curso natural: quase 100% de cânceres de cólon por volta dos 40 a 45 anos, 3 a 12% de carcinoma periampular.
- Malignidades associadas: câncer de cólon, câncer de íleo, adenocarcinoma periampular, desmoide, câncer na tireoide.
- Variantes:
  - Síndrome de Gardner: osteomas, tumores desmoide, neoplasias na tireoide, hipertrofia congênita do epitélio do pigmento retinal.
  - Síndrome de Turcot: tumores cerebrais.
  - (VFAPA): apresentação tardia, distribuição mais proximal de pólipos.

Polipose associada ao MYH (PAM)
- Fenótipo: com frequência não distinguível da PAF, exceto por um número ligeiramente menor de pólipos adenomatosos por todo o cólon; manifestações extracolônicas estão presentes, mas com menos frequência do que na PAF; pólipos no trato GI superior (→ câncer periampular), osteomas, anormalidades dentárias, HCERP etc.
- Genética: autossômico recessivo, penetração quase completa.
- Localização do gene: gene MYH de reparo de excisão de base, cromossomo 1p34-32.
- Curso natural: diagnóstico de PAM por volta de 50 anos de idade, aproximadamente 100% de câncer de cólon aos 65 anos.
- Malignidades associadas: câncer de cólon, adenocarcinoma periampular, câncer de mama, câncer de tireoide.
- Aconselhamento: tanto pais e todos os filhos são portadores do gene.

Síndrome de Peutz-Jeghers
- Fenótipo: pólipos hamartomatosos do trato GI, particularmente do trato GI superior, depósitos cutâneos de melanina (p. ex., perioral mucosa bucal etc.).
- Genética: autossômico dominante, penetração variável.
- Localização do gene: *LKB1/STK* (cromossomo 19p13) e outros genes.
- Curso natural: a maioria dos pacientes é assintomática, raramente sintomas obstrutivos ou sangramento.
- Malignidades associadas: risco moderadamente aumentado de malignidades no trato GI ou extraintestinal.

Síndrome poliposa juvenil
- Fenótipo: pólipos hamartomatosos, 15% associados a defeitos de nascimento congênitos.
- Genética: autossômico dominante.
- Localização do gene: gene *BMPR1A* ou *SMAD-4* (cromossomo 18q21), e outros genes.
- Curso natural: idade média de início 18 anos, pólipos mais frequentemente na região do retossigmoide; sintomas variáveis: sangramento do trato GI, intussuscepção, prolapso retal, enteropatia perdedora de proteína.
- Malignidades associadas: risco significativo de câncer colorretal.
- Critérios de diagnóstico: ≥ 3 pólipos juvenis, polipose envolvendo todo o trato GI, ou qualquer número de pólipos, mas com histórico conhecido de polipose juvenil.
- Advertência: polipose juvenil isolada sem potencial maligno.

Síndrome de Cowden
- Fenótipo: síndrome de hamartoma-neoplasia múltipla de elementos ectodérmicos e menos de elementos endodérmicos: tricolemoma 80%, macrocefalia 40%, polipose do trato GI somente em 35%, doença benigna da tireoide ou da mama.
- Genética: autossômico dominante, penetração quase completa.
- Localização do gene: gene de supressão tumoral *PTEN,* cromossomo 10q23.
- Curso natural: sintomático na idade de 20 anos.
- Malignidades associadas: nenhum risco aumentado de malignidade GI, 10% câncer de tireoide, 30 a 50% câncer de mama.

Síndrome de Bannayan-Riley-Ruvalcaba (anteriormente síndrome de Ruvalcaba-Myhre-Smith)
- Fenótipo: crescimento excessivo antes/depois do nascimento, macrocefalia, retardo mental e psicomotor, e outras anormalidades; múltiplos pólipos hamartomatosos no trato GI; lipomas; máculas genitais pigmentadas.

- Genética: autossômico dominante, penetração quase completa.
- Localização do gene: gene de supressão tumoral *PTEN*, cromossomo 10q23.
- Curso natural: contrapartida pediátrica da síndrome de Cowden.
- Malignidades associadas: nenhum risco aumentado de câncer colorretal, ou qualquer outra malignidade do trato GI ou extraintestinal.

Síndrome de Cronkhite-Canada

- Fenótipo: polipose difusa por todo o trato GI (exceto preservação esofágica), anormalidades ectodérmicas (p. ex., alopecia, onicodistrofia, hiperpigmentação da pele).
- Genética: autossômico dominante.
- Localização do gene: gene de supressão tumoral *PTEN*, cromossomo 10q23.
- Curso natural: diarreia, enteropatia perdedora de proteína, perda de peso, náusea, vômitos, anorexia, parestesias, convulsões e tetania relacionada com anormalidades eletrolíticas.
- Malignidades associadas: risco aumentado de câncer de estômago, cólon, e reto (15% de tumores malignos no momento do diagnóstico).

Síndrome poliposa hiperplásica

- Fenótipo: polipose hiperplásica múltipla por todo o cólon e reto, incluindo grandes pólipos (> 1 cm) e localização proximal ao cólon sigmoide.
- Genética: desconhecida.
- Localização do gene: desconhecida.
- Curso natural: idade média de 50 a 70 anos, sem sintomas específicos.
- Malignidades associadas: risco aumentado de câncer colorretal, proximal > distal.

Hiperplasia linfoide nodular

- Fenótipo: múltiplos pólipos linfoides por todo o cólon e reto.
- Genética: desconhecida.
- Localização do gene: desconhecida.
- Curso natural: crianças e adultos, nenhum sintoma específico, ocasionalmente associado a distúrbios de imunodeficiência.
- Malignidades associadas: nenhum risco aumentado de câncer colorretal.

Testes adicionais

Aconselhamento genético e testes → avaliação de risco individual e familiar.

Referências Cruzadas

Tópico / *Capítulo*

Tópico	Capítulo
Triagem de câncer colorretal	2 (p. 64)
Colonoscopia	2 (p. 71)
Colonografia por TC	2 (p. 120)
Carcinogênese	3 (p. 156)
Pólipos	4 (p. 236)
PAF	4 (p. 244)
CCHNP	4 (p. 248)
Câncer colorretal	4 (pp. 252-265)
Colectomia/AIR (sub)total	5 (p. 553)
Proctocolectomia/AIAJ	5 (p. 560)
Quimioprevenção	6 (p. 636)
Critérios de Amsterdã	Ap. II (p. 738)
Critérios de Bethesda	Ap. II (p. 739)

POLIPOSE ADENOMATOSA FAMILIAR *(PAF; 211.3, 235.2, V84.09)*

Visão Geral

A PAF é uma síndrome autossômica dominante herdada com penetração quase completa na formação de tumores colônicos e extracolônicos benignos e malignos. Causada por mutação germinativa no gene de polipose adenomatosa do colo (PAC) no cromossomo 5q21 que resulta em transcrição de proteínas truncadas/não funcionais, em lugar de proteína PAC supressora tumoral. O fenótipo varia dependendo da localização exata da mutação na PAC. Pacientes afetados desenvolvem mais de 100, com frequência milhares, de pólipos adenomatosos intestinais, começando em idade jovem (início da adolescência até 20 e poucos anos), com aproximadamente 100% de probabilidade de desenvolver câncer colorretal (CCR) por volta das idades de 40 a 45, a menos que seja executada cirurgia profilática. Uma variante atenuada de PAF (VFAPA), com número menor de pólipos, início tardio de câncer resultante, com frequência poupando o reto.

Manifestações extracolônicas:

- Adenomas duodenais em > 80% de pacientes com PAF; adenocarcinoma periampular em 3 a 12% dos pacientes com PAF = segundo câncer mais frequente em PAF, causa principal de morte relacionada ao câncer (desde que o risco de câncer colorretal [CCR] seja eliminado por cirurgia profilática).
- Desmoides: proliferação localmente invasiva/expansiva de tumores fibromatosos afetando 10 a 15% de pacientes com PAF (maioria após trauma cirúrgico): padrão familiar → causa principal de morte em pacientes com PAF (obstrução uretral e OID, inabilidade em executar outras cirurgias necessárias); locais específicos de mutações de PAC associadas a risco aumentado de desmoide.
- Pólipos glandulares do fundo gástrico: em 30 a 60% dos pacientes com PAF, natureza não adenomatosa, nenhum potencial maligno.
- Hipertrofia congênita do epitélio retiniano pigmentar (HCERP): manifestação extracolônica mais comum de PAF (60 a 85% dos pacientes com PAF): hamartomas pigmentados benignos bilaterais; nenhum significado clínico; 95% específico como teste de rastreamento não invasivo e barato em famílias com PAF.
- Câncer papilífero de tireoide: 1 a 2%, especialmente em mulheres jovens.
- Hepatoblastoma: tumor incomum em crianças com PAF.

Epidemiologia

Menos de 1% de todos dos CCR, 1 em 7.000-10.000 nascimentos; 70 a 80% são verdadeiramente herdados (mesmo se a história familiar positiva não for sempre evidente), 20 a 30% são novas mutações germinativas.

Sintomas

Histórico familiar negativo: sintomas de numerosos pólipos/câncer crescendo e aumentando: sangramento, urgência, câncer colorretal em jovens, potenciais manifestações extracolônicas (osteomas, malformação dentária, hiperpigmentação na retina).

Histórico familiar positivo: diagnóstico e tratamento profilático antes dos sintomas!

Diagnóstico Diferencial

Outros tipos de cânceres hereditários: CCHNP (autossômico dominante), PAM (homozigótico recessivo).

CCR familiar sem mutação genética identificável.

Polipose não adenomatosa, por exemplo, polipose hiperplásica.

Hiperplasia linfoide difusa.

Patologia

Macroscópica: mais de 100 pólipos por todo o cólon, começando com pequenos pólipos sésseis, aumentando em tamanho.

Microscópica: polipose adenomatosa.

Avaliação

Padrão mínimo necessário

Todos os pacientes

Identificação/condução de membros da família em risco: documentação no prontuário de que o paciente foi aconselhado e informado sobre esse aspecto (advertência: litígio!).

Confirmação por biópsia da natureza adenomatosa do pólipo.

EGD: endoscopia de base no início dos 20 anos, frequência subsequente, dependendo das descobertas.

Paciente assintomático/membros da família com histórico familiar positivo

Histórico familiar, aconselhamento/exames genéticos (a menos que já feitos).

Colonoscopia anual começando na idade de 12-14 anos, remoção dos pólipos maiores. Rastreamento para outros cânceres intracolônicos: EGD (bi)anualmente.

Na idade de 15 a 25 anos ou se já diagnosticado com câncer ou pólipos grandes/de alto grau → cirurgia.

Pacientes com CCR e pólipos sincrônicos múltiplos

Diagnóstico: sigmoidoscopia rígida ou endoscopia flexível + biópsia → pólipos adenomatosos múltiplos.

EGD: envolvimento do trato GI superior?
Histórico familiar.
Aconselhamento/exame genético.
Exame individual para verificar CCR → cirurgia.

Testes adicionais (opcional)

Mesmos que para CCR.
Teste genético.
Ultrassonografia da tireoide.

Classificação

Variantes de síndrome poliposa adenomatosa classificadas como:
- Síndrome de Gardner (mutação na região 3' do gene PAC éxon 15): osteomas, anomalias dentárias (forma/número), cistos epidérmicos, tumores desmoides, neoplasias da tireoide, HCERP.
- Síndrome de Turcot: tumores cerebrais (meduloblastoma, glioblastoma).
- PAFA (PAF atenuada): número menor e início tardio tanto de pólipos quanto de câncer resultante, com frequência poupando o reto.

Tratamento Não Cirúrgico

Advertência: atualmente, a conduta não cirúrgica pode somente ser considerada como apoio, mas não com a intenção de substituir a cirurgia.

Quimioprevenção: papel não definido. Derivados de AINE com inibição não seletiva para COX-1/COX-2 ou seletiva para COX-2 (p. ex., sulindac, celecoxibe): redução de pólipos colônicos, mas incerteza quanto a câncer reduzido ou retardado; nenhum efeito em adenomas duodenais. Benefício potencial para tumores desmoides: no geral um tratamento de apoio, mas nunca definitivo para PAF.

Colonoscopia e polipectomia anuais (não substitui a necessidade de cirurgia profilática).

Dependendo do estádio do tumor: quimioterapia adjuvante (câncer de cólon), quimiorradiação (câncer retal comprovado): sempre em ambiente neoadjuvante, se for planejada bolsa ileal em J para evitar radiação da bolsa.

Tratamento Cirúrgico

Indicações

- Membro afetado assintomático da família com PAF: cirurgia planejada para idade entre 15 e 25 anos.
- Pacientes sintomáticos (diagnóstico incidental de PAF): qualquer câncer, adenoma avançado (tamanho grande ou displasia de alto grau), número

crescente de pólipos, a menos que haja metástases difusas ou contraindicações proibitivas. Advertência: quimiorradiação neoadjuvante para todos os cânceres retais!

Abordagem cirúrgica
- Protocolectomia com anastomose da bolsa ileal em J com o ânus (AIAJ): técnica de grampeamento duplo (rotina) ou mucossectomia e anastomose manual (câncer retal/displasia/pólipos muito distais).
- Colectomia e anastomose ileorretal (AIA): se < 20 pólipos retais, nenhum câncer.
- Proctocolectomia e ileostomia: se houver contraindicação para bolsa ileoanal em J.

Resultado

Cirurgia profilática → eliminação de CCR, eliminação de câncer ampular, mas risco persistente de desmoide, e câncer do delgado e da bolsa.

Resultado de cirurgia terapêutica para CCR, câncer ampular e câncer de tireoide depende do estádio do tumor.

Acompanhamento

Vigilância/triagem anual continuada da mucosa retal residual e/ou íleo.
Frequência de EGD depende do envolvimento do trato GI superior.
Participação no registro de CCR herdado é recomendada.

Referências Cruzadas

Tópico	*Capítulo*
Carcinogênese	3 (p. 156)
Pólipos	4 (p. 236)
Síndromes polipkosas	4 (p. 240)
Câncer colorretal	4 (pp. 252-265)
Colectomia (sub)total	5 (p. 553)
Proctocolectomia/AIAJ	5 (p. 560)
Quimioprevenção	6 (p. 636)

CÂNCER DE CÓLON HEREDITÁRIO NÃO POLIPOSE
(CCHNP, 153.8, V84.09)

Visão Geral
CCHNP (síndrome de Lynch I/II, síndrome X), é a forma mais comum de câncer colorretal (CCR) herdado. Mutações autossômicas dominantes subjacentes nos genes de reparo do DNA: hMLH1 e hMSH2 (90% das mutações nas famílias CCHNP), hMSH6 (7 a 10%), PMS1, e PMS2 (5%).

Advertência: apesar do rótulo "não polipose", o câncer surge dentro da lesão polipoide precurssora, mas não há centenas de pólipos.

Epidemiologia
Constitui 3 a 5% de todos os CCR. CCHNP: doença autossômica dominante, penetração ~80%. Sequência adenoma-carcinoma acelerada (2 a 3 anos).

Risco de desenvolvimento de câncer de cólon durante o tempo de vida ~ 80%, câncer endometrial 40 a 60%, câncer no trato urinário 18 a 20%, câncer ovariano 9 a 12%. Risco de câncer colorretal metacrônico 45% (após ressecção segmentar, 10 a 15% após colectomia/ileorretostomia); 70% de tumores de cólon são proximais a flexuras esplênica.

Sintomas
Desenvolvimento de câncer colorretal (e associados) em idade jovem. Os sintomas estão com frequência ausentes, de outra forma não muito diferentes do CCR esporádico.

Diagnóstico Diferencial
Outros tipos de câncer hereditário: PAF, PAM.
CCR familiar sem mutação de gene identificável.

Patologia
Macroscópica: número limitado de pólipos (frequentemente achatados), predominantemente do lado direito (i. é, proximais à flexura esplênica).

Microscópica: os cânceres frequentemente são adenocarcinomas pouco diferenciados; padrão de crescimento medular, anel de sinete (CCHNP) e diferenciação mucinosa.

Instabilidade microssatélite (IMS): 90 a 95% de tumores CCHNP são IMS+, alta frequência de IMS (mudanças em ≥ 2 dos 5 painéis) em comparação com 15 a 20% IMS+ em IMS esporádico.

Avaliação

Padrão mínimo necessário

Todos os pacientes

Identificação/condução de membros da família sob risco: documentação no prontuário de que o paciente foi aconselhado e informado sobre esse aspecto (advertência: litígio!).

Paciente assintomático/membros da família com histórico familiar positivo

Histórico familiar: aconselhamento genético/exame (a menos que já feito).

Colonoscopia anual iniciando aos 25 anos (não mais tarde do que 10 a 15 anos antes do início do câncer no membro mais jovem da família).

Mulheres: → aspiração endometrial anual.

Triagem para outros cânceres extracolônicos: falta de diretrizes claras → de acordo com os padrões familiares. Se houver câncer, pólipos de alto grau, ou um número crescente de pólipos → cirurgia.

Paciente < 50 anos de idade com CCR

Histórico familiar: critérios de Amsterdã? Em ~50% de CCHNP comprovado, as famílias não atingem os critérios.

Teste genético: critérios de Bethesda?

Identificação/conduta de membros da família sob risco: documentação no prontuário de que o paciente foi informado sobre esse aspecto (advertência: litígio!).

Investigação individual semelhante ao de CCR esporádico antes da cirurgia.

Testes adicionais (opcionais)

O mesmo que para CCR.

Classificação

- Critérios de Amsterdã II: ~50% das famílias que atendem ao critério têm CCHNP.
- Critérios de Bethesda: critérios → IMS+, IMS−.
- Lynch I: somente CCR.
- Lynch II: CCR e malignidades extracolônicas.
- Síndrome de Muir-Torre: CCR herdado com tumores cutâneos sebáceos.
- Síndrome X: CCR familiar de tipo indeterminado; histórico familiar forte de CCR somente (genes Amsterdã-positivos, IMS-negativos, genes MMR normais), mais comuns no lado esquerdo, não mucinosos, não multifocais, idade média de início: 50ª década.

Tratamento Não Cirúrgico
Quimioprevenção: papel não definido.
Colonoscopia e polipectomia anuais.
Dependendo do estádio do tumor: quimioterapia adjuvante (cólon), ou quimiorradiação (neo)adjuvante (reto).

Tratamento Cirúrgico
Indicações
Qualquer câncer, adenoma avançado (displasia de alto grau ou tamanho grande), ou número crescente de pólipos, a menos que haja metástases difusas ou contraindicações proibitivas.

Abordagem cirúrgica
- Colectomia subtotal (terapêutica + profilática): recomendada para todos os tumores proximais ao cólon sigmoide, a menos que rejeitada pelo paciente ou contraindicação médica específica para encurtamento extenso do cólon).
- Ressecção colorretal segmentar: terapêutica somente (seguindo princípios oncológicos).
- Câncer retal em CCHNP: ressecção anterior baixa (com/sem quimiorradiação neoadjuvante), proctocolectomia profilática geralmente não recomendada por causa de seu impacto funcional significativo.
- Mulheres (particularmente se houver câncer uterino na família, ou mutações em hMSH6, ou em hMSH2 e hMKH1): consideração/discussão de histerectomia/ooforectomia (quando paridade completa, início da menopausa, ou durante qualquer outra cirurgia abdominal).

Resultado
Controverso se em uma comparação estádio a estádio IMS estiver associado a um melhor prognóstico e a uma melhor resposta à quimioterapia do que CCR esporádico, apesar das características histopatológicas ruins.

Acompanhamento
Vigilância/testes continuados para verificar CCR e tumores extracolônicos → endoscopia anual completa da mucosa colorretal: colonoscopia (pré-cirurgia), sigmoidoscopia flexível (após cirurgia), aspiração endometrial.

Referências Cruzadas

Tópico	Capítulo
Carcinogênese	3 (p. 156)
Pólipos	4 (p. 236)
Síndromes poliposas	4 (p. 240)
Câncer colorretal	4 (pp. 252-265)
Hemicolectomia direita	5 (p. 550)
Colectomia (sub)total	5 (p. 553)
Quimioprevenção	6 (p. 636)
Critérios de Amsterdã	Ap. II (p. 738)
Critérios de Bethesda	Ap. II (p. 739)
Estadiamento de tumor TNM	Ap. II (p. 740)

CÂNCER COLORRETAL – CÂNCER DE CÓLON *(153.X)*

Visão Geral

O câncer colorretal (CCR) é a malignidade mais frequente no campo da especialidade de cirurgia colorretal, o terceiro tipo mais frequente de câncer no geral, e a segunda maior causa de morte por câncer. Câncer dessa forma no diagnóstico diferencial de quase qualquer sintoma.

Fatores de risco intrínsecos: histórico familiar, pólipos, mutações genéticas (PAF, CCHNP), DIII (p. ex., colite ulcerativa), etnia afroamericana.

Fatores de risco extrínsecos: estilo de vida sedentário, fumo, colite por radiação, *status* pós-ureterossigmoidostomia; dieta rica em gorduras/calorias/proteína e álcool, pobre em fibras (mais recentemente questionada novamente); falta de vitamina D, exposição ao sol, cálcio, folato.

Categorias de população de risco (Tabela 4-3):

- Risco baixo ou médio (65 a 75%): assintomático – nenhum fator de risco, nenhum CCR em qualquer parente de primeiro grau.
- Risco moderado (20 a 30%): CCR em um parente de primeiro grau com idade ≤ 55 anos, ou ≥ 2 parentes de primeiro grau de qualquer idade (Tabela 4-4), histórico pessoal de ressecção curativa de malignidade colorretal ou pólipo grande (> 1 cm) ou pólipos colorretais múltiplos de qualquer tamanho.
- Risco alto (6 a 8%), PAF, CCHNP, DIII.

Evolução de cólon normal para câncer estabelecido: 10 anos (população média), 3 a 5 anos (CCHNP). Evolução lenta, carcinogênese por meio de estádio precursor visível (pólipo), e habilidade de visualizar, por completo, o cólon torna o CCR, em teoria, completamente previsível. Diretrizes de triagem estabelecidas, mas nem mesmo próximas à implementação completa.

Escolha de tratamento mais eficiente depende do estádio e da localização do tumor, complicações da doença, apresentação (i. é, emergência *vs.* eletiva), presença de doença colônica subjacente, presença de comorbidades. Distinção de câncer de cólon (p. ex., câncer sigmoide) de câncer retal é muito importante para o planejamento do tratamento para definir o papel da radiação (neo)adjuvante.

Epidemiologia

Incidência anual nos EUA: 145.000 novos casos de CCR, 55.000 mortes por CCR (9 a 10% de todas as mortes por câncer). Risco médio durante a vida: 1:18 americanos (5 a 6%). Pico de incidência durante a 7ª década, mas 5% dos pacientes < 40 anos, 10% < 50 anos. Em 90% dos pacientes os tumores são esporádicos, 10% têm histórico familiar positivo, 1% PAF. CCR é 90% curável se detectado nos estádios iniciais.

Estádio na apresentação: estádio I = 25%, estádio II = 30%, estádio III = 35%, estádio IV = 20%.

Tabela 4-3. Comparação das Maiores Categorias de Risco

	Câncer Colorretal Esporádico	PAF	CCHNP	DII
Variantes	–	VFAPA, Gardner, Turcot	Lynch I/II	Colite ulcerativa, Doença de Crohn
Genética	–	+	+	?
Genes	Deleções cromossômicas, k-ras, DCC, p53, PAC	Autossômico dominante PAC	Autossômico dominante MSH2, MLH1, PMS1/2, MSH6	?
Idade de início	> 40 anos; média 70 a 75 anos	Pólipos iniciam após 10 a 20 anos de idade, câncer em aproximadamente 100%, aos 40 anos; início tardio na VFAPA	< 50 anos	Qualquer uma, com frequência em pacientes jovens
Número de pólipos	Variável, < 10	> 100	< 10	Pseudopólipos inflamatórios
Risco	5 a 6% da população	100%	> 80%	Dependendo da idade do início, duração da doença, extensão da doença ativa

Continua

Tabela 4-3. Comparação das Maiores Categorias de Risco *(Cont.)*

	Câncer Colorretal Esporádico	PAF	CCHNP	DIII
Localização	Cólon esquerdo > direito	Qualquer localização	Cólon direito > esquerdo	Doença ativa
Quimioprevenção	AINE? Vitaminas? Cálcio?	AINE	?	Supressão da DII?
Triagem	> 50 anos; > 45 anos em afro-americanos	> 10 a 15 anos Aconselhamento genético	> 25 ou 10 a 15 anos antes do início do câncer no membro mais jovem da família Aconselhamento genético	7 anos após o início, anualmente
Riscos associados	?	Câncer ampular, desmoides, câncer na tireoide, outras anormalidades	Câncer endometrial e outros cânceres	Doença extracolônica

VFAPA = FAP atenuada; FAP = polipose adenomatosa familiar; CCHNP = câncer de cólon não poliposo hereditário; DIII = doença inflamatória intestinal idiopática.

Câncer Colorretal – Câncer de Cólon

TABELA 4-4. Impacto do Histórico Familiar no Risco de Câncer Colorretal

Membros da Família Afetados	Risco Estimado em Comparação com o Risco de 6 a 7% de Toda a Vida da População em Geral
1 PPG com CCR	2-3×
2 PPG com CCR	3-4×
1 PPG ≤ 40 anos com CCR	3-4×
1 PPG com polipose adenomatosa	2×
1 PSG (avós, tio/tia) com CCR	1,5×
1 PTG (primos etc.) com CCR	1,5×

CCR = câncer colorretal; PPG = parente em primeiro grau; PSG = parente em segundo grau; PTG = parente em terceiro grau.

Sintomas

Mais comumente assintomático → sintomas são sempre sinais tardios do câncer!

Detecção incidental durante colonoscopia.

Sintomas: sangramento, anemia não explicada, alteração de hábitos intestinais, constipação, fezes estreitadas, obstrução completa, dor abdominal, perfuração, massa abdominal, perda de peso.

Complicações: sangramento maciço, obstrução no intestino grosso, perfuração, insuficiência hepática.

Diagnóstico Diferencial

Sintomas: qualquer outra causa de sangramento ou obstrução – DIII, particularmente doença de Crohn, outras formas de colite (isquêmica, infecciosa incluindo colite pseudomembranosa por *C. difficile*, radiação), diverticulite, SII.

Envolvimento secundário do cólon de outras malignidades: estômago, pâncreas, OB GIN, rins, câncer de mama lobular invasivo, infiltrados leucêmicos.

Tumores raros: carcinoide, linfoma, GIST, melanoma.

Pólipos pré-malignos: particularmente pólipos vilosos podem envolver uma área grande e circunferencial.

Não malignos: endometriose, prolapso/intussuscepção, tumores benignos (p. ex., lipoma), pseudo-obstrução (síndrome de Ogilvie).

Patologia

Macroscópica

- Massa friável polipoide *vs.* cratera ulcerosa com margens elevadas, tamanho variável, e envolvimento da circunferência (Fig. 4-10A e B).

  DIII: crescimento do câncer com frequência plano, difusamente crescendo na parede.

256 Capítulo 4 ▪ Doenças e Problemas

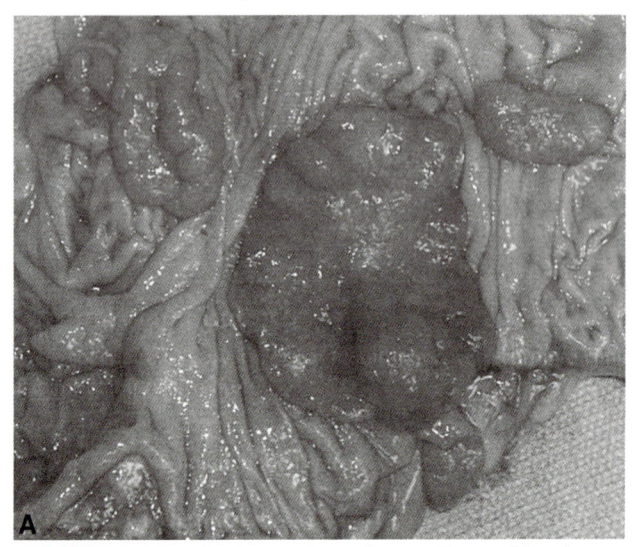

Figura 4-10A. Espécime de câncer colorretal com pólipos adicionais.

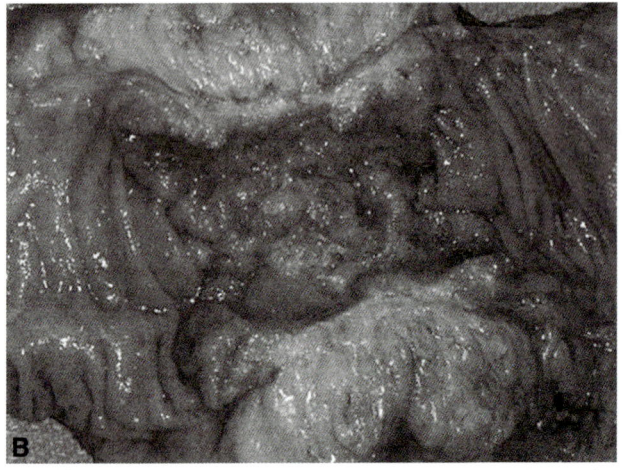

Figura 4-10B. Espécime de câncer colorretal com tumor circunferencial.

- Padrão de disseminação metastática: linfovascular → linfonodos, hematogênica → sistema porta → metástases hepáticas → metástases pulmonares.

Microscópica
- Adenocarcinoma na maioria dos casos (> 95%). Subformas raras: carcinoma mucinoso ou celular em anel de sinete, carcinoma adenoescamoso.
- Carcinoma intramucoso (TIS) = carcinoma *in situ* = displasia de alto grau: câncer não penetrante através da muscular da mucosa. Câncer invasivo: invasão da muscular própria e além.
- Padrões de crescimento de prognóstico negativo: invasão linfovascular, invasão perineural, depósitos tumorais extranodais.
- Mínimo de 12 a 15 linfonodos necessários para classificação oncológica adequada do espécime.

Avaliação
Padrão mínimo necessário

História: sangramento, mudança nos hábitos intestinais, sintomas obstrutores, perda de peso?

Exame clínico: tumor palpável, distensão abdominal, sensibilidade local ou sinais peritoneais, organomegalia, toque retal → tumor palpável, sangue nas fezes, ou melena.

Distinção entre câncer sigmoide e câncer retal: 15 cm da borda anal por meio de sigmoidoscopia rígida.

Colonoscopia: padrão-ouro para estabelecer o diagnóstico, avaliação colônica completa necessária antes da cirurgia eletiva para excluir a possibilidade de câncer sincrônico ou pólipos, para determinar a extensão da ressecção, baixo limite para tatuagem do local do tumor ou pólipo mais distal/proximal → facilitação da localização intraoperatória, particularmente para abordagem laparoscópica.

Estudo de imagenologia abdominal (ultrassonografia, TC): avaliação de envolvimento do fígado ou sistema urinário (Fig. 4-10C), evidências de carcinomatose?

Marcador do tumor: CEA.

Radiografia de tórax (ou TC de tórax): doença metastática, pneumoperitônio, operabilidade cardiopulmonar?

Testes adicionais (opcionais)

Estudos contrastados (enema de bário ou gastrografina): colonoscopia incompleta, tumor quase obstrutivo, perfuração suspeitada (→ contraste solúvel em água).

Colonoscopia virtual: papel não definido, risco de perfuração.

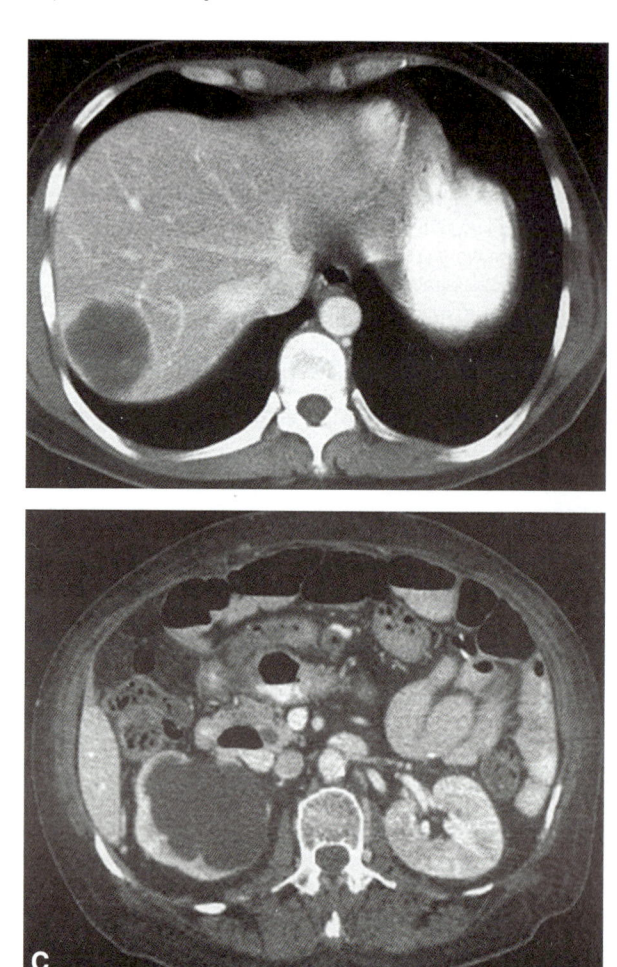

Figura 4-10C. Câncer colorretal avançado com metástases hepáticas ou hidronefrose.

RM, PET, PET-TC: papel ainda não definido na avaliação primária.

Exame de sangue: anemia, função hepática (albumina, TTP, TP), função renal.

Classificação
- Com base na localização no cólon.
- Com base no estádio: localizado, localmente avançado (tamanho, infiltração de outras estruturas), metastático.
- Com base no estádio TNM.

Tratamento Não Cirúrgico
Pacientes inoperáveis em razão de comorbidades.

Inoperável/incurável devido à extensão do tumor abdominal (p. ex., carcinomatose) → controle do sintoma, possível colocação de *stent*.

Doença metastática com substituição do fígado > 50% → quimioterapia paliativa.

Tratamento Cirúrgico

Indicações
- Qualquer câncer de cólon (a menos que haja contraindicações proibitivas).
- Mesmo na presença de manifestações tumorais sistêmicas, ainda é desejável atingir o controle local do tumor, potencialmente ainda é possível metastassectomia simultânea ou gradual com intenção curativa.

Abordagem cirúrgica

Intenção curativa
- Ressecção oncológica com linfadenectomia: > 5 cm de margem de segurança, extensão exata da ressecção depende do local do tumor e drenagem linfovascular (Fig. 4-10D):
  - Ceco/ascendente: hemicolectomia direita com ramo direito da artéria cólica média.
  - Flexura hepática/cólon transverso: hemicolectomia direita estendida incluindo artéria cólica média completa.
  - Flexura esplênica: (1) hemicolectomia esquerda estendida incluindo artéria cólica média, (2) hemicolectomia direita estendida/colectomia subtotal.
  - Cólon descendente: (1) hemicolectomia esquerda com ramo esquerdo da artéria cólica média para AMI/artéria cólica esquerda, (2) colectomia subtotal.
  - Cólon sigmoide: ressecção do sigmoide com artéria retal superior ou AMI.

260 Capítulo 4 ■ Doenças e Problemas

Ceco

Cólon ascendente

Flexura hepática

Cólon transverso

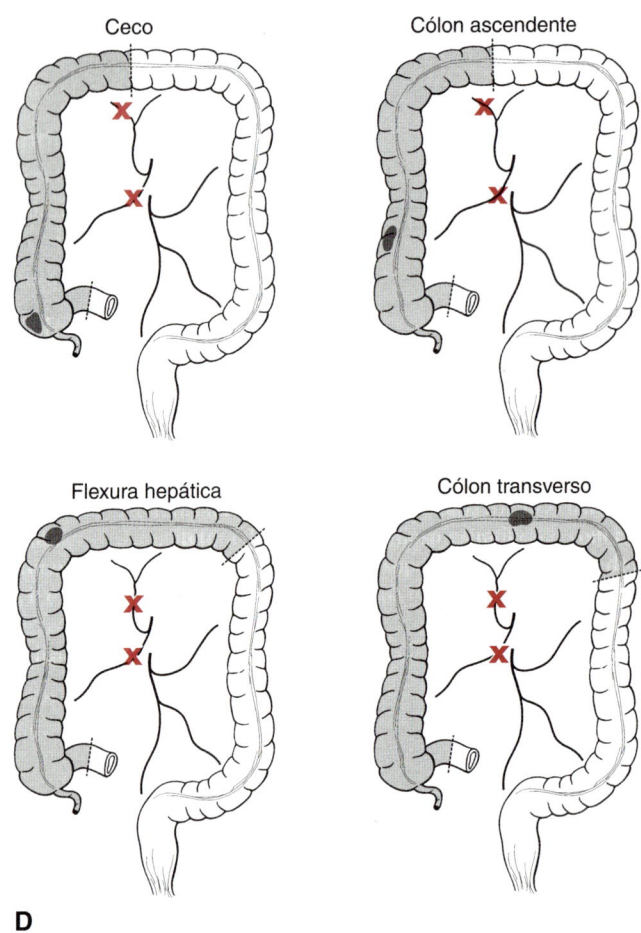

D

Figura 4-10D. Ressecções oncológicas.

Câncer Colorretal – Câncer de Cólon

Flexura esplênica

Cólon descendente

Cólon sigmoide

Reto

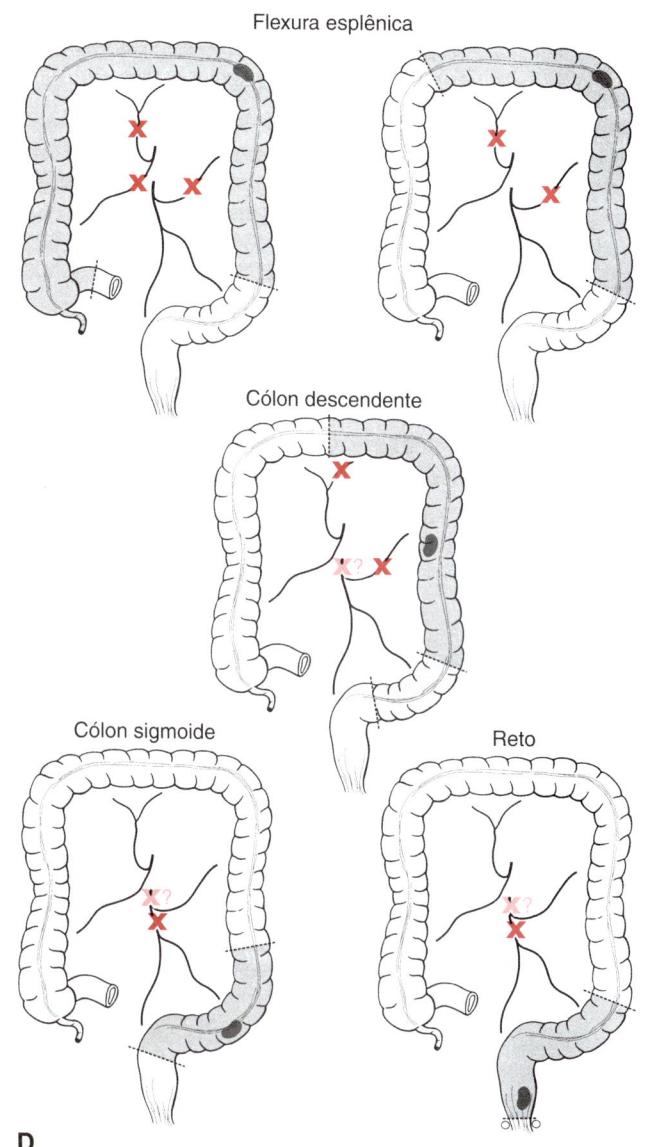

D
Figura 4-10D. *(Cont.)*

- Considerações especiais:
  - Cânceres sincrônicos: (1) duas ressecções separadas, (2) colectomia subtotal.
  - Cânceres aderindo a outras estruturas: ressecção em bloco.
  - Metástases hepáticas: ressecção simultânea razoável se viável e tolerada (vs. ressecção estagiada).
  - Ooforectomia profilática não indicada, mas recomendada quando um ou ambos os ovários estiverem grosseiramente anormais.
  - Carcinomatose: ressecção do tumor primário, nenhum papel de rotina para cateter intraperitoneal.
  - Abordagem laparoscópica equivalente em mãos habilidosas.
- Paciente com menos de 50 anos/CCHNP: (1) colectomia (sub)total com anastomose ileossigmoide/retal, (2) ressecção segmentar (como acima).
- PAF: (1) proctocolectomia, (2) colectomia abdominal total com anastomose ileorretal se não houver câncer retal e o número de pólipos retais for < 20.
- Mapeamento de linfonodo sentinela: preocupações sobre alta taxa de falso-negativo, papel não definido.

Emergência
- Tumor no lado direito: tratamento cirúrgico definitivo como acima, anastomose ileocolônica primária.
- Tumor no lado esquerdo:
  - Ressecção com lavagem transcirúrgica e anastomose primária.
  - Colocação de *stent* para descompressão de OIG → ponte para ressecção (semi)eletiva com anastomose primária.
  - Ressecção mais extensa para permitir anastomose ileocolônica: colectomia subtotal com anastomose primária ileossigmoidiana ou ileorretal.
  - Procedimento em dois estádios: (a) ressecção tipo Hartmann (→ reversão de Hartmann eletiva), (b) anastomose primária com desvio proximal (→ de colostomia eletiva), (c) desvio proximal (→ ressecção eletiva e de colostomia).
  - Procedimento em três estádios (grandemente abandonado): desvio proximal (colostomia de transverso) → ressecção eletiva e anastomose (com desvio mantido) → decolostomia eletiva.

Paliação
- Ressecção segmentar em cunha.
- Somente desvio proximal.
- Ultrapassagem *(bypass)* interna do segmento obstruído.
- Colocação de *stent*.

Resultado

Sobrevida em 5 anos: todos os estádios 65%; estádio I, 90 a 93%, estádio II, 80 a 85%, estádio II, 60 a 65%, estádio IV, 5 a 8%. Fatores prognósticos: ver Tabela 4-5.

Mortalidade da ressecção oncológica eletiva: 1 a 3%.

Taxa de estoma permanente: mínima em centros colorretais especializados, mais alta em unidades não especializadas: 20 a 40% de estomas "temporários" (ressecção de Hartmann) nunca revertidos.

Complicações: sangramento, infecção na ferida (5 a 10% eletiva, 15 a 40% peritonite fecal), vazamento anastomótico (1 a 2%), formação de abscesso, fístula enterocutânea, lesão esplênica, lesão ureteral.

Acompanhamento

Intervenção de emergência: planejamento das cirurgias subsequentes necessárias após recuperação física/nutricional adequada.

Quimioterapia adjuvante: para todos os tumores estádio III e para tumores selecionados estádio II.

Quimioterapia paliativa: para todos os tumores estádio IV.

Tabela 4-5. Fatores Prognósticos para Câncer Colorretal Ressecado

Categoria	Parâmetro
Estádio	Penetração do tumor através da parede intestinal (estádio tumoral T4)
	Envolvimento linfático regional (N1, N2)
	≥ 4 linfonodos regionais positivos (N2)
Cirurgião/patologista	Envolvimento tumoral das margens cirúrgicas
	≤ 12 linfonodos removidos (cirurgia) ou examinados/relatados (patologista)
Complicação do tumor	Obstrução intestinal
	Perfuração intestinal (particularmente se for perfuração no local do tumor)
Histopatologia	Histologia pouco diferenciada
	Invasão linfovascular
	Invasão perineural
Marcador	CEA pré-operatório > 5,0
	Tumores com estabilidade de microssatélites
	Deleções cromossômicas específicas (p. ex., perda de heterozigosidade do cromossomo 18 q)

CEA = antígeno carcinoembriônico.

Acompanhamento oncológico: colonoscopia após 1 ano, subsequentemente dependendo dos achados. Exame clínico e exame de sangue (incluindo CEA) cada 3 a 6 meses. Imagenologia (TC de abdome/pelve, radiografia/TC de tórax anualmente).

Reintervenção cirúrgica:

- Doença metastática: abordagem sanduíche (ressecção do tumor primário, quimioterapia, ressecção das metástases).
- Doença recorrente: reressecção se for localizada.
- Carcinomatose: uma exploração com frequência justificada, subsequentemente individualizada.

Referências Cruzadas

Tópico	Capítulo
Triagem de câncer colorretal	2 (p. 64)
Colonoscopia	2 (p. 71)
Carcinogênese	3 (p. 156)
Pólipos	4 (p. 236)
Síndromes poliposas	4 (p. 240)
Câncer retal	4 (p. 265)
Câncer colorretal – metástases hepáticas	4 (p. 275)
Câncer colorretal – metástases pulmonares	4 (p. 280)
Ressecção de sigmoide	5 (p. 544)
Hemicolectomia direita	5 (p. 550)
Colectomia subtotal	5 (p. 553)
Colocação de *stent* por colonoscopia	5 (p. 585)
Lavagem transcirúrgica	5 (p. 588)
Quimioprevenção	6 (p. 636)
Protocolos de quimioterapia	6 (pp. 645-649)
Acompanhamento de câncer colorretal	6 (p. 660)
Monitoramento de CEA	6 (p. 663)
Critérios de Amsterdã	Ap. II (p. 738)
Critérios de Bethesda	Ap. II (p. 739)
Estádio do tumor no sistema TNM	Ap. II (p. 740)

CÂNCER COLORRETAL – CÂNCER RETAL *(154.1)*
Visão Geral

O câncer colorretal e o câncer retal compartilham a maioria das características básicas (p. ex., etiopatogênese, sintomas, patologia). No entanto, o câncer retal – diferente do câncer de cólon – é mais complexo e carrega um risco aumentado de recorrências locais. A complexidade maior está relacionada com intrincada anatomia retal com confinamento ósseo pélvico, a proximidade de outros órgãos, da proximidade do esfíncter e os músculos do assoalho pélvico; vários níveis de suprimento sanguíneo; drenagem linfovascular multidirecional dentro de um compartimento fascial definido.

O tratamento do câncer retal tem, assim evoluído de uma abordagem apenas cirúrgica para uma abordagem multimodal. Embora o espectro de opções de tratamento continue a se expandir (radical *vs.* local, preservação do esfíncter *vs.* RAP, aberta *vs.* laparoscópica etc.), a experiência do cirurgião e a técnica cirúrgica, assim como a avaliação pré-tratamento da extensão do tumor são de máxima importância para o resultado.

Exceto por estádios muito iniciais do câncer retal, a radioterapia pré ou pós-cirúrgica, geralmente em combinação com a quimioterapia, são indicadas pelas diretrizes do NCI *(National Cancer Institute)* para melhorar o controle local do tumor, embora a sobrevida geral não seja, necessariamente, prolongada. As questões de qualidade de vida (p. ex., preservação do esfíncter, ostomia, função urogenital) são muito mais relevantes no processo de tomada de decisão para o câncer retal do que para o câncer de cólon.

Definição do início proximal do reto:

1. Anatômico/intracirúrgico: confluência das tênias.
2. Endoscópica (mais relevante por causa do tratamento neoadjuvante): 15 cm acima da borda anal conforme mensurado por sigmoidoscopia rígida.

Definições obsoletas (por serem muito variáveis): reflexão peritoneal, promontório sacral.

Epidemiologia

Incidência anual nos EUA: 42.000 novos cânceres retais, 15.000 mortes por câncer retal. Incidência crescente depois dos 50 anos de idade, pico na 7ª década, mas 5 a 10% dos pacientes têm menos de 50 anos de idade.

Sintomas

Assintomático → detecção durante o exame de rotina.

Sangramento (mais comum), mudança dos hábitos intestinais (frequência, consistência, diâmetro), constipação, dor abdominal, tenesmo. Dor retal/pélvica não é comum e é um sinal ameaçador.

Complicações: sangramento maciço, obstrução, invasão de outros órgãos, perfuração, formação de fístula (retovaginal, perirretal, retourinária).

Diagnóstico Diferencial

Câncer anal: com base na localização, mais comumente câncer de células escamosas (advertência: adenocarcinoma surgido de glândulas do canal anal).

Adenocarcinoma de outra origem primária: câncer de próstata, câncer de ovário e endométrio. Tumor (também adenocarcinoma) pode invadir através da parede do reto → apresentação geral, histologia, e imuno-histoquímica necessárias para diferenciação.

Tumores anorretais raros: carcinoide, linfoma, TEGI, melanoma, massa pré-sacral (cordoma, teratoma etc.).

Pólipos pré-malignos: particularmente pólipos vilosos podem envolver áreas grandes e circunferenciais.

Condições benignas: prolapso retal/intussuscepção, síndrome de úlcera retal solitária, endometriose, condições inflamatórias (proctite por radiação, DII etc.).

Patologia

Macroscópica

- Massa friável polipoide *vs.* cratera ulcerada com margens elevadas, tamanho variável e envolvimento da circunferência.
- Padrão de disseminação metastática: (1) linfovascular → linfonodos: perirretal (mesorreto), parede pélvica lateral, retroperitoneal; (2) hematogênica → sistema porta → metástases hepáticas → metástases pulmonares; (3) hematogênica → veia cava → metástases pulmonares.

Microscópica

- Adenocarcinoma na maioria dos casos (> 95%). Subformas raras: carcinoma mucinoso ou com células em anel de sinete, carcinoma adenoescamoso. Carcinoma de pequenas células (1%): prognóstico sombrio!
- Carcinoma intramucoso (Tis) = carcinoma *in situ* = displasia de alto grau: câncer não penetrante através da muscular da mucosa. Câncer invasivo: invasão da muscular própria e além.
- Padrões de crescimento de prognóstico negativo: invasão linfovascular, invasão perineural, depósitos tumorais extranodais.
- Mínimo de 12 a 15 linfonodos necessários para a classificação oncológica adequada do espécime, mas o número decresce após radiação.
- Alterações adicionais secundárias pós-quimiorradiação incluem fibrose nos tecidos, lagos mucinosos residuais, fibrose arteriolar subíntima das arteríolas.

Avaliação

Padrão mínimo necessário

História: sintomas específicos – sangramento, constipação, mudança dos hábitos intestinais, dor, perda de peso, sintomas urinários/vaginais, disfunção preexistente sexual ou no esfíncter anal; histórico familiar; comorbidades.

Exame clínico:

1. Toque retal:
   a. Descrição exata da localização do tumor:
      (1) Radial: anterior, posterior, lateral ou circunferencial.
      (2) Axial: distância da borda tumoral mais distal da borda anal e do músculo puborretal, relação ao nível da próstata, extremidade proximal alcançável? Para tumores muito distais: avaliação da distância do sulco interesfincteriano, avaliação da força esfincteriana basal.
   b. Impressão clínica do estádio: móvel, preso, tumor fixo, quase obstrutivo.
2. Sigmoidoscopia rígida/proctoscopia: suficiente para estabelecer diagnóstico (e executar biópsia), deve ser repetida antes da cirurgia eletiva, particularmente após tratamento neoadjuvante → avaliação da distância da borda anal até o fundo do tumor, localização, extensão circunferencial, condição do reto não envolvido.
3. Exame abdominal: organomegalia etc.
4. Palpação dos linfonodos inguinais: obrigatória para tumores anais e retais muito baixos, sinal ameaçador se aumentado.

Biópsia: confirmação histológica de suspeita clínica, base para o planejamento de tratamento.

Avaliação colônica completa (preferivelmente colonoscopia obrigatória antes de cirurgia eletiva: → excluir possibilidade de câncer sincrônico ou pólipos, excluir doença colônica subjacente.

Avaliação da extensão local e classificação do tumor:

- Avaliação local:
  – Ultrassonografia endorretal: avaliação do estádio T (80 a 95% de precisão), estádio N (65 a 81% de precisão), não confiável para margens circunferenciais/laterais (fáscia própria do reto).
  – RM: avaliação das margens circunferenciais (60 a 90% de precisão), mas menos confiável para estádio T (75 a 85%).
- Avaliação sistêmica:
  – Varredura por TC do abdome/pelve: avaliação de metástases à distância (fígado, linfonodos retroperitoneais), evidência de envolvimento do trato urinário (hidronefrose/ureter? borramento do plano retoprostático?).
  – Radiografia de tórax (ou TC de tórax): doença metastática, operabilidade?

Testes adicionais (opcional)

Marcador tumoral: CEA.

Exame de sangue: anemia, função hepática (albumina, TTP, TP), função renal.

PET (?): se houver suspeita de manifestações tumorais a distância.

Varredura por TC de tórax: não rotineiramente, requerida por alguns protocolos de estudos.

Exame urológico, exame ginecológico: se houver sintomas ou achados específicos.

Classificação

- Com base na localização: reto baixo (0 a 5 cm), médio (5 a 10 cm), ou superior (10 a 15 cm).
- Com base no estádio: localizado, localmente avançado (tamanho, infiltração de outras estruturas), metastático.
- Com base na classificação TNM.
- Tumor inicial favorável: uTI-2N0, < 40% de circunferência envolvida, < 3-4 cm, adenocarcinoma bem diferenciado, ausência de invasão linfovascular ou perineural.

Tratamento Não Cirúrgico

Pacientes não cirúrgicos em virtude de comorbidades ou substituição metastática do fígado > 50%.

Inoperável/incurável devido à extensão do tumor local → controle dos sintomas.

Quimiorradiação neoadjuvante (tratamento multimodal) para obter o controle do tumor local:

- Radiação de curto prazo 2.500 cGy por 1 semana, seguida por cirurgia radical após 1 semana.
- Radiação 5.040 cGy por 6 semanas, seguida por cirurgia após intervalo de 6 a 12 semanas.
- 15 a 25% de resposta clínica e endossonográfica completa: → embora a cirurgia ainda seja considerada o padrão de tratamento, a abordagem não cirúrgica/expectante a ser oferecida ao paciente → reavaliação clínica, endoscópica e endossonográfica em intervalos curtos, cirurgia de resgate se houver evidências de recorrência.

Câncer de pequenas células: doença sistêmica, prognóstico ruim → quimiorradiação, porém, mais comumente, nenhum papel para a cirurgia.

Tratamento Cirúrgico

Indicações

- Qualquer câncer retal (a menos que haja contraindicações proibitivas), com/sem quimiorradiação neoadjuvante.

- Mesmo na presença de manifestações sistêmicas do tumor, atingir controle tumoral local ainda é desejável, potencialmente metastassectomia posterior com intenção curativa possível.

Abordagem Cirúrgica

Intenção curativa (controle do tumor local, intenção geral de cura)

- Excisão local: opção por tumores precoces e favoráveis → excisão local transanal ou excisão microscópica transanal (EMT).
- Excisão radical (ressecção oncológica com linfadenectomia): excisão mesorretal total (EMRT)/parcial, ressecção abdominoperineal (RAP) *vs.* operação de salvamento do esfíncter com anastomose primária (1/2 estádios).
- Exenteração pélvica.
- Abordagens raras: Kraske (proctotomia posterior), York-Mason (anoproctotomia posterior).

Emergência

- Medidas temporizadoras: colocação de *stent vs.* desvio proximal.
- Tratamento cirúrgico definitivo: como acima para ressecção eletiva, ou do tipo Hartmann.

Paliação

- Desvio proximal.
- Colocação de *stent*.
- Destruição local: eletrocoagulação, *laser*, radioterapia endocavitária.

Resultado

Referência da técnica de cirurgia radical: taxa de recorrência local < 10% sem tratamento neoadjuvante/adjuvante.

Taxas de recorrência local para excisão transanal: 20 a 30%.

Sobrevida em 5 anos: todos os estádios, 65%, estádio I, 90 a 93%, estádio II, 80 a 85%, estádio III, 60 a 65%, estádio IV, 5 a 8%.

Taxa de estoma permanente: 5% em centros colorretais especializados, 20 a 25% em unidades não especializadas.

Complicações: sangramento, 4 a 10% (veias pré-sacrais); infecções na ferida, 5 a 10%; fístula com/sem sepse pélvica, 5 a 15% (particularmente após radiação neoadjuvante), formação de abscesso, fístula (perirretal, retovaginal), complicações relacionadas com ileostomia, OID. Disfunções sexual e urinária.

Acompanhamento

Cirurgia de emergência: planejamento de cirurgias subsequentes depois da recuperação completa física/nutricional e potencial tratamento com quimiorradiação.

Cirurgia eletiva:

- Deileostomia > 6 semanas se não houver clínica e radiologicamente evidências de fístula, com frequência postergada até que o curso total da quimioterapia adjuvante tenha sido realizado (p. ex., 6 meses).
- Excisão local: patologia final T1 → cirurgia somente, T2 → quimiorradiação ou cirurgia radical, T3 → cirurgia radical.

Longo prazo: acompanhamento oncológico, possivelmente complementado com ultrassonografia endorretal. Manejo de câncer retal recorrente.

Referências Cruzadas

Tópico	Capítulo
Triagem de câncer colorretal	2 (p. 64)
Colonoscopia	2 (p. 71)
Carcinogênese	3 (p. 156)
Pólipos	4 (p. 236)
Síndromes poliposas	4 (p. 240)
Câncer de cólon	4 (p. 252)
Câncer retal recorrente	4 (p. 271)
Câncer colorretal – metástases hepáticas	4 (p. 275)
Câncer colorretal – metástases pulmonares	4 (p. 280)
RAB/EMRT	5 (p. 610)
Excisão transanal	5 (p. 618)
MET	5 (p. 622)
Quimioprevenção	6 (p. 636)
Protocolos quimioterápicos	6 (pp. 645, 649)
Radioterapia	6 (p. 654)
TRIM	6 (p. 656)
Acompanhamento de câncer colorretal	6 (p. 660)
Critérios de Amsterdã	Ap. II (p. 738)
Critérios de Bethesda	Ap. II (p. 739)
Estadiamento de tumor no sistema TNM	Ap. II (p. 740)

CÂNCER RETAL RECORRENTE *(789.3, 154.1)*
Visão Geral

O câncer retal recorrente é um desafio à conduta e às habilidades cirúrgicas. Uma abordagem niilista é contraproducente, visto que há boas chances de cura do câncer ou pelo menos melhor paliação local. A recorrência tumoral local é o ponto final da falha no tratamento primário do câncer retal. A forma mais eficaz de lidar com a doença recorrente é evitá-la.

Diversos fatores contribuem para o controle tumoral local primário:

- Prevenção primária.
- Relacionados com o tumor: estádio do tumor, localização do tumor primário e/ou suas metástases de linfonodo, características patológicas e moleculares.
- Relacionados com o tratamento: técnica cirúrgica, quimiorradiação neo-adjuvante/adjuvante.
- Prevenção secundária: acompanhamento e vigilância → detecção de recorrência locorregional ou à distância, ou de lesões metacrônicas.

Curso natural retal irressecável, localmente avançado: tempo de sobrevida mediana encurtado (7 a 8 meses sem qualquer tratamento), acumulação de problemas locais debilitantes graves.

O câncer local recorrente permanece confinado à pelve em ~25 a 50% e, assim, justifica uma abordagem cirúrgica agressiva. Mesmo na presença de metástases a distância, uma abordagem local agressiva pode atingir melhor e mais rapidamente a paliação, mas outras opções de tratamento têm que ser consideradas.

Epidemiologia

Referência: taxa de recorrência local deve ser < 10% sem quimiorradiação, mas os relatos indicam taxas de recorrência entre 3 e 50%. Excisão local transanal: incidência alarmante de recorrências locais de 18 a 37% mesmo em estádios iniciais do tumor (T1, T2). Mais do que 60% das recorrências ocorrem durante os primeiros 2 anos após a cirurgia.

Sintomas

Assintomático: detectado por meio de estudos de acompanhamento: imagenologia, exame de sangue.

Sintomático: dor crescente e potencialmente grave, sangramento, obstrução intestinal e urinária, fístulas fecais e urinárias, sintomas vaginais, formação de fístula/abscesso.

Diagnóstico Diferencial

Cicatrização pélvica.

Processo inflamatório (vazamento crônico, fístula, abscesso, hematoma organizado etc.).

Outras malignidades pélvicas (p. ex., próstata, ginecológica).

Patologia

Deve ser consistente com o tumor primário.

Avaliação

Padrão mínimo necessário

Histórico do paciente e dados de acompanhamento, cirurgia anterior, sintomas atuais (retais, pélvicos, urinários, ginecológicos), *performance status*.

Exame clínico: aparência geral, exame abdominal (massa, organomegalia etc.), toque retal (anastomose palpável, lesão palpável, envolvimento do assoalho pélvico e complexo esfincteriano, envolvimento da próstata).

Colonoscopia: evidências de recorrência endoluminal ou câncer colorretal primário metacrônico.

Imagenologia:
- Ultrassonografia endorretal (para lesões mais baixas).
- TC/RM do abdome/pelve: invasão de órgãos adjacentes?
- PET ou PET–TC: atividade pélvica, evidência de doença extrapélvica?

Verificação de recorrência: biópsia (endoscópica, orientada por TC ou ultrassonografia) *vs.* mudança na imagenologia dependente do tempo e exame de sangue, consistente apenas com recorrência.

Testes adicionais (opcional)

Estudos de contraste: avaliação do comprimento do cólon residual.

Consulta urológica/ginecológica: se a invasão potencial do tumor não puder ser excluída.

Avaliação da operabilidade geral.

Classificação

Localização da recorrência:
- Pelve central.
- Parede pélvica lateral.
- Pré-sacral.

Tratamento Não cirúrgico

Quimioterapia: indicada para todos os pacientes que a toleram exceto para o período imediato perioperatório.

Radioterapia:

- Tumores não irradiados anteriormente: opção de tratamento de primeira linha, potencialmente seguido por uma ressecção posterior.
- Tumores irradiados anteriormente: considerar radioterapia intracirúrgica (RTIO), braquiterapia de alta dose, ou TRIM se o *status* após radioterapia anterior.

Melhor cuidado paliativo: se o tumor for irressecável ou o paciente não operável.

Tratamento Cirúrgico

Indicações

Para ressecção agressiva:

- Recorrência local aparentemente ressecável sem doença extrapélvica.
- Altamente sintomático, recorrência local aparentemente ressecável com doença extrapélvica.

Para cirurgia paliativa: altamente sintomático, mas recorrência irressecável.

Abordagem cirúrgica

- Ressecção de compartimento posterior: refaz RAB com anastomose coloanal, refazer RAP (*stents* ureterais intraoperatórios!), potencial fechamento do defeito com retalho miocutâneo.
- Ressecção de compartimento posterior (como acima), com extensão para compartimentos médios/anteriores.
  - Homens: exenteração pélvica com/sem reconstrução urinária/fecal.
  - Mulheres: vaginectomia/histerectomia *vs.* exenteração pélvica, com/sem reconstrução urinária/fecal.

Comentário: sem preservação da continência (1) se o complexo do esfíncter anal/músculos do assoalho pélvicos estiverem envolvidos no tumor e tiverem que ser removidos, (2) se o intestino proximal não atingir o assoalho pélvico, (3) se for documentada incontinência pré-cirúrgica, ou (4) se os esfíncteres tiverem sido removidos em procedimento anterior.

- Grande ressecção (como acima), com inclusão do sacro distal etc.: alta morbidade!
- Paliação irressecável: criação de colostomia/urostomia, colocação de *stent*.

Resultado

Sobrevida: cura estimada a longo prazo 30 a 35%.

Controle do sintoma: exceto pelos primeiros 3 meses, a abordagem cirúrgica atinge melhor alívio sintomático do que as opções não cirúrgicas.

Acompanhamento

Acompanhamento funcional e do câncer com imagenologia repetida em intervalos regulares.
Continuação da quimioterapia.

Referências Cruzadas

Tópico	Capítulo
PET	2 (p. 126)
Marcos anorretais	3 (p. 142)
Estruturas e espaços pélvicos fasciais	3 (p. 148)
Carcinogênese	3 (p. 156)
Câncer retal	4 (p. 265)
Câncer colorretal – metástases hepáticas	4 (p. 275)
Câncer colorretal – metástases pulmonares	4 (p. 280)
RAB/EMRT	5 (p. 610)
Excisão transanal	5 (p. 618)
MET	5 (p. 622)
Protocolos quimioterápicos	6 (pp. 645, 649)
Radioterapia	6 (p. 654)
TRIM	6 (p. 656)
Acompanhamento de câncer colorretal	6 (p. 660)

CÂNCER COLORRETAL – METÁSTASES HEPÁTICAS
(197.7)

Visão Geral

O fígado é o local mais comum para disseminação metastática de malignidades no trato GI (Fig. 4-11). Uma investigação e conduta agressivas são justificadas em pacientes adequados para melhorar a sobrevida a curto e longo prazos. A quimioterapia sistêmica geralmente é indicada se for tolerada. A quimioterapia de infusão arterial hepática não oferece benefícios. A ressecção cirúrgica traz potencial de cura e sobrevida a longo prazo em 30 a 50% dos pacientes selecionados (*vs.* 1% de sobrevida de 5 anos, se não tratado).

Parâmetros de prognóstico ruim:

- Metástases múltiplas (> 4).
- Metástases bilaterais no fígado.
- Intervalo curto após ressecção primária.
- Metástases no linfonodo hilar ("metástases de metástases").
- Volume insuficiente e qualidade do tecido remanescente do fígado.
- Ascite.

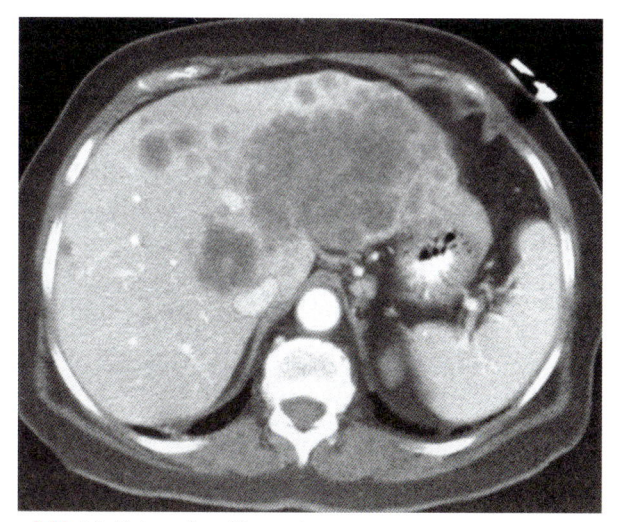

Figura 4-11. Metástases hepáticas extensas.

Tempo da ressecção do fígado:
- Abordagem em 1 estádio: ressecção simultânea (com tumor primário) se ambos os procedimentos forem relativamente simples.
- Abordagem em 2 estádios: ressecção do fígado depois de 8 a 12 semanas de intervalo de quimioterapia. Vantagens: avaliação de responsividade ao regime de quimioterapia, diminuição do tamanho do tumor com melhor ressecabilidade, eliminação de pacientes com doença rapidamente progressiva.
- Abordagem em 2 estádio reversa (fundamento e benefício incertos): primeiro ressecção do fígado, ressecção de tumor primário após quimioterapia de intervalo.

Epidemiologia

Afeta 40 a 50% dos pacientes com câncer colorretal (CCR): 20% de pacientes com CCR → doença metastática sincrônica no momento do diagnóstico de câncer; 20 a 30% → metástases metacrônicas após ressecção do tumor primário.

Sintomas

Mais comumente assintomático: detecção intraoperatória durante a ressecção primária, ou por meio de estudos de imagenologia e CEA/parâmetros do fígado durante o exame primário e/ou acompanhamento.

Complicações: insuficiência hepática (particularmente após cirurgia) se > 50% de fígado substituído por tumor; raramente: ruptura de metástase → sangramento intraperitoneal → choque hemorrágico, peritonite, disseminação de câncer.

Diagnóstico Diferencial

Lesões não malignas no fígado: cistos, hemangioma, *Echinococcus*, adenoma hepático, hiperplasia nodular focal.

Carcinoma hepatocelular.

Metástases de tumor primário não colorretal.

Patologia.

Mesma do tumor primário.

Avaliação

Padrão mínimo necessário

História: condição geral do paciente, *performance status,* comorbidades, operabilidade.

Exame clínico: tumor palpável, icterícia, distensão abdominal, avaliação cardiopulmonar.

Exame de sangue: anemia, função hepática (albumina, TTP, TP), função renal.

Marcador tumoral: CEA.

Estudos de imagenologia para avaliação do fígado e para excluir possibilidade de doença tumoral extra-hepática:
- TC de tórax/abdome/pelve: lesões focais hipodensas, 70 a 90% de sensibilidade.
- RM (realce por contraste): 65 a 90% de sensibilidade.
- PET-TC: mais precisa para classificação e seleção de pacientes, > 90% de sensibilidade se executada antes da administração de quimioterapia.

Testes adicionais (opcional)

Biópsia: confirmação tecidual.
Biópsia de tecido hepático perifocal: excluir cirrose hepática.

Classificação
- Metástases hepáticas ressecáveis.
- Metástases potencialmente removíveis.
- Irressecáveis (com base no número, distribuição, proximidade a estruturas vitais).

Tratamento Não Cirúrgico
Pacientes inoperáveis em razão de comorbidades e *performance status* ruim.
Manifestações tumorais extra-hepáticas (de extensão incurável).
Metástases hepáticas somente que são:
- Irressecáveis.
- Somente potencialmente ressecáveis.

→ Quimioterapia paliativa, reavaliação para futura ressecabilidade se responsivo à quimioterapia.
→ Ablação por radiofrequência ou crioablação.
→ Nenhum benefício de: quimioterapia por infusão arterial hepática, injeção de etanol, radiação, transplante.

Tratamento Cirúrgico

Indicações
- Metástases ressecáveis (a menos que haja contraindicações proibitivas: comorbidades, disseminação tumoral extra-hepática).
- Ressecável: ressecção R0 viável, possível poupar 2 segmentos adjacentes de fígado, preservação de fluxo de entrada/fluxo de saída vascular e drenagem biliar possível; fígado remanescente de estrutura normal e > 20% do volume total do fígado.

Abordagem cirúrgica

Conduta intraoperatória de metástases conhecidas pré-operatoriamente
- Laparoscopia diagnóstica com ultrassonografia intraoperatória laparoscópica deve ser considerada (particularmente na ausência de imagenolo-

gia pré-operatória de alta qualidade) visto que a laparotomia desnecessária pode ser evitada em até 25% dos pacientes.

- Ultrassonografia intraoperatória → mudança ou diretriz de procedimento cirúrgico.
- Ressecção R0: com objetiva de 1 cm de margem de segurança, margem mínima de > 1 mm menos ideal.
  - Ressecção anatômica: hemi-hepatectomia, trissegmentectomia.
  - Ressecção não anatômica: metastasectomia, segmentectomia.
  - Combinações: por exemplo, hemi-hepatectomia + ablação por radiofrequência do foco contralateral.

Conduta intraoperatória de metástases desconhecidas pré-cirurgicamente

- Ressecção se viável (como acima).
- No mínimo: biópsia por Tru-Cut para confirmação tecidual.
- Ligadura da veia porta: geralmente não indicada.

Resultado

Sobrevida de 5 anos após ressecção de metástases do fígado: 30 a 50% (advertência: pacientes altamente selecionados). Mortalidade eletiva de ressecção de fígado: diminuída de 20% para atualmente 1%.

Complicações: sangramento, infecções na ferida 5%, fístula biliar, biloma, falência hepática.

Acompanhamento

Continuação de quimioterapia adjuvante/paliativa indicada para:

- Todos os pacientes após metastasectomia.
- Pacientes inelegíveis para ressecção cirúrgica desde que os benefícios > efeitos colaterais.

Acompanhamento oncológico:

- Colonoscopia: dependendo do prognóstico geral e da condição colônica.
- Exame clínico e exame de sangue (incluindo CEA) conforme clinicamente indicado, pelo menos a cada 3 meses.
- Imagenologia (TC de tórax/abdome/pelve, PET): dependendo do curso clínico e de protocolos de tratamento.

Reintervenção cirúrgica:

- Ressecção para metástases recorrentes no fígado em candidatos altamente selecionados.
- Ressecção de metástases pulmonares em pacientes selecionados.

Câncer Colorretal – Metástases Hepáticas **279**

Referências Cruzadas

Tópico	*Capítulo*
Varredura por TC	2 (p. 117)
PET	2 (p. 126)
Câncer retal recorrente	4 (p. 271)
Câncer colorretal – metástases pulmonares	4 (p. 280)
Protocolos quimioterápicos – intenção curativa	6 (p. 645)
Quimioterapia – câncer colorretal metastático	6 (p. 649)
Acompanhamento de câncer colorretal	6 (p. 660)
Monitoramento de CEA para o câncer colorretal	6 (p. 663)

CÂNCER COLORRETAL – METÁSTASES PULMONARES
(197.3)

Visão Geral

O pulmão é o terceiro local mais comum (após carcinomatose do fígado e peritoneal) para disseminação metastática das malignidades GI incluindo o câncer colorretal. As metástases pulmonares com mais frequência representam extensão tumoral cirurgicamente incurável. A quimioterapia sistêmica é, assim, a principal opção de tratamento e é indicada caso seja tolerada.

Parâmetros de prognóstico ruim:

- Metástases múltiplas (> 4).
- Metástases de pulmão bilaterais.
- Intervalo curto ou sem intervalo do tumor primário.
- Função pulmonar residual insuficiente.

A ressecção cirúrgica pode ter um papel em indivíduos altamente selecionados que são adequados e têm um número limitado de metástases com progressão relativamente lenta e nenhuma manifestação tumoral extrapulmonar residual. O potencial de cura e as médias de sobrevida a longo prazo atingem 38% (variação de 30 a 70%) nesses pacientes altamente selecionados (*vs.* sobrevida de 5 anos de < 1% no grupo todo com metástases de pulmão).

Momento da ressecção pulmonar: geralmente não indicada no momento da ressecção abdominal, preferivelmente em uma abordagem de 2 estádios: ressecção de pulmão após 12 a 16 semanas de quimioterapia de intervalo. Vantagens: avaliação da resposta do tumor à quimioterapia, diminuição do tamanho do tumor com melhor ressectabilidade, eliminação de cirurgia não benéfica em pacientes com doença desfavorável com rápida progressão extrapulmonar ou intrapulmonar.

Epidemiologia

Afeta de 10 a 15% dos pacientes com câncer colorretal (CCR) → metástases metacrônicas após ressecção do tumor primário.

Sintomas

Geralmente mais assintomáticos → detecção durante exame clínico primário ou acompanhamento.

Diagnóstico Diferencial

Câncer primário de pulmão.

Nódulo pulmonar não maligno.

Patologia

Deve ser consistente com o tumor primário.

Avaliação

Padrão mínimo necessário

História: condição geral do paciente, *performance status*, comorbidades (particularmente cardiopulmonares, fumo e outros fatores de risco para câncer de pulmão), operabilidade.

Exame clínico:

- Abdominopélvico: verificar tumor recorrente localmente, icterícia, ascite etc.
- Avaliação cardiopulmonar e testes de função pulmonar: operabilidade, função do pulmão diminuída, enfisema, DPOC, congestão do ventrículo direito etc.

Exame de sangue: gasometria arterial, anemia, função hepática (albumina, TTP, TP), função renal, marcador tumoral (CEA).

TC de tórax/abdome/pelve e/ou PET-TC: excluir doença tumoral extrapulmonar.

Testes adicionais (opcional)

Broncoscopia: se houver mais probabilidade de câncer de pulmão primário.

Biópsia (p. ex., orientada por TC): confirmação tecidual.

Classificação

- Metástases de pulmão ressecáveis.
- Não ressecável (com base no número, distribuição, proximidade a estruturas vitais).

Tratamento Não Cirúrgico

Metástase pulmonar não ressecável (doença tumoral disseminada, tumor extrapulmonar).

Pacientes inoperáveis devido a comorbidades e *performance status* ruim.

Tratamento Cirúrgico

Indicações

Metástases ressecáveis.

Abordagem cirúrgica

Metastassectomia (raramente ressecção mais extensa):

- Cirurgia toracoscópica videoassistida (CTVA): recuperação mais rápida, taxa de perda mais alta.
- Ressecção aberta: mais morbidade, menor taxa de perda (permite palpação do tecido pulmonar).

Resultado

Sobrevida em 5 anos após ressecção de metástases do pulmão: 30 a 70% (advertência: pacientes altamente selecionados).

Complicações: sangramento, infecções na ferida, fístula aérea, insuficiência respiratória.

Acompanhamento

Continuação de quimioterapia adjuvante/paliativa indicada para:
- Todos os pacientes após metastassectomia.
- Pacientes não elegíveis para ressecção cirúrgica desde que os benefícios > que efeitos colaterais.

Referências Cruzadas

Tópico	Capítulo
Varredura por TC	2 (p. 117)
PET	2 (p. 126)
Câncer retal recorrente	4 (p. 271)
Câncer colorretal – metástases hepáticas	4 (p. 275)
Protocolos quimioterápicos – intenção de cura	6 (p. 645)
Quimioterapia – câncer colorretal metastático	6 (p. 649)
Acompanhamento de câncer colorretal	6 (p. 660)
Monitoramento de CEA para o câncer colorretal	6 (p. 663)

TUMOR ESTROMAL GASTROINTESTINAL *(TEGI; 171.9)*

Visão Geral

TEGI é o tumor mesenquimal mais comum dos tratos GI e origina-se das células de marca-passo intestinal, as células intersticiais de Cajal. Distingue-se dos outros tumores mesenquimais (p. ex., leiomioma, schwannoma) através de marcadores identificadores de imuno-histoquímica de TEGI, que são igualmente expressos em células intersticiais de Cajal:

- CD117 (KIT): produto genético da célula primitiva do fator receptor preto-oncogênico c-kit.
- CD34: antígeno celular progenitor hematopoiético.
- Receptor-α PDGF (PDGF-α): mecanismo oncogênico alternativo e, mutuamente, exclusivo para a via *c-kit*.

Potencial maligno de TEGIs é difícil de avaliar:

- Fatores de prognóstico favoráveis: localização gástrica, < 5 cm de diâmetro, índice mitótico ≤ 5 mitoses por 10 CAPs, ausência de necrose, antígeno nuclear de proliferação celular baixo, índice análogo Ki-67 < 10%, tumor confinado, ausência de metástase em outros locais.
- Fatores prognósticos desfavoráveis: localização esofágica/colônica/retal, > 10 cm em diâmetro, índice mitótico ≥ 10 mitoses por 10 CAPs, presença de necrose coagulativa, invasão de órgãos adjacentes, evidência de disseminação peritoneal ou metástases à distância.

O TEGI é altamente resistente à quimioterapia convencional. O tratamento é primariamente ressecção cirúrgica do TEGI localizado se o tumor for removível sem mutilação. Tumores recorrentes e localmente avançados ou metastáticos são cada vez mais tratados com imanitibe (Glivec) em ambientes paliativos, adjuvantes ou neoadjuvantes. A resposta do tumor a imanitibe (Glivec, *kit* inibidor de atividade cinase) correlaciona-se com a expressão CD117.

Epidemiologia

Constitui 0,1 a 3% de todas as neoplasias GI. Incidência anual estimada: 10 a 15 casos novos por 1 milhão de pessoas, i. é., todos os anos aproximadamente 3.000 a 5.000 casos novos nos EUA. Média de idade: 50 a 60 anos, sem predominância de sexo.

Localizações do TEGI: estômago 50 a 60%, intestino delgado 25 a 30%, cólon/reto/septo retovaginal 2 a 10%, esôfago 9%. Outros locais: retroperineal, pâncreas etc. Até 50% dos TEGIs são metastáticos/multifocais no momento da apresentação.

Sintomas

Sintomas não específicos: dor, obstrução, sangramento, ou massa visível/palpável. Descoberta incidental em imagenologia ou em estudos endoscópicos.

Diagnóstico Diferencial

Outros tumores mesenquimais benignos: leiomioma, lipoma, neurofibroma (schwannoma).

Outros tumores mesenquimais malignos: leiomiossarcoma, neurofibrossarcoma etc.

Neoplasias epiteliais.

Patologia

Macroscópica

- Massa sólida ou focalmente cística, de tamanho variado: 1 a 20 cm.
- Hemorragia.
- Necrose focal.
- Padrão de disseminação do tumor: envolvimento linfonodal comparativamente raro (< 25%); metástases hepáticas e para a cavidade peritoneal, menos frequentemente para pulmão e ossos.

Microscópica

Célula fusiforme, epitelioide ou tumores (mistos) pleomórficos → distinção ultraestrutural e imuno-histoquímica de leiomioma, leiomiossarcoma, ou schwannoma.

Positividade imuno-histoquímica

- Cd117 (KIT) > 75 a 80% (citoplasma).
- CD34 (antígeno celular progenitor hematopoiético): 60 a 70%.
- PDG-α: 5 a 10%.

Parâmetros prognósticos convencionais: (1) tamanho do tumor, (2) taxa mitótica (mitose/número de CAPs). Positividade c-*kit* correlacionada com resposta ao imanitibe.

Avaliação

Padrão mínimo necessário

Avaliação colônica completa (preferivelmente colonoscopia) obrigatória antes da cirurgia eletiva para excluir a possibilidade de tumores multifocais, cânceres ou pólipos sincrônicos, excluir doença colônica subjacente.

Estudos de imagenologia: TC, PET, RM para avaliação da extensão do tumor local e excluir metástases a distância.

Testes adicionais (opcional)

Mesmos que para CCR.
EGD.

Classificação

- Imunocaracterização: *c-kit* positivo (TEGI 85 a 95%) *vs.* c-*kit* negativo (TEGI 5 a 15%).
- Comportamento do tumor: TEGI benigno *vs.* TEGI maligno.
- TEGI operável *vs.* inoperável ou TEGI multifocal/metastático.

Tratamento Não cirúrgico

Dependendo da extensão do tumor na apresentação:

- Potencialmente tratamento adjuvante em todos os casos ressecados?
- Terapia (neo)adjuvante com imanitibe (Glivec, inibidor da tirosinocinase) para TEGI marginalmente ressecável.
- TEGI recorrente, localmente avançado e irressecável ou metastático: tratamento paliativo com Glivec, resulta em 45 a 80% de resposta inicial.

Nenhum papel definido para radioterapia.

Tratamento Cirúrgico

Indicações

- Qualquer TEGI localizado que permita ressecção completa sem mutilação a menos que haja metástases difusas ou contraindicações proibitivas.
- TEGI multifocal somente em casos altamente selecionados (após tratamento neoadjuvante com imanitibe).

Abordagem Cirúrgica

Ressecção em bloco de órgão envolvido pelo tumor com inclusão de pseudocápsula intacta: linfadenectomia radical não indicada rotineiramente.

Resultado

Evolução dos dados na literatura:

- TEGI localizado: sobrevida específica à doença em 1 ano – 80 a 90%; aproximadamente 50% após ressecção cirúrgica completa.
- TEGI metastático; sobrevida média de cerca de 20 meses, mas 80% dos pacientes mostram benefício inicial pelo imanitibe.

Acompanhamento

Acompanhamento clínico ainda não definido claramente.

→ Estudos de imagenologia: TC, PET, em intervalos regulares.
→ Endoscopia continuada (colonoscopia, EGD) em intervalos de, no mínimo, 6 a 12 meses.
→ Dependendo do local: ultrassonografia endorretal.

Referências Cruzadas

Tópico	Capítulo
Varredura por TC	2 (p. 117)
PET	2 (p. 126)
Imatinibe (Gleevec)	6 (p. 670)

TUMORES CARCINOIDES *(235.2)*
Visão Geral

Os carcinoides são de origem neuroendócrina e representam o tumor endócrino mais frequente do trato GI, mas compreendem apenas < 1% dos tumores GI em geral: biológica/morfologicamente heterogêneos, potencial tamanho dependente para metastatização (fígado, pulmão, ossos etc.), com frequência multicêntricos.

Nomenclatura moderna: os carcinoides são classificados como tumores neuroendócrinos.

Historicamente: rotulados como APUDomas, com base na origem celular neuroectodérmica com etapas bioquímicas comuns de captação de aminoprecursor (5-hidroxitriptofano) e decarboxilação para produzir diversas aminas biologicamente ativas (serotonina, bradicininas, histaminas, peptídeo intestinal vasoativo [VIP], ACTH, prostaglandinas, substância P etc. A serotonina circulante e outros peptídeos ativos metabolizados durante o efeito da primeira passagem no fígado (p. ex., serotonina → ácido 5-hidroxindolacético metabólito urinário [5-HIAA]): assim, a síndrome carcinoide geralmente somente se manifesta se houver presença de metástases hepáticas ou de outra metástase sistêmica.

As características do tumor variam, dependendo da localização. A definição da malignidade é pautada na invasão ou na presença de metástases, não no quadro histológico.

Padrão de crescimento: progressão lenta com desenvolvimento de metástases depois de 7 a 14 anos; potencial metastático dependente da profundidade da invasão e do tamanho:

< 1 cm: baixa probabilidade.

1-2 cm: zona cinzenta: comportamento incerto (< 3% metástases).

> 2 cm: alta probabilidade de metástases (30 a 60%).

Epidemiologia

Prevalência nos EUA: 50.000 casos; incidência nos EUA: estimada em 1,5 a 5,5 casos novos por 100.000 pessoas. Leve preponderância do sexo feminino. Idade de pico: 50 a 70 anos. Constitui de 12 a 35% de todos os tumores do intestino delgado, 15 a 45% de todas as malignidades do intestino delgado.

Padrão de distribuição dos carcinoides GI (advertência: diferença entre série clínica *vs.* série de autópsia): intestino delgado 40 a 45% (particularmente íleo > jejuno > duodeno), reto 12 a 20%, apêndice 15 a 20%, cólon 7 a 10%, estômago 5 a 10%. Dados históricos: apêndice 40% > reto 12 a 15% > intestino delgado 10 a 14%.

Multicentricidade: ileal 25 a 30%, cólon 3 a 5%.

Sintomas

Precoces (com mais frequência): assintomáticos → descoberta incidental na colonoscopia ou em cirurgia para outras condições abdominais.

Tamanho intermediário: dor abdominal vaga intermitente (obstrução parcial/intermitente, angina intestinal pós-prandial).

Doença metastática:
- Síndrome carcinoide (em < 10% dos carcinoides do intestino médio): *fleeshing* (80 a 85%), hipermotilidade GI com diarreia (~70%), doença cardíaca carcinoide (30 a 40%, doença cardíaca direita), constrição brônquica/chiado (15 a 20%), miopatia (5 a 10%), patologia cutânea semelhante à pelagra (5%), perda de peso, artralgia, úlceras pépticas.
- Fibrose peritumoral: → obstrução intestinal 50 a 75%.

Sintomas associados: de tumores associados em síndrome de neoplasias endócrinas múltiplas tipo I (MEN-I) (carcinoides do intestino anterior).

Diagnóstico Diferencial

SII ou cólon espástico.

Malignidades GI não carcinoides: câncer do intestino grosso, câncer do intestino delgado (proximal > distal), estômago/pâncreas, OB GIN, carcinomatose, TEGI, linfoma, melanoma (melanótico, amelanótico), mesotelioma etc.

Tumores benignos extramucosos: lipoma, leiomioma etc.

Patologia

Macroscópica

- Pólipo pedunculado/espessamento até séssil/nódulo submucoso de amarelo-acinzentado a rosa-amarronzado com tamanho crescente → ulcerado, anular, obstrutivo, fibrose peritoneal/mesentérica.
- Extensão do tumor na apresentação: localmente avançado/disseminação metastática em 3 a 5% dos carcinoides retais, 13 a 38% dos carcinoides de intestino médio → envolvimento do fígado, peritôneo, omento, pulmão, osso, linfonodo (~80%), lesões satélites simultâneas > 25 a 30%.
- Patologia secundária: doença cardíaca carcinoide (espessamento endocárdico e valvular fibroso semelhante à placa no lado direito do coração).
- Neoplasias associadas: malignidade colônica em 2 a 5% dos carcinoides colônicos e em 30 a 60% dos carcinoides ileais; outras malignidades associadas: linfoma, mama.

Microscópica

- Ninhos submucosos de células redondas/poligonais com nucléolos proeminentes e grânulos citoplasmáticos eosinofílicos.
- Cinco padrões histológicos: insular, trabecular, glandular, indiferenciado, misto. Valor limitado de critérios morfológicos tradicionais para avaliar o potencial de malignidade.

Imuno-histoquímica

Cromogranina A (CgA) e sinaptofisina positiva; além disso:

- Carcinoides do intestino anterior: argentafins negativa, argirofilia positiva, produção de 5-hidrotriptofano.
- Carcinoides do intestino médio (duodeno até cólon transverso médio): argentafins positiva, argirofilia positiva, com frequência multicêntrica, produção de diversos compostos vasoativos → síndrome carcinoide.
- Carcinoides do intestino posterior (cólon transverso distal ao reto): raramente argentafins positiva ou argirofilia positiva, geralmente solitário; síndrome carcinoide < 5% dos carcinoides colônicos, quase nunca para carcinoide retal (não produz serotonina).

Avaliação

Padrão mínimo necessário

Sintomas sugestivos → testes de triagem:

- Cromogranina A (plasma): positivo em 75 a 90% dos carcinoides do intestino anterior, intestino médio e intestino posterior.
- Níveis 5-HIAA (amostra de urina aleatória ou urina de 24 horas): positivo em 70 a 85% dos carcinoides de intestino anterior e intestino médio, mas negativo em carcinoides do intestino posterior.

Teste de triagem positivo, biópsia incidental positiva, descoberta de imagenologia incidental suspeita:

- Endoscopia: intestino delgado: endoscopia por cápsula; cólon: colonoscopia; reto: colonoscopia mais ultrassonografia endorretal.
- Imagenologia:
  - TC/RM: metástases hepáticas e linfonodais (→ biópsia orientada por TC), massas mesentéricas desmoplásicas semelhantes à "roda de raios".
  - Cintilográfica com octreotide (^{111}In-octreotide): 80 a 90% de sensibilidade.

Evidência de doença metastática: ecocardiograma.

Testes adicionais (opcional)

PET, PET-TC: valor incerto por causa da progressão lenta e baixa taxa metabólica do tumor.

Exame de sangue: anemia, função hepática (albumina, TTP, TP), função renal.

Classificação

- Com base no local de origem: intestino anterior, intestino médio, intestino posterior.
- Com base em localização específica: intestino delgado, apêndice, cólon, reto.
- Com base no estádio: localizado, localmente avançado (tamanho, infiltração de outras estruturas), metastático locorregional, metastático a distância.
- Com base na atividade secretora: funcional *vs.* não funcional.

Tratamento Não Cirúrgico

Para paliação (paciente não operável ou extensão do tumor não curável):

- Síndrome carcinoide (*flushing*, diarreia, chiado): análogos de somatostatina (octreotide).
- Controle/redução do tumor: nenhum benefício de quimioterapia convencional ou radiação → 5-FU intra-arterial? Estreptozotocina? Fluorodesoxiuridina (FUDR) + doxorrubicina? Interferon? Análogos de somastatina marcados radioativamente.

Pré-operatoriamente na preparação para cirurgia: octreotide → prevenção da crise carcinoide.

Medidas de apoio: por exemplo, para diarreia – loperamida, colestiramina etc.

Tratamento Cirúrgico

Indicação

- Intenção curativa: ressecção oncológica padrão = tratamento de escolha de qualquer paciente operável e extensão do tumor tratável → prevenção de complicações locais, diminuição da secreção hormonal, limitar patologia secundária.
- Intenção paliativa: diminuição de volume, citorredução, ressecção em cunha → obstrução intestinal mecânica óbvia, diminuição da sintomatologia endócrina.

Abordagem cirúrgica

Carcinoide no apêndice:
- < 1 cm e não na base (70 a 80%): apendicetomia.
- 1 a 2 cm ou extensão ao mesoapêndice ou invasão linfática subserosa (→ 0 a 3% metastático): hemicolectomia direta.
- \> 2 cm, base do apêndice, produção de mucina (30% metastático): hemicolectomia direta.

Intestino delgado e cólon: ressecção oncológica padrão.

Reto:
- < 2 cm, sem invasão da muscular da mucosa: excisão transanal.
- \> 2 cm ou invasão da muscular da mucosa: ressecção oncológica.

Metástases hepáticas: ressecção hepática (formal *vs.* metastassectomias), ablação por radiofrequência, quimioembolização: ocasionalmente transplante de fígado ortotópico.

Colecistectomia profilática (no caso de uma ressecção paliativa) para mitigar a toxicidade biliar do tratamento com octreotide.

Resultado

Taxas de sobrevida de 5 anos: 65 a 75% geral → sobrevida baseada na localização e na extensão tumoral.

- Carcinoide do intestino delgado: global 70 a 80%, doença local 90 a 95%, envolvimento linfonodal 75 a 85%, metástases a distância 40 a 50%.
- Carcinoide do apêndice: global 70 a 80%, doença local 90 a 95%, envolvimento linfonodal 75 a 85%, metástases a distância 35 a 45%.
- Carcinoide retal: global 85 a 90%, doença local 90 a 95%, envolvimento linfonodal 45 a 55%, metástases a distância 5 a 15%.
- Carcinoide do cólon: doença local 45 a 95%, envolvimento linfonodal 25 a 75%, metástases a distância 10 a 30%.

Acompanhamento

Metástases hepáticas de carcinoides: ressecção, embolização quimioterapêutica, crioterapia, quimioterapia por infusão arterial hepática.

Cintilografia com octreotide e exames de sangue em intervalos regulares.

Cirurgias crioredutoras, conforme necessidade.

Referências Cruzadas

Tópico	Capítulo
Varredura por TC	2 (p. 117)
PET	2 (p. 126)
Cintilografia nuclear	2 (p. 131)
Câncer colorretal – metástases hepáticas	4 (p. 275)
Protocolos quimioterápicos – intenção de cura	6 (p. 645)
Quimioterapia – câncer colorretal metastático	6 (p. 649)

TUMORES PRÉ-SACRAIS *(789.3)*

Visão Geral

Tumores pré-sacrais – localizados no espaço entre o sacro e o reto – compreendem uma variedade relativamente rara de patologias de caráter benigno, potencialmente maligno ou maligno. A embriologia complexa da região predispõe a erros. Portanto, dois terços das lesões são congênitas. O risco de malignidade aumenta com a idade, atingindo 25 a 40% em geral.

- Lesões congênitas: cisto epidermoide, cisto dermoide, cisto entérico (retal, duplicação), teratoma, teratocarcinoma.
- Lesão neurogênica; cordoma, neurofibroma/sarcoma, neurilemoma, ependimoma, neuroblastoma, meningocele sacral anterior.
- Ósseas: osteoma/condroma/sarcoma, cisto ósseo simples, tumor de células gigantes, sarcoma de Ewing, condromixossarcoma.
- Diversos: doença metastática, TEGI, sarcoma, hemangioma, linfoma, desmoide, carcinoide, inflamação (abscesso, fístula crônica, hematoma).

Epidemiologia

Rara, ~0,01% de admissões anuais.

Dois picos de idade: neonato à primeira infância (mais frequente: teratoma), adultos, > 40-50 anos de idade (mais frequente: cisto epidermoide, cordoma).

Sintomas

Crianças: massa óbvia.

Adultos:
- Com frequência assintomático: descoberta incidental com o toque retal ou estudos de imagenologia.
- Sintomas mais frequentes: dor (30 a 40%), sensação de plenitude na pelve, constipação (25 a 30%), abscesso/corrimento (15 a 20%), retenção urinária (15%), massa nas nádegas (5 a 10%).
- Sintomas suspeitos: abscesso pós-anal profundo recorrente, fístulas anais recorrentes sem patologia criptoglandular, infecção no cóccix de outra forma consistente com cisto pilonidal, mas em paciente atípico, deformidade congênita anal ou espinal conhecida.
- Complicações: transformação maligna, formação de fístula, infecção.
- Lesões malignas → alto risco de doença metastática.

Diagnóstico Diferencial

Cisto benigno.

Tumor pré-sacral verdadeiro: cordoma, tumor de células gigantes, tumores congênitos.

Alterações pós-cirúrgicas: abscesso/*sinus* pré-sacral (vazamento anastomótico), hematoma.

Câncer recorrente ou metastático.

Alterações pós-radiação (fibrose pélvica).

Abscesso pós-anal profundo (abscesso isquioanal).

Meningocele.

Osteomielite, *sinus* pilonidal, tuberculose etc.

Patologia

Epidermoide, retal, enterogêneo (benigno, potencial maligno se não tratado): epitélio simples, sem apêndices cutâneos.

Teratoma sacrococcígeo (benigno com potencial maligno): tumor derivado de células-tronco pluripotentes com presença de mais do que uma camada de célula germinativa → transformação potencial em tumor maligno:

- Estruturas comuns: pelos, glândula salivar, músculo liso, cartilagem, osso, tecido neural, retina, pâncreas, tireoide, dentes, brônquios, gordura.
- Estruturas raras: músculo esquelético, músculo cardíaco, rim, tecido hepático.

Cisto dermoide (benigno): elementos estruturais derivados de camada ectodérmica.

Cordoma (maligno): derivado de remanescentes de notocorda, tumor maligno localmente agressivo com destruição sacral dependente do tamanho.

Avaliação

Padrão mínimo necessário

História: sintomas específicos: sangramento, constipação, mudança nos hábitos intestinais, dor, perda de peso, sintomas urinários/vaginais, disfunção do esfíncter anal ou sexual preexistente; histórico familiar; comorbidades.

Exame clínico:

- Toque retal: massa pré-sacral, superfície anterior do sacro/cóccix não palpável.
- Sigmoidoscopia rígida: lesão da mucosa? Compressão extraluminal?

Estudos de imagenologia:

- Radiografia simples: destruição óssea = sinal de cimitarra (advertência: não confundir com sinal torácico de cimitarra em drenagem venosa pulmonar anômala).

- RM ou TC do abdome/pelve: delineação das estruturas de partes moles e relação com o osso.

Avaliação colônica anterior à cirurgia eletiva.

Testes adicionais (opcional)

USER: envolvimento da parede retal?

Marcador tumoral: α-fetoproteína (AFP), gonadotrofina coriônica humana (HCG): pouco valor para diferenciar entre benigno/maligno.

Aspiração ou biópsia: controversa, não rotineiramente recomendada, ou mesmo contraindicada por:

- Risco de disseminação → planejar de forma que o trato seria ressecado durante a ressecção cirúrgica.
- Risco de meningite (meningomielocele).
- Falta de valor preditivo negativo, falta de impacto sobre a necessidade de cirurgia.

Classificação

- Congênita *vs.* adquirida.
- Benigno *vs.* maligno.
- Localização baixa *vs.* alta.

Tratamento Não Cirúrgico

Pacientes inoperáveis em razão de comorbidades.

Inoperável/incurável em virtude da extensão local do tumor → controle de sintomas.

Cordoma ou outros tumores malignos → papel da quimiorradiação (neo)adjuvante.

Tratamento Cirúrgico

Indicações

Qualquer lesão pré-sacral (a menos que haja contraindicações proibitivas).

Abordagem cirúrgica

- Lesão baixa: acesso através da abordagem de York-Mason ou Kraske, ressecção do cóccix, ressecção sacral requerida para controle local de cordoma.
- Lesão alta: abordagem abdominossacral combinada – mobilização abdominal do reto, posterior ressecção do sacro, possível fechamento com retalho de tecido.

Resultado

Ressecção sacral relativamente segura: estabilidade pélvica → preservação de S1; função do esfíncter/bexiga → preservação de S2/S3.

Tumores pré-sacrais malignos: ressecção intacta de cordoma não metastático tem melhor prognóstico (50% de sobrevida em 5 anos); prognóstico para outras malignidades e funesto/sombrio.

Complicações: sangramento (veias pré-sacrais), infecções de ferida, osteomielite, disfunção sexual e urinária, recorrência.

Acompanhamento

Melhora na defecação/controle fecal e controle urinário.

Vigilância para recorrência.

Papel de quimiorradiação adjuvante.

Referências Cruzadas

Tópico	Capítulo
Varredura por TC	2 (p. 117)
RM	2 (p. 124)
Abordagem de Kraske	5 (p. 628)
Ressecção de lesão pré-sacral	5 (p. 631)

TUMORES RAROS

Visão Geral

Embora o câncer colorretal e o câncer anal de células escamosas sejam responsáveis por uma impressionante maioria dos tumores encontrados na especialidade colorretal, há várias entidades conhecidas que podem nunca ser vistas, mas permanecem como diagnósticos diferenciais importantes para outras condições.

Melanoma maligno

- Incidência – 1% das malignidades anorretais, 2% de todos os melanomas, terceiro local mais comum de melanoma (após pele e olhos).
- Causa: surge de melanócitos na ZTA.
- Doenças associadas: nenhuma.
- Apresentações: massas polipoides de tamanho variável, 60% são pretas, 40% amelanóticas, com frequência confundidas com hemorroidas.
- Opções de tratamento: excisão local ampla *vs.* ressecção abdominoperineal. Imunoterapia.
- Prognóstico: ruim (a despeito da abordagem cirúrgica).

Sarcoma de Kaposi

- Incidência: global ~0,5 a 0,6% dos receptores de órgãos transplantados; mais comumente envolvendo a pele etc.; extremamente raro, envolvendo região anorretal ou intestinos.
- Causa: infecção pelo vírus da herpes humana 8 (HHV08) em conjunção com imunossupressão (p. ex., HIV/AIDS, medicação com esteroide ou imunossupressora crônicas etc.).
- Doenças associadas: HIV, imunossupressão (p. ex., DII, transplante).
- Apresentação: nódulos azul-arroxeados.
- Opções de tratamento: melhora do *status* de imunidade se possível: HIV → TAAA; DII → proctocolectomia para eliminar necessidade de imunossupressão. Quimioterapia/potencial radioterapia, ou interferon em pacientes nos quais o *status* de imunidade não pode ser melhorado.
- Prognóstico: bom, se a imunossupressão puder ser melhorada.

Linfoma

- Incidência: trato GI é o local mais comum de linfoma não Hodgkin extranodal; 1 a 4% de todas as malignidades GI (a maioria no estômago e no intestino delgado), somente 0,2 a 0,5% no cólon (ceco) ou reto; razão homens/mulheres 2:1.
- Causa: com frequência desconhecida; infecção viral mais comum, por exemplo, vírus Epstein-Barr (EBV), infecção associada à imunossupressão (p. ex., HIV/AIDS, uso crônico de esteroides etc.).

- Doenças associadas: HIV, imunossupressão (p. ex., DIII, transplante).
- Apresentação: massa infiltrativa difusa, graus variados de ulceração, tamanho variado, estreitamento, espessamento da parede do intestino → sintomas GI (dor, sangramento, obstrução, massa etc.). Sintomas B (febre, perda de peso, sudorese). Forma rara: polipose linfomatosa múltipla.
- Subtipos: linfomas célula B (85%): linfoma MALT (tecido linfoide associado à mucosa), linfoma de células da zona do manto, linfoma de célula B (linfoma de Burkitt); linfoma de célula T (15%).
- Opções de tratamento: se o linfoma for confinado e for possível a ressecção sem mutilação → ressecção cirúrgica. Linfoma MALT → estudo com tratamento anti-infeccioso; todos os outros → quimio e imunoterapia.
- Prognóstico: bom; 5% de risco de perfuração com quimioterapia de indução.

Desmoide

- Incidência: 3,5 a 13% dos pacientes com PAF, < 0,01% em pacientes sem PAF.
- Causa: mutação genética na região 3' do gene APC entre os códons 1.445 e 1.578 → tumores fibroblásticos benignos surgidos de camada germinativa primordial mesenquimal.
- Doença associada: PAF com outras manifestações extracolônicas.
- Apresentação: geralmente crescimento mesentérico lento (10% crescem rapidamente), parede abdominal e massa de partes moles retroperineal/pélvica, com frequência sem margem definida; multicentricidade mas não metastatizante → dor (50%, geralmente em decorrência da obstrução intestinal ou ureteral, isquemia), massa indolor, ou descoberta incidental.
- Opções de tratamento: ressecção cirúrgica radical. Quimioterapia, imatinibe, terapia de ablação hormonal (p. ex., tamoxifeno), imunoterapia.
- Prognóstico: causa de morte mais frequente não relacionada com câncer em pacientes com PAF: (1) efeitos diretos do tumor (p. ex., isquemia intestinal, obstrução intestinal, obstrução urinária, fístula, sepse etc.); (2) mortalidade cirúrgica. Taxa de recorrência 65 a 85% após ressecção.

Outros tumores raros

Carcinoma neuroendócrino de pequenas células.

Metástases de outros cânceres primários (p. ex., câncer lobular de mama, câncer de pulmão etc.).

Infiltrações leucêmicas ou plasmocitoma.

Tumores vasculares: hemangioma cavernoso, angiomas etc.

Referências Cruzadas

Tópico	*Capítulo*
Hemorroidas	4 (p. 167)
Doenças associadas ao HIV	4 (p. 206)
Câncer anal	4 (p. 230)
Câncer colorretal	4 (p. 252)
TEGI	4 (p. 283)

PROCTITE/ENTERITE POR RADIAÇÃO *(558.1)*

Visão Geral

Efeitos colaterais agudos ou crônicos de exposição à radiação da pelve (mais comumente para malignidades ginecológicas e na próstata). Exemplos típicos: câncer de próstata 6.400-7.200 cGy, câncer cervical 4.500 cGy, câncer de endométrio 4.500-5.000 cGy, câncer de reto 2.500-5.040 cGy, câncer de bexiga 6.400 cGy. Lesão retal muito focal pode resultar de braquiterapia: sementes (p. ex., próstata) ou capuz cervical. Lesões por radiação podem ocorrer em locais fora do campo terapêutico primário: por exemplo, radiação "desgarrada" pode resultar em enterite actínica difusa!

Lesão dependente da dose total (geralmente > 4.000 cGy), energia do feixe de ondas e percentual de profundidade da dose, tamanho do fracionamento, tamanho do campo, duração da aplicação, proliferação tecidual, oxigenação tecidual.

Dano por radiação ocorre em duas fases:

1. Agudo: geralmente citotoxicidade autolimitada de radicais e dano induzido ao DNA a populações celulares de alta rotatividade (epitélio intestinal, medula óssea, pele e anexos etc.).
2. Crônico: dano permanente e irreversível por via microisquêmica resultante de endarterite obliterativa, degeneração endotelial, neovascularização, fibrose intestinal, distorção epitelial.

Estratégias preventivas durante a administração de radiação permanecem controversas: balsalazida, misoprostol, sucralfato etc.

Epidemiologia

Lesão precoce: em 30 a 70% dos pacientes que estão em tratamento por radioterapia pélvica < 3 a 6 semanas de tratamento.

Lesão crônica: 1 a 20 anos após a exposição à radiação. Séries mais antigas: 20 a 25% de incidência: séries mais novas: 3 a 8% (provavelmente o resultado de técnicas de cálculo/simulação de radiação aprimoradas).

Sintomas

Proctite aguda: diarreia, passagem de muco e sangue pelo reto, urgência/incontinência, tenesmo, dor, dermatite perianal. Efeitos sistêmicos incomuns e mais provavelmente relacionados com os efeitos colaterais do tratamento geral: anemia, anorexia, desnutrição/perda de peso. Resolução dos sintomas agudos após 6 a 12 semanas.

Proctite por radiação crônica: sangramento (ulcerações, telangiectasias), diarreia, corrimento mucoso pelo reto, urgência/incontinência (volume e complacência do reservatório diminuídos), tenesmo, dermatite perianal. As complicações incluem: hemorragia, sintomas obstrutivos (formação de estenose), formação de fístula (p. ex., fístula retovaginal), incontinência (dano nervoso, dano ao esfíncter, perda de reservatório). Risco aumentado de malignidade secundária.

Diagnóstico Diferencial

Recorrência de tumor: DIII (colite ulcerativa, doença de Crohn, colite indeterminada), colite isquêmica, colite infecciosa (incluindo colite *C. difficile* pseudomembranosa), proctite por DST (p. ex., linfogranuloma venéreo, gonorreia), SII.

Advertência: evitar diagnóstico/tratamento apressado de "hemorroidas" em reto anteriormente irradiado!

Patologia

Macroscópica

Mucosa congestionada/edematosa, necrose, ulcerações/abertura de fístula, telangiectasias, estenoses, redução do intestino.

Microscópica

- Dano agudo: ulcerações epiteliais, meganucleose, inflamação na lâmina própria, ausência de atividade mitótica.
- Dano crônico: fibrose arteriolar subíntima *(endangitis obliterans)*, degeneração endotelial, fibrose da lâmina própria, distorção na cripta, hipertrofia do plexo mientérico de Auerbach.

Avaliação

Padrão mínimo necessário

Sigmoidoscopia rígida ou flexível: geralmente suficiente para estabelecer diagnóstico, avaliação colônica completa geralmente indicada.

Advertência: não biopsiar úlceras/patologias anteriores – risco de fístula retovaginal/returinária iatrogênica.

Testes adicionais (opcional)

Estudos de contraste (enema com bário ou gastrografina): somente se a colonoscopia for inviável (p. ex., estenose) ou houver necessidade de mapeamento (p. ex., fístula).

Colonoscopia virtual: papel não definido, risco de perfuração.

RM, PET, PET–TC: papel não definido.

Estudos anofisiológicos: avaliação da funcionalidade anorretal (p. ex., complacência retal etc.).

Exames laboratoriais: *status* nutricional.

Trânsito de delgado: evidência para intestino curto (redução)?

Classificação

- Proctite actínica: aguda *vs*. crônica, localizada *vs*. difusa.
- Enterite actínica: aguda *vs*. crônica, localizada *vs*. difusa.
- Complicações secundárias induzidas por radiação (estenose, fístula etc.).

Tratamento Não Cirúrgico

Lesão actínica aguda: medidas gerais (gerenciamento de fezes, medicamento antidiarreicos, cuidado com a pele perianal) e paciência; medicamentos tópicos (enemas de sucralfato, corticoide de 5-ASA), desvio fecal se os sintomas forem graves ou mal tolerados.

Lesão actínica crônica: sem cura, qualidade tecidual → controle de sintomas:

- Antidiarreicos/antiespasmódicos conforme necessário.
- Medicamentos tópicos anti-inflamatórios: supositórios/enemas com esteroides, 5-ASA, sucralfato, misoprostol.
- Antibióticos orais: metronidazol.
- Suplementos vitamínicos: vitamina C e vitamina E.
- Possível benefício NPT (nutrição parenteral total) domiciliar.
- Integridade mucosal colônica: enemas de ácidos graxos de cadeia curta (quimicamente instáveis, assim não são práticos para uso).
- Ablação por *laser*: necessidade de múltiplas sessões.
- Instilação de formalina: proctoscopia/endoscopia alíquotas de 50 mL de formalina à 4% → 2 a 3 minutos de contato com área de interesse, seguido por lavagem copiosa com solução salina. Geralmente rapidamente eficaz, pode ser necessário repetir tratamento se retornar.

Tratamento Cirúrgico

Indicações

- Sintomas significativos e refratários ao tratamento: hemorragia, tenesmo, corrimento, incontinência.
- Obstrução: formação de estenose.
- Formação de fístula.
- Incerteza sobre possível recorrência de tumor.

Abordagem cirúrgica

- Excisão da área com lesão actínica, com ou sem reconstrução (pode ser muito desafiador).
- Paliação de sintomas sem ressecção do tecido danificado: desvio fecal e/ou urinário.

Prognóstico

Lesão actínica aguda: autolimitada redução geralmente em 6 a 12 semanas.

Lesão actínica crônica: com frequência responde, adequadamente, a administração não cirúrgica, sessões repetidas necessárias. Espera-se que as lesões mais graves diminuam no futuro (técnicas de radiação mais sofisticadas).

Anastomose na área irradiada: taxa de fístula aumentada → recomendado desvio fecal temporário.

Desvio somente: alguns sintomas podem persistir (corrimento com muco, sangramento, dor).

Acompanhamento

Visitas clínicas frequentes até que os sintomas estejam sob controle, de acordo com as diretrizes de rotina após isso.

Referências Cruzadas

Tópico	Capítulo
Ulceração	1 (p. 52)
DIII – colite ulcerativa	4 (p. 320)
Fístula retovaginal	4 (p. 385)
Complicações – fístula	4 (p. 466)

COLITE ISQUÊMICA (557.X)

Visão Geral

A colite isquêmica – causada por fluxo sanguíneo inadequado – é a forma mais comum de isquemia intestinal (~60%). Vários graus de gravidade dependendo da localização e da extensão, da velocidade do início, da presença de colaterais, e do nível de oclusão: geralmente, flexura esplênica, junção retossigmoide, e cólon direito mais vulneráveis. Inúmeras etiologias diferentes resultam em um caminho final comum:

- Doença oclusiva:
  - Grande oclusão vascular: *bypass* aórtico infrarrenal, trombose/embolia da AMS, trombose na veia porta/SMV, trauma, pancreatite aguda, dissecção aórtica.
  - Microvascular (vasos periféricos): vasculopatia diabética, trombose, embolia, vasculite, amiloidose, artrite reumatoide, dano por radiação, trauma, embolização por radiologia intervencionista (para sangramento do trato GI inferior), estados hipercoaguláveis (deficiência de proteína C e S, deficiência de antitrombina III, doença falciforme).
- Doença não oclusiva:
  - Choque, sepse, estado de baixo fluxo (p. ex., fibrilação atrial, infarto do miocárdio, máquina de circulação extracorpórea), fenômeno de desvio, síndrome compartimental abdominal.
  - Obstrução colônica, volvo, hérnia.
  - Tóxica: cocaína, medicamentos (AINEs, vasopressores, digoxina, diuréticos, quimioterapia, componentes de ouro).

Advertência: os pacientes podem ter outra patologia colônica relevante (p. ex., câncer) em segmentos afetados ou não afetados.

Tratamentos variando de conduta conservadora (formas mais leves a moderadas) a uma colectomia segmentar ou mesmo abdominal total (forma grave e que ameaça a vida).

Epidemiologia

Pico de incidência entre a 6ª e a 9ª décadas. Mulheres > homens. Resulta em 1:2.000 admissões agudas no hospital. Verdadeira incidência desconhecida: sub ou mal diagnosticado. Historicamente: até 10% de colite isquêmica após substituição infrarrenal aórtica, menos frequente com procedimentos de radiologia intervencionista. Localização: 80% no lado esquerdo (entre a flexura esplênica e o sigmoide), 10-20% do cólon ascendente do transverso < 3% no reto.

Sintomas

Isquemia aguda

- Estádio inicial: isquemia aguda → início repentino de dor abdominal, potencialmente com cólicas, hiperperistalse, potencialmente associada à diarreia ou à urgência em defecar.
- Segundo estádio: inicia necrose do tecido (12 a 24 horas) → íleo, diminuição paradoxal do nível de dor, sangramento (hematoquesia), sinais peritoneais sutis.
- Terceiro estádio: peritonite, sepse – sinais peritoneais crescentes, sinais de toxicidade (febre, contagem de leucócitos elevada com desvio esquerdo, taquicardia), íleo completo, náuseas e vômito, instabilidade hemodinâmica, choque séptico.
- Complicações:
  - Dilatação colônica e enfraquecimento estrutural → perfuração, sepse, oligúria, falência multiorgânica, óbito.
  - Sepse → disseminação bacteriana para próteses associadas à isquemia (p. ex., válvulas, enxerto aórtico etc.).

Isquemia crônica

- Angina abdominal: dor pós-prandial resultante de aumento inadequado de fluxo sanguíneo intestinal.
- Estenose colônica isquêmica → sinais obstrutivos.

Diagnóstico Diferencial

DIII: > colite ulcerativa, doença de Crohn.

Colite infecciosa: *shigella, E. coli* êntero-hemorrágica, *Salmonella, Campylobacter* etc.

Câncer colorretal.

Diverticulose, diverticulite.

Proctocolite actínica.

Outras causas de dor abdominal aguda e/ou sangramento do trato GI inferior.

Patologia

Macroscópica

- Aguda: edema intestinal e de mucosa → áreas geográficas de ulcerações ou necrose, necrose de espessura completa → gangrena segmentar.
- Crônica: estreitamento fibrótico crônico, superfície da mucosa intacta.

Microscópica

- Aguda: necrose de mucosa superficial, criptas inicialmente intactas → hemorragia e pseudomembranas → necrose de espessura total (perda de núcleos, células fantasmas, reação inflamatória, distorção arquitetural

crescente); coágulos potencialmente visíveis, êmbolos, êmbolos de colesterol.
- Crônica: mucosa em sua maior parte intacta, mas atrofia da cripta e erosões focais, lâmina própria espessada/hialinizada, atrofia de cripta, fibrose difusa.

Avaliação

Padrão mínimo necessário

Histórico:
- Cirurgia cardiovascular recente, histórico de doença embólica, angina abdominal, histórico de vasculite, medicamentos (incluindo varfarina, AAS).
- Tríade de sintomas presentes: dor abdominal aguda, sangramento retal, diarreia.

Exame clínico:
- Sinais vitais: arritmia absoluta (fibrilação atrial), estabilidade hemodinâmica?
- Distensão abdominal, dor abdominal desproporcional, hiperperistalse *versus* íleo, sinais peritoneais?
- Pulsos de extremidades distais ou femoral: mantido? Evidência de arteriosclerose difusa?

Exame de sangue: HE → leucometria elevada/anemia/trombocitopenia?, lactato, acidose, creatinocinase BB (CK-BB), hipofosfatemia, coagulopatia, hipoproteinemia?

Imagenologia:
- Radiografia abdominal, radiografia do tórax: pneumoperitôneo, impressão digital (sinal radiográfico), perda de haustrações, dilatação de alças.
- Varredura por TC com contraste oral/IV, se possível (função renal!): teste mais prático se a dor for o sintoma primário → pneumoperitôneo, espessamento parietal segmentar, impressão digital, pneumatose, perda de haustrações, dilatação de alças, pneumatose coli, sinal do duplo halo, gás na veia porta? Outras causas de dor abdominal? Avaliação dos escoamentos vasculares principais: trombos?

Colonoscopia: padrão-ouro: teste mais sensível, contraindicada se presença de sinais peritoneais: reto normal (a menos que haja oclusão aórtica completa); alterações segmentares da mucosa → hemorragia, necrose, úlceras, friabilidade? Estenose?

Testes adicionais (opcional)

Enema contrastado: não está geralmente indicado na fase aguda (mostraria: impressão digital, edema da parede colônica, perda de haustração, úlceras); isquemia crônica → mapa colônico, estenose?

Angiografia visceral (com intervenção, por exemplo, trombólise): papel relativamente limitado na fase aguda a menos que haja probabilidade realística de trombólise bem-sucedida; avaliação de sintomas isquêmicos crônicos → mapa vascular.

Classificação

Com base na etiologia: isquemia oclusiva *vs*. não oclusiva.

Com base na patologia:
- Colite isquêmica gangrenosa (15 a 20%).
- Colite isquêmica não gangrenosa (80 a 85%):
  - Transiente, reversível (60 a 70%).
  - Crônica, irreversível → colite segmentar crônica (20 a 25%) → estenose (10 a 15%).

Tratamento Não Cirúrgico

Ressuscitação hemodinâmica: volume preferencialmente a vasopressores.

Antibióticos de amplo espectro, repouso intestinal temporário → exames clínicos seriados.

Heparinização se for tolerada.

Possível radiologia intervencionista.

Repetição de colonoscopia: conforme necessário para monitorar o progresso, reavaliar o cólon para verificar se há outras patologias sob condições melhores.

Tratamento Cirúrgico

Indicações

- Isquemia aguda: peritonite, dor desproporcional (em contraste com o exame clínico), evidências de gangrena, sepse refratária a tratamento, pneumoperitônio; fracasso em melhorar, colopatia perdedora de proteínas persistente (duração arbitrária > 14 dias).
- Isquemia crônica: sepse recorrente, estenose colônica sintomática, qualquer estreitamento para o qual a neoplasia não possa ser descartada.

Abordagem Cirúrgica

Isquemia aguda

- Ressecção intestinal cirúrgica dos segmentos afetados → avaliação intraoperatória da viabilidade colônica: sangramento das bordas da mucosa, coágulos venosos, presença de pulso palpável?
  - Anastomose primária *vs*. ostomia (p. ex., duplo cano).
  - Viabilidade questionável: cirurgia de *second look* planejada *vs*. ressecção primária mais extensa.
- Laparotomia exploradora: "abrir-fechar" – se a extensão da isquemia for muito grande para ser compatível com a vida.

Isquemia crônica
- Ressecção e anastomose primária do segmento afetado.
- Angina abdominal: possível intervenção vascular e reconstrução.

Resultado
Isquemia transitória: prognóstico relativamente bom, altamente dependente do prognóstico dos outros sistemas de órgãos: 50% reversível: resolução clínica 48 a 72 horas, resolução endoscópica em 2 semanas; formas mais graves: tempo de cicatrização para cicatrização muito longa (até 6 meses) → estenose?

Isquemia gangrenosa: 50 a 60% de mortalidade – população de pacientes menos favorável (comorbidades) com doença mais grave!

Isquemia crônica > morbidade e mortalidade similares a ressecção do cólon por outras razões, mas com risco cardiovascular mais alto.

Acompanhamento
Avaliação colônica completa após 6 semanas (se a condição permitir).

Cirurgia de emergência: → planejamento de cirurgia subsequente, i. é., restauração eletiva da continuidade intestinal, após recuperação física/nutricional completa.

Definição do tipo e duração da anticoagulação.

Referências Cruzadas

Tópico	Capítulo
RM	2 (p. 124)
Angiografia com possível embolização	2 (p. 128)
Anatomia vascular	3 (p. 138)

COLITE PSEUDOMEMBRANOSA/*CLOSTRIDIUM DIFFICILE* (008.45)

Visão Geral

A colite pseudomembranosa, ou *C. difficile*, apresenta um espectro clínico amplo, variando de diarreia leve à colite fulminante e potencialmente fatal. A colite pseudomembranosa na era pré-antibióticos era causada por várias bactérias (p. ex., *Staphylococcus*); atualmente está mais comumente associada a uso de antibióticos e supercrescimento resultante de *C. difficile* anaeróbias comensais.

Fisiopatologia: rompimento da colonização bacteriana colônica normal relacionada com antibiótico (de poucos dias a 10 semanas após o uso do antibiótico) permite a colonização com *C. dificille* produtoras de toxina pela rota oral fecal. A liberação de toxinas A e B causa dano de mucosa e inflamação. A base para a expressão variável da doença provavelmente está relacionada com (1) fatores imunes do hospedeiro e (2) fatores de virulência do organismo.

Antibióticos associados a colite por *C. difficile:* qualquer antibiótico (com poucas exceções: por exemplo, vancomicina), frequência refletindo em larga escala o uso geral dos respectivos agentes: penicilinas, cefalosporinas, quinolonas, clindamicina, até mesmo metronidazol (apesar de ser usado em tratamento de colite por *C. difficile*).

O tratamento varia de conduta conservadora (formas mais leves a moderadas) até colectomia abdominal total (forma grave e que ameaça a vida), o que, potencialmente, pode salvar vidas se executado antes do ponto do qual não há volta.

Epidemiologia

C. difficile é a infecção nosocomial mais comum do trato GI. Incidência epidemicamente crescente de 6 a 7 por 1.000 admissões em 1990 a 23 por 1.000 admissões em 2004; > 3 milhões de casos por ano nos EUA, > 60 por 100.000 altas de curta permanência com *C. difficile* como diagnóstico primário.

Grupos de linhagens particularmente virulentas (6% dos isolados) com gravidade aumentada de doença associado à *C. difficile:* toxinotipo III, toxina binária CD, ribotipo 027.

Colonização assintomática com *C. difficile:*

- > 50% de neonatos saudáveis.
- 1 a 3% de adultos saudáveis.
- 25% de adultos recentemente tratados com antibióticos → reservatório oculto importante de *C. difficile*.
- 20 a 25% dos pacientes internados tornam-se colonizados com *C. difficile* durante a estadia no hospital.

Sintomas

Variações na gravidade e na dinâmica da doença: assintomática, autolimitada/intestinal somente, progressiva/sistêmica, queimação crônica/sistêmica, falência fulminante/multiorgânica:

- *Status* de portador assintomático.
- Diarreia simples associada a antibiótico: diarreia leve, nenhuma acolite macroscópica, ausência de sintomas sistêmicos: *C. difficile* é apenas 20% dessa categoria.
- Colite/diarreia associada a *C. difficile* (sem formação de pseudomembrana): doença mais grave, diarreia aquosa, alguma indisposição e mal-estar, alguma dor abdominal, náuseas, anorexia, febre de baixo grau, leucocitose periférica. Endoscopia: colite eritematosa difusa não específica ou segmentar sem pseudomembranas.
- Colite *C. difficile* pseudomembranosa: sintomas mais profundos, mais impacto sistêmico. Endoscopia: pseudomembranas clássicas presentes, mas em 10 a 20% dos pacientes não está ao alcance da sigmoidoscopia flexível.
- Colite por *C. difficile* com crônica latente: diarreia persistente, inflamação colônica persistente com espessamento colônico (EC), impacto sistêmico variável, mas bastante leve, leucocitose (reação leucemoide: aumento maciço nos leucócitos até 50.000).
- Colite fulminante e que ameaça a vida: 3% dos pacientes com infecção *C. difficile,* agudamente doentes, letargia, mudança no *status* mental, febre, taquicardia, dor abdominal, oligúria. Sequência de sintomas: diarreia → íleo paralítico e dilatação colônica → diminuição paradoxal na diarreia, mas distensão abdominal crescente e sensibilidade marcante; perda de tônus muscular colônico → dilatação tóxica/megacólon. Dercompressão dolorosa: suspeita de perfuração colônica e peritonite?

Complicações: dilatação colônica (apresentação inicial como síndrome de Ogilvie) → megacólon tóxico, perfuração, sepse, oligúria, falência multiorgânica, morte.

Apresentações raras:

- Enterite por *C. difficile* ou pouchite após proctocolectomia com ileostomia ou bolsa ileoanal.
- Superinfecção/exacerbação de colite ulcerativa ativa.

Diagnóstico Diferencial

Diarreia associada a antibiótico não causada por *C. difficile* (80%): diarreia não específica, outros patógenos (*Staphylococcus, Clostridium perfringens, Candida albicans* etc.).

Diarreia não associada a antibióticos: por exemplo, secretora, dietética, medicamentos (p. ex., AINEs, procinéticos), tumores neuroendócrinos etc.

Disfunção colônica pós *C. difficile*: pode durar de semanas a meses após a erradicação do *C. difficile*.
DIII: exacerbação da colite ulcerativa com superinfecção por *C. difficile*.
Colite infecciosa: *Shigella*, *E. coli* êntero-hemorrágica, *Salmonella*, *Campylobacter* etc.
Colite isquêmica.
Diverticulite.

Patologia

Microbiologia

- *C. difficile:* bacilo Gram-positivo anaeróbio abundante, formador de esporos resistentes ao calor capazes de persistir em um ambiente por meses ou anos → diferenciação entre linhagens não patogênicas (não produzem toxinas) *vs.* linhagens patogênicas (produzem toxinas que causam diarreia e colite).
- Infecção por ingestão oral de esporos, que podem sobreviver no ambiente ácido do estômago → conversão para formas vegetativas no cólon.
- *C. difficile* ambiental particularmente comum em instalações hospitalares/de cuidados a longo prazo:
  - Chão, banheiros, urinóis, leitos, utensílios de limpeza (esfregões, rodos, vassouras), balanças, móveis de hospital.
  - Risco aumentado após tratamento recente de pacientes com diarreia causada por infecção de *C. difficile*.
  - Pessoal de atendimento à saúde agindo como portadores: mãos, gravatas, anéis, estetoscópios.
- Patógenos:
  - Toxina A (enterotoxina 308 kD): secreção fluida, dano mucoso e inflamação intestinal.
  - Toxina B (citotoxinas 250 a 270 kD) > em cultura de tecidos 1.000 vezes mais citotóxica do que a toxina A, mas não enterotóxica em animais. Causa desintegração de actina filamentosa → colapso de microfilamentos do citoesqueleto → arredondamento celular e morte celular.

Macroscópica/microscópica (Fig. 4-12A)

Placas pseudomembranosas amarelado-branqueadas características que sangram quando arranhadas:

- Tipo I (lesão mais antiga): necrose epitelial segmentar, exsudação de fibrina e neutrófilos para o lúmen colônico → placas amarelo-esbranquiçadas distintas de < 10 mm separadas por mucosa normal ou levemente hiperemiada/friável.
- Lesão Tipo II: lesões "vulcão" ou "cume" com necrose intercriptas focal e criptas em balão → surgimento de pseudomembrana (fibrina, neutrófilos, mucina); mucosa circunjacente intacta ou levemente hiperemiada/friável.

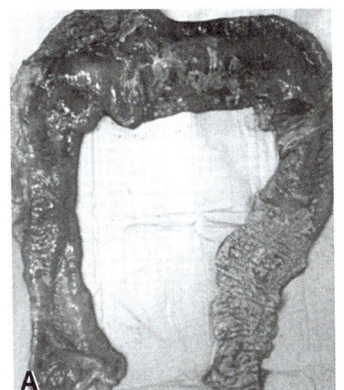

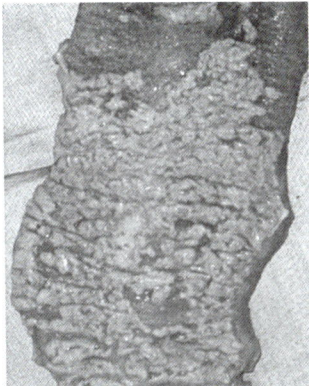

Figura 4-12A. Espécie de colite *Clostridium difficile.*

- Lesão Tipo III: necrose e ulceração epitelial difusa, sobreposta por pseudomembrana consistindo de mucina, fibrina, leucócitos, e fragmentos celulares.

Após resolução da infecção por *C. difficile:* normalização da mucosa, irregularidade glandular residual, com frequência disfunção persistente por vários meses.

Avaliação

Padrão mínimo necessário

Somente diarreia

Análise das fezes para verificar a existência de toxinas A e B do *C. difficile* (culturas para *C. difficile* não são indicadas!):

- Teste de citotoxina nas fezes: 95% de sensibilidade, 99% de especificidade, resultado em 2 a 3 dias.
- ELISA para toxinas: 70 a 90% de sensibilidade, 99% de especificidade, resultado em 4 a 6 horas.
- PCR do gene da toxina B: 96% sensibilidade, 100% especificidade, resultado em horas.

Diarreia e sintomas abdominais/sistêmicos incertos

Sigmoidoscopia rígida ou flexível: suficiente para estabelecer diagnóstico em 75 a 80% dos pacientes: placas amarelas aderentes características, diâmetro de 2 a 10 mm.

Radiografia abdominal simples: edema de mucosa (impressão digital) e padrão anormal de haustração, padrão de íleo (28% dos pacientes) → megacólon tóxico ou perfuração?

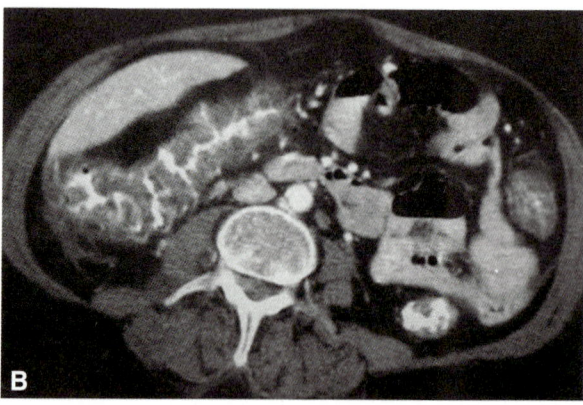

Figura 4-12B. Diagnóstico por TC de colite *C. difficile*.

Varredura por TC: distensão e espessamento da parede do cólon segmentar difuso ou pancolônico, inflamação pericolônica (Fig. 4-12B). Nessa situação, a TC sozinha é frequentemente diagnóstica quando estiverem presentes dor, febre, leucocitose, mas ausência de diarreia.

Colonoscopia (potencialmente com descompressão): diagnóstica em 90% dos pacientes, incluindo os 20% dos casos com doença somente proximal à flexura esplênica. Perigo de perfuração em pacientes com dilatação colônica.

Exame de sangue: HE (leucocitose com leucócitos variando de 10.000 a 50.000/mL), creatinina, albumina.

Testes adicionais (opcional)

Leucócitos fecais: teste positivo com > 3 a 5 leucócitos/CAP → exclui diarreia benigna; mas o resultado negativo não exclui colite.

Classificação

- Diarreia associada a antibióticos (DAA).
- Diarreia associada a *C. difficile* (DACD).
- Colite pseudomembranosa (CPM) por *C. difficile*.
- Colite crônica latente por *C. difficile*.
- Colite fulminante/tóxica com/sem megacólon por *C. difficile*.

Tratamento Não Cirúrgico

Paciente externo ou interno com sintomas leves

- Suspensão do antibiótico ofensivo.
- Correção do processo subjacente.
- Cuidado com a pele perianal: pomadas de barreira.

Colite Pseudomembranosa/*Clostridium Difficile* **313**

- Tratamento com antibiótico apenas por, pelo menos, 10 dias com um dos seguintes:
  - Metronidazol 3 × 250-500 mg VO (barato).
  - Vancomicina 4 × 125-250 mg VO (caro).
  - Rifaximina 3 × 200 mg VO.

Paciente internado com comorbidades significativas/paciente de UTI

- Suspensão dos antibióticos ofensivos (se possível).
- Correção do processo de doença subjacente.
- Cuidado com a pele perianal: pomadas de barreira.
- Tratamento combinado de antibióticos (ampla cobertura) por pelo menos 10 dias com:
  - Metronidazol 3 × 500 mg VO ou IV (barato).
  - Vancomicina 4 × 125-250 mg VO ou via SNG (caro).
  - Rifaximina 3 × 200 mg VO.
- Colite refratária/recorrente: combinação de vancomicina e rifaximina por 10 dias, pulsar a dose, posteriormente.

Alternativas

- Agentes sequestrantes: colestiramina 3-4 × 4 g VO (também irá sequestrar antibióticos orais!), colestipol.
- Outros antibióticos: bacitracina.
- Agentes antidiarreicos: a serem usados com cautela, contraindicados se o componente infeccioso estiver descontrolado.
- Corticoideos?
- Probióticos: por exemplo, *Saccharomyces boulardii* (levedura não patogênica, exceto pelo risco em pacientes da UTI com linhas centrais), *Lactobacillus GG* (geralmente não patogênico, mas pode causar bacteremia/abscesso hepático).
- Enemas fecais ou transferência colonoscópica de fezes de doador saudável (p. ex., cônjuge): reconstituição efetiva da flora colônica.

Tratamento Cirúrgico

Indicações

- Doença fulminante.
- Megacólon tóxico.
- Perfuração colônica.
- Falha de terapia médica com doença refratária ou piorando: sinais de advertência, entre outros, incluem disfunção orgânica secundária (respiratória, renal, neurológica, hemodinâmica), uso de vasopressor, uso de corticoide, leucócitos > 20.000.

Abordagem cirúrgica

Colectomia abdominal total com ileostomia terminal para todos os pacientes (sem exceções).

Resultado

Melhora dos sintomas em 95% dos pacientes após 10 dias dos esforços conservadores combinados. *C. difficile* persistente nas fezes: 3,5% dos pacientes "curados", 20% dos pacientes cuja colite recorre. Risco do primeiro relapso: 20 a 35%, risco de relapso subsequente: 45 a 65% → repetir antibióticos, nenhum tratamento único eficaz.

Mortalidade geral atribuível em 30 dias: 6 a 7%.

Colectomia de emergência: mortalidade de 10 a 40% (principalmente relacionada com a decisão retardada de intervir).

Acompanhamento

Cirurgia de emergência: planejamento de cirurgia subsequente, i. é., restauração eletiva de continuidade intestinal, após completa recuperação física/nutricional.

Referências Cruzadas

Tópico	Capítulo
Diarreia	1 (p. 7)
Megacólon	1 (p. 31)
Colonoscopia	2 (p. 71)
Varredura por TC	2 (p. 117)
Colite isquêmica	4 (p. 303)
Enterocolite infecciosa	4 (p. 315)
DIII – colite ulcerativa	4 (p. 320)
Pseudo-obstrução colônica	4 (p. 360)
Colectomia abdominal total	5 (p. 557)

ENTEROCOLITE INFECCIOSA *(002-009X)*

Visão Geral

Colite infecciosa é um grupo de doenças agudas e inflamatórias crônicas do cólon que têm causa identificável e representam um importante diagnóstico diferencial para DIII idiopática. O quadro clínico mostra variações e pode variar de diarreia aguda autolimitada para apresentação tóxica fulminante potencialmente fatal.

Patogênese: organismos enterotóxicos preservam a integridade da mucosa, mas causam diarreia secretora; organismos enteroinvasivos causam lesões de mucosa com sintomas combinados secretores e ulcerativos. A imunossupressão (p. ex., infecção por HIV) pode predispor a patógenos específicos (Tabela 4-6).

Epidemiologia

Incidência exata desconhecida, pois pacientes com formas menores não buscam cuidados médicos. Epidemias locais esporádicas conseguem atenção na mídia.

Sintomas

Sintomas de enterocolite universal (agudos/crônicos: ver Tabela 4-6): diarreia, passagem de muco, urgência, tenesmo, incontinência; sangramento pelo reto associado a certos patógenos.

Possíveis efeitos sistêmicos: anorexia, desidratação, mudança no estado mental, dor abdominal, febre.

Complicações: distensão abdominal, megacólon tóxico, perfuração.

Diagnóstico Diferencial

DII idiopática (colite ulcerativa, colite de Crohn), colite microscópica, colite colágena, colite eosinofílica, proctite/enterocolite actínica, colite esquêmica colite por desuso, diverticulite, proctite DST (p. ex., linfogranuloma venéreo, gonorreia), causas não infecciosas (remédios, alergias a alimentos, doença celíaca).

Patologia

Processo inflamatório com ou sem organismos microscopicamente identificáveis.

Patógenos (Tabela 4-6):

- Agudos: *Salmonella, Campylobacter, Shigella, Crystosporidium, E. coli* O157:H7, *Campylobacter jejuni, C. difficile,* Norovírus, *Staphylococcus aurea, Yersinia enterocolitica,* Listeria, *Vibrio cholerae* etc.

TABELA 4-6. Patógenos de Enterocolite Infecciosa

Tipo	Patógeno	Diarreia	Colite	Aguda	Crônica	Imunossupressão
Bacteriana	Baccillus cereus	+		+		
	Bacteroides fragilis	+		+		
	Campylobacter	+	+	+		
	Clostridium difficile	+	+	+		+
	Clostridium perfringens	+		+		
	E. coli êntero-hemorrágica		+	+		+
	Salmonella enteritidis	+		+		+
	Salmonella typhimurium	+	+	+		+
	Shigella		+	+		
	Staphylococcus aureus	+		+		
	Vibrio cholerae	+		+		
	Yersinia enterocolitica	+	+	+		+
	Yersinia paratuberculosis	+		+		
Micobacteriana	Complexo Mycobacterium avium (MAC)	+	+		+	+
	M. tuberculosis	+	+		+	+

Parasitária	Crytosporidium	+			+	+
	Cyclospora cayetanensis	+		+	+	+
	Entamoeba hystolytica	+	+		+	+
	Giardia	+			+	+
	Isospora	+		+	+	+
	Microsporidium				+	+
Viral	Adenovírus	+		+	+	+
	Astrovírus	+		+	+	+
	Citomegalovírus		+	+	+	+
	Norovírus	+		+		
	Rotavírus	+		+		

+ = positivo.

- Crônica: *Entamoeba hystolytica, Crystosporidium, Microsporidium,* MAC/tuberculose, CMV, *Cyclospora, Giardia,* Isospora.
- Diarreia sanguinolenta: *E. coli* O157:H7, *Shigella, Campylobacter,* espécies de *Salmonella, C. difficile,* colite amebiana.

Avaliação

Padrão mínimo necessário

História: caracterização dos sintomas, área endêmica, fatores de risco, viagens recentes, infecção subjacente por HIV ou imunossupressão, membros da família simultaneamente afetados, função intestinal antes do início etc.

Exame clínico: aparência geral, sinais vitais, desidratação, distensão abdominal, sensibilidade focal, sinais peritoneais, sons peristálticos.

Sigmoidoscopia rígida/flexível ou colonoscopia: avaliação da extensão/gravidade das mudanças morfológicas → biópsia.

Culturas das fezes, ovos e parasitas, toxinas do *C. difficile:* para excluir etiologia específica, infecciosa: → 20% positiva.

Apresentação de emergência: radiografias abdominais simples excluir perfuração ou dilatação colônica > 6 cm (1 1/2 vértebras) no cólon transverso ou > 12 cm para o ceco.

Testes adicionais (opcional)

Leucócitos nas fezes: positivos se houver dano epitelial.

Classificação

- Apresentação crônica *vs.* aguda.
- Colite específica *vs.* idiopática.
- Colite segmentar *vs.* pancolite.
- Colite enteroinvasiva *vs.* enterotóxica.
- Colite não tóxica *vs.* colite tóxica.

Tratamento Não Cirúrgico

Tratamento inespecífico/sintomático: reidratação, antidiarreicos, antibióticos empíricos (quinolona, metronidazol).

Tratamento específico do patógeno: tratamento com antibiótico direcionado.

Identificação da fonte da infecção?

Tratamento Cirúrgico

Indicações

- Complicações que ameaçam a vida: colite fulminante, megacólon tóxico, perfuração colônica, sangramento maciço.
- Falta de resposta ou deterioração em 3 a 5 dias de tratamento conservador.

Abordagem cirúrgica
Colectomia abdominal total com ileostomia terminal (i. é, poupando reto e dissecção pélvica).

Resultado
Colite rara fulminante/tóxica → morbidade/mortalidade significativa. Colite não tóxica → recuperação completa esperada.

Acompanhamento
Após resolução da infecção: não é necessário acompanhamento específico.

Status do portador (p. ex., *Salmonella*), por exemplo, na vesícula biliar → necessidade de colecistectomia?

Referências Cruzadas

Tópico	Capítulo
Diarreia	1 (p. 7)
Megacólon	1 (p. 31)
Proctite/enterite por radiação	4 (p. 299)
Colite isquêmica	4 (p. 303)
DII – colite ulcerativa	4 (p. 320)
Pseudo-obstrução colônica	4 (p. 360)
Colite de derivação	4 (p. 399)
Colectomia abdominal total	5 (p. 557)

DIII – COLITE ULCERATIVA *(556.9)*

Visão Geral

Colite ulcerativa (CU), uma subentidade das doenças inflamatórias intestinais idiopáticas, é uma doença crônica autoimune complexa, de etiologia desconhecida caracterizada pelo curso de reincidência e remitência de uma inflamação ulcerativa aguda da mucosa colorretal. Na falta de uma causa específica, o tratamento permanece inespecífico. A cirurgia é amplamente curativa, mas não normaliza completamente os aspectos funcionais. Aproximadamente 30 a 40% dos pacientes de CU irão em algum momento, requerer tratamento cirúrgico.

Epidemiologia

Incidência anual nos países ocidentais: 5 a 16 novos casos por 100.000. Idade no início mais comumente, mas não exclusivamente, entre 15 e 45 anos. Prevalência: 50 a 220 casos por 100.000 com variações familiares, geográficas, étnicas e culturais. O uso de nicotina pode exercer efeito favorável na CU (em contraste com a doença de Crohn). Em qualquer momento, 50% dos pacientes são relativamente assintomáticos, 30% com sintomas leves, 20% com sintomas de moderados a graves. Apesar de períodos de remissão completa, a probabilidade cumulativa de permanecer sem reincidência é somente cerca de 20% após 2 anos e < 5% após 10 anos.

Risco de câncer: 5% após 10 anos, aumento de 1 a 2% por ano, cerca de 15 a 25% após 20 anos. Risco médio de câncer estabelecido na presença de displasia, 20%, na presença de displasia grave ou DALM, 40 a 50%.

Triagem de câncer: 2% dos pacientes com colonoscopias regulares terminam com câncer; 25% dos pacientes de CU com carcinoma colorretal não mostram displasia, exceto na proximidade imediata de câncer; 18% dos pacientes com câncer colorretal em CU são menos que 8 anos após o início da doença.

Sintomas

Variações na gravidade da doença, exacerbações e remissões alternadas: diarreia, passagem de muco e sangue pelo reto, urgência/incontinência, tenesmo. Efeitos sistêmicos associados ao curso de longa duração ou fulminantes da doença: anemia, anorexia, malnutrição/perda de peso, retardo do crescimento, debilidade geral, dor abdominal, febre.

Manifestações extraintestinais (15 a 25% dos pacientes): atividade de doença colônica paralela: artrite periférica (15 a 20%), lesões de pele (piodermia gangrenosa, eritema nodoso), ocular (episclerite), hipercoagulabilidade.

Atividade de doença colônica independente da: espondilite anquilosante e sacroileíte (1 a 6%), doença hepatobiliar (pericolangite, colangite esclerosante primária; 3 a 5%). Ocular (uveítes anterior, ileíte), complicações cardíacas (pericardite), hipercoagulabilidade.

Complicações: sangramento maciço, megacólon tóxico (5%), perfuração (pode ser mascarada por esteroides), transformação maligna.

Diagnóstico Diferencial

Doença de Crohn, colite indeterminada (7 a 15%), colite isquêmica, diverticulite, colite infecciosa (incluindo colite pseudomembranosa por *C. difficile*), proctite de DST (p. ex., linfogranuloma venéreo, gonorreia), proctite actínica, SII.

Patologia

Macroscópica

- Inflamação confluente começando na linha dentada e estendendo-se proximamente, demarcação aguda entre cólon envolvido distal e cólon mais proximal não envolvido (Fig. 4-13A) ou pancolite (Fig. 4-13B).
- Ulcerações no íleo distal em 10% dos pacientes com pancolite (ileíte de refluxo).
- Mucosa edematosa, hiperemiada e muito friável, grandes erosões e ulcerações na mucosa, margens podem se projetar para dentro do lúmen e formar pseudopólipos.
- Segmentos do cólon cronicamente envolvidos perdem pregas haustrais, tornam-se encurtados, achatados e rígidos, semelhantes a canos ("colite terminal").
- O desenvolvimento de câncer na CU geralmente não forma massa!

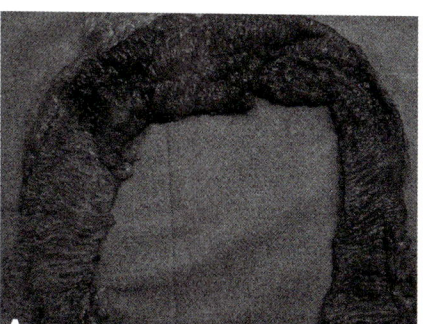

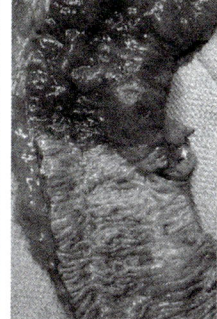

Figura 4-13A. Colite ulcerativa: colite estendida com demarcação rígida.

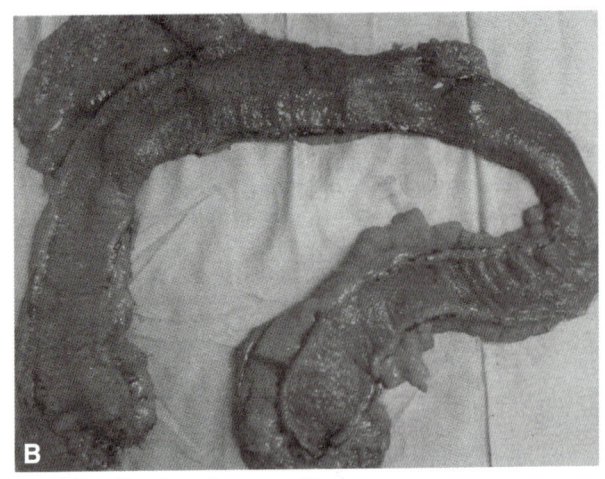

Figura 4-13B. Colite ulcerativa: pancolite.

Microscópica

- Inflamação superficial aguda (neutrófilos) e crônica (linfócitos) limitada à mucosa e submucosa (exceto no megacólon tóxico).

- Abscessos na cripta, congestão vascular, hemorragia (episódios agudos), distorção da arquitetura da cripta (ramificação glandular, encurtamento, perda do arranjo paralelo), metaplasia das células de Paneth, infiltração da lâmina própria em células mononucleares (doença crônica).

Advertências: sobreposição de quadro morfológico com doença de Crohn em 7 a 15% dos pacientes (colite indeterminada). Preservação retal relativa: "proctite de queimação", efeito do tratamento (enemas de esteroides).

Avaliação

Padrão mínimo necessário

Sigmoidoscopia rígida ou flexível: suficiente para estabelecer o diagnóstico, sempre necessária antes da cirurgia eletiva para excluir possibilidade de câncer no reto (visto que isso modificaria a conduta).

Colonoscopia: padrão-ouro para avaliar a extensão e a atividade da doença, mas risco aumentado de perfuração em doença aguda. Vigilância (bi)anual começando não mais tarde do que 7 anos após o início.

Culturas de fezes, ovos e parasitas, toxinas *C. difficile:* → excluir possibilidade de etiologia específica e infecciosa.

Apresentação de emergência: radiografia abdominal simples → excluir perfuração ou dilatação colônica > 6 cm (1 1/2 vértebra) em cólon transverso ou > 12 cm para ceco.

Advertência: extensão do diâmetro colônico não prediz precisamente o risco de perfuração.

Testes adicionais (opcional)

Estudos de contraste (enema de bário ou gastrografina): padrão da mucosa, assim como encurtamento e estreitamento do cólon; os procedimentos são contraindicados em pacientes com doença aguda (pode precipitar deterioração com dilatação tóxica).

Colonoscopia virtual: papel não definido, risco de perfuração.

RM, PET, PET-TC: papel ainda não definido, pode ser útil para detecção de fístulas ou lesões salteadas, para avaliação da atividade da doença, e para diferenciação entre doença de Crohn e CU.

Endoscopia por cápsula: não indicada.

Marcadores: pANCA positivo (60 a 80% positivo em CU), ASCA negativo (60% positivo na doença de Crohn): papel definitivo permanece controverso.

Classificação

- Proctite ou proctossigmoidite (45 a 60%), colite do lado esquerdo (distal à flexura esplênica), colite extensa (envolvendo o cólon transverso), pancolite (20%).
- Formas menores de CU (?): colite microscópica, colite colagenosa.

Tratamento Não Cirúrgico

Princípio: controle dos sintomas, suprimir atividade de doença, manter remissão.

- Antidiarreicos/antiespasmódicos (contraindicados se houver exacerbação aguda: podem precipitar dilatação tóxica).
- Enemas contendo corticosteroides ou 5-AAS (mezalamina, olsalazina, sulfassalazina) para doenças limitadas (proctite, colite do lado esquerdo) ou bolsite crônica.
- 5-AAS oral, prednisona para CU leve a moderada e para manter remissão em 75 a 80% dos pacientes.
- Hospitalização, esteroides intravenosos (ou ACTH), suporte nutricional intravenoso, transfusões para formas graves da doença com sinais e sintomas sistêmicos.
- Ciclosporina A, azatioprina, ou 6-mercaptopurina induzem e mantêm remissão (3 a 6 meses de demora para estabelecer efeito).
- Desenvolvimentos mais novos: nicotina, talidomida ou infliximabe.

- Antibióticos não indicados exceto, para tratamento médico ou colite fulminante/tóxica.

Tratamento Cirúrgico

Indicações

- Complicações que ameaçam a vida: colite fulminante, megacólon tóxico, perfuração colônica, sangramento maciço. Falta de resposta ou deterioração em 3 a 5 dias de tratamento conservador.
- Malignidade: câncer estabelecido, qualquer nível de displasia (baixo grau, alto grau), estenose, cancerofobia. Advertência: câncer retal deve sempre ser tratado com quimiorradiação neoadjuvante primeiro para evitar irradiar na bolsa!
- Refratariedade da doença ao tratamento: falha ou efeitos colaterais do tratamento conservador, dependência de esteroides, qualidade de vida inaceitável.

Abordagem cirúrgica

Meta: curar a doença e/ou de efeitos tóxicos de medicamentos, reconstrução com baixa morbidade, mas alta qualidade de vida, minimização de morbidade/mortalidade.

Princípio cirúrgico: combinação de módulos cirúrgicos (Fig. 4-13C): (1) eliminação da doença → (2) reconstrução → (3) proteção → (4) finalização.

Urgência/emergência

Colectomia abdominal total com ileostomia terminal (i. é, poupando reto e dissecção pélvica) para todos os pacientes de alto risco. Excisão completa (i. é, proctocolectomia com reconstrução e desvio) aceitável em casos selecionados.

Turnball blowholes: mais de interesse histórico do que prático.

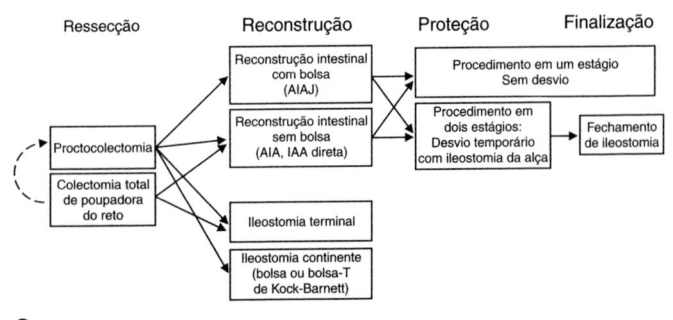

Figura 4-13C. Colite ulcerativa: algoritmo de tratamento cirúrgico.

Eletiva

Abordagem mais comum: proctocolectomia, anastomose da bolsa ileal em J com o ânus (com/sem ileostomia temporária). Critérios obrigatórios para considerar cirurgia em um estádio: anastomose perfeita livre de tensão, *status* nutricional normal, nenhuma medicação imunossupressora (esteroide, infliximabe etc.). Advertência: Para o paciente, o período de ajuste é mais difícil (frequência intestinal, urgência, controle) após cirurgia em um estádio do que cirurgia em dois estádios.

Abordagem menos frequente: proctocolectomia com ileostomia terminal ou ileostomia continente.

Raramente executado: colectomia abdominal total/anastomose ileorretal em pacientes selecionados (preservação retal relativa, complacência retal mantida).

Resultado

Colectomia de emergência: a mortalidade caiu de 30% para 1%. Hemorragia maciça: mantendo o reto → sangramento contínuo em 10 a 12% dos pacientes.

Eletiva: mortalidade 1%, satisfação 90 a 95%, 4 a 8 movimentos intestinais por dia.

Complicações: OID 15 a 35%, infecções na ferida 5 a 6%, sangramento 4%, vazamento com/sem sepse pélvica 4 a 10%, formação de abscesso, fístula (perirretal, bolsa vaginal), complicações relacionadas com a ileostomia: ≥ 1 episódio de bolsite 20 a 50%, *cuffitis* na ZTA (patologia CU no reto remanescente), displasia na ZTA. Perda de bolsa 3 a 10%. Disfunção sexual em homens 1 a 3%, dispareunia 5 a 25%, fertilidade diminuída 25 a 40%.

Acompanhamento

Cirurgia de emergência: planejamento de cirurgias subsequentes após recuperação física/nutricional completa.

Cirurgia eletiva: fechamento de ileostomia > 6 semanas se clinicamente e radiologicamente (exame contrastado da bolsa) não houver evidência de vazamento e os esteroides diminuírem gradualmente.

Longo prazo: antidiarreicos e fibras podem ser necessários. Acompanhamento de rotina (bi)anual com exame endoscópico da bolsa ileal e biópsia de ZTA, ou conforme necessário. Educação sobre sintomas de bolsite e administração.

Referências Cruzadas

Tópico	Capítulo
Diarreia	1 (p. 7)
Megacólon	1 (p. 31)
Colite isquêmica	4 (p. 303)
Colite *C. difficile*	4 (p. 308)
Enterocolite infecciosa	4 (p. 315)

Capítulo 4 ■ Doenças e Problemas

DIII – doença de Crohn	4 (p. 327)
"Pouchologia"	4 (p. 334)
Bolsite	4 (p. 340)
Megacólon tóxico	4 (p. 350)
Pseudo-obstrução colônica	4 (p. 360)
Colite de derivação	4 (p. 399)
Colectomia abdominal total	5 (p. 557)
Proctocolectomia	5 (p. 560)
Tratamento médico da colite ulcerativa	6 (p. 675)
Medicações contra tumor ou inflamação	Ap. I (p. 728)

DIII – DOENÇA DE CROHN *(555.X)*
Visão Geral

Doença de Crohn ("ileíte terminal"), uma subentidade das doenças inflamatórias intestinais idiopáticas, é uma doença autoimune crônica, complexa, de etiologia desconhecida, caracterizada por inflamação recorrente e remitente em qualquer lugar do trato GI entre a boca e a área perianal.

A patogênese reflete interação complexa entre a suscetibilidade genética, desencadeantes ambientais (dieta, infecções etc.), e o sistema imunológico: fatores iniciadores resultam em uma mucosa permeativa, o que permite a apresentação do antígeno e sensibilização. A perpetuação e amplificação para a resposta imunológica, subsequentemente, causa a ação autodestrutiva.

Na falta de uma causa específica, o tratamento permanece inespecífico. Em contraste com a colite ulcerativa (CU), a cirurgia geralmente não é curativa na doença de Crohn e, assim, é apenas indicada para complicações da doença. A despeito disso e paradoxalmente, 50% de probabilidade de que os pacientes precisarão de cirurgia na primeira década, 70 a 90% de risco durante toda a vida. Intervenções repetidas resultam em risco significativo de morbidade secundária (ostomia, síndrome do intestino curto).

Epidemiologia

Incidência anual nos países ocidentais: 6 a 8 novos casos por 100.000, prevalência 50 a 100 por 100.000. Pico de idade bimodal: 15 a 30 e 60 a 80 anos. Gradiente norte-sul: maior incidência em países industrializados, áreas urbanas > áreas rurais. Nenhuma diferença de gravidade entre etnias.

Histórico familiar positivo em 15 a 25%. Concordância da doença entre gêmeos: 30 a 67% monozigóticos *vs.* 4% dizigóticos. O fumo resulta em risco primário aumentado, risco aumentado para reincidência da doença (contraste: nicotina benéfica na CU). Mortalidade mais alta de pacientes de Crohn em comparação com população não Crohn. Doença de Crohn está associada a risco aumentado de câncer colorretal e no intestino delgado em áreas de inflamação crônica.

Sintomas

Variações da doença em gravidade e duração com exacerbações e remissões alternadas:

- Sintomas gerais (particularmente em início na infância): anorexia, perda de peso, malnutrição, anemia (sangramento, deficiência de vitamina B_{12}), retardo do crescimento.

- Sintomas abdominais: diarreia (de dano epitelial combinado com absorção diminuída do ácido biliar, causando efeito catártico no cólon), sangramento, dor abdominal e cólicas, massa inflamatória, febre, sepse, sintomas obstrutivos (estenose).

- Manifestações perianais: glicomas cutâneos edematosos, supurações/abscessos, fístula, fissuras/úlceras que não cicatrizam, estenose anal.
- Manifestações extraintestinais: colelitíase (absorção diminuída de ácido biliar no íleo), urolitíase (ácidos biliares ligados a cálcio → absorção aumentada de oxalato → concentração urinária de oxalato aumentada), colangite esclerosante, patologia cutânea (eritema nodoso, pioderma gangrenoso), oftalmopatia (uveítes, conjuntivite, irite), patologia reumatológica (poliarterite nodosa, artralgias, espondilite reumatoide), doença broncopulmonar.

Complicações: sangramento maciço, sepse, abscesso retroperitoneal, megacólon tóxico, transformação maligna.

Diagnóstico Diferencial

CU, colite indeterminada (7 a 15%), colite isquêmica, apendicite, diverticulite (sigmoide, do lado direito), colite induzida por medicamentos (p. ex., AINEs), colite infecciosa (incluindo colite pseudomembranosa por *C. difficile*), proctite por DST (p. ex., linfogranuloma venéreo, gonorreia), proctite actínica, SII, doença celíaca, doença de Whipple, doença de Behçet.

Patologia

Padrão de distribuição: qualquer lugar do trato GI: 40 a 50% intestino delgado e grosso, 30% intestino delgado, 20% cólon (Fig. 4-14A), 15 a 40% de envolvimento perianal (3 a 5% dos pacientes têm somente doença perianal).

Macroscópica

- Inflamação descontínua segmentada (lesões salteadas, Fig. 4-14A), úlceras longitudinais (pata de urso, rodo), aspecto de paralelepípedo, úlceras aftoides, úlceras profundas e fissuras que podem formar fístulas, gordura mesentérica envolvendo ou como trepadeira, espessamento mesentérico e linfadenopatia.
- Lesões perianais: plicomas cutâneos, hemorroidas, fissuras, úlceras anais, fístulas, fístulas retovaginais, abscesso perianais, estenoses anorretais, câncer anal.
- Advertência: desenvolvimento de câncer na doença de Crohn não forma com frequência massa!

Microscópica

Inflamação transmural aguda e crônica (neutrófilos, linfócitos), ulcerações, formação de granulomas não caseosos (em geral presente em 50 a 60%, mas somente raramente na biópsia superficial!), fissuras penetrantes → fístulas, abscessos, inflamação crônica → fibrose, estenose.

Advertência: sobreposição morfológica com CU em 7 a 15% dos pacientes (colite indeterminada).

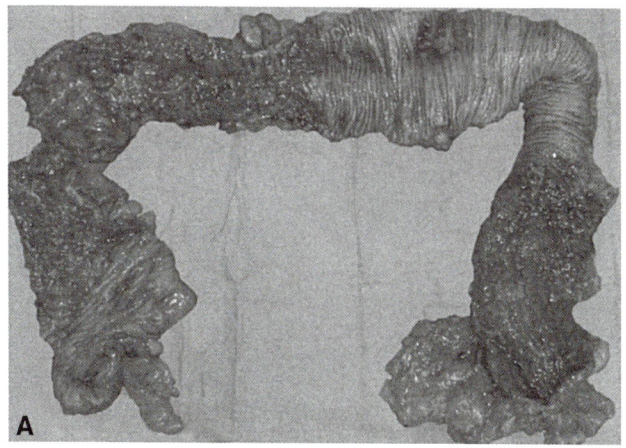

Figura 4-14A. Colite de Crohn: inflamação aguda com áreas de supressão.

Avaliação

Padrão mínimo necessário

História: histórico familiar de DIII? Função intestinal, manifestação perianal (atual, passada), curso dos sintomas, manifestações extraintestinais, incontinência fecal preexistente, fumo? Fatores de risco para outros diagnósticos diferenciais?

Exame clínico: estigmas de doença de Crohn (desconfiguração perianal, fístulas etc.), estenoses?

Endoscopia:

- Sigmoidoscopia rígida ou flexível: envolvimento retal, biópsia?
- Colonoscopia: padrão-ouro para avaliar a extensão e a atividade de doença no intestino grosso.

Culturas de fezes, ovos e parasitas, toxinas *C. difficile* → excluir etiologia específica, infecciosa.

Exame de sangue: proteína C reativa (PCR), HE, parâmetros hepáticos, parâmetros nutricionais.

Avaliação do intestino delgado: trânsito do intestino delgado, enterografia por TC, ou endoscopia por cápsula (advertência: presença de estenoses!).

Apresentação de emergência: radiografia simples de abdome → excluir possibilidade de perfuração ou dilatação colônica.

Testes adicionais (opcional)

Marcadores: ASCA-positivo (60% positivo na doença de Crohn), pANCA negativo (60 a 80% positivo na CU): → combinação ASCA positivo/pANCA negativo 80% preditivo de doença de Crohn, papel definitivo permanece controverso.

TC: > 70% de sensibilidade e 90% de acurácia para alterações específicas da doença de Crohn.

RM: avaliação de fístulas pélvicas e perirretais complexas.

Estudos de contraste (enema de bário ou gastrografina): padrão da mucosa, macroconfiguração intestinal, estreitamentos, fissuras e fístulas (Fig. 4-14B); procedimentos são contraindicados em pacientes com doença aguda (pode precipitar deterioração com dilatação tóxica).

Colonoscopia virtual: papel não definido, risco de perfuração.

PET, PET-TC papel ainda não definido, pode ser útil para detecção de fístulas ou lesões salteadas, para avaliação de atividade da doença, e para diferenciação entre doença de Crohn e CU.

Classificação

- Comportamento da doença: estenosante, não estenosante, penetrante, não penetrante (inflamatória).
- Localização anatômica: íleo terminal (terço distal do intestino delgado), colônica (nenhum envolvimento do intestino delgado), ileocolônica (tanto intestino delgado quanto grosso), trato GI superior (proximal ao terço distal do intestino delgado), perianal.
- Gravidade (refletida no índice de atividade de Crohn): leve, moderada, grave, fulminante, em remissão.

Tratamento Não Cirúrgico

Conduta conservadora = tratamento de escolha; definição de metas; indução de remissão (controle dos sintomas, supressão de atividade da doença), manutenção da remissão, prevenção de reincidência após cirurgia; em casos graves: necessidade de repouso intestinal e NPT.

Categorias de drogas:

- Salicilatos: doença leve a moderada.
- Corticosteroides: doença moderada a grave, supressão rápida de atividade em 70 a 80%.
- Antibióticos: doença moderada a grave, supurações ativas e abscessos.
- Imunossupressores convencionais (azatioprina, 6-mercaptopurina (6-MP), metotrexato, ciclosporina, tacrolimus, micofenolato mofetil): manutenção para supressão de atividade a longo prazo, evitar dependência de esteroide crônico: pode levar de 3 a 6 meses até que o efeito seja visível.

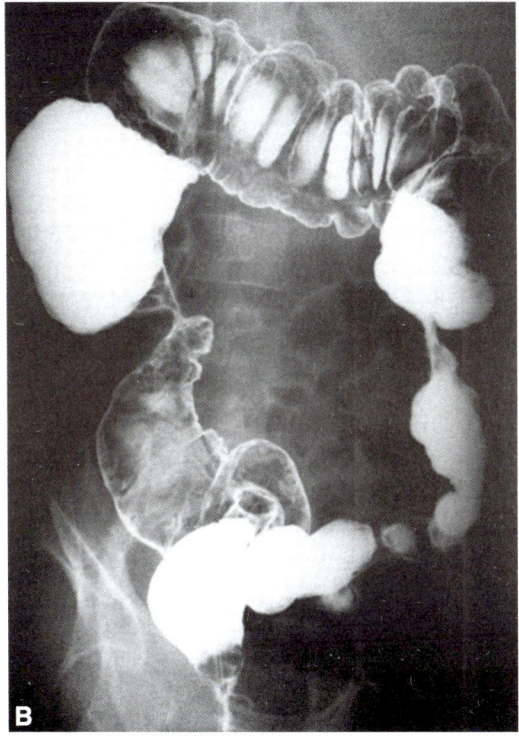

Figura 4-14B. Colite de Crohn crônica com estreitamentos e fístulas perirretais.

- Imunossupressores biológicos (infliximabe, natalizumabe, adalimumabe): supressão rápida de atividade, doença resistente a esteroides (20 a 30%).

Tratamento Cirúrgico

Indicações

- Complicações sintomáticas subagudas/crônicas: abscesso recorrente/persistente (não passível de drenagem percutânea), fístulas, estenose.
- Complicações agudas que ameaçam a vida: colite fulminante, megacólon tóxico, perfuração, sepse, sangramento maciço → falta de resposta ou deterioração em 3 a 5 dias de tratamento conservador.
- Malignidade: câncer estabelecido, qualquer nível de displasia (baixo grau, alto grau), estreitamentos colônicos não vigiáveis (5 a 10% de risco de malignidade).

- Refratariedade ao tratamento de doença de extensão limitada: falha ou efeitos colaterais de tratamento conservador, (risco de) dependência de esteroides.

Abordagem cirúrgica
Princípios
- Meta: otimizar o controle sintomático *vs.* reconstrução com baixa morbidade/mortalidade e alta qualidade de vida (p. ex., evitar ostomia).
- Recurso não renovável do intestino delgado → necessidade de conservação intestinal: nenhum benefício de cirurgia radical → nenhuma diferença em termos de recorrência entre margens limitadas e com ampla ressecção.
- Abordagem laparoscópica (se for apropriado) → risco diminuído, a longo prazo, de OIDs aderentes.

Eletiva/semieletiva
- Ressecção limitada com/sem anastomose primária, possível ressecção do tipo Hartmann, possível desvio proximal.
- Estricturoplastia(s) simples/múltiplas (técnicas diferentes).
- Colite de Crohn isolada: colectomia total ou proctocolectomia. Nessa situação, AIAJ pode ser oferecida em centros experientes como uma opção (mesmo se o risco de falha for de 5 a 10 vezes maior) se ambos os critérios forem atendidos: (1) ausência de doença no intestino delgado; (2) ausência de manifestações perianais.

Urgência/emergência
Colite tóxica/fulminante: colectomia abdominal total com ileostomia terminal (i. é, preservação do reto e dissecção pélvica) para todos os pacientes de alto risco; alternativa: excisão completa (i. é, proctocolectomia com ileostomia permanente).

Resultado
Reincidência após suspensão de esteroides: 40 a 50%.

Risco de fístula enterocutânea: drenagem de abscesso aberto > drenagem de abscesso percutâneo.

Taxa de recorrência pós-cirúrgica em 2 anos para doença do intestino delgado: 70 a 80% sem tratamento médico, 55 a 60% com 5-AAS, 50% com 6-MP.

Taxa de recorrência para colite apenas: ~25% após proctocolectomia.

Acompanhamento
Orientação cuidadosa dos pacientes, monitoramento da atividade da doença, vigilância, trabalho em equipe com gastroenterologista.

Referências Cruzadas

Tópico	*Capítulo*
Diarreia	1 (p. 7)
Fístula	1 (p. 22)
Fístula perianal/perirretal	4 (p. 178)
Hidradenite supurativa	4 (p. 186)
DIII – colite ulcerativa	4 (p. 320)
Fístulas enterocutâneas	4 (p. 395)
"Estomatologia"	4 (p. 401)
Colectomia abdominal total	5 (p. 557)
Proctocolectomia	5 (p. 560)
Manejo médico da doença de Crohn	6 (p. 672)
Medicações contra tumor ou inflamação	Ap. I (p. 728)

"POUCHOLOGIA" – A CIÊNCIA DAS BOLSAS

Visão Geral

As bolsas refletem um conceito importante nos procedimentos de preservação da continência: criação de um reservatório interno dos intestinos, para servir como área de armazenagem de baixa pressão/grande volume para as fezes ou urina e/ou para tornar mais lentas ou interromper ondas propulsoras e assim diminuir a urgência.

Efeitos

Física das bolsas

Meta: reservatório de baixa pressão, volume aumentado, peristalsia revertida: → alta complacência, urgência/frequência reduzida.

Bacteriologia da bolsa

- Bolsa colônica: flora colônica normal não modificada.
- Bolsa do intestino delgado: adaptação de microambiente → adaptação de densidade e composição bacteriana de forma que fica entre o intestino delgado normal ou a ileostomia terminal e a flora colônica normal.

Histologia

- Bolsa colônica: sem mudança.
- Bolsa ileal: adaptação da mucosa para uma arquitetura mais semelhante ao cólon; graus variados de mudanças inflamatórias.

Classificação

Aspectos diferentes a serem considerados quando classificando bolsas:

- Órgão de origem: cólon, intestino delgado.
- Localização específica da anastomose: ileoanal, coloanal, urinária, ileocutânea.
- Tipo de construção: bolsa em J (ileal, colônica), coloplastia transversa, bolsas em S/W/H, bolsa de ileostomia continente (bolsa T, bolsa de Koch, reservatório intestinal continente de Barnett). Bolsas urinárias (bolsa T, bolsas de Koch/Studer/Indiana, conduto ileal).
- Conexão: anastomose interna (ânus, uretra), ostomia no nível da pele.

Problemas Comuns (para Todos os Tipos de Bolsas)

Precoces

- Ansiedade/frustração do paciente, desacordo entre expectativas e função verdadeira: necessidade de educação e apoio contínuos ao paciente (idealmente devem se iniciar antes da cirurgia: grupo de apoio ao paciente, salas de bate-papo na internet; advertência: agrupamento de resultados negativos!).

- Fístula: correlação com a extensão geral das suturas anastomóticas, tensão, suprimento de sangue (margens isquêmicas), *status* nutricional, medicação concomitante imunossupressora/esteroide, malnutrição.

Após cicatrização

- Pouchite: etiologia confusa, desequilíbrio bacteriológico, aumento na concentração de sulfeto. Definida ou por (1) critérios clínicos: frequência aumentada, diarreia, formação de gás, sintomas semelhantes à gripe; ou por (2) critérios morfológicos: inflamação de mucosa, ulcerações.
- Prolapso da bolsa: anastomose anal da bolsa ileal em J, ileostomia continente → fixação da bolsa, corte local de redundância, revisão completa da bolsa.
- Estenose: resultado de fístula crônica, segmento isquêmico, ou pós-radiação → tratamento com dilatações em série, estricturoplastia, bolsa de salvação.
- Fístula: resultado de vazamento anastomótico, doença de Crohn subjacente, origem criptoglandular → desvio proximal, procedimento de drenagem, revisão da bolsa com rotação e reinserção axial, *plug* de colágeno, retalho de avanço, interposição muscular.
- *Sinus:* vazamento anastomótico confinado → marsupialização/incorporação na bolsa *vs.* revisão da bolsa.
- Pólipo na bolsa → risco de câncer na bolsa: risco definitivo na PAF, risco baixo, mas não desprezível em DII. Profilaxia: vigilância adequada da bolsa; uma vez que o câncer esteja presente → consuta e ressecção oncológicas.
- Obstrução da saída da bolsa: reservatório de baixa pressão anastomosado em segmento de alta pressão, i. é., bolsa em S com ramo eferente longo, bolsa em J para reto alto: → obstrução funcional da saída (em oposição a estenose morfológica) → revisão cirúrgica *vs.* medidas de apoio (inserção de tubo, administração das fezes).

Ferramentas de Avaliação

Avaliação clínica: inspeção, digitalização etc.
Endoscopia: rígida ou flexível, com frequência necessidade de instrumentos estreitos.
Estudos de contraste (ileograma): mapeamento, vazamento, *sinus,* fístula, tamanho, configuração, distância para a curvatura sacral (em uma visão lateral).
Proctograma/ileograma de defecação.
TC/RM → possível reconstrução em 3D.

Características Específicas das Bolsas

Bolsa colônica

- Exemplo: RAB/EMRT.
- Objetivo: criação de área de armazenagem maior, reversão de onda peristáltica, redução de urgência. Benefício funcional somente nos primeiros 6

a 12 meses pós-operatoriamente; assim a vantagem em comparação com a anastomose coloanal direta é menos óbvia.
- Aspectos técnicos:
  - Bolsa em J: extensão 5 a 6 cm. Risco de obstrução de saída se ramo muito longo ou coto retal muito longo. Regra de ouro: criação de bolsa em J é indicada se (1) possível e (2) o cólon proximal for muito estreito para aceitar grampeamento de 33 mm.
  - Colopastia transversa: colotomia vertical de ~3 a 4 cm com fechamento transversal cerca de 4 cm proximal à extremidade distal do cólon a sofrer anastomose. Possível alternativa para bolsa em J se o cólon não alcançasse. Taxa de fístula aumentada. Menos eficaz do que bolsa em J.
- Saída: geralmente formada, dependendo da extensão e condições do cólon residual.
- Vantagem: frequência diminuída, urgência, continência melhorada. Taxa de fístula anastomótica potencialmente mais baixa com bolsa em J (afirmação inicial não comprovada).
- Desvantagem: necessidade de mobilização adicional do cólon, dependendo da anatomia do paciente, espaço insuficiente para alça (p. ex., pelve estreita após radiação ou em paciente obeso do sexo masculino). Taxa de fístula aumentada com coloplastia transversa.

Problemas específicos
- Separação incompleta de septo da bolsa por criação de bolsa em J inadequadamente grampeada → divisão grampeada linear endoscópica do septo ou revisão da bolsa.
- Obstrução funcional da saída.

Bolsa ileal em J
- Exemplo: procedimento ileoanal tipo *pull-through* (anastomose anal da bolsa em J ileal [AIAJ]: bolsa em J é a forma mais comum de anastomose ileoanal: simples, fácil, previsível.
- Objetivo: após proctocolectomia → criação de área de armazenagem maior, reversão de onda peristáltica, redução de urgência.
- Aspectos técnicos: bolsa em J: extensão ~12 cm (2 a 21/2 disparos no dispositivo de grampeamento linear). Risco de obstrução de saída se ramo muito longo ou coto retal muito longo.
- Débito: semilíquido (consistência de aveia), raramente quase formado, fezes mais líquidas não são incomuns (basais ou durante episódios de bolsite).
- Vantagem: frequência diminuída, urgência, continência melhorada. Definitivamente preferível a anastomose ileoanal direta!
- Desvantagem: ocasionalmente dificuldade para atingir mobilização do intestino delgado; em pacientes muito obesos, espaço insuficiente para alça ou dificuldade de conseguir extensão suficiente → alternativas: bolsa

em S (risco de obstrução da saída, ver abaixo) ou anastomose ileoanal direta (resultado funcional ruim).

Problemas específicos

- Fístula da bolsa: ordem de frequência para bolsa em J: (1) anastomose anal da bolsa; (2) linha de grampeamento do segmento intestinal mais distal; (3) qualquer das linhas anastomóticas no meio.
- Separação incompleta do septo da bolsa: bolsa em J inadequadamente grampeada → divisão grampeada linear endoscópica ou revisão de bolsa.
- Obstrução funcional da saída.
- *Cuffitis* na ZTA: frequentemente alterações inflamatórias na patologia, mas clinicamente não relevante. Se o paciente for assintomático → supositórios de mesalamina. Se não houver sucesso e não ficar claro se frequência causada pela *cuffitis* ou bolsite → mucossectomia transanal e avanço da bolsa para a linha dentada.
- Displasia de ZTA: Profilaxia: vigilância adequada da ZTA com visualização e biópsias a cada 1 a 3 anos → mucossectomia transanal e avanço da bolsa para a linha dentada.

Bolsa de ileostomia continente (bolsa em T, bolsa de Kock, bolsa de Barnett)

- Exemplo: alternativa à AIAJ ou ileostomia terminal após proctocolectomia, opção de retirada após falha na AIAJ.
- Objetivo: estoma no nível da pele (em localização mais baixa do que a ileostomia regular), consistindo em área de armazenamento de baixa pressão e grande volume, equipada com um mecanismo de continência (válvula) para evitar descarga acidental de fezes. Evacuação de fezes através da inserção de tubo de ileostomia 3 a 5 vezes por dia evita a necessidade de um aplicativo externo.
- Variações técnicas (em ordem histórica):
  - Bolsa de Kock (1969): mecanismo valvular consistindo em reservatório de segmento intestinal eferente intussusceptado, comumente como uma dobra em U. Bolsas funcionais resultam em alta satisfação do paciente. Contudo, morbidade perioperatória aumentada (taxa de fístula) e alta probabilidade de reoperação: deslizamento da válvula (desintussuscepção), mais comumente nos primeiros 6 meses ou após 15 a 20 anos → dobra do segmento eferente com vazamento crescente e dificuldade de entubar a bolsa, ou prolapso da válvula com vazamento.
  - Comentário: apesar da alta taxa de reoperação, esses pacientes geralmente estão tão convencidos do conceito de ileostomia continente que preferem passar por uma ou várias outras cirurgias do que considerar uma ileostomia terminal.
  - Reservatório intestinal continente de Barnett (1984): conceito de bolsa de Kock expandido, mas mais complexo: mecanismo valvular consis-

tindo em segmento intestinal eferente intussusceptado combinado com revestimento intestinal adicional na saída kock da bolsa para formar colarinho com pressão adicional na válvula conforme a bolsa enche; reservatório como na bolsa de Kock, mas sutura frontal anastomosada ao envoltório intestinal. Conceito desenvolvido em resposta a problemas com válvula intussusceptada; construção mais complexa e utilizando mais o intestino delgado. Resultados comparáveis.

- Bolsa em T (Kaiser, 2002): conceito de válvula completamente diferente utilizando um segmento intestinal separado interposto com arcadas vasculares preservadas → conceito de intussuscepção abandonado e risco de desintegração e deslizamento da válvula diminuído. Desenho/formato do reservatório de bolsa sem importância e assim variável de acordo com as necessidades individuais: configuração de dobra em U, bolsa em S, bolsa em U longa. A bolsa pode ser construída completamente nova por improviso, ou incorporar partes de bolsa preexistentes, ou acrescentar apenas uma nova válvula de bolsa em T em um reservatório já existente.

- Débito: como a ileostomia – parecido com aveia, opaco, 600 a 1.000 mL/24 horas.
- Vantagem: sem necessidade de aplicações externas com qualidade de vida melhorada, permitindo estilo de vida fisicamente ativo, imagem corporal melhorada, menos restrições sociais e no local de trabalho, menos restrições sexuais (paciente e parceiro).
- Desvantagem: necessidade de seleção de paciente, morbidade perioperatória aumentada, disfunção a longo prazo, pouchite. Raridade desse tipo de estoma → outros médicos (p. ex., na emergência) não estão familiarizados com esse conceito. Restrições alimentares: tamanho limitado dos orifícios no tubo → vegetais crus, sementes etc., podem ser um problema.

Problemas específicos

- Vazamento na bolsa: a despeito do tipo de ileostomia continente, há uma taxa de vazamento de 10 a 15% (correlação com a extensão global da sutura anastomótica).
- Estoma em nível de pele→ necessidade de cirurgias menores de "manutenção": (1) tendência a formar estenose → ampliação sob anestesia local; (2) redundância da mucosa → corte com coagulação com infravermelho ou encurtamento cirúrgico.
- Formação de cálculo, particularmente em área de bolsa inadequadamente drenável.
- Inabilidade para intubar → emergência por causa do risco de que a bolsa se rompa → uso de sigmoidoscópio rígido estreito para intubar sob controle visual e descomprimir a bolsa, seguida por deslizamento em pequeno tubo-guia sobre o qual um tubo maior pode ser inserido.

Outras bolsas (bolsas em S/W/H)

- Exemplo: formatos alternativos de bolsa em J para procedimento de *pull-throughs* ileoanal.
- Objetivo: a bolsa em S melhora a capacidade de atingir o assoalho pélvico, bolsas em W/H aumentam reservatório (geralmente não necessário!).
- Desvantagem: bolsa em S – ramo eferente muito comprido → reservatório de baixa pressão situado proximal ao segmento de alta pressão → obstrução da saída fecal. Bolsas S/W/H – construções tecnicamente muito mais complexas e desafiadoras do que a bolsa em J.

Bolsas urinárias (bolsa em T, bolsas de Kock/Suder/Indiana, conduto ileal

- Objetivo: neobexiga (desvio urinário) ou formação de conduto após cistectomia total, por exemplo, durante exenteração pélvica.
- Detalhes: ver literatura de urologia.

Referências Cruzadas

Tópico	Capítulo
PAF	4 (p. 244)
DIII – colite ulcerativa	4 (p. 320)
Bolsite	4 (p. 340)
Disfunção de Kock	4 (p. 345)
"Estomatologia"	4 (p. 401)
Proctocolectomia	5 (p. 560)
RAB/EMRT	5 (p. 610)

BOLSITE – DISFUNÇÃO ILEOANAL *(569.60)*

Visão Geral

Proctocolectomia restauradora (AIAJ) é a opção de tratamento cirúrgico de escolha para pacientes refratários ao tratamento ou transformação (pré-)maligna na colite ulcerativa e PAF. O resultado geral e a satisfação são excelentes, com desempenho esperado de 4 a 8 movimentos intestinais por dia, bom controle fecal, habilidade de adiar defecação até que seja socialmente conveniente, habilidade de trabalhar e qualidade de vida melhorada.

A disfunção ileoanal é definida como a falha em atingir essas metas. Episódios agudos *vs.* episódios recorrentes ou disfunção ileoanal crônica. Bolsite é a complicação, a longo prazo, mais frequente após AIAJ ou ileostomia continente para colite ulcerativa, representa a causa mais comum de disfunção ileoanal de uma bolsa intacta. A patogênese permanece obscura (supercrescimento ou desequilíbrio bacteriano, concentração de sulfeto, autoimunidade DIII, etiologia nutricional etc.).

Relação ruim entre parâmetros morfológicos (endoscópicos) e funcionais → uso de critérios clínicos de bolsite:

- Bolsa intacta, não desfuncionalizada por ileostomia divergente.
- Mudança súbita no curso clínico (início da diarreia, febre, urgência, incontinência).
- Nenhuma evidência de etenose da bolsa ou sintomas pélvicos da doença de Crohn, abscesso pélvico, fístula de bolsa.
- Bacteriologia negativa.
- Resposta rápida a antibióticos (p. ex., metronidazol, ciprofloxacina, rifaximina).

Índice de atividade de doença de bolsite (PDAI): sistema de classificação com base em parâmetros clínicos, endoscópicos e histológicos.

Epidemiologia

Colite ulcerativa: 40 a 50% de pacientes desenvolvem pelo menos um episódio de bolsite, 60% dos pacientes com um episódio de pouchite irão experimentar episódios recorrentes; 5 a 10% dos pacientes por década desenvolvem disfunção ileoanal refratária a tratamento → risco de perda de bolsa. PAF: risco de bolsite é menor (10 a 15%).

Sintomas

Sintomas primários: diarreia, frequência/urgência aumentada/inaceitável acima da variação esperada de 4 a 8 movimentos intestinais por dia, incontinência fecal ou encoprese, formação de gás, passagem de muco e sangue.

Sintomas secundários: dermatite perianal com/sem escoriações → dor perianal/perirretal, coceira/queimação.

Sintomas sistêmicos: febre, sintomas semelhantes aos da gripe podem ocorrer, particularmente em pouchite de início agudo; acentuação das manifestações intestinais.

Diagnóstico Diferencial

Pouchite: eventos adversos de longo prazo mais comum após AIAJ tecnicamente bem-sucedida, inflamação não específica da bolsa de etiologia desconhecida. Definida por (1) critérios clínicos: frequência aumentada, diarreia, formação de gás, sintomas semelhantes à gripe; (2) critérios morfológicos: inflamação de mucosa, ulcerações.

Síndrome do cólon irritável (SCI): mesmos sintomas que a pouchite, mas ausência completa de mudanças inflamatórias.

Cuffitis da zona transicional anal (ZTA): bolsa de aparência normal morfologicamente (exame contrastado e endoscópico da bolsa), mas inflamações aguda e crônica significativas no manguito da ZTA com/sem ulcerações → mesalamina tópica ou supositórios de esteroides, mucossectomia com avanço na bolsa anal se a *cuffitis* for refratária ao tratamento.

Infecção específica da bolsa: *C. difficile,* candidíase, CMV → tratamento específico.

Volume da bolsa insuficiente: problema técnico (ramos muito curtos, divisão incompleta) ou resultado de processo extrínseco ou intrínseco (abscesso, desmoide, tumor na bolsa etc.) → aumento ou revisão da bolsa, finalização da divisão do septo (divisão grampeada linear endoscópica transanal), "limpeza" pélvica dependendo da etiologia.

Prolapso da bolsa (AIAJ, ileostomia continente) → fixação da bolsa, corte local da redundância, revisão completa da bolsa.

Estenose: resultado de vazamento crônico, segmento isquêmico, pós-radiação, formação de desmoide → redesvio, procedimento de drenagem, revisão da bolsa com rotação axial e reinserção, *plug* de colágeno, retalho de avanço, interposição muscular.

Sinus: resultante de vazamento anastomótico confinado → marsupialização/incorporação na bolsa *vs.* revisão da bolsa.

Pólipo na bolsa → câncer na bolsa. Profilaxia: vigilância adequada da bolsa; uma vez que o câncer esteja presente → conduta e ressecção oncológica.

Obstrução da saída da bolsa: reservatório de baixa pressão anastomosado a segmento de alta pressão, i. é., bolsa em S com ramo eferente longo, bolsa em J para reto alto: → obstrução funcional da saída (em oposição à estenose morfológica) → revisão cirúrgica *vs.* medidas de apoio (inserção de tubo, gerenciamento de fezes).

Doença de Crohn: incidência de 2 a 7%. Dificuldade de diagnóstico: inflamação/ulcerações na mucosa em mucosa intestinal do intestino delgado aferente proximal à bolsa, fístula na bolsa ou outras complicações perianais mais de 3 meses após o fechamento da ileostomia temporária.

Patologia

Macroscópica
Eritema focal ou difuso e granularidade, perda de padrão vascular, friabilidade da mucosa com tendência a sangramento, exsudação, ulcerações focais, lesões aftoides; embora as mudanças sejam geralmente difusas, as porções posteriores da bolsa estão mais expostas à estase das fezes e podem mostrar inflamações mais extensas; o ramo aferente para a bolsa permanece não afetado, se não, suspeita de doença de Crohn secundária.

Microscópica
Dependendo do curso e acuidade da pouchite: graus variáveis de infiltrações inflamatórias (crônicas: linfócitos/plasmócitos; aguda/subaguda; neutrófilos e eosinófilos), ulceração epitelial focal com exsudação fibrinoide, superficial aguda (neutrófilos) e crônica (linfócitos).

Avaliação

Padrão mínimo necessário
Avaliação clínica: inspeção: irritação na pele perianal com/sem escoriações. Toque retal: estenose, evidências de fístulas etc.

Exame endoscópico da bolsa (rígida ou flexível); avaliação da mucosa no manguito da ZTA, e na bolsa (suspeita de doença de Crohn somente se houver ulcerações no intestino delgado aferente).

Estudos de contraste (estudo contrastado da bolsa) → mapeamento, vazamento, *sinus,* estenose, configuração da bolsa, volume e tamanho, distância da curvatura sacral.

Testes adicionais (opcional)
Proctograma/ileograma de defecação: configuração, prolapso.

TC/RM com possível reconstrução em 3D: problemas extrínsecos (compressão, abscesso etc.).

Culturas de bolsa (em episódios refratários ao tratamento ou recorrentes): toxina *C. difficile, Candida,* C < V, culturas de fezes (S*almonella, Shigella, E. coli, Campylobacter* etc.).

Classificação
- Bolsite idiopática: aguda, recorrente, crônica.
- Bolsite específica: patógeno identificável/tratável.
- Disfunção ileoanal morfológica.

Tratamento Não Cirúrgico

Medidas gerais

- Melhoria nos cuidados com a pele perianal: cremes de barreira; evitar hidratação; cremes com base em petróleo (p. ex., vaselina) geralmente são contraproducentes. Escoriações/ulcerações graves na pele → aplicação de Maalox tópico misturado com nistatina em pó até que a área melhore.
- Ajuste ou mudança de medicação antidiarreica, acréscimo de fibras.
- Ajuste de dieta e horário de refeições.

Medidas específicas

1. Bolsite:
   a. Tratamento inicial empírico da suspeita de bolsite:
      (1) Tratamento com antibiótico (p. ex., metronidazol, ciprofloxacina, rifaximina): 10 a 14 dias.
      (2) Otimização da dieta, medicação antidiarreica (difenoxilato/atropina, loperamida, glicopirrolato), proteção da pele perianal.
   b. Opções de tratamento para episódios recorrentes de bolsite:
      (1) Mesmo que acima, mas diminuição de medicamento, terapia de manutenção de antibióticos em doses baixas prolongadas (advertência: polineuropatia induzida por metronidazol), horários de antibióticos alternados.
      (2) Bolsite específica → ajuste de regime de antibiótico de acordo com o resultado da cultura.
      (3) Medicação com bismuto oral.
      (4) Curso do antibiótico, seguido por profilaxia com probióticos.
      (5) Enemas de mesalamina.
2. Estenose: dilatação → digital, ou com dilatador (p. ex., Hegar), balão do cateter de Foley (clínica) ou autodilatação pelo paciente utilizando dilatadores (caro) ou vela (barato).
3. *Cuffitis*: supositórios de mesalamina.
4. Obstrução funcional da saída: inserção de tubo para evacuação, possível combinação com enemas.

Tratamento Cirúrgico

Indicações

- Falha do tratamento não operatório com qualidade de vida inaceitável.
- Disfunção ileoanal morfológica.

Abordagem cirúrgica

Abordagem transanal
- Exame sob anestesia.
- Dilatação de estenose.
- Mucossectomia da ZTA.
- Reparo de fístula local.
- Divisão de septo com grampeador
- Marsupialização de *sinus*.

Abordagem abdominal
- Revisão da bolsa; refazer bolsa.
- Fixação da bolsa.
- Excisão da bolsa → ileostomia terminal ou ileostomia continente.

Prognóstico
Dependente da causa subjacente da disfunção ileoanal: perda da bolsa de 5-10-1 por década. Risco de neuropatia periférica com uso prolongado de metronidazol.

Acompanhamento
Orientação cuidadosa, restauração da confiança e apoio ao paciente.
Vigilância da bolsa (bi)anualmente.

Referências Cruzadas

Tópico	Capítulo
Diarreia	1 (p. 7)
DIII – colite ulcerativa	4 (p. 320)
DIII – doença de Crohn	4 (p. 327)
"Pouchologia"	4 (p. 334)
"Estomatologia"	4 (p. 401)
Proctocolectomia	5 (p. 560)
Manejo médico da doença de Crohn	6 (p. 672)
Tratamento médico da colite ulcerativa	6 (p. 675)
Medicações contra tumor ou inflamação	Ap. I (p. 728)

DISFUNÇÃO DE KOCH

Visão Geral

A ileostomia continente permanece como uma das opções (raramente utilizada desde a AIAJI) para pacientes que ou não são candidatos a uma AIAJ, AIAJ falhou, ou por outras razões terminaram com uma ileostomia permanente. Uma ileostomia continente consiste em um reservatório interno equipado com uma válvula que evita o vazamento de fezes através de uma ostomia no nível da pele. A bolsa é esvaziada diversas vezes por dia, inserindo-se um tubo através do estoma.

Inventada em 1969 pelo Dr. Nils Kock, subsequentemente houve várias modificações/alternativas diferentes:

- 1969-bolsa de Kock.
- 1984-bolsa de Barnett (reservatório intestinal continente de Barnett).
- 2002-Bolsa em T (Kaiser).

O mecanismo valvular nas primeiras duas técnicas é fundamentado em um segmento intestinal intussusceptado. Paradoxo: a intussuscepção que ocorre naturalmente, em geral não é considerada uma coisa boa, mas é intencionalmente criada por essas bolsas. Essa construção deflagra o problema de que a força natural tende a desintussusceptar a válvula com o tempo (Fig. 4-15A): comum tanto no início (em 1 ano) ou a longo prazo (após 15 a 20 anos):

- Desintussuscepção transfascial axial: → vazamento e prolapso do estoma.
- Desintussuscepção subfascial: desdobramento e angulação do segmento valvular → vazamento e dificuldade de entubar a bolsa.

Epidemiologia

Rara.

Sintomas

Crônica: vazamento de gás ou fezes, dificuldade crescente de intubar a bolsa, prolapso de estoma. Sintoma secundário: irritação na pele periostomal.

Aguda: súbita incapacidade de entubar uma bolsa que ainda é continente → alça fechada, OID → risco de ruptura da bolsa.

Diagnóstico Diferencial

Pouchite no reservatório continente.

Fístula na válvula da bolsa.

Patologia

Conforme descrito acima: segmento de válvula eficaz encurtado.

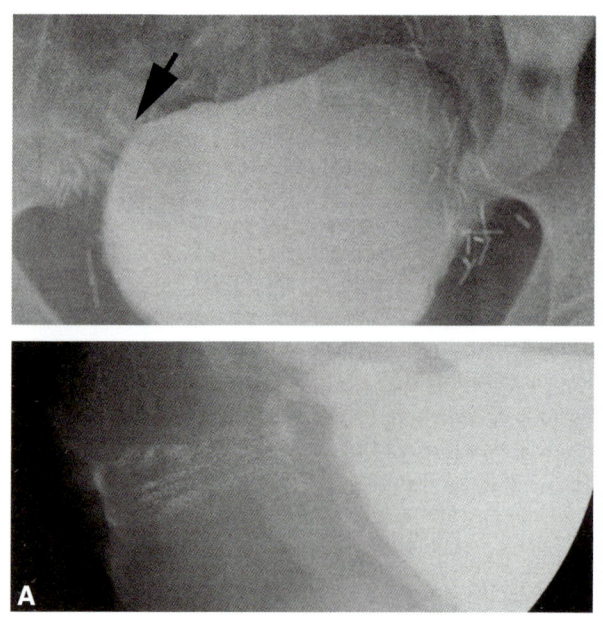

Figura 4-15A. Disfunção na bolsa de Kock por desintussuscepção da válvula.

Avaliação

Padrão mínimo necessário

História: circunstâncias e sintomas sugestivos.

Exame clínico: exame endoscópico da bolsa: curso difícil da válvula? Pouchite? Segmento de válvula traumatizado? Abertura de fístula visível?

Raios X: exame contrastado da bolsa ou constratado da bolsa-TC (reconstrução em 3D).

Testes adicionais (opcional)

Análise das fezes: toxina *C. difficile*, culturas (incluindo fungos).

Acompanhamento do intestino delgado: avaliação da extensão residual do intestino delgado.

Classificação

- Disfunção da bolsa de Kock transitória *vs.* progressiva.
- Disfunção da válvula *vs.* disfunção no reservatório.

- Disfunção funcional da bolsa: sistema obstruído por causa da falta de observância dietética, intubação inadequada, encurvamento do tubo de intubação.
- Disfunção morfológica da bolsa: doença de Crohn secundária, vazamento, fístula, bolsite crônica.

Tratamento Não Cirúrgico

Otimização do horário de drenagem.

Teste com antibiótico → elemento de supressão/variável de bolsite.

Tratamento Cirúrgico

Indicação

- Disfunção crônica na bolsa de Kock.
- Incapacidade aguda de intubar.
- Necessidade de operações de serviço menores.

Abordagem cirúrgica

Incapacidade de intubar

- Descompressão de emergência da bolsa: inserir sigmoidoscópio rígido estreito e avançar para o reservatório para descompressão da bolsa → deslizá-lo em tubo-guia adequado que se encaixa no endoscópio, seguido por um tubo maior com ponta de corte que é deslizado sobre o tubo-guia.
- Erro comum: colocação do tubo nasogástrico somente por assumir que a ausência de débito resulta de "variedade-jardim" de OID mais do que da válvula → a inserção do tubo é obrigatória!

Opções para disfunção crônica da bolsa de Kock

- Revisão menor.
- Separação da válvula existente → rotação da bolsa e criação de nova válvula intussusceptada.
- Conversão da bolsa de Kock em bolsa em T (Fig. 4-15B).
- Encurtamento do segmento valvular competente, mas angulado.
- Remoção da bolsa com criação de ileostomia terminal.

Operações de serviço menor

- Estenose do estoma no nível da pele → estricturoplastia.
- Redundância de mucosa do estoma → coagulação infravermelha, ablação com formalina, aparamento cirúrgico da redundância.
- Dilatação da estenose do segmento valvular.

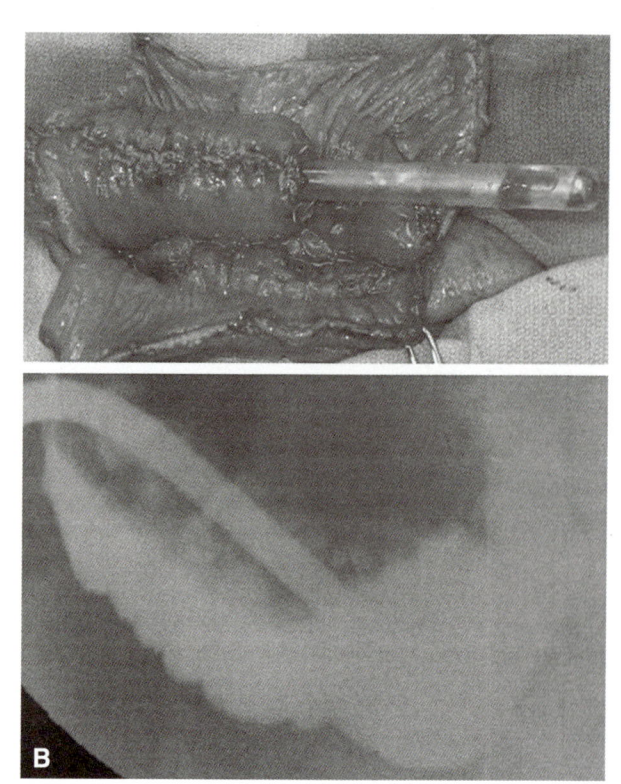

Figura 4-15B. Válvula da bolsa T, intraoperatoriamente e em um exame contrastado.

Resultado

A ileostomia continente toma bastante tempo, mas é recompensadora: a maioria dos pacientes está convencida do conceito de continência → preferem passar por diversas cirurgias a abandonar a vida livre de bolsa. Morbidades peroperatórias aumentadas (p. ex., 10 a 15% de vazamento ou formação de fístula enterocutânea → necessidade de selecionar, cuidadosamente, pacientes e documentar informações para minimizar risco de processos legais.

Acompanhamento

Reavaliação funcional em intervalos regulares. PAF → vigilância da bolsa.

Referências Cruzadas

Tópico	Capítulo
OID	1 (p. 36)
PAF	4 (p. 244)
DIII – colite ulcerativa	4 (p. 320)
"Pouchologia"	4 (p. 334)
Bolsite	4 (p. 340)
"Estomatologia"	4 (p. 401)
Proctocolectomia	5 (p. 560)
Tratamento médico de colite ulcerativa	6 (p. 675)
Medicações contra tumor ou inflamação	Ap. I (p. 728)

MEGACÓLON TÓXICO (556.9)

Visão Geral

O megacólon tóxico é a etapa final de numerosas patologias não relacionadas do cólon e carrega um alto risco de resultado fatal. Definição: combinação de distensão colônica segmentar ou total (sobreposta à colite aguda) e sinais de toxicidade sistêmica (critérios de Jalan: febre, taquicardia, leucócitos elevados). Tratamento proativo agressivo é a única chance de sobrevivência. Probabilidade muito alta de que o paciente necessite de colectomia – de emergência, urgente ou no futuro.

Variedade de doenças subjacentes: DII (colite ulcerativa, colite de Crohn), colite infecciosa (*C. difficile*, *Salmonella*, *Shigella*, *Campylobacter*, *Yersinia*, *Entamoeba*, CMV etc.), colite isquêmica etc.

Patogênese: inflamação com interação mediadora complexa com citocinas e liberação de óxido nítrico → dismotilidade colônica → contractilidade do músculo liso prejudicada → redução de pressão luminal via dilatação. Descompensação tóxica pode ser deflagrada em episódio agudo de colite por meio de instrumentação ou enemas de contraste.

Complicações: perfuração, sepse, coagulopatia, síndrome compartimental abdominal, falência multiorgânica, morte.

Epidemiologia

Incidência: depende da causa; por exemplo, até 5 a 10% de risco de admissões para colite ulcerativa, até 3% para colite no *C. difficile*.

Sintomas

Sinais de exacerbação grave/fulminante da colite: diarreia, sangramento, passagem de muco pelo reto, dor abdominal.

Desenvolvimento posterior de efeitos sistêmicos: febre, anemia, anorexia, malnutrição/perda de peso, desidratação, transição de diarreia para íleo com distensão abdominal crescente.

Diagnóstico Diferencial

Outras causas de distensão colônica (sem sinais de toxicidade, sem desencadeantes inflamatórios):

- OIG.
- Pseudo-obstrução colônica (síndrome de Ogilvie).
- Doença de Hirschsprung, doença de Chagas.

Colite grave/fulminante sem dilatação tóxica.

Patologia

Macroscópica

Distensão colônica maciça, parede colônica ou fina como papel ou espessada/edematosa (extensão do edema para o retroperíneo), áreas focais de necrose hemorrágica e isquêmica, perfuração livre ou bloqueada, patologia da mucosa de acordo com doença subjacente.

Microscópica

Combinação de inflamações mais agudas e algo crônicas envolvendo todas as camadas da parede colônica, com necrose do músculo, congestão vascular, hemorragia.

Avaliação

Padrão mínimo necessário

História: colite subjacente conhecida *vs.* megacólon tóxico como apresentação primária, dor abdominal, diarreia ou constipação, náusea, vômitos, febre?
Eventos deflagradores: instrumentação, estudos de contraste, opiáceos, antidiarreicos?
Medicamentos anteriores: esteroides (→ mascarando os sinais clínicos), outros imunossupressores?
Exame clínico: sinais vitais: febre alta, taquicardia, instabilidade hemodinâmica, mudança no estado mental, sinais de toxicidade sistêmica? Sensibilidade e distensão abdominal, borborigmos diminuídos, sinais peritoneais (podem estar ausentes com frequência)?
Exame de sangue: HE (leucócitos? anemia? trombocitopenia?), desequilíbrios eletrolíticos, insuficiência renal, coagulopatia, lactato aumentado?

Imagenologia

- Radiografia abdominal simples: dilatação colônica > 6 cm (1 1/2 vértebras) no cólon transverso ou > 12 cm para o ceco, haustração anormal, excluir perfuração (Fig. 4-16). Advertência: extensão do diâmetro colônico não prediz com precisão risco de perfuração!
- TC de abdome/pelve: dilatação colônica, espessamento da parede, edema/hiperemia de mucosa, filamento pericolônico, ascite, ar livre extraluminal, pneumatose intestinal, gás na veia porta?

Testes adicionais (opcional)

Colonoscopia (para diagnóstico e descompressão) em pacientes selecionados. Estudos de contraste (bário ou Gastrografin) contraindicados em colite aguda: podem precipitar deterioração tóxica.

Classificação

- Megacólon tóxico sem disfunção orgânica associada.
- Megacólon tóxico com disfunção orgânica associada (rins, fígado, cardiopulmonar etc.), perfuração ou peritonite.

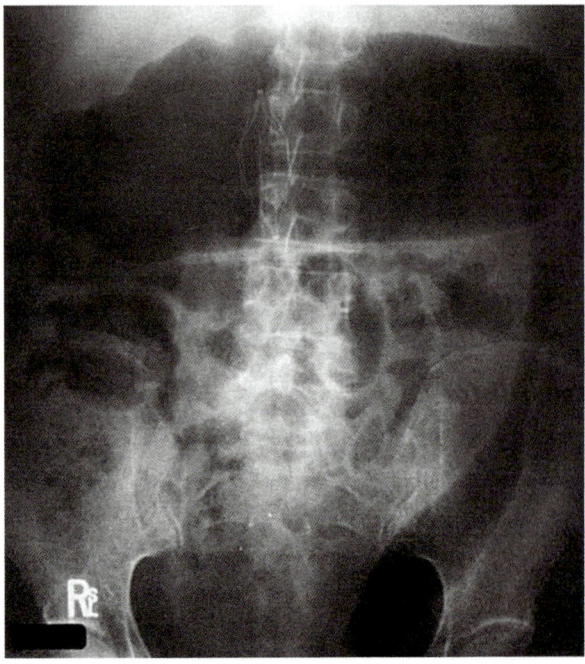

Figura 4-16. Megacólon tóxico e tubo rígido. Em colite ulcerativa.

Tratamento Não Cirúrgico

Conduta inicialmente conservadora aceitável somente se não houver evidências de perfuração, síndrome compartimental, ou disfunção multiorgânica → exames em série: nenhuma deterioração, mas melhora marcante devem ser observados em todos os parâmetros em, no máximo, 3 a 5 dias, ou deve ser realizado tratamento cirúrgico.

- Cuidados de apoio com monitoramento em UTI, ressuscitação hemodinâmica.
- Antibióticos → ajuste adequado (e possível acréscimo de medicamento antiviral) se houver causa infecciosa específica ou se for encontrada colite por *C. difficile*.
- Imunossupressores (para megacólon tóxico relacionado com DII apenas): esteroides (e/ou aumentar dose de esteroides se estiver com esteroides < 6 meses), ciclosporina A etc.

Tratamento Cirúrgico

Indicações

A cirurgia geralmente é indicada a menos que circunstâncias favoráveis permitam tentativa com tratamento conservador:

- Indicações definitivas: perfuração colônica, dilatação progressiva, síndrome compartimental abdominal, início de disfunção multiorgânica.
- Falta de resposta ou deterioração em 3 a 5 dias de tratamento conservador.

Abordagem cirúrgica

- Colectomia total abdominal com ileostomia terminal (i. é, preservação do reto e dissecção pélvica).
- Porosidade interna de Turnbull: mais de interesse histórico do que prático, visto que deixa a carga da doença sobre o paciente.

Resultado

O verdadeiro megacólon tóxico ainda carrega alta mortalidade:

- Qualquer ressecção menor do que a colectomia total está associada a resultado ruim.
- A decisão de operar vem muito tarde!
- Parâmetros de prognóstico ruim: disfunção orgânica secundária, perfuração, peritonite, coagulopatia, intervenção retardada.

Se o paciente ainda está hemodinamicamente estável e não coagulopático → a mortalidade tem caído 30% para 1%.

Probabilidade de que o paciente necessite de colectomia: 50 a 90% (dependendo da série).

Acompanhamento

Cirurgia de emergência: planejamento de cirurgias subsequentes após recuperação física/nutricional completa.

Recuperação com tratamento conservador: monitoramento próximo do curso clínico, cirurgia eletiva?

Referências Cruzadas

Tópico	*Capítulo*
Colite	1 (p. 2)
Megacólon	1 (p. 31)
OIG	1 (p. 38), 4 (p. 355)
Radiografia convencional	2 (p. 94)
Varredura por TC	2 (p. 117)

Colite isquêmica	4 (p. 303)
Colite *C. difficile*	4 (p. 308)
DIII – colite ulcerativa	4 (p. 320)
Pseudo-obstrução colônica	4 (p. 360)
Colectomia abdominal total	5 (p. 557)
Tratamento médico de colite ulcerativa	5 (p. 675)
Medicações contra tumor ou inflamação	Ap. I (p. 728)

OBSTRUÇÃO DO INTESTINO GROSSO
(OIG, 560.9)

Visão Geral

A obstrução do intestino grosso é uma obstrução mecânica parcial ou completa distal à válvula ileocecal. Obstrução completa: nenhuma passagem de fezes e gás. Obstrução parcial: distensão abdominal, cólicas, mas ainda passagem ocasional de gás ou fezes.

Inúmeras causas: neoplasia (intrínseca, extrínseca), estenose benigna (diverticulite crônica, isquêmica, radiação, doença de Crohn), aderências (com mais frequência resultando em OID do que OIG), volvo colônico, intussuscepção, hérnia, endometriose.

Obliteração do lúmen do intestino grosso resulta em protelação pré-estenótica de fezes.

A hipermotilidade compensatória inicial (sons intestinais aumentados e timpânicos) enfraquece e muda para íleo paralítico (fase tardia, ausência de sons intestinais). A pressão intraluminal aumentada resulta em dilatação intestinal com subsequente prejuízo da microcirculação, seguido por aumento da permeabilidade da mucosa e translocação bacteriana. Passagem para o terceiro espaço de fluidos para a parede intestinal e para dentro do lúmen intestinal + ingestão oral diminuída + perda por náuseas/vômitos, transudação resultando em hipotensão que perpetua o ciclo vicioso com espiral descendente.

Complicações: desequilíbrio eletrolítico e metabólico, malnutrição, perfuração colônica (no local da obstrução, por exemplo, câncer perfurante, ou no cólon pré-estenótico dilatado, particularmente se a válvula ileocecal for competente), gangrena do cólon, peritonite fecal, choque séptico.

Epidemiologia

Causas: 60 a 80% de malignidades, 10 a 20% estenose diverticular, 5% volvo colônico.

Tumor sincrônico: em tumores não obstrutivos 2 a 5%; em câncer obstrutivo 10 a 25% de incidência de pólipos sincrônicos e 5-10% de câncer sincrônico no cólon proximal.

Sintomas

Dependendo da causa: início gradual ou súbito de dor abdominal com cólicas, distensão, constipação, constipação seguida por falta de passagem de fezes e gases, apetite diminuído, desidratação, perda de peso. Sintomas posteriores: náusea e vômitos (vômito fecal).

Mudança na consistência das fezes no curso do cólon (lado direito: macia/líquida, lado esquerdo: mais compacta e formada) → desenvolvimento precoce de sintomas clínicos na obstrução do lado esquerdo.

Diagnóstico Diferencial
OID, íleo paralítico (p. ex., pancreatite).

Constipação (dor no QIE, sem febre, nenhuma elevação de leucócitos, melhora com Fleet enema, cólon cheio de fezes).

Pseudo-obstrução colônica (síndrome de Ogilvie).

Megacólon (tóxico, Hirschsprung, doença de Chagas).

Patologia
Patologia subjacente causando a obstrução.

Avaliação

Padrão mínimo necessário
História: estrutura de tempo dos sintomas, episódios semelhantes anteriores, mudança nos hábitos intestinais, sangramento pelo reto, anemia, última passagem de fezes/gases. Cirurgias anteriores (p. ex., ressecção intestinal, apendicetomia, histerectomia etc.)? Avaliações colônicas anteriores (sigmoidoscopia flexível, colonoscopia, enema de contraste)? Comorbidades (doença na artéria coronária, DPOC, diabetes, doença do fígado/rins etc.).

Exame clínico: sinais vitais → sinais de toxicidade, febre? abdome distendido/meteórico, sensibilidade difusa vs. localizada, contratura involuntária e sinais peritoneais? Borborigmos intestinais aumentados e timpânicos? Massa retal? Hérnia inguinal! *Status* de fluido/desidratação?

Radiografia: apoio, mas não o suficiente para fazer diagnóstico de OIG:
- Radiografia do tórax parte superior: pneumoperitônio ar livre intróperitoneal?
- Radiografia abdominal: distensão colônica; i. é., diâmetro do ceco > 12 cm, cólon transverso > 6 cm (1 1/2 vértebras)? Distensão no intestino delgado? Ponto de transição? Evidência de oclusão?

Sigmoidoscopia rígida (ou flexível): sempre indicada a menos que haja perfuração.

Exame de laboratório: leucócitos aumentados? Anemia? Insuficiência renal (pré-renal: desidratação; pós-renal: obstrução envolvendo sistema urinário).

Urinanálise: infecção no trato urinário → sinal de processo fistulizante?

Enema de contraste solúvel em água limitado (até o ponto de obstrução, mas não além): → mapa, mas risco de perfuração se o contraste hiperosmolar ficar preso proximal à estenose.

Colonoscopia (com possível colocação de *stent*): avaliação do local da obstrução, biópsia, possível colocação de *stent* (ver Tratamento cirúrgico) → avaliação colônica completa anterior à cirurgia.

Testes adicionais (opcional)
TC do abdome/pelve (Fig. 4-17A) com contraste duplo (oral + IV) ou triplo (oral + IV + retal): local e natureza da obstrução, diâmetro colônico, pneu-

Obstrução do Intestino Grosso 357

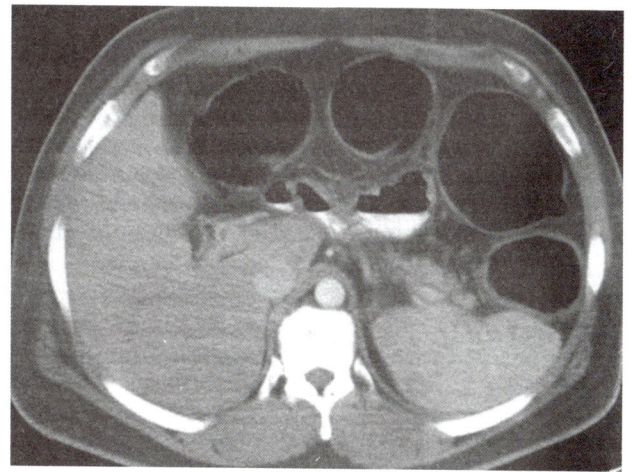

Figura 4-17A. Varredura por TC de OIG.

matose coli, ar extraluminal e intraperitoneal livre? Evidências de disseminação do tumor (carcinomatose, metástases hepáticas), ascite? Avaliação dos rins, NGT, aorta abdominal, suprimento sanguíneo arterial visceral (celíaca, AMS, AMI), veia porta, derrame pleural etc.

Picos de temperatura: hemoculturas.

Teste de sangue oculto nas fezes: somente se não houver sangramento macroscópico pelo reto.

Classificação

- OIG parcial *vs.* completa.
- OIG com perfuração: no local da obstrução *vs.* distante da obstrução (mais comumente no ceco).
- OIG do lado direito *vs.* OIG do lado esquerdo.

Tratamento Não Cirúrgico

Medidas gerais: monitoramento adequado, ressuscitação hídrica, dieta zero, colocação de SNG, antibióticos IV somente com alvo definido.

Medidas locais se OIG parcial:

- Enemas, limpeza intestinal mecânica leve.
- Oclusão: descompressão endoscópica, possível colocação de tubo.
- Hérnia: tentativa de redução, a menos que encarcerada.

Tratamento Cirúrgico

Indicação

Toda OIG verdadeira é uma indicação para cirurgia, a menos que circunstâncias especiais possibilitem abordagem menos agressiva (p. ex., estádio final de carcinomatose):

- Obstrução completa → emergência.
- Obstrução parcial → semiurgente, investigação possível (p. ex., limpeza colônica completa).

Abordagem Cirúrgica

Desobstrução sem ressecção (p. ex., hérnia encarcerada)

Necessidade de verificar viabilidade colônica, ressecção se houver dúvida.

Descompressão colônica

- Colostomia pré-estenótica (Fig. 4-17B): por exemplo, colostomia em alça de transverso ou sigmóide é a operação mais simples (temporária) para permitir a descompressão efetiva (potencialmente mesmo com anestesia local) → estabilização e investigação mais detalhada de pacientes frágeis. (Advertência: cecostomia com tubo não indicada/suficiente porque não permite descompressão/eliminação adequada de fezes).
- Colocação de *stent* na obstrução colônica do lado esquerdo: paliação definitiva ou ponte para ressecção (semi)eletiva 1 a 2 semanas após *stent* depois da estabilização, preparação do intestino e limpeza do cólon.

Ressecção

- Obstrução do lado direito: ressecção direta com ileocolostomia (independente do preparo intestinal).

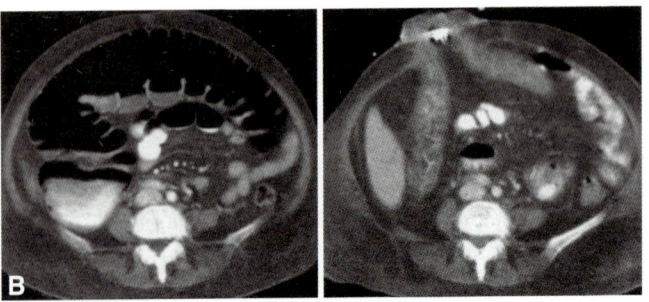

Figura 4-17B. TC de OIG antes e depois da colostomia de transverso em alça.

- Obstrução no lado esquerdo: ressecção de Hartmann com colostomia terminal e alça cega distal.
    - Ressecção com anastomose primária e desvio proximal.
    - Colectomia (sub) total com ileossigmoideostomia ou ileorretostomia.
    - Ressecção com preparo peroperatório e anastomose primária.

Resultado

Mortalidade cirúrgica historicamente muito alta (até 30 a 40%), mais recentemente 3 a 14%.

Colocação de *stent*: com sucesso em ~90%, risco de perfuração, migração.

Acompanhamento

Confirmação do diagnóstico, avaliação colônica completa.

Avaliação da eficácia da ressuscitação (sinais vitais, saída de urina).

Planejamento de cirurgias subsequentes: após descompressão temporária sem ressecção, reversão de estoma após ressecção descontinuada.

Referências Cruzadas

Tópico	Capítulo
Megacólon	1 (p. 31)
OID	1 (p. 36)
Radiografia convencional	2 (p. 94)
Varredura por TC	2 (p. 117)
Câncer colorretal	4 (pp. 252-265)
Megacólon tóxico	4 (p. 350)
Pseudo-obstrução colônica	4 (p. 360)
Volvo colônica	4 (p. 364)
Doença diverticular	4 (p. 368)
Ressecção do cólon	5 (pp. 544-553)
Colectomia abdominal total	5 (pp. 553-557)
Colocação de *stent* por colonoscopia	5 (p. 585)
Lavagem em campo	5 (p. 588)
Criação de colostomia	5 (p. 596)

PSEUDO-OBSTRUÇÃO COLÔNICA
(SÍNDROME DE OGILVIE, 560.89)

Visão Geral

Distensão colônica sem obstrução mecânica resultante de desordem de dismotilidade colônica difusa adquirida, geralmente secundária à doença geral ou cirurgia. Inúmeros fatores desencadeadores extrínsecos em 95% dos casos, o que geralmente ocorre no ambiente de hospitalização ou enfermaria: doença cardíaca (congestão cardíaca, pós-*bypass* cardiopulmonar), patologia retroperitoneal ou mediastinal (hematoma, neoplasia), trauma (p. ex., fraturas na coluna), doença pulmonar (pneumonia, êmbolo), distúrbios metabólicos, efeitos adversos de drogas (narcóticos, anticolinérgicos, bloqueadores de canal de cálcio, antidepressivos), cirurgias extra-abdominais (p. ex., ortopédicas), imobilidade prolongada; 5% dos casos idiopáticos.

De modo mais geral, a pseudo-obstrução não está associada a qualquer patologia colônica intrínseca, mas pode, ocasionalmente, ser uma primeira manifestação de colite por *C. difficile* ou isquêmica.

Ruptura do ceco é a complicação mais frequente (lei de La Place: pressão inversamente proporcional ao diâmetro). O tratamento inicialmente é conservador, incluindo intervenção farmacológica, descompressão colonoscópica, raramente cirúrgico.

Epidemiologia

Incidência essencialmente desconhecida: 0,3 a 1,5% dos grandes procedimentos ortopédicos.

Idade geralmente crescente, média na 5ª ou 6ª década. Predominância homens.

Sintomas

Distensão abdominal → desconforto abdominal crescente, respiração trabalhosa, risco de perfuração (principalmente no ceco) → sinais peritoneais.

Sintomas variáveis: constipação, diarreia, náusea/vômitos, taquicardia, perda de peso progressiva.

Diagnóstico Diferencial

OIG mecânica: local da obstrução não identificável (ponto de transição).

Megacólon tóxico (DIII, *C. difficile*, outras colites): febre, taquicardia, sensibilidade abdominal etc.

Megacólon não tóxico (Hirschsprung, Chagas).

Oclusão.

Íleo pós-operatório.

Patologia
Nenhuma patologia intrínseca na maioria dos casos.

Avaliação

Padrão mínimo necessário
História: presença de fatores desencadeadores? Avaliações colônicas passadas? Sangramento?

Exame clínico: abdome distendido, timpânico, presença/ausência de borborigmos, sinais peritoneais (→ sugestivo de perfuração iminente) → exames abdominais seriados.

Radiografias abdominal e de tórax: distensão colônica, pneumoperitônio? Se não houver cirurgia imediata → radiografias abdominais seriadas.

No mínimo avaliação colônica limitada (enema de contraste solúvel em água, colonoscopia → também descompressão) para excluir obstrução distal.

Testes adicionais (opcional)
Varredura por TC: se houver suspeita de outra patologia ou complicação (p. ex., abscesso, massa, ruptura aórtica etc.).

Toxina *C. difficile*.

Classificação
- Pseudo-obstrução sem ou com patologia colônica intrínseca.
- Contratilidade colônica compensada *vs.* descompensada.

Tratamento Não Cirúrgico
Ausência de dor intensa ou distensão colônica (> 12 cm no ceco, > 6 cm no cólon transverso):

- Otimização do tratamento conservador: tratamento da doença subjacente, correção de desequilíbrios eletrolíticos, repouso intestinal, fluido IV, sucção nasogástrica, remoção de precipitadores (narcóticos, anticolinérgicos etc.).
- Drogas ou enemas para estimular à motilidade colônica.
- Posição alternada do corpo.

Estimulação colônica:

- Neostigmina 2 mg IV de 2 a 4 horas (alternativa: IV em 10 minutos).
- Efeitos colaterais (mais frequentes se o período de administração for mais curto): bradicardia, dor abdominal, diaforese, salivação, vômitos.
- Precauções: posição de supino, monitoramento por telemetria, atropina disponível como antídoto.
- Contraindicações: obstrução mecânica, perfuração, frequência cardíaca < 60, broncospasmo.

Descompressão colonoscópica (idealmente seguida por neostigmina):
- Esclarecimento do diagnóstico (exclusão de obstrução, inflamação, isquemia), descompressão rápida (particularmente se o diâmetro colônico for crítico), potencial colocação de tubo de descompressão assistida por guia.

Tratamento Cirúrgico

Indicação
- Fracasso do tratamento clínico e endoscópico.
- Sinais de peritonite.
- Perfuração: isquemia, esgarçamento da serosa, herniação da mucosa.

Abordagem cirúrgica
Não perfurada
- Colocação de tubo de cecostomia por via aberta (vs. percutânea) para descompressão do cólon (advertência: "não desvia fezes").
- Criação de ileostomia em alça (com cateter descompressor através do ramo eferente → através da válvula ileocecal para o cólon ascendente).
- Criação de colostomia em alça.

Perfurada
- Colectomia abdominal total com ileostomia.
- Procedimento do tipo Hartmann.

Resultado

Dependendo das condições subjacentes:
- Tratamento conservador (incluindo neostigmina): 85 a 90% de sucesso, 20% distensão recorrente → requer descompressão repetida; 3 a 20% de morbidade, 1% (~14%) de mortalidade.
- Necessidade de intervenção cirúrgica: 5-15% em decorrência da isquemia ou perfuração intestinais → alta taxa de mortalidade (até 50%; comorbidades).

Acompanhamento

Resolução sob tratamento conservador: nenhum acompanhamento específico necessário, avaliação colônica de acordo com as diretrizes.

Intervenção pós-cirúrgica: planejamento de cirurgias subsequentes uma vez que as circunstâncias deflagradoras tenham sido eliminadas.

Referências Cruzadas

Tópico	Capítulo
Megacólon	1 (p. 31)
OIG	1 (p. 38), 4 (p. 355)
Radiografia convencional	2 (p. 94)
Varredura por TC	2 (p. 117)
Colite por *C. difficile*	4 (p. 308)
Megacólon tóxico	4 (p. 350)
"Estomatologia"	4 (p. 401)
Criação de colostomia	5 (p. 596)

VOLVO COLÔNICO *(560.2)*

Visão Geral

O volvo é uma rotação do segmento do cólon ao redor de seu pedículo, o que pode resultar em obstrução, estrangulação, alça fechada, necrose e perfuração. É a terceira causa mais comum de OIG (3 a 10%). Suboclusão com episódios únicos ou recorrentes de rotação incompleta ou distorção: muito difícil de verificar, pode preceder o volvo manifestado (em até 50%).

Fatores predisponentes: hipermobilidade anatômica por causa de fixações retroperitoneais inadequadas, base mesentérica estreita e alça intestinal redundante, dieta rica em fibras (zona de alta incidência geográfica ao redor do equador: "cinturão do volvo"). Múltiplas outras condições associadas à oclusão: idade, gravidez, medicamentos psicotrópicos, constipação, diarreia, Mal de Parkinson, doença de Chagas, úlcera péptica, colite isquêmica, diabetes.

Localização: volvo de sigmoide (60 a 75%) > volvo de ceco (20 a 35%) > cólon transverso (3 a 5%). Dois mecanismos diferentes: rotação axial (90%, todos os locais), volvo em báscula (10%, ceco) = dobra horizontal e para cima do polo cecal.

Epidemiologia

Variação geográfica de incidência: 2 a 5% de toda a obstrução de intestino grosso nos EUA, 15 a 30% (até 80%) em cinturão geográfico (América do Sul, África, Oriente Médio, Índia, Paquistão, Leste Europeu). Idade nos EUA: 60 a 70 anos, rara em crianças. Sexo: homens > mulheres.

Sintomas

Tríade clínica:

- Dor abdominal aguda, com frequência inicialmente com cólicas por natureza.
- Distensão abdominal.
- Cessação de atividade intestinal.

Sinais posteriores: febre, calafrios, náusea, vômitos, hipotensão e choque, sinais peritoneais.

Diagnóstico Diferencial

Outras causas de obstrução no intestino grosso:

- Neoplasia (intrínseca, extrínseca).
- Estenose (diverticulite, isquemia, anastomótica, doença de Crohn).
- Hérnia.

- Pseudo-obstrução colônica.
- Impactação fecal.

Outras causas de OID, íleo.

Colite isquêmica aguda ou isquemia mesentérica.

Patologia

Não específica: alterações isquêmicas com congestão vascular, hemorragia, necrose.

Avaliação

Padrão mínimo necessário

História: função intestinal subjacente, tempo de início, histórico precedente de subvolvo?

Exame clínico: avaliação da condição hemodinâmica geral e da condição hídrica, febre, distensão abdominal presença/ausência de sinais peritoneais, borborigmos hiperperistálticos (início), ausência (posteriormente). Toque retal: ampola retal vazia.

Imagenologia:

- Radiografia abdominal: diagnóstico em 70 a 90% quando cólon dilatado com "tubo interno dobrado" ou "sinal de grãos de café" com eixo de QIE a QSD (valva de sigmoide) ou QID para QSE (oclusão cecal).
- Estudos constrastados (tipicamente não necessários): "bico de pássaro" ou "ás de espadas".

Endoscopia (rígida ou flexível) "sinal de rodamoinho" – segmento estreito espiralado → tentativa terapêutica de superar a obstrução por distorção (particularmente para volvo de sigmoide).

Testes adicionais (opcional)

TC: somente se o diagnóstico for duvidoso (p. ex., suspeita de isquemia): "sinal de rodamoinho", evidência de necrose (p. ex., pneumatose)?

Classificação

- Com base na localização: sigmoide *vs.* cecal *vs.* cólon transverso.
- Com base no mecanismo: torção (fórmula clássica), volvo cecal em báscula
- Com base na gravidade: não gangrenosa, gangrenosa.

Tratamento Não Cirúrgico

Volvo de sigmoide

- Proctossigmoidoscopia rígida (ou sigmoidoscopia flexível) com inserção de tubo retal (p. ex., dreno de tórax).

- Enemas contrastados.
- Colonoscopia.
→ 70 a 90% de distorção bem-sucedida (apresentado como passagem explosiva de fezes líquidas e gás), mas alto risco de recorrência (> 50%).

Volvo de ceco/transverso
- Enema contrastado.
- Colonoscopia.
→ Alta chance de falha imediata, alta taxa de recorrência (75%).

Tratamento Cirúrgico
Indicação
Qualquer volvo em paciente operável:
- Sinais peritoneais, inabilidade de distorcer: cirurgia de emergência.
- Distorção bem-sucedida: cirurgia semieletiva durante a mesma admissão: ressecção ou correção da hipermotilidade.

Abordagem cirúrgica
Geral
Determinar viabilidade intestinal; ressecção obrigatória, se o dano for irreversível.

Volvo de sigmoide
- Viável: (1) ressecção com anastomose primária; (2) mesossigmoidoplastia – incisão/ampliação da base mesentérica.
- Não viável: procedimento de Hartmann *vs.* anastomose primária com/sem ileostomia.
- Não comprovadamente eficaz: sigmoidopexia endoscópica percutânea por cateter (técnica análoga à colocação de tubo para gastrostomia endoscópica percutânea).

Volvo cecal
- Viável: (1) ressecção com anastomose, (2) cecopexia e cecostomia com tubo.
- Não viável: (1) ressecção com anastomose ileocolônica, (2) ressecção com ileostomia e coto longo de Hartmann ou fístula mucosa.

Volvo de cólon transverso
- Viável: ressecção segmentar *vs.* hemicolectomia direita estendida.
- Não viável: (1) hemocolectomia direita estendida com anastomose ileocolônica, (2) ressecção com ileostomia e coto longo de Hartmann ou fístula mucosa.

Resultado
Mortalidade: 3 a 12% se intestino viável; 10 a 20% (até 50% em algumas séries) se intestino não viável.

Acompanhamento
Reavaliação funcional (constipação, incontinência) após 3 e 6 meses.
Avaliação colônica completa sob condições eletivas.

Referências Cruzadas

Tópico	*Capítulo*
Megacólon	1 (p. 31)
OIG	1 (p. 38), 4 (p. 355)
Radiografia convencional	2 (p. 94)
Varredura por TC	2 (p. 117)
Ressecção de sigmoide	5 (p. 544)
Hemicolectomia direita	5 (p. 550)
Criação de colostomia	5 (p. 596)

DOENÇA DIVERTICULAR *(DIVERTICULOSE, DIVERTICULITE, 562.IX)*

Visão Geral

Patologia do cólon não cancerosa mais frequente, relacionada com constipação e idade. A apresentação clínica varia de doença leve a condição que ameaça a vida. Diverticulose: hipertrofia muscular colônica com prolapso da mucosa através das lacunas no local de entrada do suprimento sanguíneo arterial; complicações da diverticulose: diverticulite, sangramento agudo (maciço) pelo reto. Diverticulite: inflamação da parede colônica devido à estase dentro dos divertículos; microperfuração/microabscesso resultam em inflamação confinada ou expandida com complicações potenciais. Complicações da diverticulite: abscesso, microperfuração ou macroperfuração: perfuração livre com peritonite fecal, desenvolvimento de fístulas (fístula colovaginal (particularmente após histerectomia anterior!), fístula colovesical etc.), inflamação crônica com formação de estenose diverticular (advertência: suspeita de câncer até que seja provado o contrário!).

A doença diverticular não é um fator de risco para câncer de cólon, mas tem a mesma distribuição de idade que o câncer de cólon. Entretanto: o câncer pode apresentar-se como diverticulite: 5% dos episódios de "diverticulite" são causados por câncer de cólon!

Epidemiologia

Culturas ocidentais: os divertículos aumentam com a idade; i. é., após os 50 anos é quase tão frequente quanto à idade do paciente (regra de ouro); incidência/prevalência verdadeira desconhecidas. Advertência: mais jovem não excluir diverticulose/diverticulite. Estima-se que 10 a 20% dos pacientes com diverticulose terão um episódio de diverticulite em um período de 20 anos. Risco de segundo ataque de diverticulite é ~10 a 20%, de um terceiro ataque, 40 a 60%.

Sintomas

Diverticulose: mais frequentemente assintomática, constipação crônica, sangramento agudo.

Diverticulite aguda: dor abdominal crescente, febre, sinais peritoneais (podem estar mascarados em pacientes imunossuprimidos!), obstrução no intestino delgado ou grosso, inicialmente menos frequentemente náuseas/vômitos. Advertência: sepse, desidratação.

Diverticulite crônica: sintomas obstrutivos, sintomas de fístulas.

Diagnóstico Diferencial

Câncer de cólon (mascarado por sintomas típicos de diverculite).

Constipação (dor QIE, sem febre, sem elevação de leucócitos, melhora com enemas).

Colite isquêmica.

DIII, particularmente doença de Crohn.

Colite pós-actínica (histórico de radioterapia).

SII.

Patologia não colônica (abscesso tubo-ovariano, endometriose, apendicite, pielonefrite etc.).

Perfuração de outra víscera oca (úlcera péptica, intestino delgado etc.).

Patologia

Hipertrofia muscular, divertículos com inflamação aguda/subaguda/crônica (leucócitos polimorfonucleares, linfócitos), formação de abscesso.

Avaliação

Padrão mínimo necessário

História: padrão temporal dos sintomas, episódios semelhantes anteriores, mudança nos hábitos intestinais, sangramento pelo reto, anemia, passagem de fezes/gás através da vagina ou uretra. Cirurgias anteriores (p. ex., apendicetomia, histerectomia etc.)? Avaliações colônicas anteriores (sigmoidoscopia flexível, colonoscopia, enema de bário)? Comorbidades (doença coronariana, DPOC, diabetes, doença do fígado/rins, imunossupressão etc.).

Exame clínico: sensibilidade localizada/defesa *vs.* sinais peritoneais difusos? Massa retal? Febre? *Status* hídrico/desidratação?

Exame de laboratório: leucócitos aumentados? Anemia? Disfunção pré-renal nos rins (desidratação!). Picos de temperaturas: hemoculturas. Urinanálise: excluir infecção no trato urinário óbvia, alguns leucócitos e hemácias na urina ainda são consistentes com diverticulite. Teste guaiaco em ambiente agudo (diverticulite, sangramento macroscópico) é de pouco valor.

Radiografia: radiografia de tórax em supino/radiografia abdominal em decúbito esquerdo: → ar livre intraperitoneal?

A menos que seja peritonite difusa: TC de abdome/pelve com contraste duplo (oral + IV), ou triplo (oral + IV + retal): investigação mais sensível/específica! Procurar por: flegmão pericolônico (Fig. 4-18A), abscesso (drenável) (Fig. 4-18B e C), ar extraluminal, ar intraperitoneal livre, ascite, espessamento da bexiga, ar na bexiga, outras patologias.

Testes adicionais (opcional)

Aguda

Enema com contraste hidrossolúvel (bário contraindicado na fase aguda): divertículos amputados como sinal de diverticulite, perfuração localizada, evidências de extravasamento, estenose; visualização completa do cólon não é

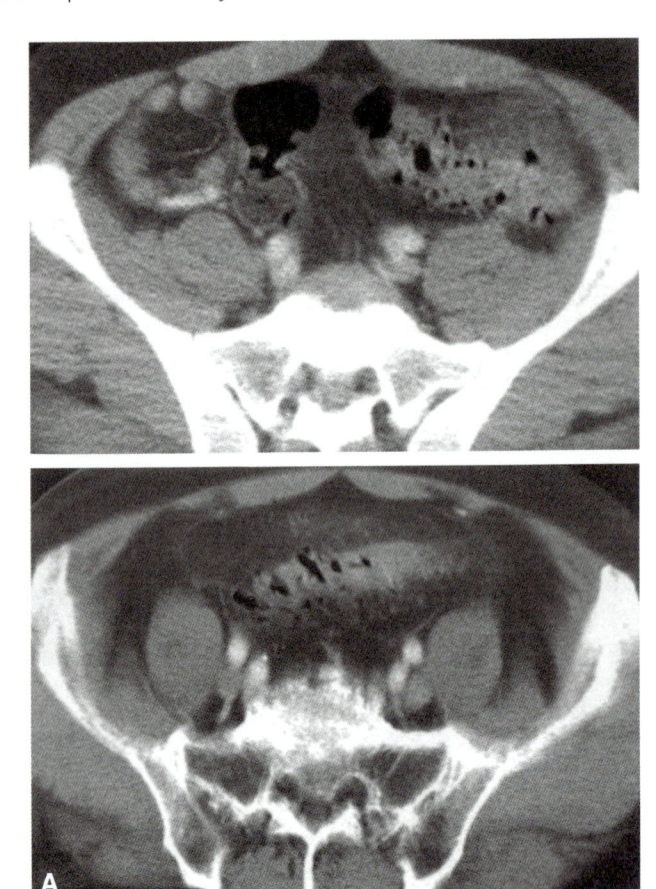

Figura 4-18A. Doença diverticular: flegmão agudo.

necessária neste (!) momento, mas mais tarde. A segunda melhor investigação primária, se a TC não estiver disponível, no entanto, é um enema limitado com contraste hidrossolúvel deve ser considerado durante a hospitalização inicial para excluir morfologia de suspeita de câncer!

Situação crônica/eletiva

Estudo de duplo contraste bário/duplo ar (Fig. 4-18D) para obter um "mapa": padrão de distribuição dos divertículos, estenose, fístula?

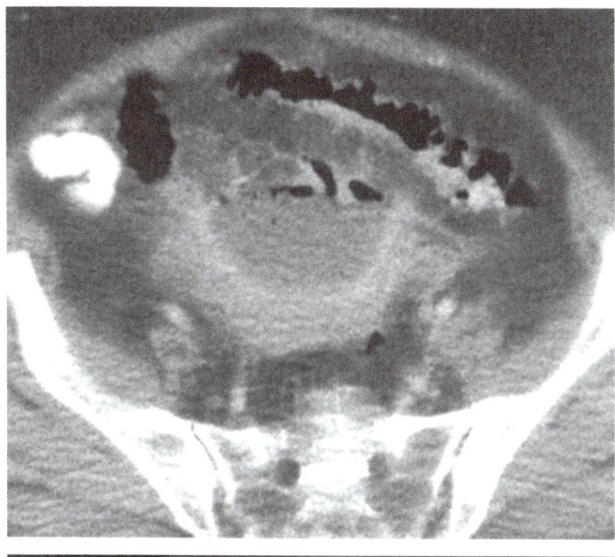

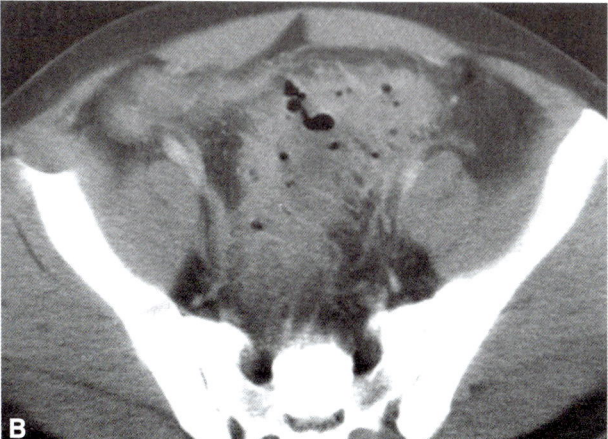

Figura 4-18B. Doença diverticular: abscesso pericolônico.

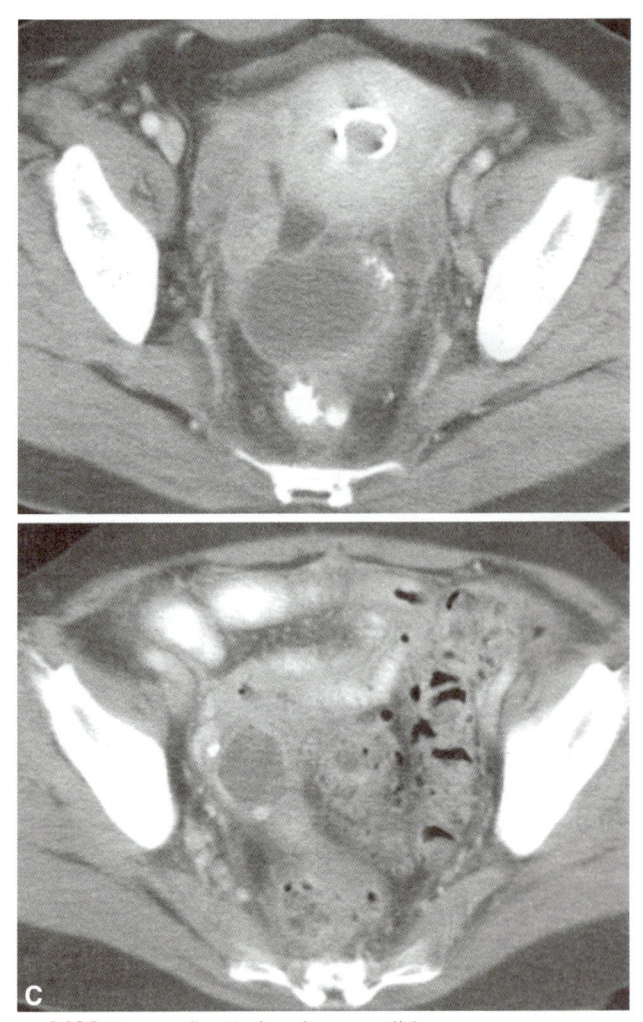

Figura 4-18C. Doença diverticular: abscesso pélvico.

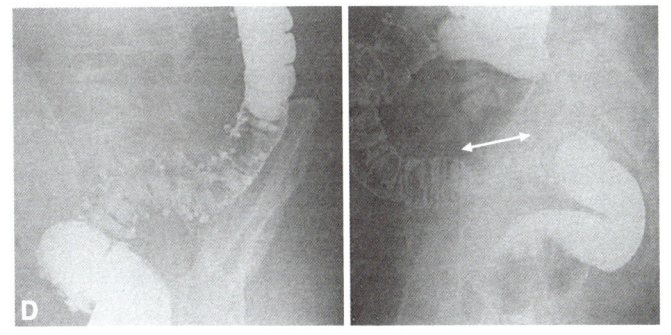

Figura 4-18D. Doença diverticular: estenose crônica.

Classificação

Classificação de Hinchey ou classificação de Hinchey modificada: Tabela 4-7.

Tratamento Não Cirúrgico

Tratamento conservador: antibióticos por 1 a 3 semanas, repouso temporário do intestino *vs.* estimulação ativa do intestino com pequenas alíquotas de limpeza intestinal, regulação das fezes com fibras, amaciante de fezes, mudanças na dieta, enema de contraste hidrossolúvel limitado durante hospitalização inicial para excluir câncer óbvio, enema de bário formal, ou colonoscopia 6 semanas após o episódio.

Drenagem de abscesso orientada por TC.

Tratamento Cirúrgico

Indicação

Ressecção de emergência ou urgência eletiva: peritonite difusa, perfuração livre, não responsiva ao tratamento conservador em 72 horas ou piora durante tratamento conservador, suspeita de câncer em enema de contraste hidrossolúvel limitado.

Ressecção efetiva do cólon:

- Dois ou mais episódios de diverticulite (qualquer idade, indicação crescentemente debatida), um episódio de diverticulite em paciente jovem (< 40 anos, indicação crescentemente debatida), um (?) episódio em imunossupressão (paciente transplantado, diabetes, quimioterapia, leucemia etc.), mas levando o prognóstico geral (p. ex., tumor) em consideração!

- Fístula colônica (colovaginal, retovaginal, colocutânea etc.), estenose colônica (Fig. 4-18D).

- Controverso: um episódio de diverticulite complicada (p. ex., após drenagem de abscesso orientada por TC), que respondeu ao tratamento conservador.

TABELA 4-7. Classificação Modificada de Hinchey para Diverticulite

Classificação de Hinchey		Classificação de Hinchey Modificada (Definida por Imagenologia ou Cirurgia)	Comentários
	0	Diverticulite clínica leve	Dor no QIE, leucócitos elevados, febre, nenhuma confirmação por imagem ou cirurgia
I Abscesso pericólico ou flegmão	Ia	Inflamação pericólica confinada, flegmão	
	Ib	Abscesso pericólico confinado	
II Abscesso pélvico, intra-abdominal ou retroperitoneal	II	Abscesso pélvico, intra-abdominal a distância, ou retroperitoneal	
III Peritonite purulenta generalizada	III	Peritonite generalizada	Nenhuma comunicação com lúmen intestinal (abscesso rompido)
IV Peritonite fecal generalizada	IV	Peritonite fecal	Perfuração livre, comunicação aberta com lúmen intestinal
	FIST	Fístula colovesical/colovaginal/coloentérica/colocutânea	
	OBST	Obstrução do intestino grosso e/ou delgado	Aguda ou crônica

QIE = quadrante inferior direito.

Abordagem cirúrgica
- Geralmente ressecção do cólon em 2 estádios *vs.* 1 estádio, i. é., ressecção do segmento inflamado e criação de estoma. Três estádios são quase sempre obsoletos visto que a recuperação do paciente é mais rápida se o segmento doente puder ser inicialmente removido, ainda assim, na chamada diverticulite "maligna", a inflamação é extensa demais para permitir mobilização segura do sigmoide sem danos a outras estruturas (ureter etc.) e o desvio proximal é a única primeira opção.
- Como o câncer nunca pode ser excluído, a ressecção deve sempre seguir os princípios oncológicos. A extensão da ressecção inicia-se distalmente na junção retossigmoidiana (confluência das tênias) e estende-se proximalmente até que seja encontrada a consistência normal da parede do intestino; a remoção de todo o cólon portador de divertículos não é indicada.

Emergência
Geralmente ressecção em dois estádios: (1) procedimento de Hartmann, i. é., remoção do segmento doente do cólon, extremidade distal cega, extremidade proximal como colostomia terminal; (2) após a recuperação (± 3 meses), reversão de Hartmann, i. é., abaixamento colônico (após avaliação colônica anterior!), possivelmente laparoscopicamente.

Alternativamente: ressecção e anastomose primária com ou sem desvio proximal em pacientes adequados e intestinos com aparência saudável.

Eletiva
Geralmente ressecção em 1 estádio com anastomose primária, possivelmente ileostomia temporária. Idealmente assistido por via laparoscópica! Considerar *stents* uretrais pré-cirúrgicos (ataques graves recorrentes).

Resultados
Aguda: > 70% de recuperação com tratamento conservador.

Cirurgia: recuperação completa, recuperação com estoma (20 a 40% dos quais nunca são fechados), sepse/óbito (13ª causa mais frequente de óbito).

Ataques recorrentes, sequelas a longo prazo (fístula, estenose).

Acompanhamento
Duração adequada dos antibióticos: 1 a 3 semanas, dependendo da gravidade e da normalização dos leucócitos e dos parâmetros clínicos.

Manejo das fezes com fibras, amaciante de fezes, mudanças na dieta (pipocas/amendoins permitidos).

Enema com contraste hidrossolúvel limitado durante a hospitalização inicial: excluir câncer óbvio com enema de bário ou colonoscopia ~6 semanas após episódio agudo.

Avaliação para cirurgia profilática.

Referências Cruzadas

Tópico	Capítulo
Dor abdominal	1 (p. 12)
Sepse	1 (p. 49)
Radiografia convencional	2 (p. 94)
Varredura por TC	2 (p. 117)
Câncer colorretal	4 (pp. 252-265)
DIII – doença de Crohn	4 (p. 327)
OIG	4 (p. 355)
Fístula colovaginal e colovesical	4 (p. 377)
Ressecção de sigmoide	5 (p. 544)
Cirurgia colorretal laparoscópica	5 (p. 573)
Criação de colostomia	5 (p. 596)
Medicações contra patógenos bacterianos e fúngicos	Ap. I (p. 725)

FÍSTULA COLOVAGINAL E COLOVESICAL
(619.1, 596.1)

Visão Geral

Comunicação direta entre os intestinos abdominais ou pélvicos e/ou a vagina (útero) ou bexiga. Dependendo do gradiente de pressão, o fluxo patológico mais comumente ocorre dos intestinos para o órgão secundário, i. é., passagem de material fecal e gases com urina; ocasionalmente direção reversa (vazamento de urina com fezes). A quantidade de material que passa depende do diâmetro e da extensão do trajeto da fístula, sua localização exata, a consistência das fezes, e a construção da pressão intestinal absoluta.

Os sintomas somente não são específicos para localização alta ou baixa: passagem anormal (fezes/gases na vagina, pneumatúria/fecalúria) e obrigam à distinção entre origem distal retal/anal e origem abdominal: necessária por causa da abordagem de tratamento diferente (abdominal *vs.* perineal).

Causas mais comuns: diverticulite, câncer, doença de Crohn, complicações pós-cirúrgicas (enterotomia, fístula etc.). Erosão para vagina ou bexiga é mais frequente após histerectomia anterior.

Tratamento (tipo de reparo, tempo) depende da gravidade dos sintomas, da etiologia subjacente, da qualidade do tecido (p. ex., após cirurgia recente, pós-radiação etc.) e do nível da fístula (ao alcance do períneo ou não?): necessidade de distinguir fístula retovaginal de fístula enterovaginal (alta).

Epidemiologia

Incidência: em geral desconhecida por causa de várias etiologias diferentes. Até 50% dos pacientes não se recordam de episódio agudo antes do início dos sintomas.

Sintomas

Fístula vaginal: passagem vaginal de fezes ou gases, infecções frequentes no trato urinário, incontinência, irritação na pele perianal.

Fístula urinária: passagem urinária de fezes (fecalúria) ou gás (pneumatúria), infecção do trato urinário, urossepse, drenagem de urina pelo reto.

Diagnóstico Diferencial

Diverticulite.

Câncer.

Doença de Crohn.

Pós-cirúrgico (p. ex., fístula anastomótica, enterotomia).

Enteropatia por radiação.

Patologia

Depende da doença subjacente: mais importante para diferenciar entre maligna e benigna.

Avaliação

Padrão mínimo necessário

História: início e caracterização dos sintomas, hábitos intestinais alterados, patologia abdominal subjacente, cirurgias anteriores, avaliações colônicas anteriores, doença sistêmica.

Exame clínico: exame retovaginal incluindo anoscopia/sigmoidoscopia rígida para excluir origem distal (fístula retovaginal ou returinária), exame abdominal (massa, sensibilidade).

Avaliação colônica completa.

Visualização:

- Varredura por TC: ar na bexiga, parede da bexiga espessada, proximidade ao cólon (Fig. 4-19)?
- Citoscopia/colposcopia: fezes visíveis, defeito visível, alterações inflamatórias?
- Enema contrastado: translocação de contraste direto do cólon para a bexiga/vagina?

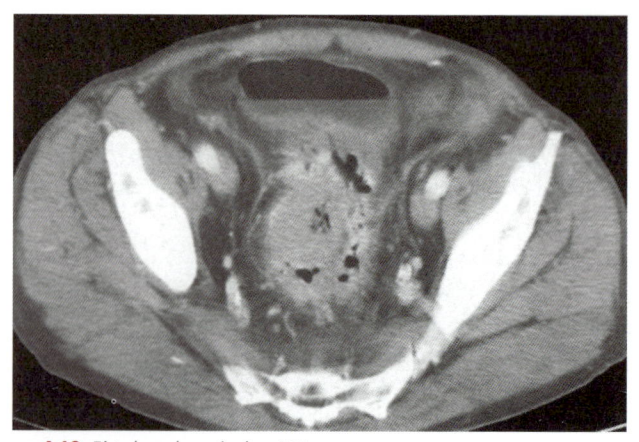

Figura 4-19. Fístula colovesical na TC.

Testes adicionais (opcional)
Estudos de imagenologia: cistograma, vaginograma (colpograma).

Estudo do intestino delgado: acompanhamento do intestino delgado, enterografia por TC, endoscopia por cápsula.

Classificação
- Colovaginal/colovesical.
- Retovaginal/retovesical alta.
- Enterovaginal/vesical.

Tratamento Não Cirúrgico
Aumentar o volume de fezes.

Tratamento Cirúrgico

Indicação
Qualquer fístula sintomática colovaginal/colovesical.

Abordagem Cirúrgica
- Doença benigna: ressecção com anastomose primária dos intestinos, mais comumente sem grande cirurgia no lado da bexiga/vagina (possivelmente sutura simples por cima).
- Doença maligna: ressecção em bloco com reconstrução adequada.
- Sintomas agudos, pelve hostil: desvio fecal proximal para ganhar tempo → reparo posterior adequado.
- Incapacidade de reconstruir: medida paliativa → desvio fecal (e urinário) somente, nenhum plano para reparo.

Resultado
Dependendo da etiologia subjacente: natureza benigna → recuperação completa, maligna → prognóstico relacionado com tumor.

Acompanhamento
Fístula colovesical: cateter de Foley por 10 dias, possível cistograma antes da remoção.

Causa benigna: acompanhamento clínico após 2 a 4 semanas, uma vez que o problema da fístula esteja resolvido, nenhum acompanhamento específico é necessário; *screening* de câncer de rotina (de acordo com as diretrizes).

Causa maligna: tratamento e acompanhamento oncológicos.

Referências Cruzadas

Tópico	Capítulo
Dor abdominal	1 (p. 12)
Passagem vaginal de ar e/ou fezes	1 (p. 25)
Sepse	1 (p. 49)
Radiografia convencional	2 (p. 94)
Enemas de contraste	2 (p. 99)
Varredura por TC	2 (p. 117)
Câncer colorretal	4 (pp. 252-265)
DIII – doença de Crohn	4 (p. 327)
OIG	4 (p. 355)
Ressecção de sigmoide	5 (p. 544)
Cirurgia colorretal laparoscópica	5 (p. 573)
Criação de colostomia	5 (p. 592)
Medicações contra patógenos bacterianos e fúngicos	Ap. I (p. 725)

FÍSTULA RETURINÁRIA *(596.1)*

Visão Geral

A fístula returinária é uma comunicação direta do reto ou canal anal com a bexiga ou uretra. Esse é um problema de pacientes do sexo masculino (nas mulheres, vagina/útero são interpostos).

Causas comuns: anomalia congênita (malformações anorretais); adquirida – pós-cirúrgica (iatrogênica: prostatectomia, ressecção anterior baixa etc.), malignidade pélvica, dano por radiação, doença inflamatória intestinal, trauma (perineal, retal, uretral). A comunicação pode resultar em fluxo bidirecional de fezes/bactérias para a urina ou vazamento de urina através do reto.

Tratamento (tipo de reparo, tempo) depende da gravidade dos sintomas, etiologia subjacente, qualidade do tecido (p. ex., após cirurgia recente, pós--radiação etc.) e nível da fístula (ao alcance do períneo ou não?): necessidade de distinguir fístula returinária (baixa) de fístula colovesical ou enterovesical (alta).

Epidemiologia

Rara, embora significativa em centros terciários. Incidência global desconhecida pelas várias diferentes etiologias.

Sintomas

Sintomática: pneumatúria, fecalúria, infecção do trato urinário/sepse, hematúria, sangramento retal e vazamento de urina, dor pélvica.

Assintomática.

Diagnóstico Diferencial

Fístula colovesical (ver discussão separada anterior).

Fístula returinária:

- Abscesso local (abscesso perirretal etc.).
- Pós-traumático: inserção do cateter de Foley, corpo estranho etc.
- Pós-cirúrgico: prostatectomia, hemorroidectomia, RAB, AIAJ etc.
- Malignidade.
- Doença de Crohn.
- Induzida por radiação (particularmente braquiterapia, por exemplo, sementes prostáticas etc.).
- Linfogranuloma venéreo.
- Fístulas returinárias congênitas (p. ex., em conjunção com ânus imperfurado).

Patologia

Dependendo da etiologia subjacente.

Avaliação

Padrão mínimo necessário

História: descrição exata e sequência de sintomas? Doenças anteriores, cirurgias anteriores, tempo, radioterapia prévia → conjectura: origem pélvica ou abdominal? Tentativa anterior de reparo? Comorbidades?

Exame clínico: exame retal, anoscopia/sigmoidoscopia rígida → abertura visível? Citoscopia → identificação e localização do defeito? Exame abdominal → distinção entre fístula retourinária de nível baixo ou médio (trígono ou abaixo) e fístula alta retourinária/colovesical (alta cúpula vesical).

Estabelecer prioridade para testes mais detalhados.

Testes adicionais (opcional)

Estudos de imagenologia: cistograma/uretrograma, enema contrastado (Fig. 4-20), TC/RM.

Endoscopia (colonoscopia, sigmoidoscopia flexível): (1) para avaliação; (2) para objetivos de rastreamento de acordo com as diretrizes *(guidelines)*.

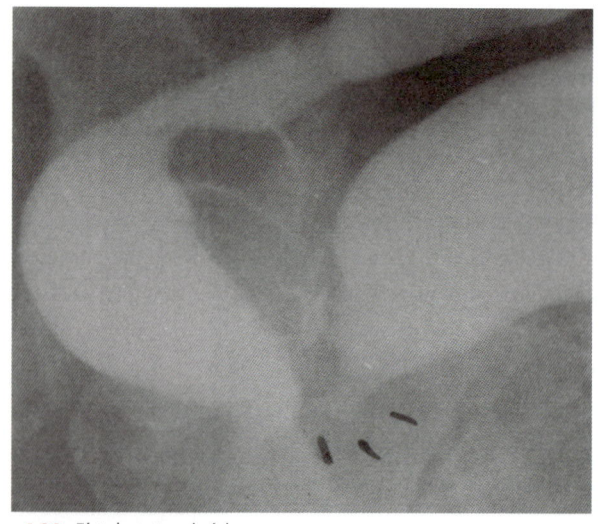

Figura 4-20. Fístula retourinária.

Classificação
- Alta: fístula colovesical, enterovesical, retovesical alta.
- Nível médio: fístula returinária.
- Baixa: fístula returinária, fístula anourinária.

Tratamento Não Cirúrgico
Sem sintomas/sintomas mínimos → tratamento conservador: aumento do volume de fezes, antibióticos. Cateter de Foley ou cateter suprapubiano, possivelmente tubos de nefrostomia percutâneos.

Se o paciente já tiver sido desviado → espera de 3 a 6 meses e reavaliação.

Tratamento Cirúrgico
Indicação
Qualquer fístula returinária sintomática.

Abordagem cirúrgica
Abordagem temporizadora: desvio fecal proximal para ganhar tempo (p. ex., altamente sintomática, logo após cirurgia anterior) → reparo adequado eletivamente 3 a 6 meses depois.

Reparo primário/secundário (dependendo da etiologia, tempo): abordagem perineal *vs.* abdominal:
- Abordagem transanal/transretal (através da abordagem de York-Mason) → fechamento em planos e retalho de avanço retal.
- Abordagem transperineal com interposição de tecido, por exemplo, músculo grácil, túnica Dartos, enxerto uretral (p. ex., enxerto de mucosa bucal).
- Abordagem transabdominal:
  – RAB/coloanal, interposição do omento.
  – Citescstomia/conduto urinário, reparo abdominal do defeito retal.

Medida paliativa definitiva sem planos de reparo/reconstrução: desvio fecal, RAP/exenteração pélvica.

Prognóstico
Dependente da etiologia subjacente, qualidade do tecido, número de tentativas anteriores, nutrição, tipo de reconstrução.

Acompanhamento

Reavaliar o paciente após 2 a 4 semanas de tratamento iniciado ou executado. Uma vez que o problema da fístula esteja resolvido → planejamento de fechamento da ostomia; se não, acompanhamento não específico da fístula, mas potencialmente específico da doença, é necessário.

Referências Cruzadas

Tópico	Capítulo
Dor abdominal	1 (p. 12)
Sepse	1 (p. 49)
Radiografia convencional	2 (p. 94)
Enemas de contraste	2 (p. 99)
Varredura por TC	2 (p. 117)
DIII – doença de Crohn	4 (p. 327)
Doença diverticular	4 (p. 368)
Fístula colovaginal e colovesical	4 (p. 377)
Complicações – fístula	4 (p. 466)
Abordagem de York-Mason	5 (p. 625)

FÍSTULA RETOVAGINAL (619.1)
Visão Geral
Fístula retovaginal é uma comunicação direta do reto ou do canal anal com a vagina. Seguindo-se a um gradiente de pressão de alto para baixo, tanto as fezes como o gás podem passar através da vagina. A quantidade de material passado depende do diâmetro e da extensão do trajeto fistuloso, de sua localização exata, da consistência das fezes, e da construção da pressão endorretal absoluta.

A maior parte das fístulas retovaginais é adquirida, por exemplo, lesão pós-cirurgia – obstétrica ou anorretal (reparo de retocele, hemorroidectomia, RAB, lesão actínica, abscesso perirretal/perineal (criptoglandular, doença de Crohn).

Tratamento (tipo de reparo, tempo) depende da gravidade dos sintomas, etiologia subjacente, qualidade do tecido (p. ex., após cirurgia recente, pós-radiação etc.) e do nível da fístula (ao alcance do períneo ou não?): necessidade de distinguir fístula retovaginal de fístula colovaginal ou enterovaginal (alta).

Epidemiologia
Incidência: desconhecida no geral por causa das várias etiologias diferentes, Lesões obstétricas em 0,1 a 1% associadas à fístula retovaginal; radiação em 1 a 6%; doença de Crohn em 5 a 10%.

Sintomas
Passagem de gás ou fezes pela vagina.

Sintomas associados: dor, sangramento, alteração de hábitos intestinais, diarreia, febre/sepse, infecções do trato urinário, irritação na pele perianal/perivulvar.

Fístulas muito pequenas podem ser assintomáticas.

Diagnóstico Diferencial
Fístula colovaginal (ver discussão em separado neste capítulo).
Fístula retovaginal:
- Abscesso local (abscesso perirretal, abscesso de Bartholin etc.)
- Pós-traumático: lesão obstétrica, corpo estranho etc.
- Pós-cirúrgico: hemorroidectomia, reparo de retocele, RAB, AIAJ etc.
- Malignidade.
- Doença de Crohn.
- Induzido por radiação (particularmente braquiterapia, por exemplo, capuz cervical etc.).
- Linfogranuloma venéreo.
- Fístulas retovaginais congênitas (p. ex., em conjunto com ânus perfurado).

Patologia

Dependente da etiologia subjacente.

Avaliação

Padrão mínimo necessário

História: descrição exata e sequência de sintomas? Doenças anteriores, cirurgias anteriores, tempo → conjectura: origem abdominal ou pélvica? Tentativa de reparo anterior?

Exame clínico: exame retovaginal, anoscopia/sigmoidoscopia rígida, exame abdominal → distinção entre fístula retovaginal de nível baixo ou médio e fístula retovaginal alta ou fístula colovaginal.

Estabelecer prioridade para testes mais detalhados.

Testes adicionais (opcional)

Teste de bolhas de ar: colposcopia (em posição de Trendelenburg, solução salina na vagina), insuflação de ar retal por meio de sigmoidoscopia rígida → bolhas de ar no lado vaginal?

Teste do tampão: inserção de tampão vaginal, instilação retal de 1/2 ampola de azul de metileno em ~200 mL de solução salina, verificar o tampão 30 minutos depois → positivo (se estiver azul na ponta do tampão, mas a base clara), vs. falso-positivo (fluxo de saída distal), negativo, falso-negativo.

Estudos de imagenologia: enema contrastado, vaginograma (colpograma), TC/RM.

Endoscopia (colonoscopia, sigmoidoscopia flexível): (1) para avaliação, (2) para objetivos de rastreamento de acordo com as diretrizes.

Classificação

- Alta: fístula colovaginal, enterovaginal, retovaginal alta.
- Nível médio: fístula retovaginal.
- Baixa: fístula retovaginal, fístula anovaginal.

Tratamento Não Cirúrgico

Aumentar o volume das fezes.

Se o paciente já tiver sido desviado → espera de 3 a 6 meses e reavaliação.

Tratamento Cirúrgico

Indicação

Qualquer fístula retovaginal sintomática.

Abordagem cirúrgica

Abordagem temporizadora: desvio fecal proximal para ganhar tempo (p. ex., altamente sintomática, logo após cirurgia anterior) → reparo apropriado eletivamente 3 a 6 meses depois.

Medida paliativa definitiva sem planos de reparo/reconstrução: desvio fecal, RAP.

Reparo primário/secundário (dependendo da etiologia, tempo): abordagem perineal *vs.* transabdominal.

- Retalho de avanço endorretal.
- Retoperineovaginotomia transfistular com reconstrução em camadas do septo/retovaginal períneo.
- Inserção de *plug* de colágeno.
- Administração de Seton.
- Interposição transperineal: por exemplo, colágeno, músculo grácil, reto abdominal, músculo bulbocavernoso (= retalho de Martius).
- Abordagem transabdominal: LAR/Anastomose coloanal, interposição omental.
- Não indicado: fistulotomia, retalho de tecido vaginal.

Resultado

Depende da etiologia subjacente, da qualidade do tecido, do número de tentativas anteriores, da nutrição, do tipo de reconstrução.

Acompanhamento

Reavaliar o paciente após 2 a 4 semanas de iniciado ou executado o tratamento. Uma vez que o problema da fístula esteja resolvido → planejamento do fechamento da ostomia; se não, acompanhamento não específico da fístula, mas potencialmente o acompanhamento específico da doença é necessário.

Referências Cruzadas

Tópico	*Capítulo*
Passagem vaginal de fezes e/ou ar	1 (p. 25)
Sepse	1 (p. 49)
Enemas de contraste	2 (p. 99)
Varredura por TC	2 (p. 117)
Fístula colovaginal e colovesical	4 (p. 377)
Reparo de fístula retovaginal	5 (pp. 520-524)
Criação de colostomia	5 (p. 596)

ENDOMETRIOSE *(617.X)*

Visão Geral

A endometriose é a presença de endométrio funcional fora do útero. Como a patogênese permanece obscura, diferentes teorias surgiram: focos de endometriose surgidos de menstruação retrógrada *vs.* metaplasia celômica *vs.* disseminação direta durante cirurgia ginecológica.

Epidemiologia

Idade típica: 20 a 40 anos. Endometriose envolvendo os intestinos em 10 a 30%, maioria dos casos mostra ao menos um sintoma.

Sintomas

Dependendo da localização:

- Sintomas ginecológicos: infertilidade, dismenorreia, dispareunia etc.
- Sintomas intestinais: sangramento cíclico, obstrução com constipação/diarreia, dor cíclica/tenesmo; se próximo da superfície (períneo, septo retovaginal) → edema e dor cíclicos; perfuração rara.
- Sintomas na bexiga: sangramento, disúria, urgência.
- Descoberta incidental de massa pélvica (varredura por TC, RM, ultrassonografia).

Diagnóstico Diferencial

Sintomas intestinais ou massa relacionados com outras causas: câncer, diverticulite, doença de Crohn etc.

Patologia

Endométrio funcional (nenhuma atividade neoplásica) em locais ectópicos extrínsecos ou envolvendo mucosa, reação desmoplásica, formação de aderências. Localizações: fundo de saco, cólon sigmoide, ovário, apêndice, intestino delgado, outro cólon.

Avaliação

Padrão mínimo necessário

Histórico: avaliação cuidadosa dos sintomas e relação com o ciclo menstrual → suspeita clínica. Sugestão de resposta à terapia hormonal (p. ex., hormônios agonistas liberadores de gonadotrofina, danazol etc.).

Exame clínico (idealmente próximo do período menstrual), incluindo exame bidigital do septo retovaginal (→ lesões visíveis/palpáveis?).

Sigmoidoscopia rígida/flexível: fixação extrínseca e angulação, fixação de mucosa.

Avaliação colônica completa: colonoscopia *vs.* enema contrastado, biópsias raramente conclusivas se a mucosa não estiver envolvida (mas exclui câncer colorretal).

Avaliação ginecológica.

Testes adicionais (opcional)
TC/RM abdome/pelve.

Classificação
Com base em:
- Número e padrão de distribuição dos implantes de endometriose.
- Profundidade ou penetração dos implantes: penetração profunda *vs.* superficial.
- Gravidade do tecido cicatricial perifocal (aderências).

Tratamento Não Cirúrgico
Endometriose intestinal assintomática ou pouco assintomática: contraceptivos orais, danazol, hormônios agonistas liberadores de gonadotrofina (p. ex., leuprolide, goserelina etc.)

Tratamento Cirúrgico

Indicações
- Endometriose sintomática refratária ao tratamento.
- Endometriose intestinal: obstrução, ou se houver dúvida quanto ao diagnóstico (p. ex., massa pélvica).
- Descoberta incidental durante cirurgia por outra causa.

Abordagem cirúrgica
- Remoção laparoscópica/aberta do foco de endometriose, completa sempre que possível.
- Ressecção segmentar do intestino *vs.* excisão focal da parede intestinal.
- Preservação da fertilidade → nenhuma ooforectomia/histerectomia sem consentimento!

Resultado
Pós-operatoriamente, alívio sintomático da dor > 80%, alívio quase completo do sangramento cíclico e de sintomas obstrutivos, satisfação em 50 a 80% dos pacientes (dependendo se a ooforectomia foi executada ou não).

Acompanhamento
Reavaliação funcional em intervalos regulares. Papel para tratamento médico pós-operatório profilático não corroborado.

Referências Cruzadas

Tópico	Capítulo
Sangramento retal	1 (p. 44)
Dor abdominal	1 (p. 12)
Dor perirretal	1 (p. 15)
OIG	1 (p. 27), (p. 355)
Varredura por TC	2 (p. 117)
Câncer colorretal	4 (pp. 252-265)
DIII – doença de Crohn	4 (p. 327)
Ressecção de sigmoide	5 (p. 544)
Cirurgia colorretal laparoscópica	5 (p. 573)

SANGRAMENTO AGUDO NO TRATO GI INFERIOR
(578.9)

Visão Geral

Sangramento agudo no trato GI inferior pode ser brusco e ser uma ameaça à vida, a menos que uma conduta decisiva evite a deterioração fatal do paciente. A ressuscitação imediata e as transfusões são a chave para manter a estabilidade hemodinâmica. A intervenção ativa é desejável, mas requer identificação de um alvo. No entanto, não há sequência universalmente aplicável de investigações, e a identificação positiva da fonte de sangramento com frequência permanece ambígua por várias razões:

- Sangramento é um sintoma comum de um amplo espectro de diferentes causas e localizações.
- O sangramento pode se originar em qualquer segmento do trato GI e se acumular em outros de forma não seletiva.
- A gravidade pode variar com o tempo: sangramento grave pode com frequência ocorrer com períodos de intervalo frequentemente longos e igualmente imprevisíveis no meio.

A cirurgia de emergência com conjectura sobre a possível fonte de sangramento pode ser a única opção, mas carrega morbidade e mortalidade associadas e pode não evitar o sangramento recorrente.

Epidemiologia

Incidência: desconhecida, 0,5 a 1% das admissões hospitalares; 75 a 89% de episódios de sangramento cessam espontaneamente. Sangramento recorrente em 25 a 40% (dependendo da etiologia).

Sintomas

Sangramento pelo reto: vermelho-brilhante, vermelho-escuro, melena – evacuação retal potencial e significativamente retardada para o episódio verdadeiro de sangramento.

Dependendo da magnitude do sangramento: impacto hemodinâmico associado.

Diagnóstico Diferencial

Origem colônica

- Malformação AV (angiodisplasia): cólon direito > cólon esquerdo.
- Diverticulose: cólon esquerdo > cólon direito.
- Neoplasia: epitelial, não epitelial.
- Colite: isquêmica, infecciosa, idiopática, pós-radiação.
- Úlceras estercorais.
- Endometriose → sangramento cíclico.
- Iatrogênico: pós-polipectomia/pós-biópsia.

Origem anorretal
- Proctite actínica.
- Hemorroidas.
- SURS.
- Varizes retais.
- Úlcera de Dieulafoy.
- Fissura.
- Traumática/pós-traumática.

Origem proximal ao cólon
- Sangramento do trato GI superior: varizes esofageanas, úlcera péptica, Mallory-Weiss, fístula aortoduodenal, tumor.
- Intestino delgado: tumor (epitelial, não epitelial), doença de Crohn.
- Divertículo de Meckel.

Patologia
Dependente da causa subjacente do sangramento.

Avaliação

Padrão mínimo necessário
Avaliação geral clínica e hemodinâmica, monitoramento em UTI, se instável.

Exame de laboratório: evidência de coagulopatia/trombocitopenia? tipar e cruzar, transfusão se crítico.

Anuscopia/sigmoidoscopia rígida: excluir fonte de sangramento anorretal (mesmo se houver colonoscopia planejada).

Testes mais detalhados dependentes da agudeza da apresentação:
- Aguda:
  - Colocação de SNG: discriminação de sangramento do trato GI superior *vs.* sangramento do trato GI inferior.
  - Colonoscopia/EGD: fase aguda-limitado por visibilidade ruim (cólon não preparado, absorção forte da luz pelo sangue → escuridão); distribuição de sangue no cólon tem somente valor limitado na localização da fonte de sangramento; após a interrupção do sangramento agudo: avaliação após preparo intestinal.
  - Cintilografia com hemácias marcadas: sensível se > 0,5 mL, particularmente os primeiros 15 a 30 minutos são significativos para a localização.
  - Angiografia com possível embolização: sensível se sangramento > 1 mL/min.

Sangramento Agudo no Trato GI Inferior

- Não aguda ou paciente externo:
  - Colonoscopia, EGD.
  - Testes adicionais dependendo das descobertas.

Testes adicionais (opcional)
Endoscopia por cápsula: indicada para sangramento GI não propício a EGD ou colonoscopia.
Cintilografia de Meckel.

Classificação
- Origem: sangramento do trato GI superior, sangramento do trato GI inferior, sangramento anorretal, sangramento do trato GI de origem desconhecida.
- Gravidade: sangramento que requer transfusão, sangramento leve/esporádico, sangramento oculto, anemia.

Tratamento Conservador
Pacientes estáveis sem evidência de problemas morfológicos localizados → observação atenta, correção da coagulopatia, possível transfusão de plaqueta, revisão periódica, embolização superseletiva.

Tratamento Cirúrgico

Indicação
Fonte de sangramento localizável.
Sangramento não localizável, mas contínuo, sangramento maciço, paciente instável:
- Hemorragia aguda que ameaça a vida com hipotensão persistente.
- Requisitos para transfusão:
  - \> 1.500 mL de sangue (> 6 unidades de sangue) transfundidos e sangramento persistente.
  - \> 2.000 mL (> 6 a 8 unidades de sangue) necessários para manter os sinais vitais em um período de 24 horas.
  - Executar cirurgia antes de 10 unidades de transfusão.
- Sangramento continuado após 72 horas.
- Ressangramento significativo dentro de 1 semana após cessação inicial.

Abordagem cirúrgica
- Localização bem-sucedida: ressecção segmentar/tratamento adequados.
- Esforços para localizar o sangramento no trato GI inferior malsucedidos: laparotomia com avaliação transoperatória do intestino delgado, incluindo enteroscopia: se o sangramento é mais provavelmente do cólon → colectomia abdominal total empírica com anastomose ileorretal.

Prognóstico

A maioria dos sangramentos cessa espontaneamente sem intervenção cirúrgica ou endovascular. Episódios recorrentes de sangramento em 25 a 40%.

Risco de necrose intestinal após embolização: 5 a 10%.

Cirurgia de emergência: mortalidade histórica 30 a 40% caiu para 10 a 20%.

Risco de sangramento recorrente:

- Mínimo após cirurgia para fonte de sangramento identificável.
- 3 a 10% após colectomia total por fonte de sangramento não identificável.
- 50-75% após colectomia segmentar "cega".

Mortalidade geralmente relacionada com falências orgânicas induzidas por choque: infarto do miocárdio, fígado de choque, insuficiência renal, dano cerebral, SARA.

Acompanhamento

Dependente da natureza e da gravidade do sangramento.

Colonoscopia repetida sob condições eletivas, uma vez que o paciente esteja estabilizado.

Potencial endoscopia por cápsula para excluir sangramento do intestino delgado.

Referências Cruzadas

Tópico	Capítulo
Sangramento retal	1 (p. 44)
Endoscopia por cápsula	2 (p. 76)
Angiografia	2 (p. 128)
Cintilografia nuclear	2 (p. 131)
Câncer colorretal	4 (pp. 252-265)
DIII – doença de Crohn	4 (p. 327)
Doença diverticular	4 (p. 368)
Colectomia abdominal total	5 (p. 553)

FÍSTULAS ENTEROCUTÂNEAS *(569.81)*

Visão Geral

As fístulas enterocutâneas (em contraste com as ostomias) são comunicações anormais não intencionais entre os intestinos e a pele. A perda da integridade intestinal com vazamento de conteúdo intestinal resulta em abscessos intra-abdominais, sepse e descompressão através de ferida e outras áreas da pele.

Cenários mais comuns: enterotomias intraoperatórias (p. ex., após lise de aderências: inicialmente não reconhecida *vs.* vazamento após reparo), vazamento anastomótico, corpos estranhos erosivos (p. ex., tela) erosão neoplásica intestinal (p. ex., carcinomatose), DIII, diverticulite.

As fístulas enterocutâneas estão associadas à morbidade significativa a longo prazo e morbidade de 5 a 20%. O grau individual de sintomas e o débito dependem do número de fístulas, dos locais primários do intestino (proximal > distal) e do tamanho/diâmetro geral, i. é., fístula de alto débito *vs.* fístula de baixo débito.

Algumas fístulas enterocutâneas fecharão espontaneamente; outras permanecerão abertas → FRIEND (Foreign body, Radiation, Infection, Epithelialization, Neoplasm, Distal obstruction – corpo estranho, radiação, infecção, epitelização, neoplasia, obstrução distal).

Epidemiologia

Incidência desconhecida; 85 a 90% relacionadas com intervenção anterior, 10 a 15% espontâneas (DIII, diverticulite).

Sintomas

Sintomas primários:
- Estádio prodromal: disfunção intestinal, íleo, ferida eritematosa, deiscência da ferida, sepse.
- Fístula estabelecida: vários graus de vazamento constante ou intermitente de conteúdo fecal, gás, pus, sepse resolvida *versus* persistente.

Sintomas secundários: irritação na pele com dor significativa, perda de fluidos, desidratação, desnutrição, perda de peso, decúbito etc.; necessidade de nutrição parenteral com problemas induzidos por NPT (hepatopatia, sepse), depressão.

Diagnóstico Diferencial

Abscesso/hematoma/deiscência fascial com drenagem, mas sem comunicação com os intestinos.

Retardo na cicatrização da ferida.

Implante neoplásico ulcerante.

Fístula do úraco.
Umbigo úmido.
Fístula pancreática.

Patologia
Dependente da natureza da causa.

Avaliação
Padrão mínimo necessário

História: intervenções anteriores → coleta de todos os relatórios: notas cirúrgicas, patologia, estudos anteriores de imagenologia → entendimento da estrutura de tempo dos eventos, problemas, condição subjacente do tecido, implantes de telas etc.

Exame clínico: aparência geral, sinais vitais, *status* nutricional, distensão abdominal, sensibilidade focal, enrijecimento subjacente, condição da pele → documentação fotográfica.

Avaliação do *status* nutricional: perda de peso, albumina, pré-albumina, contagem de linfócitos, transferrina.

Imagenologia: TC do abdome com contraste oral e IV; abscesso ativo persistente, extravasamento visível de contraste, anatomia.

Testes Adicionais (Opcional)
Confirmação de fístula enterocutânea: mensuração de amilase do débito, ingestão oral de carvão → positiva se partículas pretas aparecerem no débito da fístula.

Estudos de contraste: trânsito de intestino delgado, enema contrastado (para excluir obstrução), fistulograma; tempo dessas investigações: nenhum impacto sobre a conduta no momento da ocorrência da fístula aguda, somente na fase de planejamento anterior à cirurgia corretiva.

Classificação
- Débito por 24 horas: baixo (< 200 mL), moderado (200 a 500 mL), alto (> 500 mL).
- Administrável *vs.* não administrável.
- Com/sem patologia secundária.
- FRIEND – positiva *vs.* FRIEND – negativa.

Tratamento Não Cirúrgico
Manejo da fístula → ganhar tempo para recuperação tecidual e nutricional:
- Nutrição: otimização de parâmetros nutricionais – dieta oral/alimentação enteral preferível se tolerada (i. é, não resultando em aumento não administrável da saída), potencialmente fistuléclise (alimentação através da fís-

tula), nutrição parenteral (total ou complementar além da alimentação oral/enteral).
- Manejo da ferida: necessidade de criatividade e ajustes individuais, fechamento da ferida assistido por vácuo (VAC), drenagem por sucção, proteção da pele, cateter para coleta de conteúdo entérico.
- Tratamento com antibióticos e antifúngicos: continuar por tanto tempo quanto à infecção interna estiver ativa, não para a fístula em si.
- Controle do débito: nenhum benefício de NGT de longo prazo; nenhum benefício comprovado de somatostatina ou outras drogas, exceto para doença de Crohn: infliximabe melhora os sintomas da fístula mesmo que raramente resulte em fechamento duradouro; papel para injeção de cola de fibrina?

Tratamento Cirúrgico

Indicações
- Fístula enterocutânea aguda não administrável.
- Fístula enterocutânea sintomática crônica/persistente após o mínimo de 6 a 12 semanas (até 6 meses) de otimização conservadora.

Abordagem cirúrgica
- Aguda: desvio fecal proximal.
- Crônica: exploração abdominal com lise de aderências cuidadosa → isolamento do segmento defeituoso do intestino e remoção de todo material estranho (p. ex., tela).
- Ressecção segmentar do intestino envolvido com anastomose primária.
- Exclusão completa do segmento → drenagem de muco mínima continuada, mas sem conteúdo entérico.
- Não recomendado: fechamento de fístula simples (> 40% de recorrência).
- Fechamento da parede abdominal sem tela → fechamento direto; se necessário, separação dos componentes ou retalhos.

Resultado

Mesmo sob as melhores circunstâncias: 10% de taxa de falha (dependendo da natureza do problema). Uma vez curada → recuperação completa.

Acompanhamento

Acompanhamento funcional e nutricional até a normalização completa, Acompanhamento adicional se houver doença subjacente (câncer, doença de Crohn).

Referências Cruzadas

Tópico	Capítulo
Fístula	1 (p. 22)
Enemas de contraste	2 (p. 99)
Acompanhamento do intestino delgado	2 (p. 107)
Varredura por TC	2 (p. 117)
Câncer colorretal	4 (pp. 252-265)
DIII – doença de Crohn	4 (p. 327)
Doença diverticular	4 (p. 368)
Complicações – fístula	4 (p. 466)
Conduta perioperatória geral – abdominal	7 (p. 684)
Valores selecionados de referência colorretal	Ap. II (p. 732)

COLITE DE DERIVAÇÃO *(V44.2)*

Visão Geral

Alterações morfológicas (e sintomáticas) reversíveis no intestino grosso que se desenvolvem pela falta de nutrientes como resultado de desvio fecal proximal (ostomia). Cenários comuns: *status* de ileostomia/colostomia de desvio, *status* pós-ressecção de Hartmann.

Patogênese:

- 70% da nutrição mucosa colônica vem do lúmen.
- Ácidos graxos de cadeia curta (AGCC: acetatos/propionatos/n-butiratos) são de importância particular para o cólon.

(Contraste: para o intestino delgado, glutamina é o componente mais relevante para a nutrição).

Epidemiologia

Em algum grau presente toda vez que é executado desvio (100% de prevalência), mas somente uma fração desses pacientes é sintomática.

Sintomas

Sangramento retal, corrimento de muco ou purulento, ocasionalmente cólicas.

Diagnóstico Diferencial

DIII: colite ulcerativa, colite de Crohn (advertência: avaliação da atividade da DIII impossível após o desvio → tem que ser descrita no momento do desvio).

Proctite actínica.

Patologia

Leve: friabilidade da mucosa colônica → diferença entre colonoscopia na entrada (aparência normal) e saída (ferimentos difusos pelo contato com o instrumento).

Moderada a grave; ulcerações difusas e crescentemente confluentes.

Microscópica: atrofia da cripta e distorção com infiltrações agudas (polimorfonucleares) e crônicas (linfoplasmocelulares).

Avaliação

Padrão mínimo necessário

História: circunstâncias sugestivas.

Exame clínico: avaliação endoscópica.

Testes adicionais (opcional)

Avaliação para opções de reversão da ostomia.

Classificação
- Colite de desvio sintomática *vs.* assintomática.
- Colite de desvio com/sem perspectiva de reversão da ostomia.

Tratamento Não Cirúrgico
Pacientes assintomáticos.

Pacientes sintomáticos: enemas de AGCC (bons, mas farmacologicamente instáveis) → mais prático utilizar leite ou enemas de alimentação por tubo (diariamente a semanalmente).

Tratamento Cirúrgico
Indicação
Colite de desvio sintomática refratária ao tratamento.

Abordagem cirúrgica
- Possibilidade de reversão da ostomia → fechamento da ostomia.
- Reversão de ostomia não é possível → ressecção do segmento do cólon desviado.

Resultado
Curso relativamente benigno, em geral.

Acompanhamento
Reavaliação funcional em intervalos regulares.
Vigilância de câncer dos segmentos desviados ainda está indicada.

Referências Cruzadas

Tópico	Capítulo
Sangramento retal	1 (p. 44)
Colonoscopia	2 (p. 71)
"Estomatologia"	4 (p. 401)
Descida da ileostomia	5 (p. 601)
Descida de colostomia	5 (p. 604)
Hartmann reverso	5 (p. 606)

"ESTOMATOLOGIA" – A CIÊNCIA DAS OSTOMIAS
(V44.3)

Visão Geral

Estoma/ostomia é uma abertura intestinal intencionalmente criada na pele a fim de permitir a descompressão controlada e a eliminação de dejetos, fornecer acesso para nutrição, e desviar fezes de uma área mais distal de preocupação (anastomose, inflamação, fístula retovaginal, músculo do esfíncter incompetente etc.). As ostomias são, em geral, necessárias com menos frequência do que no passado, mas permanecem um dos "males necessários" da cirurgia colorretal. Muito pior do que sofrer uma ostomia é sofrer uma ostomia ruim.

Classificação

Aspectos diferentes a serem considerados quando classificando ostomias:

- Órgão de origem: → colostomia, ileostomia, jejunostomia, gastrostomia, urostomia.
- Localização colônica específica: cecostomia, colostomia de transverso, colostomia de descendente/sigmoide, colostomia perineal.
- Tipo de construção: ostomia terminal *vs.* ostomia em alça, dupla-boca, ostomia continente, ostomia por tubo/cateter.
- Aparência pretendida: mamilo, nível da pele, rosa, cateter.
- Duração planejada: ostomia temporária *vs.* ostomia permanente.
- Objetivo da ostomia: manejo de dejetos, desvio das fezes de área de preocupação mais distal, descompressão/ventilação do estômago ou intestinos, nutrição.

Problemas Comuns (Todos os Tipos de Estomas)

- Ansiedade/frustração do paciente: necessidade de educação e apoio continuados ao paciente (idealmente iniciar antes da cirurgia, enfermagem enterostomal, grupo de apoio à ostomia, salas de bate-papo na internet.
- Localização inadequada do estoma: marcação preparatória – idealmente através do músculo do reto, evitar dobras de tecido, linha da cintura, superfície irregular/côncava, proeminências ósseas. Pacientes muito magros → abaixo da linha transversa umbilical. Pacientes obesos → geralmente localização muito mais alta (abdome superior), necessária por causa da queda do panículo abdominal em posição ereta.
- Configuração inadequada e maturação (Fig. 4-21A): principalmente um problema em pacientes obesos ou se os intestinos estiverem significativamente distendidos.
- Irritação na pele peristomal: manejo insuficiente *vs.* ostomia insuficiente (→ enfermagem enterostomal), reações alérgicas (→ mudança de produ-

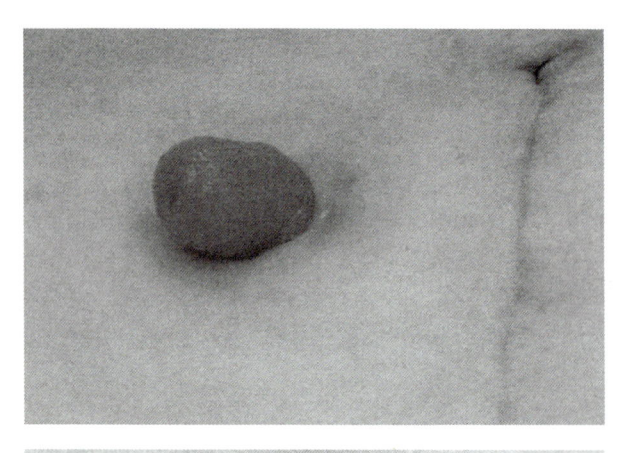

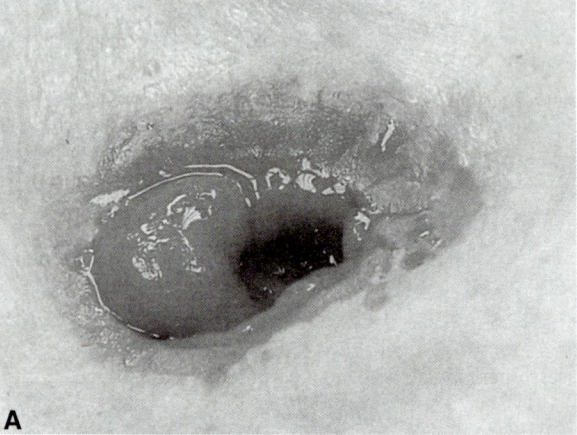

Figura 4-21A. Ileostomia: configuração correta (superior) e incorreta (inferior).

tos), candidíase peristomal (→ medicamentos antifúngicos tópicos), *pyoderma gangrenosum* peristomal (→ imunossupressores tópicos ou sistêmicos).

- Pólipos inflamatórios: na mucosa exposta ou junção mucocutânea → ablação com nitrato de prata tópico ou com cauterização.
- Prolapso de estoma (Fig. 4-12B): protrusão aumentada com desconforto, sangramento e problema estético → ressecção, realocação, possível túnel extraperitoneal, fixação de botão.

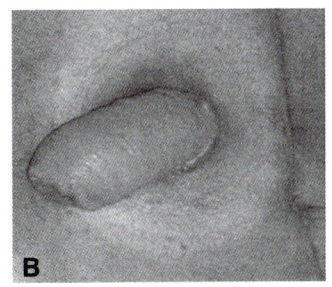

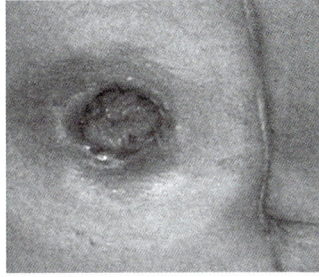

Figura 4-21B. Prolapso de colostomia: antes e após correção.

- Herniação peristomal: abaulamento crescente e dificuldades de manejo → estreitamento fascial e reforço com implante (Gore-Tex ou colágeno: técnica do buraco da fechadura *vs.* técnica *onlay* Sugarbaker), realocação de estoma. Telas não são recomendadas porque as margens agudas podem erodir para dentro do intestino.

Necrose; retração do estoma (aguda): (1) epifascial → tratamento conservador possível, aceitação de estreitamento/retração → mais tarde revisão completa do estoma ou fechamento final; (2) subfascial → risco de perfuração livre do intestino → revisão do estoma urgente.

- Retração do estoma, estreitamento (crônico) → fechamento; se possível, ou revisão completa do estoma, possível realocação.
- Hérnia interna/envolvimento do intestino delgado ao redor da ostomia com resultante obstrução intestinal. Evitado pelo menos em estomas permanentes por fechamento do aspecto lateral.
- Abscesso peristomal: drenagem ou próxima (na bolsa) ou distante (não deve ser colocado exatamente abaixo da lâmina do dispositivo).
- Fístula peristomal: dependendo da saída → fazer nada, cola de fibrina/*plug* de colágeno, revisão/realocação completa (se relacionada com implante de tela → remoção da tela necessária), colocação de *stent* revestido(?).
- Ostomia com alto débito: causas possíveis incluem ajuste idiopático/incompleto (→ alimentação regular, fibras, antidiarreicos), OID parcial (→ evitar antidiarreicos), excesso de consumo de fluido oral (→ reduzir fluidos orais excessivos), "serosite" (→ teste com antibióticos).
- Varizes peristomais (hipertensão portal): (1) prevenção: evitar ostomia a longo prazo, sempre que possível, em pacientes com cirrose no fígado; (2) tratamento: reparação de junção mucocutânea e reimplante de estoma.
- Vazamento de ascite (p. ex., cirrose do fígado) → evitar estoma, colocação de rotina de dreno de fluxo peritoneal até que esteja cicatrizado (mesmo em cirroses de baixa gravidade).

Fechamento de Estoma

Geralmente mais simples para ostomias em alça, com frequência complexa para ressecção descontinuada/estoma (tipo Hartmann). Fechamento facilitado por aplicação de produtos antiadesão (Seprafilm, SprayGel etc.). Abordagem laparoscópica vs. abordagem aberta. Tempo preferivelmente não antes de 6 a 12 semanas após cirurgia anterior.

Avaliação pré-cirúrgica de anatomia atual (estudos com contraste hidrossolúveis).

Em caso de complicação do estoma: avaliar se a ostomia ainda é necessária (→ revisão ou não mais necessária, por exemplo, anastomose distal cicatrizada (→ fechamento da ostomia).

Ferramentas de Avaliação

Avaliação clínica: inspeção, digitalização, lanterna/tubo de teste para determinar o nível de viabilidade acima ou abaixo da fáscia, mudanças posicionais (→ hérnia?) etc.

Estudos contrastados: mapa.

TC/RM: herniação, abscesso etc.?

Ostomias Específicas

Colostomia terminal

- Exemplo: ressecção de Hartmann → coto anal/retal mantido. RAP → períneo fechado. (Situação especial: colostomia perineal – ver abaixo).
- Objetivo: resultado da ressecção onde a restauração (imediata) da continuidade intestinal não é possível nem desejada. Se a anatomia distal ainda estiver preservada → fechamento eletivo possível.
- Local-alvo (a menos que ajustado): QIE, através do músculo reto.
- Aparência: rosa relativamente achatada, < 2 a 4 mm de elevação, 3 a 4 cm de diâmetro (Fig. 4-21B).
- Débito: formadas; embora a maioria dos pacientes carregue um dispositivo externo, esse estoma pode ser treinado com enemas agendados etc., para obter evacuação planejada/controlada 1 vez por dia somente → sem necessidade de dispositivo externo nesse ínterim.
- Vantagem: equilíbrio de fluido não afetado, evitar anastomose sob condições inadequadas.
- Desvantagem: cirurgia potencialmente desafiadora para reversão. Odor.

Colostomia em alça

- Exemplo: colostomia em alça de sigmoide, colostomia em alça de transverso.
- Variações técnicas: (1) alça verdadeira com ramo aferente e eferente → tanto os ramos aferente quanto eferente descomprimidos, mas desvio potencialmente incompleto; (2) alça do tipo Prasad: ramo aferente aberto,

ramo eferente fechado/preso ao ramo aferente ou à fascia ou maturado na ostomia como fístula da mucosa → desvio completo, a ser evitado em caso de obstrução distal (pendente). Ponte temporária por 10 a 14 dias.

- Objetivo: descompressão colônica, desvio fecal (completo, incompleto). Ostomia de escolha em caso de emergência de problema distal agudo (vazamento anastomótico, tumor obstrutivo, sepse pélvica etc.).
- Localização do alvo (a menos que ajustado): (1) QIE, através do músculo do reto; (2) QSD/QSE, não muito próximo à margem costal. Advertência: verificar 2 vezes a vascularização colônica real após ressecção anterior e planejar ostomia proximal ao pedículo vascular de alimentação para evitar criação de segmento avascular!
- Aparência: rosa relativamente achatada (2 a 4 mm); ramo eferente claramente visível (alça verdadeira), ou fístula mucosa somente (tipo Prasad).
- Débito: lado esquerdo do cólon → fezes formadas; lado direito → fezes líquidas.
- Vantagem: permite acesso ao cólon; tanto o ramo aferente quanto eferente podem ser descomprimidos/lavados, nenhum risco de alça fechada. Risco reduzido de desequilíbrio eletrolítico (comparado com ileostomia). Se necessário, a cirurgia pode até mesmo ser executada com anestesia local. Em pacientes com obesidade mórbida, a colostomia pode atingir melhor do que a ileostomia.
- Desvantagem: desvio incompleto para alça verdadeira, prolapso, formação de hérnia peristomal, odor (em comparação com ileostomia).

Colostomia de cano duplo
- Mesmo que alça, mas com duas saídas separadas.
- Vantagem: ramo eferente pode ser removido durante cirurgia subsequente sem incomodar, de outro modo, ostomia aferente cicatrizada.

Ileostomia terminal (ileostomia à Brooke)
- Exemplo: colectomia abdominal total (coto do ânus/retal mantido), proctocolectomia total (períneo fechado).
- Objetivo: resultado de ressecção onde a restauração (imediata) da continuidade não é possível ou não é desejada. Se a anatomia distal ainda estiver preservada → fechamento eletivo *vs.* possível ressecção/restauração posterior (p. ex., procedimento de *pull-through* ileoanal) possível.
- Localização do alvo (a menos que ajustado): QID, através do músculo do reto.
- Aparência: mamilo simétrico (2,5 a 3,5 cm, Fig. 4-21A).
- Débito: semelhante à aveia, opaca, 600 a 1.000 mL/24 horas.
- Vantagem: previsibilidade, evitar anastomose, permitir recuperação física e nutricional. Menos odor.
- Desvantagem: alto débito, risco de desequilíbrios eletrolíticos, dificuldade em pacientes obesos.

Ileostomia em alça

- Exemplo: desvio proximal eletivo, por exemplo, após RAB ou PC/AIAJ.
- Variações técnicas: (1) alça verdadeira com ramos aferente e eferente; (2) alça do tipo Prasad: ramo aferente aberto, ramo eferente fechado/ligado ao ramo aferente ou à fáscia ou maturada na ostomia como fístula mucosa. Ocasionalmente ponte temporária por 10 a 14 dias.
- Objetivo: desvio fecal (completo, incompleto). Ostomia de escolha em casos eletivos com risco de problema distal (vazamento anastomótico, sepse pélvica etc.).
- Localização do alvo (a menos que ajustado): QID, através do músculo do reto.
- Aparência: mamilo simétrico (2,5 a 3,5 cm).
- Débito: semelhante à aveia, opaca, 600 a 1.000 mL/24 horas.
- Vantagem: fechamento mais fácil (em comparação com colostomia ou Hartmann), menos odor, não fixa o cólon ou compromete seu suprimento de sangue → permite mobilização colônica completa se necessário.
- Desvantagem: desvio incompleto para alça verdadeira, alto débito, risco de desequilíbrios eletrolíticos, não descomprime a válvula ileocecal do cólon, dificuldade com pacientes obesos.

Ileostomia de duplo cano

Mesmo que alça, mas duas saídas separadas.

Ileostomia continente (bolsa de Kock, bolsa de Barnett, bolsa em T)

- Exemplo: pós-proctocolectomia (DIII, PAF), inabilidade de reconstruir, falha da bolsa em J.
- Objetivo: ileostomia continente para fezes e gás (mecanismo de válvula), área de armazenamento, nenhuma necessidade de aplicativo externo.
- Localização do alvo (a menos que ajustado): o mais baixo possível, idealmente escondido na roupa íntima.
- Aparência: nível da pele, simétrica, 1 cm de diâmetro (Fig. 4-21C).
- Débito: somente na intubação (3 a 5 vezes por dia): semelhante à aveia, opaca, 600 a 1.000 mL/24 horas.
- Vantagem: evitar dispositivo (coberto com *band-aid* somente), eliminação de disfunção ileoanal, permitir estilo de vida fisicamente ativo, imagem corporal melhorada.
- Desvantagem: necessidade de seleção do paciente, morbidade perioperatória aumentada, disfunção a longo prazo, bolsite, conceito e manejo familiar somente para um número limitado de médicos.

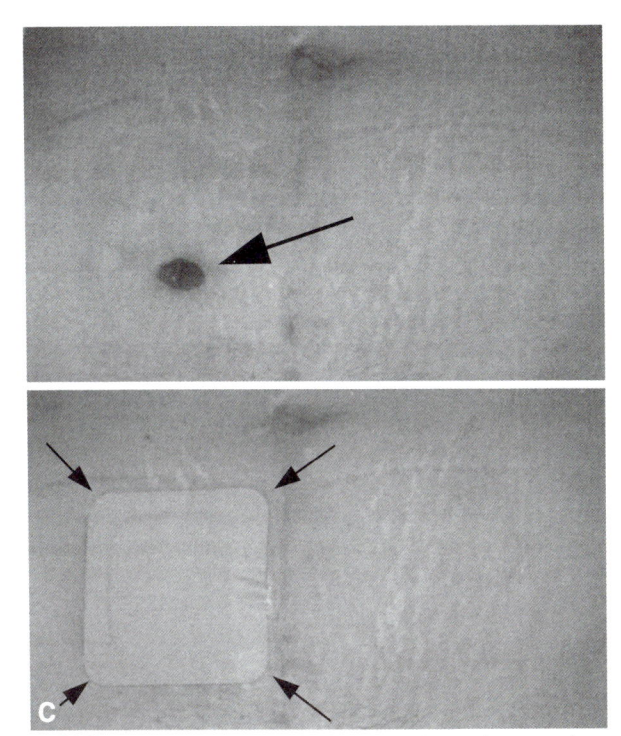

Figura 4-21C. Estoma no nível da pele de ileostomia continente, coberto com *band-aid*.

Colostomia perineal

- Exemplo: *status* após procedimento de *pull-through* pós-colônico para ânus imperfurado ou reconstrução abdominoperineal secundária após RAP.
- Objetivo: restauração da anatomia, por funcionalidade pode necessitar de implantação de esfíncter intestinal artificial.
- Localização do alvo: centro do períneo (cobertura de tecido suficiente em direção ao cóccix e à vagina).
- Aparência: achatada, não na borda anal, não no canal anal.
- Saída: fezes.
- Vantagem: imagem corporal, até 60 a 70% de controle aceitável, apesar da falta do músculo do esfíncter.
- Desvantagem: falta ou insuficiência de controle espontâneo, falta de suprimento de sangue por causa da distância, desenvolvimento de ectrópio de mucosa.

Cecostomia por tubo

- Exemplo: oclusão do ceco, pseudo-obstrução colônica (síndrome de Ogilvie).
- Objetivo: ventilação do cólon, colopexia. Advertência: cecostomia por tubo não é desvio fecal!
- Localização do alvo: QID.
- Aparência: cateter de Foley de diâmetro grande.
- Débito: ar, algumas fezes (necessidade de irrigação diária com fluido).
- Vantagem: fechamento espontâneo, uma vez que seja removido o cateter.
- Desvantagem: não permite desvio fecal, necessidade de irrigação.

Gastrostomia por tubo

- Exemplo: carcinomatose ou aderências maciças com OID recorrente/progressivo esperado.
- Objetivo: descompressão do estômago, habilidade de inserir tubo de alimentação.
- Localização do alvo: QSE.
- Aparência: cateter de Foley de diâmetro grande ou gastrostomia endoscópica percutânea (PEG).
- Débito: estase gástrica.
- Vantagem: evitar SNG. Fechamento espontâneo uma vez que o cateter seja removido.
- Desvantagem: vazamento, necessidade de irrigação.

Jejunostomia por tubo

- O mesmo que gastrostomia por tubo, mas o tubo colocado mais distalmente (jejuno), usado para alimentação enteral.

Apendicostomia para ECAM (enema calônico anterógrado de Malone)

- Exemplo: incontinência fecal, casos de constipação grave (p. ex., em fibrose cística).
- Objetivo: maturação do apêndice pelo umbigo para permitir inserção de tubo → irrigação do cólon com > 2 L de fluido todos os dias.
- Localização do alvo: umbigo.
- Aparência: a menor possível.
- Débito: nenhum.
- Vantagem: lavagem e/ou liquefação das fezes no cólon.
- Desvantagem: demorado; após finalização → continuação de descarga de líquido por até 2 horas.

Urostomia

- Conduto urinário.

Porosidades internas (turnbull)

- Exemplo: historicamente utilizado em colite fulminante; hoje em dia em sua maior parte obsoleto, exceto sob circunstâncias muito incomuns.
- Variações técnicas: sutura plana do intestino (friável) para a fascia.
- Objetivo: ventilação/descompressão de intestinos tóxicos enquanto evita ressecção de emergência.
- Localização do alvo (a menos que ajustado): ileostomia em alça – 3 a 5 localizações colônicas.
- Aparência: nível da pele, nenhuma maturação.
- Vantagem: evitar risco de ressecção de emergência (raramente uma vantagem real).
- Desvantagem: cólon doente deixado no local (→ sepse continuada), necessidade de ressecção secundária.

Referências Cruzadas

Tópico	Capítulo
Câncer colorretal	4 (pp. 252-265)
DIII – colite ulcerativa	4 (p. 320)
Disfunção na bolsa de Kock	4 (p. 345)
Criação de ostomia	5 (pp. 592-596)
Descida da ileostomia	5 (p. 601)
Descida de colostomia	5 (p. 604)
Hartmann reverso	5 (p. 606)

TRAUMA (863.X)
Visão Geral

Trauma colorretal é uma grande causa de morbidade e com frequência envolve pacientes jovens. O número de padrões de lesões é ilimitado, mas os quatro mecanismos principais incluem:

1. Trauma penetrante, i. é., impacto focal através da superfície do corpo:
   a. Lesão interna direta limitada à trajetória, por exemplo, ferimento de estocada, empalação.
   b. Lesão combinada de trajetória em si e o efeito muito mais grave de cavitação: ferimentos de armas de fogo, particularmente se forem projéteis de alta velocidade.
2. Trauma abdominal e/ou pélvico fechado, i. é., impacto amplo na superfície corporal que causa lesão interna indireta.
3. Trauma interno, i. é., impacto direto no ânus/reto ou intestinos:
   a. De dentro para fora: por exemplo, perfuração endoscópica, perfuração por enema, inserção/ingestão de corpo estranho, ataque sexual, excesso de pressão interna (p. ex., jato de ar ou de água), queda com as pernas abertas, pulo, saltos, sucção.
   b. De fora para dentro: por exemplo, laceração intraoperatória, lesão obstétrica.
4. Desvascularização: avulsão mesentérica, dissecção aórtica, hemorragia retroperitoneal, síndrome de compartimento.

A conduta depende da gravidade e da localização das lesões colorretais e lesões associadas. As circunstâncias (guerra *vs.* civis) são um fator importante que afeta o resultado para grandes ferimentos de gravidade comparável: demora na terapia, reconhecimento e tratamento de lesões associadas, condição geral (choque, perda de sangue, contaminação).

Opções cirúrgicas incluem desvio, desbridamento local, e/ou reparo primário – por sutura ou ressecção/anastomose. Exteriorização de segmentos intestinais reparados grandemente abandonados (obstrução).

- \> 1.000 mL de sangue no peritônio (ou transfusão de > 6 unidades de sangue).
- Contaminação fecal mais do que apenas mínima.
- Demora na intervenção cirúrgica > 6 a 8 horas.
- Instabilidade hemodinâmica (ou pressão sanguínea pré-cirúrgica < 80/60).
- \> 2 outros órgãos feridos (ou índice de trauma abdominal penetrante > 25).
- Peritonite.

Contraindicações atuais para reparo primário: demora na apresentação (> 24 horas), contaminação fecal grosseira, necessidade de controle de danos.

Epidemiologia

Ferimento no cólon (com frequência não isolado): 30% de todas as lesões penetrantes, 5% de todos os traumas abdominais fechados. Vice-versa: 90% das lesões colorretais são causadas por armas de fogo ou ferimentos por arma branca, 5% por acidentes com veículos motorizados.

Ferimento retal: 95% devido a trauma penetrante, trauma retal fechado e fraturas pélvicas, trauma endorretal.

Lesões retais penetrantes: arma de fogo, 80 a 90%, empalação (raro); trauma retal fechado (p. ex., desaceleração: colisões, quedas).

Sintomas

Todos os traumas: possivelmente sintomas mais sérios em outros sistemas de órgãos (p. ex., cardiovascular, pulmonar, cerebral etc).

Trauma anorretal: marcas ou ferimento(s) visível(eis), sangramento retal (→ pelo menos lesão da mucosa), "dor retal", dor abdominal (sinal → peritonite), sintomas de lesões associadas.

Trauma abdominal: marcas ou ferimento(s) visível(eis), sangramento (externo/interno), instabilidade hemodinâmica, dor na parede abdominal *vs.* dor peritoneal, náusea, vômitos, febre, distensão abdominal, síndrome de compartimento.

Diagnóstico Diferencial

Com base no histórico do trauma, o diagnóstico geralmente não está em questão, mais a extensão da lesão.

Patologia

Dependendo do mecanismo do trauma, localização, subperfusão secundária (choque, hemorragia etc.)

Avaliação

Padrão mínimo necessário

Todos os traumas

História: mecanismo de trauma? Coerência histórica (envolvimento de outros, possível crime?), sintomas atuais (hematúria, sangramento pelo reto, dor etc.). Lesão causada por objeto ainda no paciente? Gravidez?

Inspeção do corpo todo: locais de ferimentos primários e secundários/marcas (consistente com o tipo de trauma relatado?), extensão suspeitada do ferimento e trajeto (locais de entrada e saída → possível documentação fotográfica)!

Exame do corpo todo.

Trauma anorretal

Exame clínico: palpação cuidadosa do períneo (dano uretral? Avulsão ou lacerações do esfíncter?), toque retal (integridade/defeito na parede retal? Tônus do esfíncter? posição da próstata? Sacro/cóccix não palpável → hematoma pré-sacral?), exame vaginal (dano vaginal/uterino, extensão de dano anorretal). Déficits neurológicos associados a lesões à coluna/pélvicas?

Avaliação por anuscopia/sigmoidoscopia rígida cuidadosa para evitar agravamento do dano.

Urinanálise: micro/macro-hematúria.

Radiografias abdominopélvicas e de tórax: evidências de ar livre peritoneal? Corpo estranho retido? Lesões ao esqueleto associadas?

Varredura por TC (se possível com contraste triplo hidrossolúvel, i. é., oral, IV, retal): extensão do dano, perfuração etc.

Trauma abdominal

Exame clínico: avaliação hemodinâmica, respiratória e neurológica, avaliação abdominal cuidadosa (ferimentos, marcas, evisceração, sinais peritoneais, tensão), toque retal (integridade da parede retal? Tônus do esfíncter? Sacro/cóccix não palpável → hematoma pré-sacral?).

Radiografia: evidência de ar peritoneal livre? Envolvimento de outro sistema de órgãos (p. ex., hérnia diafragmática traumática, tórax, mediastino, retroperitôneo), corpo estranho retido? Lesões ao esqueleto associadas?

Urinanálise: micro/macro-hematúria.

Varredura por TC (se possível com triplo contraste hidrossolúvel, i. é., oral, IV, retal): extensão do dano, evidência de perfuração do cólon, lesões associadas (órgãos abdominopélvicos/retroperitoneais), estruturas óssea e vascular etc.).

Testes adicionais (opcional)

Estudos contrastados com contraste hidrossolúvel:
- Uretrografia/cistografia *vs.* urografia IV.
- Enema contrastado.

Lavagem peritoneal diagnóstica (LPD) *vs.* ultrassonografia abdominal: líquido intra-abdominal?

TC/RM com reconstrução em 3D de lesões ósseas de partes moles.

Cistoscopia.

Angiografia com possível embolização: diagnóstica e terapêutica.

Mensuração da pressão da bexiga: síndrome de compartimento abdominal?

Classificação

- Trauma intestinal não destrutivo *vs.* destrutivo: classificação de dano colônico/retal (pela *American Society for Surgery and Trauma*): Tabela 4-8.
- Trauma anorretal e no esfíncter.

TABELA 4-8. Classificação da AAST para Lesão Colorretal

Grau[a]	Descrição de Lesão Colônica/Retal
I	Hematoma (contusão sem desvascularização)
	Laceração (espessamento parcial, nenhuma perfuração)
II	Laceração < 50% circunferência
III	Laceração > 50% de circunferência sem transecção
IV	Laceração-transecção do cólon
V	Laceração-transecção com perda segmentar de tecido

[a]Grau para lesão simples; para lesões múltiplas → aumento de I para grau III.

Tratamento Não Cirúrgico

Todos os traumas: ressuscitação adequada (fluido e eletrólitos, produtos sanguíneos, conforme necessário), antibióticos de largo espectro, profilaxia do tétano, observação próxima com avaliações em série, cateter de Foley (a menos que haja alto índice de suspeita de rompimento uretral!).

Trauma abdominal fechado e penetrante:

- Manejo não cirúrgico em pacientes selecionados → exames em série → exame físico confiável para detectar lesões significativas: minimize taxa de laparatomias.
- Seleção dos pacientes: estabilidade hemodinâmica, sensibilidade abdominal local somente, ausência de fatores que tornem o exame clínico não confiável (i. é, traumatismo craniano/coluna graves, intoxicação, necessidade de sedação/entubação).

Tratamento Cirúrgico

Indicação

- Qualquer trauma com rompimento/perfuração intestinal comprovada, suspeita ou pendente, a menos que circunstâncias individuais muito favoráveis permitam uma abordagem conservadora.
- Pacientes com (inicialmente ou no decorrer da série de exames):
  - Instabilidade hemodinâmica.
  - Sensibilidade abdominal difusa após trauma abdominal penetrante.
  - Exame clínico não confiável (i. é, trauma craniano grave, trauma raquimedular, intoxicação grave, ou necessidade de sedação ou intubação).

Abordagem cirúrgica

Lesões intraperitoneais colônicas/retais

- Lesões colônicas/retais não destrutivas; reparo primário.

- Lesões colônicas/retais destrutivas:
  - Ressecção com anastomose primária se possível.
  - Ressecção com ostomia se: choque, hemorragia, comorbidades, ferimentos por estilhaços, lesões por esmagamento, tecido irradiado, obstrução distal, dano vascular mesentérico ou suprimento de sangue prejudicado de outra forma, infecção maciça.

Lesões retais extraperitoneais
- Lesões não destrutivas: lavagem retal distal, antibióticos, possível ostomia.
- Lesões destrutivas:
  - Reparo com/sem desvio fecal proximal.
  - Drenagem pré-sacral, colostomia para desvio fecal, lavagem retal distal.
  - Ressecção anterior baixa com anastomose primária (a menos que haja trauma pélvico difuso) com ou sem ileostomia/colostomia protetora.

Lesões infraelevadoras (menores a moderadas)
- Exame sob anestesia, desbridamento, reparo por sutura de estruturas essenciais (esfíncter), drenagem, possível desvio fecal.
- Ferimentos perineais deixados abertos → fechamento pós-primário do ferimento ou cicatrização por segunda intenção.

Resultado
Sobrevivência determinada por lesões extracolônicas, mortalidade da lesão colorretal isolada é baixa (se tratada em tempo hábil).

Morbidade; vazamento anastomótico, complicações relacionadas com colostomia, abscesso pré-sacral, abscesso pélvico ou abdominal, formação de fístula (enterocutânea, enterovesical, enterovaginal, perianal, dano ao plexo pélvico, incontinência urinária/fecal).

Acompanhamento
Reavaliação funcional (constipação, incontinência) após convalescência.

Planejamento de cirurgias secundárias (fechamento de ostomia etc.).

Referências Cruzadas

Tópico	*Capítulo*
Varredura por TC	2 (p. 117)
Corpos estranhos	4 (p. 201)
Lesão na coluna vertebral	4 (p. 416)
Ressecção do cólon	5 (pp. 544-557)
Criação de ostomia	5 (pp. 592-596)
Descida de ileostomia	5 (p. 601)
Descida de colostomia	5 (p. 604)
Hartmann reverso	5 (p. 606)

PATOLOGIA COLORRETAL ASSOCIADA À LESÃO NA COLUNA VERTEBRAL

Visão Geral

Lesões graves na coluna vertebral causam mudanças físicas irreversíveis que requerem ajustes demorados. Problemas abdominais e intestinais agudos são relativamente raros (p. ex., dilatação GI aguda), a menos que estejam relacionados com o impacto traumático direto. No entanto, danos neurológicos irreversíveis após lesão na coluna vertebral estão associados a questões de conduta significativas a longo prazo no trato GI e órgãos pélvicos, e morbidade. Tratamento agudo centrado no controle de danos, manejo crônico da reabilitação e manutenção da funcionalidade.

A extensão da disfunção neurológica inicialmente depende do nível do trauma (lesão cervical → tetraplegia; lesão torácica/lombar → paraplegia) e da integridade do dano motor e sensorial.

Epidemiologia

Incidência anual de lesões na coluna vertebral nos EUA: a cada ano, cerca de 40 casos por milhão na população ou 11.000 novos casos. Prevalência: estimadas 225.000 a 300.000 pessoas nos EUA. Idade no momento da lesão: com mais frequência entre 16 e 30 anos. Sexo: 75% homens.

Sintomas

Sintomas agudos (imediatamente/logo após a lesão):
- Dilatação colônica aguda com risco de perfuração.
- Dilatação gástrica aguda com risco de necrose/perfuração.
- Trauma direto a órgãos abdominais.

Sintomas crônicos (problemas mais comuns):
- Mobilidade geral do paciente em transferências, habilidade de sentar (p. ex., no vaso sanitário).
- Função intestinal básica: controle intestinal, constipação, estimulação manual da evacuação.
- Função urinária básica: esvaziamento da bexiga, necessidade de cateter suprapubiano ou de Foley vs. cateterismo intermitente, reservatório da bexiga, formação de cálculos na bexiga, infecções no trato urinário, sepse.
- Espasticidade de extremidades paralisadas.
- Relaxamento do assoalho pélvico com queda do períneo, prolapso retal, hemorroidas.
- Falta de sensibilidade protetora → decúbito, formação de abscesso/fístula.

Questões não diretamente relacionadas com a lesão na coluna vertebral:
- Permanece necessidade de triagem de câncer no cólon de acordo com as diretrizes.
- Constipação → risco crescente de diverticulose/diverticulite (advertência: ausência de dor abdominal!).

Diagnóstico Diferencial
Dependente da sintomatologia apresentada.

Patologia
Cólon neurogênico (falta de controle nervoso): pode levar à impactação fecal (80% dos pacientes com dano na coluna vertebral), distensão intestinal, incontinência, falta de coordenação da defecação.

Disreflexia autonômica: constipação crônica com risco resultante de desenvolvimento de disreflexia autonômica na lesão na coluna vertebral acima de T6: condição potencialmente ameaçadora à vida: súbito aumento na pressão sanguínea, dor de cabeça grave e pulsátil, sudorese profusa, bolhas na pele, bradicardia, arritmias cardíacas. A disreflexia resolve-se com a causa deflagradora removida, i. é., evacuação da impactação fecal. Profilaxia anterior à evacuação manual: antagonistas de cálcio ou anestesia local tópica.

Sensação retal e tônus do esfíncter prejudicados: movimentos maciços periódicos no cólon levam à plenitude retal → reflexo de relaxamento com incontinência.

Diverticulose: constipação crônica com pressões intraluminais crescentes → superdistensão do intestino resultando em formação de divertículos.

Prolapso retal: passagem de fezes grandes e duras em combinação com tônus pélvico e anorretal enfraquecidos.

Hemorroidas: problema frequente (70 a 80%), resulta da combinação de constipação, falta de tônus muscular no assoalho pélvico, pressões cronicamente altas nas veias marginais anorretais.

Disfunção vesical:
- Bexiga espástica (reflexa): deflagração automática de esvaziamento da bexiga.
- Bexiga flácida (sem reflexos): reflexos diminuídos/ausentes na bexiga levam á retenção urinária com infecções no trato urinário.
- Dissinergia da bexiga: falta de relaxamento do esfíncter ou contração da bexiga → retenção, esvaziamento incompleto, refluxo.

DRGE: disfunção autonômica → superdistensão colônica e gástrica → incompetência do esfíncter gastroesofágico.

Avaliação
Padrão mínimo necessário

História: momento exato e nível da lesão, função sensorial ou motora residual? Reclamações específicas atuais (abdominal, anorretal)? Mudança na função e condução básicas do intestino?

Exame clínico:
- Exame abdominal: distensão, impactação fecal, massa?

- Exame anorretal: queda do períneo, prolapso, ulcerações, tônus?
- Anuscopia/sigmoidoscopia rígida: pólipos, massa, hemorroidas, proctite?

Exceto em emergências: avaliação colônica completa/parcial de acordo com diretrizes gerais de triagem e antes de qualquer intervenção planejada.

Testes adicionais (opcional)

Depende do diagnóstico provável.

Urianálise: excluir possibilidade de infecção no trato urinário ou hematúria.

Decúbito: imagenologia para excluir possibilidade de osteomielite.

Classificação

Classificação da lesão na coluna vertebral de acordo com a escala da *American Spinal Injury Association* (ASIA):

A. Completa: nenhuma função sensorial ou motora nos segmentos sacrais S4-S5.
B. Incompleto: função sensorial, mas não motora, abaixo do nível neurológico e se estendendo para os segmentos sacrais S4-S5.
C. Incompleta: função motora preservada abaixo do nível neurológico, força da maioria dos músculos-chave abaixo do nível neurológico < grau 3.
D. Incompleta: função motora preservada abaixo do nível neurológico, força da maioria dos músculos-chave abaixo do nível neurológico ≥ grau 3.
E. Normal: funções sensoriais e motoras normais.

Função intestinal com relação ao nível de lesão na coluna vertebral.

- Cólon neurônio motor inferior (NMI) (lesão na coluna vertebral abaixo de T12).
- Cólon neurônio motor superior (NMS) (lesão na coluna vertebral acima do cone medular).

Tratamento Não Cirúrgico

Manejo intestinal:

- Programas de esvaziamento do intestino: evacuação do reto com horário fixado (p. ex., diariamente ou dia sim, dia não) para minimizar impactação fecal e evitar relaxamento reflexo do esfíncter interno por incontinência. Deflagrador do reflexo de defecação: estimulação digital, evacuação manual, supositório retal estimulante, enemas.
- Entre os esvaziamentos programados: amaciantes de fezes (p. ex., docusato de sódio), estimulantes colônicos (p. ex., bisacodil), fibras dietéticas suplementares para induzir melhor resposta defecatória.

Manejo da bexiga: cateterismo intermitente, cateter de Foley interno, cateter de condom externo para homens.

Problemas locais → abordagem inicialmente conservadora:

- Hemorroidas: mudanças na dieta, laxativos suaves.
- Decúbito: conduta inicialmente conservadora com otimização do cuidado com o ferimento, auxílios para sentar.

Tratamento Cirúrgico

Indicação

Sintomas/problemas locais específicos:
- Hemorroidas externas extensas (interferindo com a higiene).
- Hemorroidas refratárias a tratamento com sangramento/prolapso.
- Prolapso retal.
- Abscesso/fístula.
- Estenose anorretal.
- Diverticulite refratária a tratamento agudo, complicada ou recorrente.
- Obstrução de saída funcional refratária a tratamento.

Abordagem cirúrgica
- Intervenções no consultório para hemorroidas internas/externas, abscesso, fístula superficial (pré-medicação com gel tópico de lidocaína).
- Procedimentos locais adequados: hemorroidectomia excisional *vs.* grampeada, drenagem de abscesso, fistulotomia *vs.* colocação de seton, estricturuplastia (com/sem retalho), reparo do prolapso perineal.
- Procedimentos abdominais: colectomia segmentar, retopexia, criação de colostomia de desvio.

Resultado

Causas principais de morte após intervenção cirúrgica: insuficiência renal no passado; atual pneumonia, embolia pulmonar, septicemia. Questões colorretais: questão de qualidade de vida.

Acompanhamento

Dependente dos sintomas primários apresentados.

Referências Cruzadas

Tópico	Capítulo
Hemorroidas	4 (p. 167)
Incontinência fecal	4 (p. 189)
Trauma	4 (p. 410)
Constipação crônica	4 (p. 427)
Tratamento de hemorroidas	5 (pp. 506-512)

DISFUNÇÃO DO ASSOALHO PÉLVICO *(618.X)*

Visão Geral

A disfunção no assoalho pélvico é uma combinação complexa de problemas relacionados com o relaxamento do assoalho pélvico e estruturas de suspensão para os órgãos pélvicos. Associada à paridade, à idade crescente, e à obesidade, a disfunção no assoalho pélvico causa morbidade significativa e tem impacto negativo na qualidade de vida em mulheres que estão ficando mais velhas: disfunção do controle urinário e/ou fecal ou evacuação, síndromes de dor pélvica, síndrome do prolapso do órgão pélvico (cistocele, retocele, enterocele, prolapso vaginal).

Epidemiologia

Entre mulheres > 55 anos de idade, 50% têm algum sintoma de relaxamento pélvico; ~75% até a idade de 75 anos. Queixas relacionadas à bexiga triplicam entre os 45 e 75 anos. Prolapso dos órgãos pélvicos: > 10% das mulheres buscam reparo cirúrgico até a idade de 80 anos.

Sintomas

Várias combinações de incontinência urinária e/ou fecal, obstrução urinária, defecação obstruída, queda do períneo, e prolapso do órgão pélvico, que ou é visível ou sentido como pressão pélvica/perineal ou abaulamento vaginal de cistocele, retocele, enterocele ou prolapso uterino/vaginal, prolapso retal, síndrome da úlcera retal solitária, disfunção sexual.

Diagnóstico Diferencial

Outras causas de disfunção urinária e anorretal.

Outras causas de dor pélvica.

Patologia

Ausência de patologia primária. Patologia secundária de prolapso, por exemplo, síndrome da úlcera retal solitária.

Avaliação

Padrão mínimo necessário

História: avaliação cuidadosa dos sintomas, questionários sobre problemas primários e secundários.

Exame clínico: aparência geral, hábitos/*status* nutricional; exame anorretal – queda do períneo, achatamento da "borda" anal, prolapso retal ou vaginal visível (em repouso, ao esforço); sigmoidoscopia rígida, colposcopia.

Avaliação colônica de acordo com as diretrizes.

Teste anofisiológico, incluindo teste de expulsão por balão.

Imagenologia:

- RM dinâmica (Fig. 4-22).
- Proctograma de defecação (Fig. 2-6).

Avaliação da urodinâmica e ginecológica.

Testes adicionais (opcional)

Estudo de Sitzmark?

TC do abdome/pelve?

Classificação

- Compartimento pélvico anterior: bexiga, uretra.
- Compartimento pélvico médio: vagina, útero.
- Compartimento pélvico posterior: reto, ânus.

Tratamento Não Cirúrgico

Alteração no estilo de vida, modificação na dieta, fibras suplementares.

Terapia comportamental, fisioterapia, treinamento em *biofeedback*.

Colocação de pessário.

Estimulação elétrica vaginal.

Tratamento farmacológico: por exemplo, hiperatividade do detrusor ou elevador, drogas relaxantes musculares, terapia de reposição hormonal?

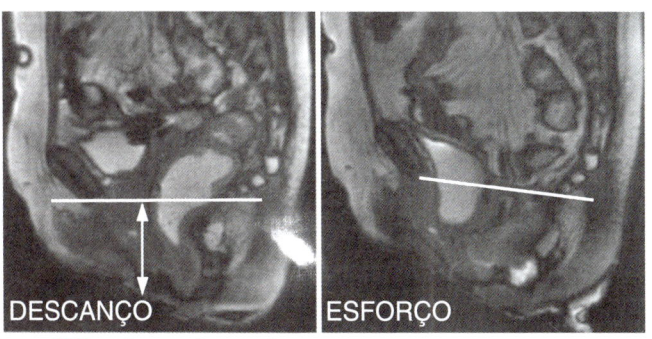

Figura 4-22. Disfunção do assoalho pélvico na RM dinâmica.

Tratamento Cirúrgico

Indicações

Prolapso isolado ou combinado dos órgãos pélvicos, não responsivo ao tratamento conservador.

Abordagem cirúrgica

- Ressuspensão do órgão pélvico: retopexia, sacrocolpopexia e cistopexia (abordagem multidisciplinar).
- Ressecção: ressecção do sigmoide com/sem retopexia, histerectomia.
- Reparo de retocele transanal/transperineal/transvaginal.
- Estimulação do nervo sacral.

Resultado

Sintomas persistentes/recorrentes (20 a 30%), discrepância entre resultados da imagenologia e desempenho funcional.

Acompanhamento

Reavaliação funcional em intervalos regulares, mesmo depois da abordagem cirúrgica → papel para fisioterapia e treinamento em *biofeedback* para posterior reforço e recoordenação da função muscular.

Referências Cruzadas

Tópico	Capítulo
Estudos anofisiológicos	2 (p. 78)
Proctograma de defecação	2 (p. 114)
RM	2 (p. 124)
Hemorroidas	4 (p. 167)
Incontinência fecal	4 (p. 189)
Prolapso retal	4 (p. 423)
Constipação crônica	4 (p. 427)
SII	4 (p. 434)
Reparo de retocele	5 (p. 527)
Reparo de prolapso retal	5 (pp. 530-540)
Fisioterapia/treinamento de *biofeedback*	6 (p. 678)

PROLAPSO RETAL *(569.1)*
Visão Geral

Protrusão do reto abaixo da margem anal: prolapso de espessura total (Fig. 4-23) ou prolapso da mucosa. Está associado a uma falta de estruturas de suspensão pélvicas primária ou secundária. Característica reflexão peritoneal baixa, mesorreto subdesenvolvido, e falta de fixações laterais. Pode ocorrer sozinho ou em conjunto com disfunção do assoalho pélvico e prolapso de outros órgãos pélvicos. Etiologia essencialmente obscura, relatos/estudos sobre o papel da paridade são controversos. Fatores que predispõem: idade, constipação crônica, malnutrição, doenças consumptivas (p. ex., câncer, tuberculose), medicamentos neurolépticos, doenças neurológicas (medula espinal, esclerose múltipla); em crianças, malnutrição, fibrose cística, diarreia. O tumor retal pode ser um "ponto de partida" e necessita ser excluído (sig-

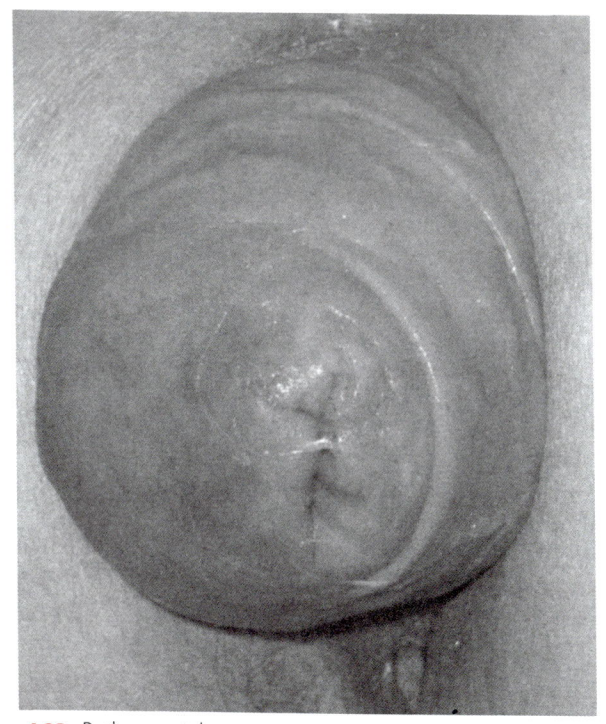

Figura 4-23. Prolapso retal.

moidoscopia rígida). Prolapso crônico/recorrente pode resultar em patologias secundárias: distensão do esfíncter com contratilidade reduzida e incontinência fecal (parcialmente reversível); síndrome da úlcera retal solitária; pólipos mioinflamatórios.

Epidemiologia
Mais comuns em mulheres mais velhas (impacto controverso da nuliparidade *vs.* multiparidade) ou homens < 50 anos de idade.

Sintomas
Prolapso oculto/interno (intussuscepção retal): pressão pélvica, plenitude, constipação, fezes semelhantes a lápis, corrimento mucoso.

Prolapso externo: sangramento, umidade, desconforto/dor, coceira, incontinência fecal.

Prolapso não redutível: dor, espasmo; febre = sinal tardio alarmante.

Diagnóstico Diferencial
Prolapso hemorroidário: padrão radial.

Protrusão de pólipo, massa, papilas anais hipertróficas, condiloma.

Prolapso uroginecológico, retocele.

Patologia
Prolapso crônico/recorrente: síndrome da úlcera retal solitária com miofibrose da lâmina própria.

Prolapso agudo: elementos de inflamação aguda (neutrófilos), isquemia.

Avaliação

Padrão mínimo necessário
História: extensão do prolapso (comprimento)? Local do prolapso (reto, vagina)? Constipação/diarreia? Alteração dos hábitos intestinais? Incontinência (fecal/urinária)? Cirurgias anteriores (p. ex., prolapso, histerectomia etc.)? Avaliação colônica anterior (sigmoidoscopia flexível, colonoscopia, enema baritado)? Comorbidades (doença arterial coronariana, DPOC, diabetes, doença hepática/renal, perda de peso etc.).

Exame clínico:

- Eletivo: melhor deixar o paciente tomar a posição sentada no vaso sanitário e deflagrar o prolapso pela manobra da Valsalva: padrão concêntrico *vs.* padrão radial?
- Fase aguda: viabilidade do tecido prolapsado? Sensibilidade local? Massa retal? Febre? *Status* hídrico/desidratação?

Sigmoidoscopia rígida: ponto de partida?

Avaliação colônica anterior à cirurgia eletiva.

Testes adicionais (opcional)

Proctograma de defecação (se não conseguir provocar prolapso durante exame clínico).

RM dinâmica.

Avaliação uroginecológica.

Classificação

- Prolapso oculto/interno (intussuscepção) *vs.* prolapso externo.
- Prolapso de espessura total *vs.* prolapso da mucosa.
- Prolapso circunferencial *vs.* assimétrico.
- Prolapso reversível *vs.* prolapso irredutível/encarcerado.

Tratamento Não Cirúrgico

Situação eletiva, prolapso mínimo, ou paciente inoperável: bandas, regulação das fezes, injeção de agente esclerosante.

Redução do prolapso encarcerado com pressão circunferencial e axial: bloqueio do nervo perianal/pudendo (anestesia local) para relaxamento do esfíncter e/ou aplicação de tablete de açúcar granular para reduzir o edema pode facilitar a manobra.

Tratamento Cirúrgico

Indicação

Qualquer prolapso retal se o paciente for cirúrgico, necessidade potencial de combinar com procedimento uroginecológico.

Abordagem cirúrgica

Inúmeros procedimentos para prolapso retal, mas duas grandes categorias: abordagem abdominal *vs.* abordagem perineal. Escolha de procedimento específico depende de estado físico do paciente, histórico e tipo de cirurgia anterior de prolapso, risco de prolapso recorrente, preferência do paciente por cirurgia grande *vs.* pequena e disponibilidade de aceitar recorrência, constipação/diarreia subjacente e/ou incontinência fecal.

Abordagem abdominal

- Ressecção do sigmoide aberta *vs.* laparoscópica com mobilização retal posterior completa, com/sem retopexia: taxa de recorrência mais baixa, abordagem de preferência para pacientes cirúrgicos com constipação significativa e pacientes nos quais o erguimento do reto a partir da pelve resultaria em redundância significativa.

- Retopexia laparoscópica *vs.* retopexia aberta após mobilização retal completa: abordagem de preferência para pacientes operáveis com elemento de incontinência → preservação do comprimento colônico ou para pacientes com cirurgia de Altemeier anterior (suprimento vascular). Variações: retopexia por sutura, retopexia por implante posterior (retopexia de Wells, utilizando retículos/colágeno/esponja de Ivalon), retopexia por implante anterior (retopexia de Ripstein, utilizando tela/liga de colágeno: risco de constipação devido à angulação e passagem estreitada).

Abordagem perineal
- Procedimento de Delorme: ressecção completa da mucosa do segmento prolapsado com plicatura muscular: possível benefício para incontinência?
- Procedimento de Altemeier: proctectomia perineal, com/sem elevadorplastia: abordagem primária para emergências, melhor abordagem perineal para todos os prolapsos (em comparação com o procedimento de Delorme); contraindicado após ressecção de sigmoide anterior (suprimento de sangue!).
- Reparo de Thiersch: inserção de tela/fio/colágeno para estreitar o canal anal e prevenir a exteriorização do reto hipermóvel.

Resultado

Recorrência de prolapso retal: 5-30% (dependendo do tipo de cirurgia).

Incontinência fecal: 60 a 70% de melhora em 6 meses, possibilidade de piora de controle.

Constipação: piora em até 50% dos pacientes com procedimentos de não ressecção.

Complicações do implante: risco geral baixo de erosão ou migração do implante, mas implantes sintéticos podem, potencialmente, causar grandes problemas que podem requerer ostomia e remoção completa do material.

Acompanhamento

Reavaliação funcional (constipação, incontinência) após 3 e 6 meses.

Referências Cruzadas

Tópico	Capítulo
Proctograma de defecação	2 (p. 114)
RM	2 (p. 124)
Hemorroidas	4 (p. 167)
Incontinência fecal	4 (p. 189)
SURS	4 (p. 198)
SII	4 (p. 434)
Reparo de prolapso retal	5 (pp. 530-540)

DISTÚRBIOS FUNCIONAIS – CONSTIPAÇÃO CRÔNICA
(564.X)

Visão Geral

A constipação é uma das queixas mais frequentes dos pacientes, mas há uma ampla variabilidade de como os diferentes pacientes ou médicos definem constipação. Episódios agudos de constipação com mais frequência estão associados a hábitos ruins e efeitos colaterais da medicação (Tabela 4-9) com/sem problema adicional local (anastomose, dor anorretal etc.). A constipação crônica pertence a uma categoria de distúrbios funcionais: definidas como condições compreendendo uma combinação variável de sintomas GI crônicos e recorrentes, aos quais falta uma anormalidade estrutural ou bioquímica:

- Trânsito GI e evacuação de dejetos são ou muito lentos (constipação), muito rápidos (diarreia) ou na direção errada (DRGE).
- Sintomas adicionais: dor/desconforto, urgência, produção de gás, náusea e vômitos.
- Com frequência associada a transtornos de personalidade.

TABELA 4-9. Medicamentos que Causam Constipação

Classe	Exemplos
Analgésicos opiáceos	Agonistas de morfina, codeína
Antidepressivos (tri/tetracíclicos, inibidores da monoamino oxidase	Sertralina, tranilcipromina bupropiona
Neurolépticos/antipsicóticos	Paroxetina
Medicamentos para Parkinson	Dopaminérgicos, anticolinérgicos
Anticonvulsivantes	Fenitoína, clonazepam
Antagonistas 5-HT$_3$	Alosetron
Antiácidos	Alumínio, compostos de cálcio
Anti-hipertensivos	Bloqueadores de canais de cálcio, clonidina
Anticolinérgicos	Difenoxilato, atropina, loperamida
Suplementos de metal	Ferro, bismuto
Drogas anti-inflamatórias não esteroidais (AINEs)	Ibuprofeno, diclofenaco
Resina sequestrante de ácido biliar	Colestiramina
Quimioterapia	Alcaloides da Vinca
(Ab)Uso, a longo prazo, de laxativos estimulantes	Todos os laxativos

TABELA 4-10. Critérios de Definição de Constipação Crônica (Critérios Roma III, 2006)

	Sintomas Obrigatórios	Sintomas de Apoio
Fator tempo:	≥ 2 dos seguintes sintomas:	
> 3 dias por mês nos últimos 3 meses	< 3 movimentos intestinais não assistidos por semana	Ausência de fezes soltas (quando não tomando laxativos)
Início dos sintomas ≥ 6 meses antes do diagnóstico (quando não tomando laxativos)	Esforço 25% do tempo	Critérios insuficientes para síndrome do intestino irritável (SII)
	Sensação de evacuação incompleta ≥ 25% do tempo	< 2 movimentos intestinais por semanas em > 6 meses (quando não tomando laxativo)
	Fezes volumosas, duras, com aparência de pelota de ≥ 25% do tempo	
	Sensação de obstrução anorretal ou bloqueio/necessidade de tempo prolongado para defecação ≥ 25% do tempo	
	Manobras manuais ≥ 25% do tempo	

Importante distinguir entre episódio curto de constipação e constipação crônica: → critérios de definição para constipação crônica: Tabela 4-10. Entidades de sobreposição fisiopatológica: constipação de trânsito lento (45 a 50%), disfunção no assoalho pélvico/dissinergia (50 a 60%), SII com constipação predominante (50 a 60%). Síndrome de Ogilvie é uma entidade separada e independente.

A tarefa do médico é delinear o sintoma "constipação" como:

- Resultado de hábitos ruins?
- Causado por problemas morfológicos locais (obstrução etc.)?
- Causado por problema sistêmico?
- Problema funcional real dos intestinos?

Alta probabilidade de frustração crescente para pacientes (falta de melhora), médicos (falta de tratamento "fácil", tempo/taxa de esforço desfavorável para reembolso etc.), seguradoras/empregadores (custo, absenteísmo do trabalho, custo indireto).

Distúrbios Funcionais – Constipação Crônica **429**

Epidemiologia

Prevalência estimada nos EUA (incluindo pesquisa por telefone): 12 a 20% (variação de 2 a 25%) ou 63 milhões de pessoas; 40 a 50% de indivíduos com histórico de > 5 anos de constipação; 2% de respondedores utilizam laxativo pelo menos um dia sim, um dia não. Sexo: taxa mulheres/homens = 1,6 para 2,3:1.

Sintomas

Defecação:

- Frequência diminuída de movimentos intestinais: < 1 a cada 3 dias.
- Consistência aumentada de fezes: fezes volumosas/duras ou fezes em forma de pelotas.
- Necessidade de esforço ou mesmo desimpactação manual.
- Necessidade de apoio digital externo/transvaginal.
- Sensação de evacuação incompleta: movimentos múltiplos/repetitivos do intestino delgado.

Sintomas abdominais: plenitude, dor no QIE.

Sintomas secundários: depressão, fissura anal, hemorroidas, diverticulite, incontinência com fluxo excessivo.

Ausência de sintomas de alarme: sangramento, perda de peso, febre etc.

Diagnóstico Diferencial

Obstrução morfológica: obstrução parcial ou completa do intestino grosso.

Constipação de trânsito lento: ausência de problema morfológico, disfunção neuromuscular intrínseca com inércia colônica.

Disfunção do assoalho pélvico: obstrução funcional de saída (*anismus*), intussuscepção, prolapso, retocele.

SII: ausência de problema morfológico, constipação de trânsito normal, alívio com defecação, critérios ROMA III.

Constipação secundária: hipotiroidismo, hipoparatiroidismo, diabetes, insuficiência renal, gravidez, distúrbios neurológicos (p. ex., mal de Parkinson), efeitos colaterais de drogas.

Síndrome de Ogilvie, geralmente entidade distinta.

Patologia

Nenhuma patologia colônica primária.

Patologia secundária: melanose do cólon (pigmento lipofucsina em macrófagos de submucosa [sem melanina], hipertrofia muscular colônica, diverticulose colônica.

Fisiopatologia: fatores que afetam o trânsito colônico e a evacuação.
- Fatores endoluminais (consistência das fezes).
- Fatores intrínsecos (rede neuromuscular, função do marcapasso e do receptor de distensão, motilidade).
- Fatores extrínsecos (função neural, fatores endócrinos, drogas).
- Função de evacuação (coordenação neuromuscular pélvica).

Avaliação

Padrão mínimo necessário

História:
- Análise exata dos sintomas do paciente: número/frequência/qualidade dos movimentos intestinais/manobras de apoio para evacuação, hábitos de dieta, tratamento passado/atual (laxativos, enemas/supositórios, fibras etc.)
- Sintomas associados: sangramento, distensão abdominal, perda de peso, dor, náusea/vômitos, prolapso? Incontinência (fecal, urina), fadiga.
- Lista de medicamentos (constipação induzida por drogas).
- Histórico de cirurgias anteriores (aderências, síndrome de prolapso etc.).
- Avaliações colônicas anteriores (sigmoidoscopia flexível, colonoscopia, enema de bário?).
- Comorbidades (hipotiroidismo, diabetes, doença na artéria coronária, DPOC, doença no fígado/rins, perda de peso etc.).

Exame clínico: aparência geral, *habitus*, estado emocional?

Exame abdominal: distensão, massa, organomegalia, sensibilidade local?

Exame anorretal: queda do períneo, prolapso vaginal, retal ou da bexiga, tônus do esfíncter, estenose, retocele, massa retal, impactação fecal?

Anuscopia/sigmoidoscopia rígida: obstrução distal morfologicamente?

Avaliação colônica limitada/completa: depende dos fatores de risco e idade, exame de base anterior a outros estudos → excluir causa morfológica da constipação.

Estudo de tempo do trânsito colônico: estudo de Sitzmark (ou cintilográfico) → padrões de distribuição marcadores característicos:
- Eliminação completa → SII.
- Difusamente disperso por todo o cólon → constipação de trânsito lento (Fig. 4-24).
- Acumulação distal → obstrução da saída → proctograma de defecação/RM dinâmica.

Testes adicionais (opcional)

Proctograma de defecação (ver acima).
RM dinâmica.

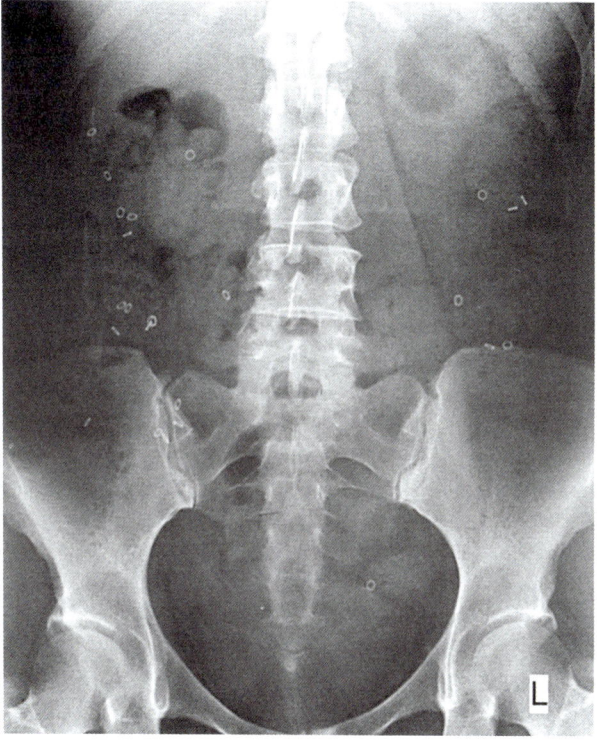

Figura 4-24. Estudo de Sitzmark numa constipação de trânsito lento (inércia colônica).

Avaliação uroginecológica.

Estudos anofisiológicos (incluindo EMG e teste de expulsão de balão).

Enema contrastado.

Exame de sangue: somente se houver suspeita de desequilíbrio endócrino (hipotireoidismo, hipercalcemia etc.).

Classificação

- Constipação temporária sem sinais de cronicidade.
- Constipação por maus hábitos.
- Constipação morfológica.
- Constipação crônica funcional: constipação de trânsito lento, constipação de trânsito normal, dissinergia do assoalho pélvico.

Tratamento Não Cirúrgico

Geral:

- Modificação na dieta e regulação das fezes: aumento de fibras (> 25 a 30 g/dia). aumento da ingestão de fluidos (> 1,5 a 2 L/dia); reservar tempo suficiente após refeições para movimentos intestinais (reflexo gastrocólico), aumento na atividade física, evitar medicamentos que causam constipação (se possível).
- Laxativos (p. ex., polietileno glicol [PEG], lactulose, leite de magnésio etc.).
- Amaciantes de fezes.
- Supositórios, enemas.

SII: mesmo se a condição parecer refratária ao tratamento, a conduta permanece primariamente não cirúrgica. Maleato de tegaserode (procinético, agonista do receptor 5-HT retirado do mercado dos EUA em 2007, nunca aprovado na Europa), pode ser benéfico em indivíduos selecionados.

Dissinergia do assoalho pélvico (*anismus*, síndrome de elevador do ânus, contração puborretal paradoxal): fisioterapia/treinamento em *biofeedback*.

Tratamento Cirúrgico

Indicação

- Pacientes selecionados com constipação de trânsito lento refratária ao tratamento.
- Disfunção corrigível da disfunção do assoalho pélvico e/ou obstrução morfológica na saída.

Abordagem cirúrgica

- Constipação de trânsito lento: colectomia (sub)total, estoma irrigacional anterógrado (MACE).
- Retocele: reparo.
- Queda do assoalho pélvico/síndrome de prolapso do órgão pélvico: suspensão do órgão (retopexia com/sem ressecção do sigmoide, sacrocolpopexia, cistopexia), reparo de retocele.

Resultado

Pacientes mais ativos se dão bem com o tratamento médico.

Colectomia abdominal total: 85 a 90% de satisfação em pacientes selecionados, 50 a 60% se SII e disfunção do assoalho pélvico incluídas; morbidade: 10 a 15% de frequência intestinal insatisfatória e/ou incontinência, obstrução intestinal recorrente, constipação recorrente/persistente.

Acompanhamento
Reavaliação funcional (constipação/diarreia, continência para fezes/gases e urina) após 3 e 6 meses.

Referências Cruzadas

Tópico	Capítulo
Estudo de trânsito colônico	2 (p. 111)
Proctograma de defecação	2 (p. 114)
RM	2 (p. 124)
Hemorroidas	4 (p. 167)
OIG	4 (p. 355)
SII	4 (p. 434)
Reparo de retocele	5 (p. 527)
Reparo de prolapso retal	5 (pp. 530-540)
Colectomia (sub)total	5 (p. 553)

DISTÚRBIOS FUNCIONAIS – SÍNDROME DO INTESTINO IRRITÁVEL *(SII, 564.1)*

Visão Geral

SII ("hipersensibilidade visceral") é o exemplo clássico de um distúrbio funcional, definido por sintomas abdominais não específicos (dor, formação de gás etc.) e associados a hábitos intestinais alterados (constipação, diarreia, ambos), mas ausência de quaisquer anormalidades morfológicas ou bioquímicas.

Fisiopatologia: distúrbio da interação cérebro/intestino resulta em processamento anormal de estímulos fisiológicos, que deflagra motilidade alterada, contratilidade/espasticidade aumentada, e hipersensibilidade/hiperalgesia e está associada à redução na tolerância de volume intestinal.

Na falta de quaisquer testes ou marcadores específicos, a SII permanece como um diagnóstico de exclusão (o termo *SII* é geralmente utilizado com exagero) → critérios Roma III (2006) são usados para padronização dos critérios de diagnóstico: Tabela 4-11. É importante distinguir SII de outras causas malignas ou benignas de sintomas respectivos. Sobreposição frequente a outros distúrbios funcionais e de personalidade.

TABELA 4-11. SII – Critérios de Definição (Critérios Roma III, 2006)

	Sintomas Obrigatórios	Sintomas de Apoio
Queixa principal:	≥ 2 dos seguintes sintomas:	
Desconforto abdominal ou dor: ≥ 3 dias por mês pelo menos nos últimos 3 meses	Melhora com defecação	Urgência, eructação
	Associação à mudança na frequência dos movimentos intestinais	Frequência anormal de movimentos intestinais (≤ 3 por semana ou > 3 por dia)
Início dos sintomas ≥ 6 meses antes do diagnóstico	Associação à mudança na forma das fezes	Qualidade das fezes anormal de acordo com: • A Bristol Stool Form Scale (ver Tabela 4-12) • Volumosas/duras • Fezes soltas/aquosas
		Esforço ou sensação de evacuação incompleta

Distúrbios Funcionais – Síndrome do Intestino Irritável 435

Alta probabilidade de frustração do lado do paciente (qualidade de vida) e do médico (falta de melhora), impacto financeiro significativo no sistema de saúde.

Epidemiologia

Prevalência nos EUA, 8 a 20%, dos quais 65% têm sintomas menores sem solicitação para tratamento, 30% visitam esporadicamente o médico, 5% têm sintomas graves. Maior predominância de mulheres, mas alguma variabilidade global de proporção sexo masculino/feminino, por exemplo, 1:2 (EUA) para 4:1 (Índia). Todas as idades afetadas, pico de 20 a 65 anos.

Sintomas

Sintomas abdominais: dor/desconforto com alívio na defecação; eructação, azia, DRGE, náusea, vômitos.

Hábitos fecais: alteração com constipação, diarreia, sintomas mistos: urgência, corrimento com muco ou sangue, sensação de evacuação incompleta, esforço.

Sintomas frequentemente associados, mas não diagnósticos: fibromialgia, dor de cabeça, dores lombares, sintomas geniturinários.

Sintomas psicossociais: ansiedade, ataques de pânico, transtornos de humor, distúrbios do sono etc.

Diagnóstico Diferencial

Outras causas malignas/benignas de dor/desconforto abdominal, por exemplo, obstrução parcial (aderências), doença diverticular etc.

Outras causas malignas/benignas de constipação/obstrução morfológica.

Outras causas de constipação funcional, por exemplo, constipação de trânsito lento, disfunção no assoalho pélvico etc.

Coexistência de SII com qualquer um dos acima.

Patologia

Nenhuma patologia colônica primária.

Avaliação

Padrão mínimo necessário

História:

- Análise dos sintomas do paciente incluindo características das fezes (Tabela 4-12): relacionamento temporal entre dor/desconforto e hábitos intestinais.

TABELA 4-12. Escala de Formação de Fezes de Bristol

Tipo	Descrição das Fezes	Etiqueta
1	Alças duras separadas (dificuldade de passagem)	Constipação
2	Volumosa, com forma de salsicha	
3	Salsicha com rachaduras na superfície	Normal
4	Salsicha/cobra lisa e macia	
5	Bolhas macias com margens definidas (passam facilmente)	
6	Pedaços macios (mingau)	Diarreia
7	Aquosa/líquido sem pedaços sólidos	

- Identificação de "sintomas de alarme": febre, sangramento GI, perda de peso, anemia, massa abdominal/pélvica.
- Identificação de desencadeadores não intestinais de dor: atividade física, micção, menstruação, trauma etc.
- Lista de medicamentos (constipação induzida por drogas).
- Histórico de cirurgias anteriores (aderências, síndrome de prolapso etc.)
- Avaliações colônicas anteriores (sigmoidoscopia flexível, colonoscopia, enema baritado?)
- Comorbidades (psiquiátricas, hipotiroidismo, diabetes, doença na artéria coronária, DPOC, doença hepática/renal etc.).

Exame clínico: aparência geral, hábitos, estado emocional?

Exame abdominal: achados inespecíficos, possivelmente sensibilidade à palpação (ocasionalmente reação emocional desproporcional aos exames), ausência de patologia morfológica real.

Anuscopia; sigmoidoscopia rígida: excluir patologia morfológica distal?

Avaliação colônica completa/limitada: dependendo da idade e dos fatores de risco, serve como exame de base anterior a quaisquer outros estudos para excluir causa morfológica da constipação.

Estudo de tempo de trânsito colônico: eliminação completa do indicativo de Sitzmark de constipação de trânsito normal, consistente com SII-C.

Testes adicionais (opcional)

Exame das fezes: sangue oculto fecal, leucócitos nas fezes, ovos e parasitas (p. ex., *Giradia lamblia,* ameba etc.).

Outras modalidades de imagem: proctograma de defecação, RM dinâmica, trânsito de intestino delgado etc.

Estudos anofisiológicos.

Classificação

- SII – C: SII com constipação → fezes duras/volumosas ≥ 25%, fezes soltas/aquosas < 25%.
- SII – D: SII com diarreia → fezes soltas/aquosas ≥ 25%, fezes duras/volumosas < 25%.
- SII – M: SII com sintomas mistos → fezes duras/volumosas ≥ 25%, fezes soltas/aquosas ≥ 25%.
- SII – I: SII indefinido → ausência de anormalidade suficiente na consistência das fezes.
- SII – A: SII com sintomas alternados → flutuação de sintomas com o tempo.

Tratamento Não Cirúrgico

Geral

Mesmo com SII refratário a tratamento → primariamente conduta não operatória:

- Apoio, aconselhamento, educação.
- Modificação na dieta: eliminação de deflagradores, aumento da ingesta hídrica (> 1,5 a 2 L/dia).
- Regulação das fezes: > 25 a 30 g de fibras integrais por dia, mas risco de flatulência aumentada!
- "Higiene" psicossocial, suporte psicológico.
- Acupuntura?
- Probióticos?

Dor

- Benefício incerto de relaxantes musculares suaves para alívio da dor?
- Medicamento antidepressivo em baixa dose.

Constipação

- Laxativos (p. ex., polietileno glicol [PEG], lubiprostona, leite de magnésio etc.)
- Amaciantes de fezes.
- Procinéticos, por exemplo, maleato de tegaserode (agonista do receptor 5-HT4, retirado do mercado dos EUA em 2007, nunca aprovado na Europa).

Diarreia

- Terapia com drogas: loperamida, difenoxilato/atropina, colestiramina, alosetron (antagonista seletivo do receptor de serotonina 5-HT3, risco de isquemia intestinal).

Tratamento Cirúrgico

Indicação

- Quase nunca indicado, a menos que alvo específico com alta probabilidade de melhoria funcional (advertência: operações desnecessárias!).
- Cirurgia de ressecção para constipação de trânsito normal (p. ex., colectomia subtotal) associada à alta probabilidade de falha (satisfação do paciente, qualidade de vida, obstruções intestinais recorrentes, diarreia).

Abordagem cirúrgica
Não aplicável.

Resultado

Sintomas recorrentes ou persistentes esperados, mas com medidas de orientação e apoio → a maioria dos pacientes pode ser mantida em condição funcional.

Acompanhamento

Reavaliação funcional (dor, constipação/diarreia, qualidade de vida, fatores deflagradores) em intervalos regulares.

Referências Cruzadas

Tópico	Capítulo
Constipação	1 (p. 4)
Diarreia	1 (p. 7)
Dor abdominal	1 (p. 12)
Estudo de trânsito colônico	2 (p. 111)
Proctograma de defecação	2 (p. 114)
RM	2 (p. 124)
OIG	4 (p. 355)
Constipação crônica	4 (p. 427)
Colectomia (sub)total	5 (p. 553)

DOR ANORRETAL FUNCIONAL – SÍNDROME DO ELEVADOR DO ÂNUS (569.42)

Visão Geral

A síndrome do elevador do ânus compreende uma coleção homogênea de condições dolorosas (dor, pressão, desconforto, queimação) no reto, sacro, e/ou área anococcígea que é, com frequência, agravada por longos períodos na posição sentada ou em pé, e não está associada à patologia visível. No entanto, a condição pode inicialmente ter sido deflagrada por patologia local, mas agora está desconectada em um ciclo autônomo de dor.

Diversos sintomas: proctalgia crônica, espasmo no elevador do ânus, síndrome puborretal, síndrome piriforme, mialgia de tensão pélvica, coccigodinia, proctodinia.

Definição pelos critério Roma III (2006): três critérios obrigatórios (preferivelmente, mas não necessariamente por mais de 3 meses):

- Dor retal crônica ou recorrente.
- Duração dos episódios > 290 minutos.
- Exclusão de outras causas de dor retal.

Epidemiologia

Incidência exata desconhecida: estimados 3 a 6% de adultos afetados, um terço dos quais procuram atenção médica.

Sintomas

Desconforto anorretal e retal (alto), ocasionalmente com irradiação para os músculos glúteos e extremidades inferiores → dor surda, sensação de constante pressão ou peso retal ("bola"), queimação ocasional. Piora potencial com movimentos intestinais.

Diagnóstico Diferencial

Fissura anal, hemorroida externa trombosada, abscesso e doença fistular, prostatite, coccigodinia, proctalgia fugaz, úlcera associada ao HIV, lesão associada à malignidade (câncer, melanoma, linfoma etc.), isquemia, DIII, criptite.

Patologia

Ausência de patologia visível.

Avaliação

Padrão mínimo necessário

História: início/padrão de sintomas, falta de sintomas específicos (prolapso, caroço/nódulo, sangramento, febre/calafrios etc.)? Avaliações e tratamentos anteriores? Qualidade das fezes, hábitos intestinais? Condição emocional: estresse psicológico, tensão, ansiedade?

Exame clínico incluindo anuscopia; sigmoidoscopia rígida: ausência de quaisquer outras lesões dolorosas no ânus/reto, exceto lateralmente: sensibilidade nos músculos elevadores → pressão local digital deflagrando desconforto no paciente.

Avaliação colônica completa/parcial de acordo com diretrizes gerais de triagem.

Testes adicionais (opcional)

Testes anofisiológicos, incluindo teste de expulsão de balão e EMG.

Proctograma de defecação.

Classificação

- Síndrome de elevador do ânus.
- Dor anorretal funcional não especificada (ausência de sensibilidade dos elevadores).

Tratamento Não Cirúrgico

Manter regularidade das fezes (fibras suplementares, ingestão de líquidos, amaciante de fezes etc.).

Banhos de assento quentes → relaxamento geral e do assoalho pélvico.

Fisioterapia, treinamento em *biofeedback*, massagem digital dos músculos elevadores do ânus.

Eletroestimulação vaginal: corrente oscilante de baixa frequência → indução de fasciculação e fadiga do músculo-quebra e dessensibilização dos ciclos de contração do músculo espástico.

Relaxantes musculares: hiosciamina, nitroglicerina tópica, antagonistas de cálcio.

Acupuntura?

Benefício incerto: injeção de toxina botulínica A.

Psicoterapia?

Tratamento Cirúrgico

Indicação

Cirurgia deve ser evitada.

Abordagem cirúrgica

Não aplicável.

Resultado
Esforços combinados devem resultar em 50 a 75% de melhoria.

Acompanhamento
Examinar o paciente novamente após 4 a 6 semanas do tratamento iniciado.

Referências Cruzadas

Tópico	Capítulo
Constipação	1 (p. 4)
Dor perirretal	1 (p. 15)
Estudos anofisiológicos	2 (p. 78)
Proctograma de defecação	2 (p. 114)
RM	2 (p. 124)
Fissura anal	4 (p. 161)
Constipação crônica	4 (p. 427)
Proctalgia fugaz	4 (p. 442)

DOR ANORRETAL FUNCIONAL – PROCTALGIA FUGAX
(569.42)

Visão Geral

A proctalgia fugaz compreende ataques esporádicos súbitos de dor anorretal forte (espasmo muscular agudo) durante vários segundos ou minutos com subsequente resolução completa. Falta a esses ataques uma patologia morfológica; podem ocorrer durante o sono e despertar do paciente. A ocorrência em geral não é frequente, com menos de 5 episódios por ano em 50% dos pacientes.

Definição pelos critérios Roma III (2006): 3 critérios obrigatórios (preferivelmente, mas não necessariamente por mais de 3 meses):

- Episódios recorrentes de dor anal ou em reto baixo.
- Duração dos episódios: de segundos a minutos.
- Ausência de dor anorretal entre os episódios.

Epidemiologia

Incidência exata desconhecida, estimados 5 a 15% dos adultos esporadicamente afetados, dos quais < 20% buscam ajuda médica. Distribuição igual nos sexos.

Sintomas

Dor aguda e forte anorretal e no reto baixo.

Diagnóstico Diferencial

Fissura anal, hemorroida externa trombosada, abscesso e doença fistular, prostatite, síndrome do levantador do ânus, coccigodinia, úlcera associada ao HIV, lesão associada à malignidade (câncer, melanoma, leucemia, linfoma etc.), isquemia, IDII, criptite.

Patologia

Ausência de patologia visível.

Avaliação

Padrão mínimo necessário

História: descrição característica dos ataques (momento, duração, frequência)? Ausência de sintomas anorretais/pélvicos específicos: prolapso, caroço/nódulo, febre/calafrios etc.? Avaliação e tratamento anteriores? Qualidade das fezes, hábitos intestinais? Condição emocional: estresse psicológico, tensão, ansiedade?

Exame clínico incluindo anuscopia/sigmoidoscopia rígida: intervalos de ausência completa de qualquer patologia ou dor.

Avaliação colônica completa/parcial de acordo com as diretrizes gerais de triagem.

Testes adicionais (opcional)
Somente se o diagnóstico clínico estiver duvidoso:
- Teste anofisiológico, incluindo teste de expulsão de balão e EMG.
- Proctograma de defecação.

Classificação
- Forma esporádica.
- Forma familiar.

Tratamento Não Cirúrgico
Maioria dos pacientes com episódios raros: transmitir segurança ao paciente e explicar os sintomas complexos.

Pacientes com sintomas frequentes → benefícios incertos de:
- Nitroglicerina: interromper episódio agudo?
- Antagonistas de cálcio?
- Inalação de salbutamol (agonista β-adrenérgicos): encurtamento de ≥ 20 minutos em episódios de proctalgia.
- Clonidina (agonista α).
- Acupuntura?

Tratamento Cirúrgico

Indicação
Cirurgia não indicada.

Abordagem Cirúrgica
Não aplicável.

Resultado
Geralmente benigno e autolimitada.

Acompanhamento
Reavaliar o paciente, conforme necessário.

Referências Cruzadas

Tópico	Capítulo
Constipação	1 (p. 4)
Dor perirretal	1 (p. 15)
Estudos anofisiológicos	2 (p. 78)
Proctograma de defecação	2 (p. 114)
RM	2 (p. 124)
Fissura anal	4 (p. 161)
Constipação crônica	4 (p. 427)
Síndrome do elevador do ânus	4 (p. 439)

"INCIDENTALOLOGIA" – ABORDAGEM A DESCOBERTAS INCIDENTAIS

Visão Geral

Ferramentas de imagenologia mais sofisticadas e avaliação intracirúrgica sistemática irão, invariavelmente, revelar descobertas e patologias inesperadas que (1) não estão relacionadas com doença primária, (2) não são consistentes com, ou (3) excedem a hipótese de trabalho pré-cirúrgica e o plano de tratamento. Embora combinações previstas de cirurgias separadas possam ser muito racionais, particularmente em pacientes sintomáticos, a decisão de executar uma extensão potencialmente perigosa do procedimento primário deve ser pautada em evidências científicas.

Classificação

- Relacionada com doença primária → pior do que as descobertas esperadas.
- Não relacionada com doença primária → descobertas sem valor patológico imediato.
- Não relacionada à doença primária → descobertas com impacto patológico atual ou potencial futuro.

Problemas/Dilemas Comuns

- Possível extensão ou alteração de uma cirurgia não discutida previamente com o paciente, falta de consentimento informado → decisão "no melhor interesse do paciente".
- Evidências sobre o curso natural potencialmente não disponíveis → decisão "melhor suposição".
- Prolongamento desnecessário do procedimento.
- Risco de possíveis complicações adicionais a serem consideradas.
- A patologia final pode variar com os achados intra-operatórios: por exemplo, o tumor, apesar de aderido, não invade outros órgãos etc.

Cenários Específicos

Apêndice normal

- Pergunta: apendicectomia incidental sim/não?
- Curso natural sem o procedimento: 6 a 10% de risco de apendicite aguda durante o tempo de vida → diagnóstico permanece difícil, acesso ao apêndice potencialmente mais difícil após grande cirurgia abdominal anterior, morbidade não desprezível.
- Risco atribuível de complicações: mínimo (fístula).

- Abordagem prática:
  - Apendicectomia – sim: ausência de contraindicações, apêndice após procedimento primário em local diferente ou de difícil acesso. Além disso: apendicectomia com aparência anormal.
  - Apendicectomia – não: operação limpa de outra forma com implante (p. ex., retopexia), paciente malnutrido, condição intestinal ruim (OIG, peritonite difusa), grande esforço extra para mobilizar apêndice.

Divertículo de Meckel

- Pergunta: diverticulectomia de Meckel incidental sim/não?
- Curso natural sem procedimento: 2% de prevalência → 6 a 7% de risco global de complicações durante tempo de vida: dor, sangramento, obstrução (intussuscepção, volvo, banda fibrosa), morbidade/mortalidade de divertículo de Meckel sintomático: 2% de mortalidade, > 10% de morbidade.
- Risco atribuível de complicações: risco < 2% (fístula, obstrução).
- Abordagem prática:
  - Ressecção – sim: ausência de contraindicações, divertículo > 2 cm, presença de banda fibrosa.
  - Ressecção – não: cirurgia limpa de outra forma com prótese (p. ex., retopexia), paciente malnutrido, condição intestinal ruim (OIG, peritonite difusa).

Colelitíase

- Pergunta: colecistectomia incidental sim/não?
- Curso natural sem procedimento: 10 a 25% de portadores de cálculos biliares tornam-se sintomáticos.
- Risco atribuível de complicações: < 3%.
- Abordagem prática:
  - Colecistectomia – sim: paciente sintomático, vesícula biliar com sinais de inflamação crônica ou recorrente (apesar da ausência de histórico), nenhuma extensão desproporcional de incisão – por exemplo, intervenção QSD (p. ex., hemicolectomia direita), procedimento laparoscópico.
  - Colecistectomia – não: se a extensão da incisão for necessária somente para esse objetivo, paciente assintomático com ausência de quaisquer alterações inflamatórias.

Massa suprarrenal

- Pergunta: investigação necessária? Adrenalectomia sim/não?
- Curso natural sem procedimento: depende da natureza (adenoma endócrino ativo/inativo, metástase, feocromocitoma, hiperplasia etc.).
- Risco atribuível de complicações: crise endócrina se a preparação perioperatória for inadequada.

- Abordagem prática:
  - Investigação necessária: < 3 cm → monitoramento, 3 a 6 cm → avaliação endócrina, > 6 cm → avaliação e ressecção.
  - Adrenalectomia – sim: somente se a investigação endócrina for feita, manejo de anestesia ajustado.

Ovários com aparência normal
- Pergunta: ooforectomia em mulheres pós-menopausa submetidas à cirurgia de câncer?
- Curso natural sem o procedimento: 2 a 3% de risco durante o tempo de vida de câncer nos ovários, 3 a 4% de metástases nos ovários advindas de câncer colorretal (CCR), prognóstico ruim se o CCR estiver envolvendo os ovários (estádio IV).
- Risco atribuível de complicações: lesão ureteral 0,1 a 0,2%.
- Abordagem prática: benefício teórico de ooforectomia profilática questionável → anexectomia incidental cada vez mais abandonada pelos cirurgiões colorretais visto que mais provavelmente evita malignidade ginecológica do que melhora a sobrevida do CCR.

Hérnia
- Pergunta: reparar hérnia sim/não? Com ou sem telas?
- Curso natural sem o procedimento: 5% de risco durante o tempo de vida de encarceramento, alargamento, pior resultado para procedimento de emergência.
- Risco atribuível de complicações: infecção de corpo estranho, hérnia recorrente.
- Abordagem prática: incisões adicionais ou extensão de incisão não recomendada apenas com aquele objetivo; reparo com tela não recomendado em campo contaminado → reforço com material biológico (colágeno etc.).

Tumor envolvendo outros órgãos
- Pergunta: ressecção mais extensa? Ostomia? Abortar procedimento?
- Situações: câncer retal invadindo a próstata → exenteração pélvica? Envolvimento de órgãos ginecológicos → histerectomia, anexectomia? Envolvimento de ureter/rim → nefrectomia sim/não? Carcinomatose → *bypass*/ostomia? etc.
- Curso natural sem o procedimento: ressecção incompleta → recorrência clínica (terapia adjuvante não compensa cirurgia insuficiente).
- Risco atribuível de complicações: dependente do tipo de cirurgia.
- Abordagem prática:
  - Proceder: se cirurgia mais extensa tem a probabilidade de melhorar a chance de cura e não resultar em impacto mensurável na qualidade de vida: por exemplo, nefrectomia, anexectomia, histerectomia.

- Abortar e discutir: se a cirurgia mais extensa estiver associada à morbidade/mortalidade aumentada ou a uma qualidade de vida potencialmente alterada (p. ex., exenteração pélvica).
- Ostomia: sim se necessária → discussão e marcação pré-operatória de rotina evitam esse conflito.

Câncer em vez de diverticulite esperada
- Pergunta: mudança na abordagem cirúrgica sim/não?
- Não porque ressecção para diverticulite deve, em qualquer circunstâncias, seguir princípios oncológicos.

Diverticulite de sigmoide em vez de apendicite esperada
- Pergunta: tratamento cirúrgico definitivo para diverticulite sim/não?
- Curso natural sem o procedimento: dados amplamente desatualizados, 16 a 20% de chance de ataques recorrentes, até 50% após ataque complicado.
- Risco atribuível de complicações: vazamento anastomótico, diverticulite recorrente, necessidade de ostomia.
- Abordagem prática: se os sintomas pré-operatórios forem tão significativos que não haja tempo para estudos de imagenologia → tratamento definitivo com ressecção cirúrgica favorecido (anastomose primária com/sem lavagem colônica); alternativa potencial: lavagem e drenagem apenas, seguidas por tratamento com antibióticos?

Diverticulite no lado direito em vez de apendicite esperada
- Pergunta: ressecção ileocecal/hemicolectomia direita sim/não?
- Curso natural sem o procedimento: impressionante maioria dos casos responde a tratamento com antibióticos, risco baixo de recorrência.
- Risco atribuível de complicações: vazamento anastomótico, OID.
- Abordagem prática: se os sintomas pré-cirúrgicos forem tão significativos que não haja tempo para estudos de imagenologia → tratamento definitivo favorecido com ressecção cirúrgica (anastomose primária).

DII em vez de apendicite esperada
- Pergunta: apendicectomia sim/não? ressecção ileocecal sim/não?
- Curso natural sem procedimento: aproximadamente 100% de doença recorrente e risco de futura intervenção cirúrgica: somente 50% de risco após ressecção ileocecal (além disso, benefício de confirmação histológica).
- Risco atribuível de complicações: vazamento, doença recorrente, síndrome de intestino curto.
- Abordagem prática:
  - Ressecção ileocecal → sim: se a doença estiver limitada à região ileocecal.

- Ressecção ileocecal – não: se envolvimento multissegmentar.
  - Apendicetomia – sim: se houver acesso por meio da incisão de McBurney.
  - Apendicetomia – não: se o acesso for através da linha média e apêndice normal.

Tumor em vez de apendicite esperada
- Pergunta: ressecção oncológica (hemicolectomia direita) sim/não?
- Curso natural sem extensão do procedimento (i. é, somente apendicetomia): risco de metástase linfonodal, risco aumentado de recorrência do tumor, necessidade de cirurgia subsequente para ressecção oncológica.
- Risco atribuível de complicações: vazamento anastomótico, OID, nenhum impacto relevante na função intestinal.
- Abordagem prática: avaliação clínica de achados intraoperatórios e avaliação patológica imediata do espécime (incluindo congelação se disponível): se a malignidade for confirmada ou muito provável → tratamento definitivo com ressecção cirúrgica favorecido (anastomose primária).

Referências Cruzadas

Tópico	Capítulo
Dor abdominal	1 (p. 12)
Varredura por TC	2 (p. 117)
Colonografia por TC	2 (p. 120)
RM	2 (p. 124)
Câncer colorretal	4 (pp. 252-280)
DIII – doença de Crohn	4 (p. 327)
Doença diverticular	4 (p. 368)

PEDIATRIA – MEGACÓLON AGANGLIÔNICO CONGÊNITO (DOENÇA DE HIRSCHSPRUNG, 751.3)

Visão Geral

Malformação anorretal com macroanatomia normal inicialmente que resulta de população incompleta do cólon distal com elementos neuronais.

Desenvolvimento do sistema nervoso entérico: migração de células neuroentéricas de crista neural para o trato GI de proximal a distal, primeiro para o plexo mientérico (Auerbach), então para plexo submucoso (Meissner).

Doença de Hirschsprung: migração incompleta resulta em falta de rede neuroentérica no reto distal e estendendo-se em continuidade em direção ao reto proximal por extensões variadas → ausência de peristalse e inabilidade de relaxar o tônus muscular no segmento aganglônico (incluindo esfíncter anal interno) + tônus e espasticidade do músculo liso distal aumentado → constipação e dilatação crescente do cólon proximal ao segmento aganglônico → enterocolite necrotizante (aguda) ou megacólon (crônico). Gravidade dos sintomas e curso natural não tratado com alguma variabilidade. Incidência aumentada de outras anomalias (síndrome de Down, atresia intestinal).

O tratamento consiste na ressecção do segmento distal aganglônico patológico com respectiva reconstrução. Processo de tomada de decisão inclui avaliação de se:

- A condição não tratada é ameaçadora à vida (p. ex., enterocolite necrosante aguda, perfuração)?
- Outras anomalias que ameaçam a vida que necessitam de atenção prioritária estão presentes (p. ex., cardíacas)?
- Reconstrução primária (com/sem colostomia desfuncionalizante) ou reconstrução secundária (ponte com colostomia) é necessária?

Epidemiologia

Incidência: 1 em 4.400 para 1 em 7.000 nascimentos com razão homens/mulheres de 4:1 (subgrupo segmento longo: 1:1). Incidência de casos familiares: 6 a 10%.

Anomalias associadas: síndrome de Down 4 a 16%, atresia anal/intestinal 0,5 a 3,5%.

Em adolescentes e adultos: incidência variável (3 a 20%).

Sintomas

Neonatos (80 a 90%): sintomáticos durante as primeiras 24 a 72 horas de vida → passagem retardada de mecônio > 24 a 48 horas, constipação, distensão abdominal, alimentação ruim, êmese, falha em desenvolver. Complicações: enterocolite associada a Hirschsprung, perfuração cecal. Variante: relativamente assintomática.

Após período neonatal: história de constipação grave, ciclos de constipação/distensão com episódios de surtos de diarreia explosiva, distensão abdominal (crônica), enterocolite (distensão aguda), falha em desenvolver. Variante: relativamente assintomática.

Adultos (3 a 20%): história de constipação crônica desde a infância, distensão abdominal.

Diagnóstico Diferencial

Tampão de mecônio.

Fibrose cística (íleo de mecônio).

Obstrução morfológica (atresia, malformação anorretal; advertência: possível combinação de ambos).

Displasia neuronal intestinal: na biópsia hiperplasia neural e número aumentado de gânglios.

Aganglionose intestinal total: todo o trato GI envolvido.

Síndrome do cólon esquerdo pequeno (dismotilidade transitória em crianças de mães diabéticas).

Desequilíbrio endócrino: hipotiroidismo, insuficiência suprarrenal.

Adultos: doença de Chagas.

Outras causas de constipação.

Patologia

Macroscópica

- Dependendo da duração dos sintomas: graus variados de distensão colônica pré-aganglônica.
- Complicação aguda de enterocolite.

Microscópica

- Normal: escassez de gânglios 1,5 a 2 cm proximal à linha dentada.
- Hirschsprung: ausência de células ganglônicas na submucosa e no plexo mientérico do intestino grosso distal > 2 cm da linha dentada, possível hiperplasia neural (adrenérgico, colinérgico), ou arquitetura colônica normal.

Avaliação

Padrão mínimo necessário

Diagnóstico de doença de Hirschsprung:

- Radiografias abdominais: megacólon? Dilatação do intestino delgado?

- Manometria anorretal (melhor para diagnosticar Hirschsprung de segmento curto, de uso prático limitado em infantes e crianças): ausência de RRAI (relaxamento reflexo com distensão retal).
- Enema de bário: segmento distal espástico com zona de transição característica para intestino proximal dilatado, retenção de bário em 24 horas? Pode ser falso-negativo em Hirschsprung de segmento curto.
- Biópsia: diagnóstico padrão-ouro (precisão de 99%): biópsias em série que incluem espessura da submucosa semelhante à mucosa, começando 2 cm proximal à linha dentada: → nenhum plexo submucoso, mas coloração de acetilcolinesterase aumentada (advertência: últimos 1,5 a 2 cm não contêm gânglios, mesmo em pacientes normais!).

Testes adicionais (opcional)
Avaliação de anomalias associadas.

Classificação
- Forma clássica de Hirschsprung (80 a 90%): < 40 cm de cólon distal afetado.
- Hirschsprung de segmento longo (7 a 10%): segmento aganglônico se estendendo proximalmente à flexura hepática, ou mesmo aganglionose colônica total, i. é., envolvimento completo do cólon.
- Hirschsprung de segmento ultracurto: somente reto distal envolvido.

Tratamento Não Cirúrgico
Descompressão colônica, irrigação retal através de tubo de diâmetro largo: ponte para cirurgia.

Tratamento Cirúrgico

Indicação
- Período neonatal/infância: qualquer doença de Hirschsprung confirmada (a menos que em combinação com anomalias letais).
- Adultos: dependendo da apresentação e falha do tratamento conservador.

Abordagem cirúrgica
Condição ruim: colostomia, reconstrução secundária posterior.

Boa condição: reconstrução primária com/sem desvio:
1. Abordagem moderna: procedimento de *pull-through* de intestino normoganglônico em um estádio (seções congeladas):
   a. *Pull-through* endorretal assistido por laparoscopia.
   b. *Pull-through* endorretal transanal no recém-nascido.
2. Cirurgias clássicas: Rehbein, Swenson, Duhamel, Soave.

Megacólon maciço: falha na contratilidade colônica persistindo mesmo após ressecção do segmento aganglônico (mecanismo de Frank-Starling descompensado): proctocolectomia e procedimento de *pull-through* ileoanal.

Resultado

Mortalidade: 1 a 2%.

Vazamento anastomótico: 5 a 7%.

Enterocolite pós-cirúrgica: 6 a 20%.

Função intestinal boa a longo prazo: 80 a 90%.

Outras complicações: estenose, fístula perirretal, incontinência, constipação persistente (particularmente após procedimentos de Duhamel e Soave).

Acompanhamento

Reavaliação funcional em intervalos regulares.

Referências Cruzadas

Tópico	Capítulo
Constipação	1 (p. 4)
Dor abdominal	1 (p. 12)
Megacólon	1 (p. 31)
Estudos anofisiológicos	2 (p. 78)
Proctograma de defecação	2 (p. 114)
Desenvolvimento colorretal embriológico	3 (p. 136)
Megacólon tóxico	4 (p. 350)
OIG	4 (p. 355)
Constipação crônica	4 (p. 427)
Malformações congênitas	4 (p. 454)

PEDIATRIA – MALFORMAÇÕES CONGÊNITAS *(751.2)*

Visão Geral

Malformações anorretais compreendem um grande número de anomalias anatômicas macromorfológicas que resultam de desenvolvimento embriológico incompleto ou incorreto e etapas de fusão, e se manifestam como forma e número anormal dos orifícios.

Tempo de erros e paradas de programa genérico resultam em níveis e gravidades diferentes de defeitos anatômicos: alto (grave), intermediário (moderada), baixo (leve). Prognóstico depende de (1) gravidade da malformação anorretal e (2) impacto de outras anomalias.

Associação frequente com defeitos cromossômicos e outros defeitos morfológicos (cardíacos, sistema urogenital, esqueleto etc.).

Para planejamento do tratamento → avaliação se:

- Condição não tratada é ameaçadora à vida (p. ex., atresia completa sem fístula)?
- Outras anomalias de ameaça à vida que necessitam de atenção prioritária estão presentes (p. ex., cardíaca)?
- Reconstrução primária (com/sem colostomia desfuncionalizante) ou reconstrução secundária (ponte com colostomia) são necessárias?

Epidemiologia

Incidência: 1 em 3.500 para 1 em 5.000 nascimentos com preponderância masculina (55 a 65%).

Malformações associadas (em 60 a 65%):

- Anormalidades cromossômicas (15%).
- VACTERL (10-15%): alterações vertebrais (V), atresia anal (A), alterações cardíacas (C) (p. ex., defeito no septo ventricular), fístula traqueoesofágica (TE), anomalias renais (R) e anomalias de extremidades (L, do inglês *limb*, membro).
- Cardíaca: 15 a 30% (tetralogia de Fallot, defeito ventricular septal).
- GI: fístula traqueoesofágica 8 a 10%, doença de Hirschsprung 3%, atresia duodenal 2%.
- Urogenital: refluxo vesicoureteral 60%, agenesia/malformação renal.
- Vertebral: disrafismo espinhal 15 a 35% (p. ex., cordão fixo).

Sintomas

Assintomáticas, a menos que não reconhecidas e tratadas a tempo → sintomas obstrutivos, infecções do trato urinário.

Diagnóstico Diferencial

Somente com relação a variantes diferentes e defeitos morfológicos e genéticos associados.

Patologia

Macropatologia das várias subformas de malformações (ver classificação).

Avaliação

Padrão mínimo necessário

Anormalidade visível no primeiro exame abrangente no nascimento:

- Períneo achatado, sacro curto, pouca contração muscular → anomalia alta.
- Mulheres: abertura perineal única → malformação da cloaca.

Após 24 horas → gás e mecônio se movimentando em direção ao reto:

- Homens → urinálise para mecônio; mulheres → mecônio através da vagina.
- Gás ou mecônio visível na rafe perineal → anomalia baixa.

Radiografia pélvica lateral ("Enegrama") em posição de cabeça para baixo (com marcação do períneo/ânus): distância do defeito?

Ultrassonografia/RM: avaliação da anatomia do assoalho pélvico.

Testes adicionais (opcional)

Dependendo da conclusão da apresentação.

Procura por anomalias associadas: ultrassonografia → hidronefrose? Radiografia do esqueleto?

Classificação

Tipo de defeito:

- Ânus imperfurado/estenose anal retal com/sem fístula.
- Fístula (para períneo, sistema urinário, vestíbulo/vagina).
- Cloaca.

Nível do defeito:

- Lesões altas (supraelevador): 25%.
- Lesões intermediárias: 30 a 35%.
- Lesões baixas (infraelevador): 40 a 45%.

Classificações mais detalhadas: classificação de Wingspread, classificação de Pena.

Tratamento Não Cirúrgico

Temporariamente, somente na apresentação inicial: NPO, inserção de tubo nasogástrico.

Problemas a longo prazo: manejo da incontinência, do regime intestinal etc.

Tratamento Cirúrgico

Indicação
Qualquer malformação anorretal.

Abordagem cirúrgica

Medidas temporizadoras
Colostomia pela técnica de cano duplo: → desvio completo, risco reduzido de infecção do trato urinário, acesso à fístula mucosa, nenhum risco de alça fechada.

Reconstrução (primária ou secundária)
- Anorretoplastia sagital posterior (ARPSP): abordagem de preferência para a maioria dos pacientes: posição decúbito ventral tipo canivete, dispositivo de estimulação elétrica para avaliação/localização da contração do esfíncter:
  - Anomalias baixas: anoplastia ou ARPSP mínima sem colostomia.
  - Anomalias alta e intermediária: colostomia → ARPSP em 4 a 8 semanas.
- Procedimento de *pull-through* abdominoperineal: não necessário na maioria dos pacientes.

Reoperações para disfunção persistente (p. ex., incontinência)
- Músculo bom, mas intestino anteriormente mal colocado: realocação para o local correto.
- Função muscular ausente: esfíncter intestinal artificial, graciloplastia, procedimento ECAM. Colostomia permanente geralmente não necessária a menos que o paciente esteja moribundo e os esforços de reconstrução local acima mencionados falharem.

Resultado
Continência fecal: anomalias baixas 85 a 90%, anomalias altas 30 a 40%. Incontinência fecal manifesta: 25 a 40%.

Incontinência urinária: 2 a 18% (exceto cloaca → até 60 a 70%).

Outras complicações: estenose anal 30%, prolapso mucoso retal; constipação 25% (mais frequente em anomalias baixas com megarreto) → incontinência de excesso de fluxo.

Acompanhamento
Reavaliação funcional em intervalos regulares.

Incontinência fecal consistente → opções: tratamento conservador (enemas programados, antidiarreicos etc.), implantação de esfíncter intestinal artificial, procedimento ECAM, colostomia.

Referências Cruzadas

Tópico	Capítulo
Incontinência	1 (p. 27)
Estudos anofisiológicos	2 (p. 78)
Desenvolvimento colorretal embriológico	3 (p. 136)
Incontinência fecal	4 (p. 189)
Doença de Hirschsprung	4 (p. 450)
Implantação de esfíncter intestinal artificial	5 (p. 503)

PEDIATRIA – PROBLEMAS COLORRETAIS ADQUIRIDOS

Visão Geral

Além dos problemas de e que cercam as malformações anorretais congênitas, as crianças podem apresentar várias condições colorretais pediátricas específicas, e uma vasta gama de problemas colorretais que são conhecidos de, mas não limitados a, pacientes adultos, por exemplo, fissura/abscesso, constipação. A maior parte desses problemas é tratada de forma semelhante, ajustada à idade dos pacientes e habilidade de entender e participar do plano de tratamento.

1. Constipação/encoprese:
   a. Dieta: questões sociais e psicológicas.
   b. Raramente: problemas morfológicos.
2. Patologia da pele:
   a. Brotoejas por causa das fraldas: efeito tóxico das fezes/urina dentro do confinamento oclusivo das fraldas.
   b. Dermatite de contato: para pomadas, cremes, sabonetes etc.
   c. Candidíase: erupção inflamatória, com frequência com margens bem definidas.
   d. Eritrasma: infecção bacteriana *(Corynebacterium minutissimum)* → diagnóstico feito utilizando a lâmpada de Wood.
   e. *Mollusca contagiosa*: agrupamentos de pequenas lesões papulosas redondas, infecção viral (vírus *molluscum contagiosum*, pertence ao DNA *Poxviridae*).
3. Parasitas:
   a. Infecção por lombriga *(Enterobius vermicularis)*: prurido perianal, particularmente à noite → teste da fita.
   b. Outros vermes/infestação por parasita.
4. Dor anal/sangramento:
   a. Fissura anal: mais comumente aguda (constipação, transição para treinamento de uso do penico → resolução com administração das fezes, supositórios de glicerina, leite de magnésio.
   b. Hemorroidas: rara em crianças, mas não impossível.
   c. Abscesso/fístula perirretal.
   d. Irritação anal: secundária à diarreia, fissura, prolapso etc.
5. Prolapso retal:
   a. Fatores de risco: malnutrição, fibrose cística, constipação crônica.
6. Patologia GI/colônica:
   a. Intussuscepção.
   b. Divertículo de Meckel: → sangramento, dor, intussuscepção.
   c. Enterocolite necrotizante.

d. Má rotação intestinal.
   e. Pólipos:
      (1) Pólipos hamartomatosos: pólipos juvenis, Peutz-Jeghers, polipose juvenil etc.
      (2) Pólipos hiperplásicos.
      (3) Pólipos inflamatórios.
      (4) Pólipos adenomatosos.
7. Abuso sexual:
   a. Trauma no canal anal.
   b. Condiloma acuminado?

Referências Cruzadas

Tópico	Capítulo
Constipação	1 (p. 4)
Erupção cutânea	1 (p. 17)
Sangramento retal	1 (p. 44)
Desenvolvimento colorretal embriológico	3 (p. 136)
Fissura anal	4 (p. 161)
Trauma	4 (p. 410)
Constipação	4 (p. 427)
Doença de Hirschsprung	4 (p. 450)
Malformações congênitas	4 (p. 454)
Medicações para trato GI	Ap. I (p. 720)

COMPLICAÇÕES – LESÃO URETERAL *(997.5)*

Complicação

Lesão ao ureter pode ser reconhecida ou durante a cirurgia ou no período pós-cirúrgico (fístula urinária, urinoma, uremia, hidronefrose etc.). Incidência ~0,2%.

Locais típicos da lesão:

- Retroperitoneal próxima ao pedículo vascular colônico esquerdo.
- Entrada da pelve, cruzando os vasos ilíacos.
- Pelve na entrada anterolateral à bexiga.

Diagnóstico Diferencial

Lesão na bexiga, lesão ureteral.

Causas

- Visualização inadequada do curso do ureter, ausência de verificação da posição do ureter antes de seccionar o pedículo vascular, retroperitôneo cicatrizado após cirurgia anterior ou processo inflamatório (p. ex., diverticulite grave).
- Mecanismo da lesão: transecção, ressecção segmentar, ligadura ou esmagamento com clampe (controle impreciso de sangramento), denudação do ureter.
- Medidas preventivas: colocação de *stent* ureteral para dificuldades intra-operatórias previstas, *stents* luminosos disponíveis para procedimentos laparoscópicos.

Não discutido aqui: transecção intencional do ureter por envolvimento da doença (p. ex., câncer).

Avaliação

Padrão mínimo necessário

- Suspeita/reconhecimento intra-operatório: verificação com extravasamento de índigo carmim → esclarecimento cirúrgico da anatomia, consulta à urologia, se disponível).
- Reconhecimento no período pós-operatório:
  - Dreno com débito suspeito: → índigo carmim IV, elevação de creatinina do fluido drenado (comparado com soro).
  - Nenhuma drenagem e investigação posterior: → estudos de imagenologia para confirmar e localizar lesão: ultrassonografia, TC, urografia IV, ureteropielografia retrógrada.

Cofatores para Processo de Tomada de Decisão

- Reconhecimento intra ou pós-operatório? → tempo decorrido desde a última exploração: abdome hostil?

Complicações – Lesão Ureteral

- Retropectoscopia das dificuldades intracirúrgicas: → dica sobre localização da lesão.
- Condição atual do paciente: sepse, estabilidade hemodinâmica?

Conduta

Tempo
- Intra-operatório: reparo imediato.
- Pós-operatório precoce (< 7 dias pós-cirurgicamente): reexploração e reparo pós-primário.
- Pós-operatório tardio (> 7 dias): medidas temporizadoras (p. ex., tubos de nefrostomia percutânea, *stent* etc.) → reparo secundário/reconstrução (através de laparotomia ou através de acesso extraperitoneal) após 6 a 12 semanas.

Abordagem cirúrgica
- Somente *stent* ureteral: se a lesão for pequena sem estenose → reavaliação após 3 a 6 semanas.
- Ureteroureterostomia com/sem ressecção ureteral limitada: anastomose espatulada ureteral direta sobre *stent* em duplo J → remoção do *stent* após 3 a 6 semanas.
- Ureteroneocistostomia: ressecção e reimplante do ureter com técnica antirrefluxo adequada na bexiga.
- Ureteroneocistostomia com psoas *hitch*: incisão transversa na cúpula vesical mobilizada ipsilateralmente → fechamento vertical para resultar em alongamento da bexiga, fixação da bexiga no local com suturas não absorvíveis na parte tendinosa do músculo psoas, reimplante do ureter.
- Transureteroureterostomia: se a extensão for insuficiente para alcançar a bexiga → transposição e anastomose do ureter lesado para o ureter contralateral.
- Técnicas mais detalhadas: retalho de Boari (criação de um conduto a partir de um flap da cúpula vesical), conduto intestinal.

Referências Cruzadas

Tópico	Capítulo
Suscetibilidade à cirurgia colorretal	2 (p. 56)
Ressecção de sigmoide	5 (p. 544)
PC/AIAJ	5 (p. 560)
RAB/EMRT	5 (p. 610)

COMPLICAÇÕES – ÍLEO PÓS-OPERATÓRIO (546.3)

Complicação

Íleo pós-operatório é um distúrbio esperado de motilidade do trato intestinal após uma cirurgia e anestesia geral. Íleo pós-operatório prolongado, no entanto, é uma dismotilidade persistente além do espaço de tempo esperado.

1. Recuperação demorada da função do trato GI superior (intestino delgado, estômago: normal de 24 a 48 horas):
   a. Falta de apetite, inabilidade em tolerar ou progredir a ingestão oral, plenitude ou pressão epigástrica, azia, arrotos, progressão posterior para náuseas e vômitos.
   b. Se o tubo nasogástrico já estiver na posição correta: alta saída persistente.
2. Recuperação demorada da função do trato GI inferior (cólon: normal 2 a 4 dias):
   a. Distensão abdominal crescente, desconforto difuso mais do que cólicas, carência de passagem de flatos ou fezes; progressão para náuseas e vômitos como sintomas posteriores de disfunção no trato GI inferior.
   b. Não é possível que a função do trato GI superior inicialmente se recupere em tempo hábil, mas que o paciente, subsequentemente, experimente retrocesso secundário à recuperação demorada da função do trato GI inferior.
3. Efeitos sistêmicos do íleo pós-operatório prolongado:
   a. Perda de fluidos para o terceiro espaço, distúrbios eletrolíticos e ácido-base, taquicardia, hipotensão tardia.
   b. Malnutrição se o íleo persistir além de 5 dias.

Diagnóstico Diferencial

Problema local: vazamentos anastomóticos, obstrução intestinal mecânica (p. ex., angulação, volvo, hérnia interna, aderências), isquemia persistente, abscesso entre alças, aspiração etc.

Problema sistêmico: insuficiência cardíaca congestiva; deficiência de esteroides → o íleo pode ser o primeiro e sutil sintoma de uma deficiência relativa (particularmente em paciente com histórico de medicação por esteroides, por exemplo, DIII).

Causas

Patogênese exata para íleo pós-cirúrgico não é clara. Especulações: fatores intrínsecos vs. extrínsecos (Tabela 4-13):

- Qualquer condição que interfira com o equilíbrio normal e relativamente instável da motilidade e da propulsão intestinal → ativação de vias reflexas do sistema nervoso central e do sistema simpático → atividade elétrica irregular desorganizada → paralisia de um segmento intestinal particular.

TABELA 4-13. Deflagradores de Íleo Pós-Cirúrgico

Categoria	Condições
Impacto peritoneal	Laparotomia, trauma abdominal fechado/penetrante
Infecção	Peritonite, sepse, SIRS
Drogas	Anestesia, opiáceos exógenos/endógenos, psicotrópicos, anticolinérgicos
Falência cardiopulmonar	Insuficiência ventricular direita, débito cardíaco baixo, hipóxia
Patologia retroperitoneal/mediastinal	Hematoma, infecção
Doença na coluna vertebral	Fratura vertebral, lesão na coluna vertebral
Doenças metabólicas	Hiponatremia, uremia, coma diabético
Doenças endócrinas	Insuficiência suprarrenal, diabetes, hipotiroidismo

SIRS = síndrome da resposta inflamatória sistêmica.

- Alteração morfológica focal do intestino (lesão, doença ou inflamação) → interrupção/reversão da propagação anterógrada de contrações coordenadas.

- Cascata inflamatória: liberação de mediadores ativos (p. ex., óxido nítrico) e citocinas pró-inflamatórias que inibem a motilidade intestinal.

- Inibição mediada por opiáceos (receptores μ_2) de contratilidade do músculo liso intestinal.

Avaliação

Padrão mínimo necessário

Excluir evidências de fístula: condição geral, taquicardia (pode, inicialmente, ser o único sintoma), febre, sepse com disfunção orgânica, estabilidade hemodinâmica, *status* nutricional, dor desproporcional etc.

Exame abdominal: sinais peritoneais difusos, infecção de ferida.

Estudos de imagenologia:

- Radiografia abdominal e do tórax: evidências de ar extraluminal aumentando e não diminuindo?

- Enema com contraste eritrossolúvel: fístula?

- Varredura por TC: abscesso, coleta de fluido, ponto de transição?

Cofatores para o Processo de Tomada de Decisão

- Retropectoscopia da natureza da doença, achados e dificuldades intraoperatórias.
- Condição atual do paciente (geral, local)?
- Índice de respiração para outro problema além da dismotilidade?
- Chance de melhorar a condição por meio de cirurgia?
- Tempo desde a última exploração?

Conduta

Prevenção durante operação índice

- Indicação de emergência: conduta agressiva e em tempo hábil para minimizar o tempo de exposição dos intestinos a impactos negativos (p. ex., contaminação fecal ou purulenta).
- Cirurgia eletiva: melhora da condição geral e *status* nutricional do paciente.
- Fatores relacionados com o cirurgião e com a cirurgia:
  - Minimizar a extensão e a duração do trauma intraoperatório, a exposição ao ar da sala, e a redução à temperatura corporal.
  - Necessidade de lise de aderências, enterotomias, desvascularização, perda de sangue.
  - Abordagem laparoscópica de preferência à aberta se factível.
- Administração da dor:
  - Opiáceos exógenos ou endógenos → efeito inibidor na contratilidade do músculo liso.
  - Uso preferencial de drogas não opiáceas (p. ex., AINEs) → redução de consumo de opiáceos, efeito positivo na resolução do íleo inibindo a inflamação mediada por prostaglandina e a depressão da contratilidade do músculo liso.
  - Antagonistas de opiáceos revertem a dismotilidade intestinal: naloxona → não específico (dor aumentada); alvimopan, metilnaltrexona → antagonistas competitivos específicos para o receptor µ não cruzam a barreira hematoencefálica.
  - Anestesia epidural torácica: analgesia sem depressão intestinal/respiratória, simpactectomia farmacológica → promover motilidade intestinal.
- Administração pós-cirúrgica rápida.

Conduta conservadora

- Correção dos desequilíbrios eletrolíticos e acidobásicos, ressuscitação hídrica.
- Histórico de uso de esteroides → dose de ataque de 100 mg de hidrocortisona IV.

- Colocação de tubo nasogástrico para descompressão, prevenção de vômitos repetidos, e para reduzir risco de aspiração.
- Melhoria de comorbidades subjacentes, por exemplo, função cardiopulmonar, função renal, diabetes, insuficiência suprarrenal, hipotiroidismo.
- Íleo > 5 dias ou malnutrição preexistente → nutrição parenteral.
- Tratamento farmacológico:
  - Náuseas → metoclopramida, ondansetrona.
  - Procinéticos → eritromicina (nenhum benefício comprovado), neostigmina, metoclopramida, maleato de tegaserode (atualmente não disponível)?

Abordagem cirúrgica
- Reexploração abdominal precoce:
  - Evidências de complicações cirúrgicas em 7 a 10 dias.
  - Suspeita de OID em 7 a 10 dias.
- Exploração abdominal tardia:
  - Íleo persistente/OID após 4 semanas.

Referências Cruzadas

Tópico	Capítulo
Dor abdominal	1 (p. 12)
OID	1 (p. 36)
Suscetibilidade à cirurgia colorretal	2 (p. 56)
Acompanhamento do intestino delgado	2 (p. 107)
Varredura por TC	2 (p. 117)
Complicações – fístula	4 (p. 466)
Conduta perioperatória – abdominal	7 (p. 684)
Recuperação rápida	7 (p. 714)

COMPLICAÇÕES – FÍSTULA *(997.4)*

Complicação

Evidências pós-cirúrgicas (abscesso, fístula, sepse) para extravasamento de conteúdo entérico ou contraste dos intestinos, ou de deiscência anastomótica ou enterotomia não reconhecida. Diagnóstico com base em sintomas clínicos (p. ex., peritonite, sepse), suspeita clínica (febre de baixo grau, leucócitos elevados, taquicardia não explicada, disfunção intestinal persistente), ou documentação radiológica em paciente de outra forma assintomático (p. ex., se proximalmente desviado). Incidência: reto 5 a 10%, cólon 2%, intestino delgado 1%, AIAJ 4 a 5%, ileostomia continente 12%.

Diagnóstico Diferencial

Abscesso não comunicado aos intestinos (p. ex., hematoma infectado, peritonite pós-difusa).

Causas

Erro técnico, suprimento de sangue insuficiente, tensão, qualidade ruim do tecido (pós-radiação, malnutrição, infecção ativa), efeito de drogas (esteroides, bevacizumabe, outros agentes quimioterápicos), fumo.

Desvio proximal profilático não previne a fístula, mas reduz sequelas sépticas.

Avaliação

Padrão mínimo necessário

Avaliação da condição geral do paciente: taquicardia (pode, inicialmente, ser o único sintoma), sepse com disfunção orgânica, estabilidade hemodinâmica, *status* nutricional etc.

Exame abdominal: peritonite difusa, fístula enterocutânea, condição da ferida.

Fístula suspeita, mas não confirmada: enema com contraste hidrossolúvel, varredura por TC.

Cofatores para o Processo de Tomada de Decisão

- Retropectoscopia sobre dificuldades intraoperatórias.
- Condição atual do paciente (geral, local)?
- Fístula confinada ou causando peritonite difusa?
- Chance de anastomose cirúrgica melhor?
- Tempo desde a última exploração?

Conduta

Conservadora

- Fístula contida → drenagem do abscesso orientada por TC → fístula confinada.
- Fístula desviada → reavaliação após 6 a 12 meses.
- Fístula com sepse → medidas de apoio em conjunção com cirurgia: tubo nasogástrico, antibióticos, otimização cardiopulmonar.

Abordagem cirúrgica

- Fístula sintomática precoce (< 7 a 10 dias) → reexploração abdominal para controle do dano:
    - Desvio e drenagem.
    - Desfazimento da anastomose e ostomia (tipo Hartmann).
    - Refazer anastomose (com/sem desvio).
    - Com frequência intestino rígido de inflamação → nem ressecção, nem estoma possíveis → reparo/drenagem ou colocação de dreno dentro do vazamento com o objetivo de criar fístula orientada.
- Reconhecimento tardio da fístula (> 10 dias) → abdome hostil.
    - Desvio proximal (se possível).
    - Tentativa de controlar a sepse → colocações de dreno por TC ou abertas → tentativa de criar fístula orientada.
    - Peritonite difusa/sepse → laparotomia para controle de dano com drenagem ampla.

Referências Cruzadas

Tópico	Capítulo
Dor abdominal	1 (p. 12)
OID	1 (p. 36)
Sepse	1 (p. 49)
Suscetibilidade à cirurgia colorretal	2 (p. 56)
Acompanhamento do intestino delgado	2 (p. 107)
Varredura por TC	2 (p. 117)
Fístulas enterocutâneas	4 (p. 395)
Conduta perioperatória – abdominal	7 (p. 684)
Recuperação rápida	7 (p. 714)

COMPLICAÇÕES – NECROSE DE ESTOMA *(569.90)*

Complicação
Aparência escura de ostomia recém-criada.

Diagnóstico Diferencial
Estoma traumatizado, hematoma, descolamento da mucosa somente.

Causas
Suprimento de sangue inadequado, mobilização insuficiente do intestino, abertura inadequada na parede abdominal (→ estrangulamento), envolvimento interno do intestino ao redor do estoma (→ estrangulamento), obesidade mórbida com panos abdominais grandes e mesentério espessado, evento isquêmico independente (embolia, coágulos).

Avaliação
Padrão mínimo requerido

Avaliação da condição geral do paciente: séptica, estabilidade hemodinâmica etc.

Avaliação da extensão da necrose: inserção de tubo de teste + iluminação com lanterna:

- Mucosa escura limitada a segmento epifascial, mucosa rosa visível abaixo.
- Mucosa escura estendendo-se abaixo do nível fascial.

Cofatores para Processo de Tomada de Decisão
- Retropectoscopia sobre dificuldades intracirúrgicas.
- Condição atual do paciente?
- Ostomia pretendida como temporária ou permanente? → tempo pretendido inicialmente para reversão?
- Início da complicação comparado com sua criação: se > 2 semanas pós-cirurgicamente → o local distal (p. ex., anastomose) já está curado?

Administração
Tempo

- Subfascial → revisão urgente, ou risco de perfuração intraperitoneal: → abscesso, fístula enterocutânea, sepse.
- Epifascial → aceitação do estreitamento → revisão eletiva do estoma ou fechamento.

Abordagem cirúrgica

Aguda:
- Logo após criação do estoma: reexploração → melhor mobilização do intestino, abertura da parede abdominal mais ampla, redução do panículo abdominal, possível realocação, possível seleção de segmento diferente do intestino (p. ex., cólon transverso em vez de íleo).
- > 2 semanas após criação do estoma: considerar exploração com desfazimento/reversão definitiva da ostomia temporária, se for confirmada a cicatrização no sítio distal (clínica, endoscópica, enema contrastado).

Eletiva: revisão do estoma ou realocação *vs.* reversão/desfazimento do estoma.

Referências Cruzadas

Tópico	*Capítulo*
OID	1 (p. 36)
OIG	1 (p. 38)
Suscetibilidade à cirurgia colorretal	2 (p. 56)
Enemas de contraste	2 (p. 99)
Acompanhamento do intestino delgado	2 (p. 107)
Varredura por TC	2 (p. 117)
"Estomatologia"	4 (p. 401)
Complicações – íleo pós-operatório	4 (p. 462)
Complicações – fístula	4 (p. 466)
Criação de ostomia	5 (pp. 592-596)
Reversão da ostomia	5 (pp. 601-606)
Conduta perioperatória – abdominal	7 (p. 684)
Recuperação rápida	7 (p. 714)

COMPLICAÇÕES – CICATRIZAÇÃO RETARDADA DE FERIMENTO *(998.3)*

Complicação
Falha no fechamento do ferimento em tempo hábil, quer definido por aparência desfavorável do ferimento ou tempo de > 3 meses.

Diagnóstico Diferencial
Fístula perirretal ou enterocutânea, granuloma de sutura, úlcera de decúbito.

Causas
Infecção de ferida (5 a 10% de incidência, particularmente se estiver envolvida bactéria resistente a múltiplas drogas, por exemplo, MSRA, pseudômonas etc.), suprimento de sangue inadequado (p. ex., retalhos), tensão, formação de bolsos mais profundos, nutrição persistente do ferimento por abscesso ou fístula mais profundos, contaminação fecal contínua, obesidade, corpo estranho infectado (p. ex., retículo), cuidado negligente com o ferimento, diabetes, imunossupressão, imobilidade, efeito de drogas (esteroides, infliximabe, bevacizumabe, outros agentes quimioterápicos).

Avaliação
Padrão mínimo necessário

Avaliação da condição geral do paciente: sepse, estabilidade hemodinâmica, *status* nutricional, *status* de HIV etc.).

Avaliação do ferimento (se necessário sob anestesia): localização (abdominal, perirretal, canal anal, outros), tamanho, configuração, profundidade (fístula?), configuração desfavorável, componentes do ferimento (partes moles, osso, corpo estranho etc.), resultados de culturas (MSRA, fungos etc.).

Cofatores para o Processo de Tomada de Decisão
- Retropectoscopia sobre dificuldades intraoperatórias.
- Condição atual do paciente (geral, local)?
- Necessidade de exame sob anestesia?
- Chance de melhorar cirurgicamente as condições do ferimento?

Conduta
Conservadora

- Abertura do ferimento, desbridamento, irrigação do ferimento (chuveiro, banheira), mudanças de curativos de úmidos para secos, pomada de iodo-povidona misturada com açúcar cristal, remoção de pelos perifocais (depilação, cremes depilatórios).

- Wound VAC, i. é., fechamento (de ferimento) assistido a vácuo (se anatomicamente adequado): as metas são atingir um ferimento limpo e administrável, e promover a contração das margens do ferimento; frequência reduzida de mudanças dos curativos (somente a cada 2 a 4 dias). Riscos: lesões pelo vácuo no intestino causando fístula enterocutânea, perda da espuma na profundidade da ferida resultando em corpo estranho.
- Antibióticos geralmente não indicados para ferimento adequado: somente utilizados para tratar do componente flegmonoso significativo ou sepse oculta.

Abordagem cirúrgica
- Reexploração de ferimento com reexcisão da ferida, desbridamento de material necrótico, abertura de coleções, melhor configuração do ferimento.
- Combinação com músculo bem vascularizado ou retalhos de tecido miocutâneo.
- Criação de colostomia temporária (em casos selecionados).

Referências Cruzadas

Tópico	Capítulo
Dor perirretal	1 (p. 15)
Sepse	1 (p. 49)
Suscetibilidade à cirurgia colorretal	2 (p. 56)
Enemas de contraste	2 (p. 99)
Acompanhamento do intestino delgado	2 (p. 107)
Varredura por TC	2 (p. 117)
Fístulas enterocutâneas	4 (p. 395)
Complicações – fístula	4 (p. 466)
Conduta perioperatória – abdominal	7 (p. 684)
Recuperação rápida	7 (p. 714)

Capítulo 5
Técnicas Cirúrgicas

Tamponamento do Canal Anal 475
Incisão/Drenagem de Abscesso Perirretal *(Simples)* 477
Procedimento Modificado de Hanley para Abscesso/Fístula em
Ferradura 479
Fístula Anal – Fistulotomia *vs.* Sedenho 483
Fístula Anal – Retalho de Avanço Endorretal .486
Fístula Anal – Inserção *Plug* de Colágeno 488
Excisão do Cisto Pilonidal 490
Excisão/Fulguração de Verrugas Anais. 493
Esfincterotomia Lateral Interna *(ELI)* 496
Esfincteroplastia Sobreposta 499
Implantação de Esfíncter Intestinal Artificial *(EIA)* 503
Procedimentos Ambulatoriais para Hemorroidas *(Ligadura Elástica,
Esclerose e Coagulação por Infravermelho)* 506
Hemorroidectomia Excisional *(Ferguson, Milligan-Morgan)* 508
Hemorroidectomia ou Hemorroidopexia por Grampeamento – PPH. . . . 512
Retalhos Anorretais 516
Reparo de Fístula Retovaginal – Avanço de Retalho 520
Reparo de Fístula Retovaginal – Retovaginectomia com
Fechamento em Camadas. 522
Reparo de Fístula Retovaginal – Interposição da Aba Muscular 524
Reparo de Retocele. 527
Prolapso Retal – Reparo Perineal de Delorme 530
Prolapso Retal – Reparo Perineal de Altemeier 533
Prolapso Retal – Retopexia *(Laparoscopia vs. Aberta)* 536
Prolapso Retal – Ressecção de Sigmoide e Retopexia 540
Ressecção de Sigmoide *(Aberta, Anastomose vs. Hartmann)* 544
Hemicolectomia Esquerda *(Aberta)* 547
Hemicolectomia Direita *(Aberta)* 550
Colectomia (Sub)Total, Anastomose Ileorretal *(Aberta)* 553
Colectomia Abdominal Total com Ileostomia Terminal *(Aberta)*. . . 557

Proctocolectomia, Anastomose Ileoanal em Bolsa Ileal em J *(Aberta)* 560
Mucossectomia da Zona Transicional Anal *(ZTA)* 566
Estricturoplastia 568
Adesiólise *(Laparoscópica vs. Aberta)*. 570
Cirurgia Colorretal Laparoscópica. 573
Colocação de Portais de Acesso Laparoscópico 579
Colocação de *Stent* por Colonoscopia 585
Lavagem em Campo para Anastomose Primária na OIG 588
Criação de Ileostomia ou Colostomia Terminal 592
Criação de Ileostomia ou Colostomia em Alça *(Laparoscópica/Aberta)* 596
Descida da Ileostomia. 601
Descida de Colostomia em Alça 604
Hartmann Reverso *(Laparoscópico ou Aberto)* 606
Ressecção Anterior Baixa (RAB)/Excisão Mesorretal Total (EMRT) 610
Ressecção Abdominoperineal *(RAP)* 615
Excisão Transanal *(Pólipo, Câncer)* 618
Microcirurgia Endoscópica Transanal *(MET)* 622
Abordagem de York-Mason 625
Abordagem de Kraske. 628
Ressecção de Tumor/Lesão Pré-Sacral 631

TAMPONAMENTO DO CANAL ANAL

Princípio
Compressão e tamponamento do canal anal no caso de hemorragia distal aguda como atalho para a estabilização até que a avaliação ou procedimento definitivo seja possível (Fig. 5-1).

Ambiente
Onde for necessário, quando não há acesso imediato à sala de cirurgia.

Alternativas
O exame e a hemostasia cirúrgica na sala de cirurgia.

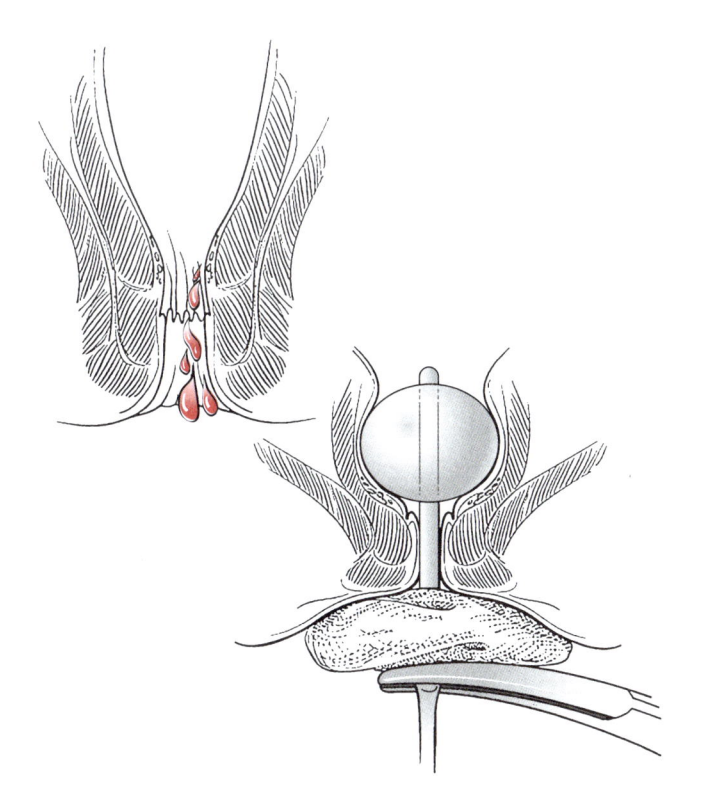

Figura 5-1. Tamponamento por balão do canal anal.

Indicação
Hemorragia maciça (pós-cirúrgica, retal espontânea ou hemorragia de Dieulafoy).

Considerações Preparatórias
Nenhuma.

Passos Cirúrgicos
1. Posicionamento do paciente: qualquer posição.
2. Inserção do maior cateter de Foley disponível dentro do canal anal.
3. Insuflação do balão com 60 mL de água ou solução salina.
4. Tração externa sobre o cateter para permitir que o balão exerça pressão no canal anal.
5. Colocação de curativo externo (gaze, compressas) ao redor do cateter (contra a pressão externa).
6. Colocação de clampe hemostático no cateter (sob tensão) no nível do curativo externo.

Estruturas Anatômicas em Risco
Canal anal.

Cuidados Pós-Cirúrgicos
Estabilização hemodinâmica, monitoramento.
Cobertura de antibióticos pelo tempo que o balão estiver posicionado.
Tempo máximo de tamponamento: 24 horas.
Planejamento para tratamento cirúrgico definitivo.

Complicações
Sangramento contínuo, necrose de canal anal e infecção.

Referências Cruzadas

Tópico	Capítulo
Sangramento retal	1 (p. 44)
Suscetibilidade à cirurgia colorretal	2 (p. 56)
Exame clínico	2 (p. 61)
Complicações – cicatrização retardada de ferimento	4 (p. 470)
Procedimentos para hemorroidas	5 (pp. 506-512)
Conduta perioperatória – anorretal	7 (p. 688)
Comorbidades – doença hepática	7 (p. 696)

INCISÃO/DRENAGEM DE ABSCESSO PERIRRETAL
(SIMPLES)

Princípio

Descompressão de abscesso perirretal para permitir a resolução da inflamação aguda e pressão (dor!). O manuseio da fístula é prioridade secundária: se a incisão e a drenagem forem feitas sob anestesia geral, a excisão da origem criptoglandular e o procedimento da fístula definitiva podem ser sensatos, mas há risco aumentado de criação de falsos trajetos (tecido inflamado).

Ambiente

Pacientes ambulatoriais, consultório (ou pacientes internados, beira do leito/sala de cirurgia em casos selecionados).

Alternativas

Manuseio clínico: geralmente não é indicado, exceto se o abscesso perfurar-se espontaneamente.

Procedimento de Hanley modificado para abscesso em ferradura.

Indicação

Todos os abscessos perirretais.

Considerações Preparatórias

Avaliação clínica, por exemplo, dor e sinais de inflamação local; não aguardar por flutuação na área perirretal. Não são necessários leucograma nem estudos de imagem (exceto em circunstâncias muito incomuns).

Em todos os pacientes que recebem anestesia geral: ao menos sigmoidoscopia rígida.

Passos Cirúrgicos

1. Posicionamento do paciente: qualquer posição, mas a posição prona *jackknife* tem muitas vantagens – acesso a todos os compartimentos perineais (incluindo espaço pós-anal profundo), visão superior com acesso confortável ao cirurgião/assistente e descongestão do plexo retal.
2. Desinfecção.
3. Se não realizado sob anestesia geral, anestesia local da pele na área de pele mais inflamada.
4. Identificação do local de drenagem: máxima inflamação, eritema e flutuação; o mais perto possível da borda anal (para manter o trajeto da fístula curto).

5. Bisturi elétrico disponível → excisão de um disco de pele. Bisturi elétrico indisponível → incisão na pele em forma de cruz com bisturi e excisão de cada canto. O pus tem que fluir, caso contrário o local ou nível correto não foram alcançados.
6. Loculações: exploração digital não é indicada em pacientes acordados; mas, se sob anestesia geral, realizar desbridamento ativo e drenagem adequada (possibilidade de incisões em oposição e colocação de dreno se a cavidade for encontrada).
7. Procurar pela fístula: não é indicada em pacientes acordados; mas se sob anestesia geral → realizar avaliação delicada (mas evitar criação de falsos trajetos no tecido alterado!): se positivo → excisão da lesão criptoglandular e posicionamento de um seton (p. ex., *vessel loop*).
8. Hemostasia.
9. Inserção frouxa de gaze com povidine é aceitável, mas nenhum curativo maior é necessário.
10. Curativo absorvente.

Estruturas Anatômicas em Risco

Músculo esfíncter anal.

Cuidados Pós-Cirúrgicos

Antibióticos: abscessos simples em paciente sadio – não; abscesso com flegmão significativo – sim; abscesso em pacientes imunossuprimidos/diabético – sim; sinais de sepse – sim (pacientes internados).

Cuidados com ferida aberta: banho de assento ou banhos 2 vezes ao dia, depois das evacuações.

Avaliação se a fístula ainda está presente depois de 3-6 semanas. Se abscesso recorrente, a fístula tem que ser reavaliada.

Complicações

Sangramento, retenção urinária (sinal de sepse?), infecção progressiva, sepse pélvica/perineal, persistência de fístula perirretal (requerendo cirurgia subsequente): ~50%.

Referências Cruzadas

Tópico	Capítulo
Dor perirretal	1 (p. 15)
Abscesso perianal/retal	4 (p. 174)
Cisto pilonidal	4 (p. 182)
Procedimento modificado de Hanley	5 (p. 479)
Cirurgia de fístula	5 (pp. 483-488)
Conduta perioperatória – anorretal	7 (p. 688)

PROCEDIMENTO MODIFICADO DE HANLEY PARA ABSCESSO/FÍSTULA EM FERRADURA

Princípio

Descompressão e drenagem da fossa isquiorretal e espaço pós-anal profundo de Courtney com excisão primária da origem criptoglandular e colocação de drenos/setons para permitir a resolução da inflamação aguda e pressão (dor!): Figura 5-2. Assim como o abscesso perirretal profundo geralmente requer anestesia geral, o manuseio da fístula/abertura primária da fístula geralmente também requer.

Ambiente

Paciente ambulatorial ou internado, sala cirúrgica e anestesia geral.

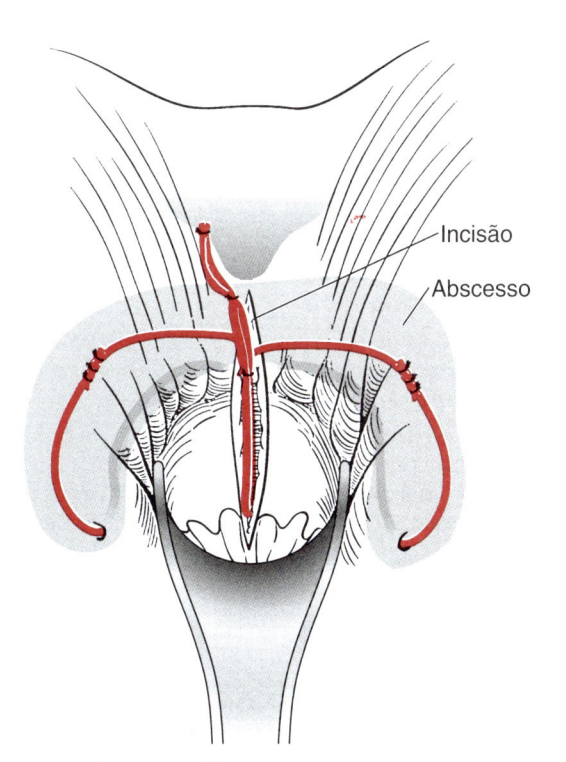

Figura 5-2. Procedimento modificado de Hanley com 2 setons laterais de drenagem e 1 seton de incisão mediano.

Alternativas

Manuseio clínico: geralmente não é indicado, exceto se o abscesso perfurar espontaneamente.

Incisão e drenagem simples para abscesso perirretal: manuseio eletivo.

Retalho de avanço endorretal.

Plug de colágeno para fístula perirretal.

Indicação

Abscesso ou fístula em ferradura.

Considerações Preparatórias

Avaliação clínica: aberturas bilaterais em abscessos ou fístula, as primárias são mais comuns na linha média posterior, abscesso invisível mas endurado/sensível no espaço pós-anal. Não são necessários leucogramas nem estudos de imagem (exceto em circunstâncias muito incomuns).

Em todos os pacientes, realizar ao menos uma vez sigmoidoscopia rígida sob anestesia (emergência); nos casos eletivos, avaliação colônicas anteriores por diretrizes.

Passos Cirúrgicos

1. Posicionamento do paciente: posição prona *jackknife*.
2. Na ausência de avaliação colônica prévia: realizar ao menos sigmoidoscopia rígida ou flexível.
3. Para casos eletivos: bloqueio do nervo pudendo/perianal com 15-20 mL de anestésico local, além de anestesia geral para melhorar relaxamento do músculo esfincter anal.
4. Incisão mediana da pele e mucosa, estendendo da ponta do cóccix até abertura primária da fístula na linha dentada posterior. Divisão cuidadosa do tecido conectivo adjacente, apenas até as fibras musculares se tornarem visíveis. Excisão da cripta primária na linha dentada.
5. Iniciando no fim do cóccix, a dissecção aprofunda-se, i. é., pelo ligamento anococcígeo. O complexo esfincteriano é empurrado anteriormente e não deve ser dividido.
6. Acesso ao espaço pós-anal profundo de Courtney: identificação da localização anatômica, presença de abscesso (agudo) ou tecido de granulação (crônico), orientação da sonda para a abertura primária.
7. Do espaço pós-anal profundo, divulsionar a dissecção lateralmente em direção a ambas as fossas isquioanais. Estender para ponta anterior da inflamação/endurança ou para aberturas preexistentes da fístula.

8. Incisões secundárias (abscessos) ou excisão/alargamento de aberturas de fístula secundária. Desbridamento de cavidade de abscesso ou trato fistuloso com cureta e gaze.
9. Abertura primária: inserção de um *vessel loop* (como *seton* incisado) da abertura primária para espaço pós-anal/incisão posterior. Colocação de 3 grandes fios de seda para dar uma laçada de tal forma que fique firme no músculo, mas sem tensão. Aproximação de músculo e da camada mucosa perto do *seton*, particularmente se a abertura primária é significativamente maior que a laçada.
10. Aberturas secundárias: colocação de dreno de Penrose (abscesso agudo) ou também *vessel loop* (fístula crônica) do espaço pós-anal para as aberturas secundárias. Proteção das laçadas com 3 fios de seda.
11. Hemostasia.
12. Curativo absorvente.

Estruturas Anatômicas em Risco

Complexo esfincteriano anal, reto.

Cuidados Pós-Cirúrgicos

Antibióticos: abscesso/fístula em paciente sadio – não; abscesso com flegmão significativo – sim; abscesso/fístula em pacientes imunossuprimidos/diabético – sim; sinais de sepse – sim (pacientes internados).

Cuidados com ferida aberta: banho de assento ou banhos 2 vezes ao dia, depois das evacuações.

Remoção dos drenos laterais na clínica depois de 2-4 semanas, possibilidade de redução antes de remoção completa.

Quando drenos laterais se forem: aperto do seton da incisão em intervalos mensais.

Complicações

Sangramento, retenção urinária (sinal de sepse), infecção recorrente/progressiva, sepse pélvica/perineal, persistência da fístula perirretal (requerendo cirurgia subsequente).

Fístula recorrente/progressiva (10-15%). Incontinência fecal: desconfiguração anal, fraqueza esfincteriana.

Referências Cruzadas

Tópico	*Capítulo*
Dor perirretal	1 (p. 15)
Abscesso perianal/retal	4 (p. 174)
Fístula perianal/retal	4 (p. 178)

Cisto pilonidal	4 (p. 182)
Hidradenite supurativa	4 (p. 186)
Cirurgia de fístula	5 (pp. 483-488)
Conduta perioperatória – anorretal	7 (p. 688)

FÍSTULA ANAL – FISTULOTOMIA *VS.* SEDENHO

Princípio

Fistulotomia (técnica aberta) para fístulas muito superficiais com danos mínimos para o esfíncter anal. Alternativamente, colocação de setons dentro do trato de uma fístula existente para permitir uma drenagem adequada de supuração ativa. Há 2 tipos de sedenhos:

- Seton de incisão: colocado ao redor da porção esfincteriana envolvendo uma fístula transesfinctérica com o intento de que o sedenho sofra erosão devagar pela porção esfincteriana (Fig. 5-3).

- Seton de drenagem (simples, múltiplo, curta e longa duração): colocado dentro do trato de uma fístula existente unicamente para evitar acumulação futura de pus e permitir fechamento no seton. Um seton de drenagem pode também ser colocado na preparação para futuros procedimentos de fístula, por exemplo, colocação de *plug* de colágeno.

Ambiente

Pacientes ambulatoriais, sala cirúrgica, anestesia geral.

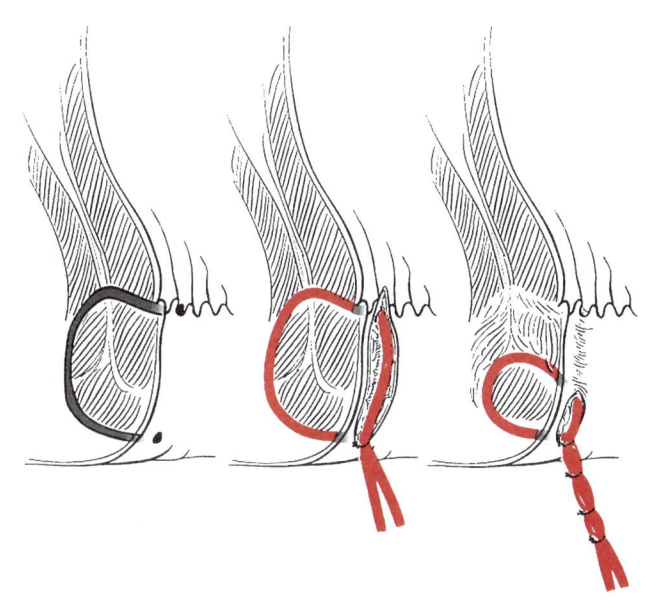

Figura 5-3. Manuseio de seton de fístula transesfinctérica.

Alternativas

Manejo não cirúrgico: geralmente não indicado se a fístula é sintomática.

Fistulotomia/fistulectomia.

Retalho de avanço endorretal.

Plug de colágeno para fístula perirretal, injeção de cola de fibrina.

Procedimento modificado de Hanley.

Indicação

Fístula anal.

Considerações Preparatórias

Avaliação clínica: identificação de abertura secundária (externa), potencialmente na abertura primária; presença de aberturas em fístula bilateral ou cicatrizes: fístula em ferradura; auxiliares na identificação – sondagem, injeção de peróxido, exames de imagem (USER, RM etc.).

Casos eletivos: avaliação colônica parcial ou completa por diretrizes.

Passos Cirúrgicos

1. Posicionamento do paciente: posição prona *jackknife*.
2. Para casos eletivos: bloqueio do nervo pudendo/perianal com 15-20 mL de anestésico local além de anestesia geral para melhorar o relaxamento dos músculos do esfíncter anal.
3. Inserção do retrator anal e exame circunferencial da linha dentada: identificação de aberturas primárias? Se não visíveis: realizar teste com injeção de peróxido dentro da abertura secundária (evitar transbordamento) → aparecimento de bolhas na abertura primária?
4. Exploração cuidadosa do trato da fístula com sonda de prata curva tomando cuidado de evitar criação de novos tratos pelo avanço violento. Se a inserção não for fácil: colocação de um clampe Kocher externo a abertura e tração centrífuga (i. é, para fora do ânus) para deixar reto o trato da fístula enquanto tenta inserir a sonda novamente. Se continuar sem sucesso: fistulotomia externa parcial para reavaliar *vs.* fistuloscopia (usando ureteroscópio). Se abertura primária não puder ser achada apesar de todas tentativas: remoção ou ampla drenagem dos seios, mas, infelizmente, há alta chance de falha e reabertura da fístula posteriormente.
5. Trato fistuloso sondado com sucesso: avaliar a extensão do envolvimento esfincteriano:
   a. Fistulotomia: trato muito superficial sem envolvimento relevante do esfíncter (< 20%) → fistulotomia das aberturas secundárias para as primárias ao longo da sonda (p. ex., com eletrocautério).

b. Seton seccionado: > 20% do esfíncter envolvido → seton seccionado: divisão da camada mucocutânea entre 2 aberturas sem cortar através do músculo (atenção: nenhum seton perfurante na pele intacta), tracionar para dentro uma sutura laçada na borda da gaze, escovando o trato da fístula (com gaze ou escova) → tracionar para dentro o seton (p. ex., um *vessel loop* elástico), que está laçado com 3 suturas nas quais estão apenas envolvendo no músculo sem estrangulá-lo.

c. Seton de drenagem: > 20% do esfíncter envolvido, mas seton é colocado apenas para acalmar uma supuração, prevenir abscesso recorrente (p. ex., sedenho de longa duração na doença de Crohn) ou amadurecer uma fístula sem plano imediato de eliminá-la (p. ex., cirurgia tardia de fístula com *plug* de colágeno): seton tracionado dentro do trato e amarrado a ele mesmo sem separação da camada mucocutânea entre a abertura primária e secundária.

6. Hemostasia.
7. Curativo não é necessário.

Estruturas Anatômicas em Risco

Complexo esfincteriano anal, configuração anal (→ risco de deformação anal).

Cuidados Pós-Cirúrgicos

Cuidados da ferida aberta até completar cicatrização (fistulotomia), cobertura da pele exceto seton (seton seccionado/drenagem): banho de assento ou banhos depois das evacuações.

Seton seccionado: apertar o seton seccionado mensalmente até que ele eroda através do complexo esfincteriano (deixando uma cicatriz): (Fig. 5-3).

Complicações

Sangramento, retenção urinária (sinal de sepse), infecção recorrente, sepse pélvica/perineal, fístula recorrente/persistência (10-15%). Incontinência fecal (marca de referência < 5%): desconfiguração anal, fraqueza esfinctéria.

Referências Cruzadas

Tópico	Capítulo
Dor perirretal	1 (p. 15)
Abscesso perianal/retal	4 (p. 174)
Fístula perianal/retal	4 (p. 178)
Hidradenite supurativa	4 (p. 186)
Procedimento modificado de Hanley	5 (p. 479)
Cirurgia de fístula	5 (pp. 483-488)
Conduta perioperatória – anorretal	7 (p. 688)

FÍSTULA ANAL – RETALHO DE AVANÇO ENDORRETAL

Princípio
Fechamento da abertura primária da fístula pela plicação da camada muscular e avanço do retalho subjacente para cobrir o local da abertura para induzir uma obliteração do trato da fístula uma vez que ela não é mais alimentada.

Ambiente
Pacientes ambulatoriais, sala cirúrgica, anestesia geral.

Alternativas
Manejo não cirúrgico: geralmente não indicado, se a fístula é sintomática.
Fistulotomia/fistulectomia.
Manuseio do seton.
Plug de colágeno para fístula perirretal, injeção de cola de fibrina.
Procedimento modificado de Hanley.

Indicação
Fístula anal.

Considerações Preparatórias
Avaliação clínica: identificação de abertura secundária (externa), potencialmente na abertura primária; presença de aberturas bilaterais em fístula ou cicatrizes sugestivas de fístula em ferradura; auxiliares na identificação – sondagem, injeção de peróxido, exames de imagem (USER, RM etc.).
Casos eletivos: avaliação colônica parcial ou completa por diretrizes.

Passos Cirúrgicos
1. Posicionamento do paciente: posição prona *jackknife*.
2. Para casos eletivos: bloqueio do nervo pudendo/perianal com 15-20 mL de anestésico local além de anestesia geral para melhorar o relaxamento dos músculos do esfíncter anal.
3. Inserção do retrator anal e identificação da abertura primária.
4. Exploração cuidadosa do trato fistuloso com sonda de prata.
5. Inserção do retrator anal e reavaliação da fístula. Dependendo da anatomia local, a colocação do retrator Lone Star pode ser vantajosa.
6. Excisão limitada à abertura primária, remoção do trato epitelizado com a camada muscular, alargando/excisando a abertura secundária.
7. Fechamento da falha muscular com sutura ininterrupta de Vicryl.

8. Marcar em forma de U largo o retalho, com base começando distal à abertura primária da fístula, estendendo lateral e proximalmente (de 1/4 a 1/3 da circunferência anterior). Elevação atraumática do retalho: depois de adequada mobilização, o retalho deve cobrir o defeito sem nenhuma tensão. Hemostasia cuidadosa; evitar tração ou cauterização difusa danificando o retalho.
9. Suturar o retalho no lugar em 2 camadas: camada muscular profunda (Vicryl), maturação da anastomose da mucosa com sutura ininterrupta (exemplo cromado).

Estruturas Anatômicas em Risco
Complexo esfíncter anal, configuração anal (deformação anal).

Cuidados Pós-Cirúrgicos
Cuidados da ferida aberta até completar a cicatrização da abertura secundária: banho de assento ou banhos 2 vezes ao dia, depois das evacuações.

Complicações
Sangramento, retenção urinária (sinal de sepse), infecção recorrente, sepse pélvica/perineal, fístula recorrente/persistência (20-30%), criação de um ectrópio, incontinência fecal.

Referências Cruzadas

Tópico	Capítulo
Dor perirretal	1 (p. 15)
Abscesso perianal/retal	4 (p. 174)
Fístula perianal/retal	4 (p. 178)
Hidradenite supurativa	4 (p. 186)
Procedimento modificado de Hanley	5 (p. 479)
Cirurgia de fístula	5 (pp. 483-488)
Conduta perioperatória – anorretal	7 (p. 688)

FÍSTULA ANAL – INSERÇÃO *PLUG* DE COLÁGENO

Princípio
Obliteração do trato da fístula pela inserção e sutura local de um *plug* manufaturado através da abertura primária da fístula no reto. Mais durável que a injeção da cola de fibrina, dados, a longo prazo, desse novo método, estão pendentes.

Ambiente
Pacientes ambulatoriais, sala cirúrgica, anestesia geral.

Alternativas
Manejo não cirúrgico: geralmente não indicado se a fístula é sintomática.
Fistulotomia/fistulectomia.
Manuseio do seton.
Injeção de cola de fibrina.
Retalho de avanço endorretal.
Procedimento modificado de Hanley.

Indicação
- Fístula anal transesfincteriana.
- Não indicado: trato muito superficial, trato muito curto, trato de diâmetro muito grande, supuração ativa.

Considerações Preparatórias
Avaliação clínica: identificação de abertura secundária (externa), potencialmente na abertura primária; presença de aberturas bilaterais na fístula ou cicatrizes sugestivas de fístula em ferradura; auxiliares na identificação – sondagem, injeção de peróxido, exames de imagem (USER, RM etc.).
Casos eletivos: avaliação colônica parcial ou completa por diretrizes.

Passos Cirúrgicos
1. Posicionamento do paciente: posição prona *jackknife*.
2. Desinfecção.
3. Para casos eletivos: bloqueio do nervo pudendo/perianal com 15-20 mL de anestésico local, além de anestesia geral para melhorar o relaxamento dos músculos do esfíncter anal.
4. Inserção do retrator anal e identificação da abertura primária.
5. Exploração cuidadosa do trato fistuloso com sonda de prata.

6. Excisão limitada/ampliada à abertura secundária para facilitar a drenagem.
7. Irrigação do trato com peróxido, no entanto, sem desbridamento ou curetagem.
8. Se a abertura primária é recessada: limitar mobilização da borda da mucosa.
9. Reidratação do *plug* de colágeno por 2 minutos em solução antibiótica.
10. Inserção de sonda de prata através da abertura secundária e estender a sutura que está atada ao fim do *plug* de colágeno reidratado.
11. Estender o *plug* da abertura primária até a secundária até que o *plug* assente confortavelmente.
12. Fixação com sutura transmuscular absorvível para fixar o *plug* na abertura primária, aparando o excesso do *plug*.
13. Aparar o excesso do *plug* na abertura secundária ao nível da pele, não fixar *plug*.

Estruturas Anatômicas em Risco

Complexo esfíncter anal.

Cuidados Pós-Cirúrgicos

Cuidados da ferida aberta até completa cicatrização da abertura secundária: banho de assento ou banhos 2 vezes ao dia, depois das evacuações.

Evitar atividade extenuante, exercício, carregar peso por 2 semanas.

Evitar constipação e diarreia.

Complicações

Sangramento, retenção urinária (sinal de sepse), perda do *plug* colágeno, infecção, sepse pélvica/perineal, fístula recorrente/persistência (25-50%).

Referências Cruzadas

Tópico	Capítulo
Dor perirretal	1 (p. 15)
Abscesso perianal/retal	4 (p. 174)
Fístula perianal/retal	4 (p. 178)
Hidradenite supurativa	4 (p. 186)
Procedimento modificado de Hanley	5 (p. 479)
Cirurgia de fístula	5 (pp. 483-488)
Conduta perioperatória – anorretal	7 (p. 688)

EXCISÃO DO CISTO PILONIDAL

Princípio

Excisão eletiva do cisto pilonidal, suas cavidades e tratos fistulosos associados. Múltiplas abordagens são descritas com variação do grau de radicalidade, técnica aberta primária (Fig. 5-4) *vs.* técnica de fechamento primário.

Ambiente

Pacientes ambulatoriais, procedimento em sala cirúrgica.

Alternativas

Abordagem expectante não cirúrgica: doença quiescente, < 2 episódios.

Incisão e drenagem para explosão aguda com abscesso.

Procedimentos com retalho.

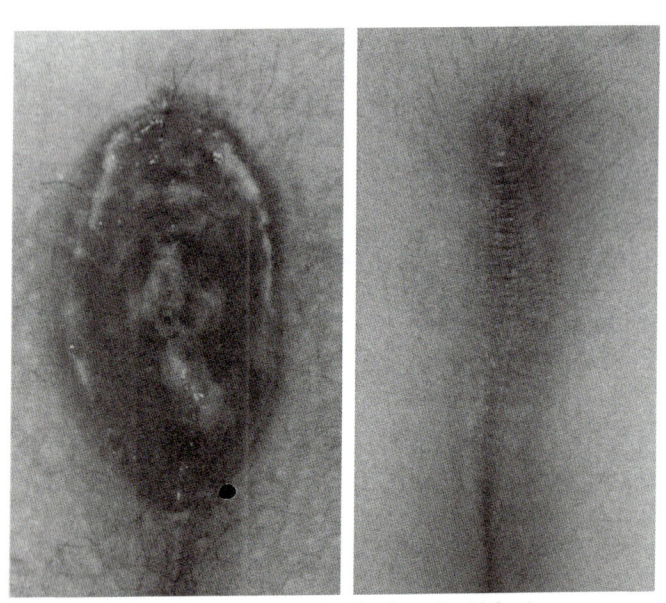

Figura 5-4. Excisão de abertura primária do cisto pilonidal.

Indicação
- História de doença pilonidal aguda recorrente (≥ 2 episódios).
- ístula/seio pilonidal crônico.
- Câncer (→ tratamento de modalidade combinada).

Considerações Preparatórias
Nenhuma, exceto toque retal.

Passos Cirúrgicos
1. Posicionamento do paciente: posição prona *jackknife* ou posição prona, drenagem lateral das nádegas não é indicada.

(A) Técnica aberta primária
2. Marcar a incisão elíptica e simétrica na pele, a qual incorpora todas as aberturas. Evitar proximidade com ânus (lesão esfincteriana!).
3. Incisão da pele.
4. Extirpação de todo espécime de tal forma que resulte em um caminho plano em forma de funil sem ferir as margens determinadas.
5. Marsupialização das margens de ferida se possível, mas não é fundamental se a forma da ferida for como necessária (ver acima).
6. Hemostasia.
7. Gaze embebida em vaselina e curativo absorvente, nenhum curativo maior é necessário.

(B) Técnica fechada com abordagem lateral
2. Incisão curva lateral, incorporação potencial da abertura secundária da fístula excêntrica.
3. Enfraquecer o tecido subcutâneo através da linha média.
4. Desbridamento do cisto e do trato da fístula; não é necessário remover toda parte endurada, apenas próximo à fístula.
5. Excisão da cavidade mediana (p. ex., usando-se a pinça de biópsia).
6. Desbridamento dos tratos fistulosos.
7. Hemostasia.
8. Fechamento da incisão lateral e da ferida mediana com sutura absorvível.

(C) Técnica fechada com abordagem mediana
2. Marcar a incisão elíptica e simétrica na pele, que incorpora todas as aberturas. Evitar proximidade com ânus (lesão esfincteriana!).
3. Incisão da pele.

4. Extirpação de todo espécime de tal forma que resulte em um caminho plano em forma de funil sem ferir as margens determinadas.
5. Hemostasia.
6. Colocação de 3 ou 4 firmes suturas de retenção lateral, através da fáscia do fundo da ferida, para o outro lado.
7. Fechamento da ferida na linha média, com sutura ininterrupta.
8. Compressão com rolo de algumas gazes sobre o qual suturas de retenção lateral são atadas.

Estruturas Anatômicas em Risco

Complexo esfincteriano anal (na extremidade distal).

Cuidados Pós-Cirúrgicos

(A) Técnica da abertura primária

Sem limitação para atividade física. Banhos diários/banho de assento, escovação da ferida com panos, remoção dos pelos ao redor da ferida (creme removedor de pelos ou aparelho de barbear).

(B) Técnica fechada com abordagem lateral

Atividade física limitada por 2-3 semanas.

(C) Técnica fechada com abordagem mediana

Limitação estrita da atividade física por 2-3 semanas. Remoção do rolo de compressas depois de 7-10 dias. Remoção dos pontos depois de 3 semanas.

Complicações

Sangramento, infecção, deiscência (da ferida fechada), formação de fístula/sinus recorrente, cicatrização demorada da ferida.

Referências Cruzadas

Tópico	Capítulo
Cisto pilonidal	4 (p. 182)
Conduta perioperatória – anorretal	7 (p. 688)

EXCISÃO/FULGURAÇÃO DE VERRUGAS ANAIS

Princípio
Remoção cirúrgica e/ou destruição de condiloma anogenital. Eletrocauterização e *laser* são igualmente efetivos em termos de tempo de recuperação, dor e formação de cicatrizes. Mas o *laser* é mais caro e associado a alta taxa de recorrência. É relativo o número de verrugas que podem ser tratadas com anestesia local no consultório; as maiores e mais extensas requerem anestesia geral ou regional.

Ambiente
Pacientes ambulatoriais, consultório ou sala cirúrgica.

Alternativas
Tratamento não cirúrgico: pequena extensão, acessível (i. é, em geral externa).

Excisão extensa com reconstrução de *retalho*: quase sempre não indicada inicialmente, mesmo na presença de verrugas confluentes.

Destruição a *laser:* equipamentos mais caros, nenhuma vantagem perioperatória, alta taxa de recorrência.

Indicação
- Condilomatose externa grande, extensa e/ou numerosa.
- Condilomatose interna.
- Manejo refratário ao tratamento não cirúrgico.

Considerações Preparatórias
Avaliação clínica de todos locais possíveis.

Status HIV.

Sigmoidoscopia rígida ou flexível para excluir DST concomitante; avaliação colônica completa por diretrizes.

Passos Cirúrgicos
1. Posicionamento do paciente: qualquer posição (prona *jackknife*, litotomia, lateral) que permita acesso ao local afetado e a mudança intracirúrgica de posição pode ser necessária.
2. Desinfecção.
3. Precauções de segurança: máscara cirúrgica para pequenas partículas, eletrocautério equipado com sucção para minimizar o risco reportado de transmissão do HPV para a via aérea do cirurgião.

4. Mesmo que sob anestesia geral: injeção preemptiva de anestésico local de longa duração.
5. Inserção do retrator anal, avaliação do envolvimento interno.
6. Excisão: segurar com firmeza e cuidadosamente cada verruga individualmente com fórceps e excisão das suas bases com tesoura ou Bovie com ponta de agulha. Todo tecido removido deve ser encaminhado à patologia. Mesmo as verrugas primárias grandes e confluentes têm muitas vezes múltiplos caules individuais e áreas de pele saudável podem ser preservadas entre elas (Fig. 5-5A e B).
7. Fulguração com Bovie com ponta de agulha: cauterização das verrugas menores e planas, abrasão das feridas seguida de repetição do tratamento.
8. Se fístula presente, tratar toda colonização → manejo apropriado da fístula em conjunção com remoção das verrugas.
9. Verificar se todos os focos foram eliminados (interno e externo).
10. Hemostasia.
11. Injeção de 5 milhões de unidades de interferon-α (em 5 mL de suspensão salina) difusamente na derme anal.
12. Nenhum curativo necessário.

Estruturas Anatômicas em Risco

Complexo esfincteriano anal. Derme anal → risco de estenose.

Cuidados Pós-Cirúrgicos

Cuidado com ferida aberta: banho de assento ou banhos 2 vezes ao dia e depois das evacuações.

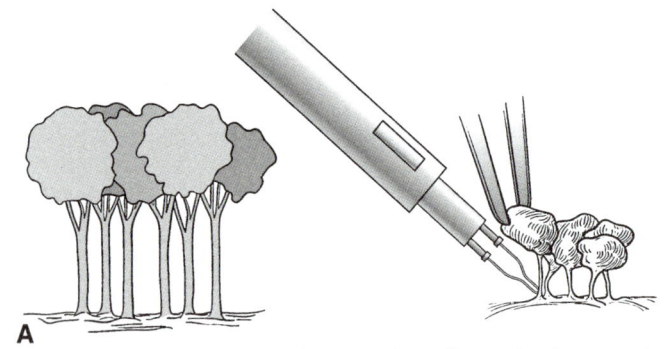

Figura 5-5A. Excisão de verrugas de aparência confluente (caules separados como em uma floresta).

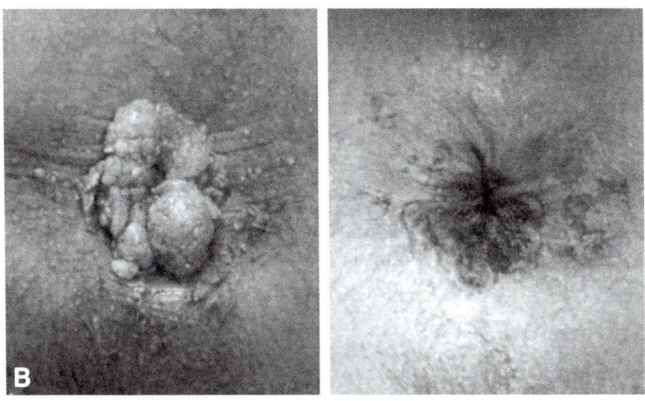

Figura 5-5B. Excisão/fulguração de verrugas.

Revisão da patologia: incidência de 10-20% de carcinoma *in situ* – acompanhamento expectante *vs.* refazer a biópsia; raramente é câncer invasivo – reexcisão mais ampla *vs.* outras modalidades de tratamento.

Evolução no consultório a cada 3-6 semanas, cada 3 meses depois da cicatrização da ferida.

Complicações

Sangramento, infecção (rara), cicatrização demorada de ferida, formação recorrente de verruga (30-50%), incontinência fecal/gás, estenose anal e despigmentação.

Referências Cruzadas

Tópico	Capítulo
Doenças anorretais associadas ao HIV	4 (p. 206)
DSTs	4 (p. 210)
Condilomas anais	4 (p. 215)
NIA	4 (p. 220)
Condiloma gigante de Buschke-Lowenstein	4 (p. 228)
Câncer anal	4 (p. 230)
Conduta perioperatória – anorretal	7 (p. 688)

ESFINCTEROTOMIA LATERAL INTERNA *(ELI)*

Princípio

Incisão radial do músculo esfíncter interno (técnica aberta ou fechada) para obter redução confiável do tônus do esfíncter anal em repouso. ELI é o que tem mais sucesso de todos os tratamentos para fissuras anais crônicas, mas há risco de incontinência.

Esfincterotomia pode ser combinada com excisão do plicoma sentinela (porção final externa da fístula) e/ou papila anal hipertrófica (porção final externa da fístula) ou fissurectomia formal.

Ambiente

Pacientes ambulatoriais, sala cirúrgica ou consultório.

Alternativas

Tratamento conservador: controle das fezes, nitroglicerina tópica/antagonista do cálcio.

Injeção de toxina botulínica A.

Fissurectomia com/sem esfincterotomia.

Fissurectomia com injeção de toxina botulínica A.

Fissurectomia com avançamento anal de *retalho*.

Indicação

Fissura anal crônica.

Contraindicação: incontinência fecal preexistente. Atenção: decisão cuidadosa para pacientes com diarreia (alta probabilidade de incontinência fecal).

Considerações Preparatórias

Teste de manejo não cirúrgico a não ser que sintomas sejam incapacitantes.

Em casos eletivos, avaliação colônica por diretrizes (antes ou com o procedimento).

Administração de 2 enemas antes da cirurgia. Dose única de antibiótico profilático IV. Desinfecção do reto com solução iodo-povidona.

Passos Cirúrgicos

1. Posicionamento do paciente: qualquer posição, mas posição prona *jackknife* com nádegas afastadas de lado tem muitas vantagens – visão superior com confortável acesso para o cirurgião/assistente, menor congestão do plexo retal.

Esfincterotomia Lateral Interna

2. Bloqueio do nervo pudendo com 15-20 mL de anestésico local isolado (esfincterotomia no consultório), ou em adição à anestesia geral para melhorar o relaxamento dos músculos do esfíncter anal.
3. Visualização e avaliação da fissura (linha média anterior e posterior): fibras musculares do esfíncter expostas, sinais de cronicidade, por exemplo aspecto central profundo, feridas de margens elevadas, formação de plicoma sentinela, papila anal hipertrófica.

(A) Técnica aberta

4. Incisão radial lateral direita (i. é., entre plexos hemorroidários) da borda anal, 1-1,5 cm de comprimento, divisão do tecido conectivo subjacente ao plexo retal.
5. Identificação clara do esfíncter anal externo (fibras brancas, internas ao sulco interesfinctérico).
6. Prender as fibras da ELI na superfície do clampe, divisão das fibras com eletrocautério entre os ramos do clampe, devagar para evitar sangramento.
7. A extensão proximal da esfincterotomia não deve exceder o nível proximal do fim da fissura dentro do canal anal.
8. Hemostasia cuidadosa.
9. Irrigação da ferida e fechamento com sutura cromada contínua.

(B) Técnica fechada

4. Identificação do sulco interesfinctérico no quadrante lateral direito (i. é, entre plexos hemorroidários).
5. Inserção tangencial da lâmina Beaver no sulco interesfinctérico.
6. Uma vez inserida, a lâmina gira 90 graus de lado.
7. Divisão do esfíncter interno (às cegas ou guiado pelo toque retal). Evitar lesão da mucosa (risco de fístula).
8. Massagem do esfíncter dividido deve revelar abertura submucosa.
9. Fechamento do local lancetado.

Duas técnicas – combinação possível com fissuras ou excisão do plicoma sentinela

10. Ajustar retrator anal no local da fissura.
11. Excisão radial da fissura ou margens da fissura com inclusão do plicoma sentinela.
12. Mobilização lateral da mucosa para permitir mobilidade.
13. Fechamento de dentro para a margem anal com sutura 2-0 cromada, se certificando de ter garantido boa hemostasia.
14. A parte mais externa da ferida é deixada aberta para a possibilidade de drenagem.

Estruturas Anatômicas em Risco
Esfíncter anal externo, plexo retal.

Cuidados Pós-Cirúrgicos
Laxantes, fibras, medicação para dor e banho de assento.

Complicações
Sangramento, retenção urinária, infecção, sepse pélvica/perineal, cicatrização demorada de ferida, fissura persistente, incontinência para fezes/gases (5-15%).

Referências Cruzadas

Tópico	Capítulo
Dor perirretal	1 (p. 15)
Fissura anal	4 (p. 161)
Retalhos anorretais	5 (p. 516)
Conduta perioperatória – anorretal	7 (p. 688)

ESFINCTEROPLASTIA SOBREPOSTA
Princípio
Reparo do defeito esfincteriano num paciente com sintomas de incontinência fecal e defeito de esfíncter identificado clinicamente ou pela USER (Fig. 5-6A).

Dependendo do tamanho do defeito, o fechamento do músculo circular é necessário para permitir translação da contração axial muscular sobre a força centrípeta limitadora do canal anal. Tecido cicatricial no músculo não deve ser excisado, e ele é o melhor tecido que ajuda a reparar a sutura no músculo. É importante não apenas recriar os anéis musculares, mas também reconstituir a extensão na zona de alta pressão. Nenhuma vantagem em separar suturas de EAI e EAE.

Ambiente
Pacientes internados (possibilidade de pacientes ambulatoriais em casos selecionados), procedimento em sala cirúrgica.

Alternativas
Manejo conservador: eliminação de outros fatores desencadeantes da incontinência, laxantes, fibras, antidiarreicos, agendar enema e terapia física.

Colostomia, enema colônico anterógrado de Malone (ECAM), graciloplastia, EIA, estimulação do nervo sacral.

Lesão esfinctérica aguda: reparo direto com aproximação boca a boca sem sobreposição.

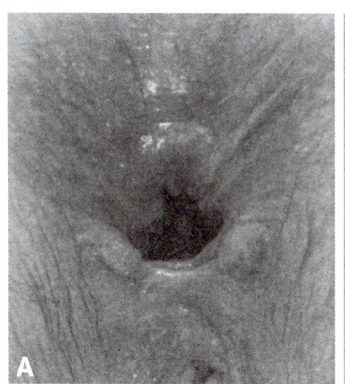

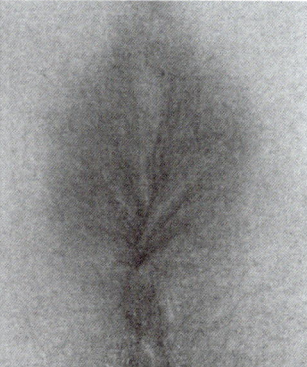

Figura 5-6A. Esfincteroplastia sobreposta: abertura pré-cirúrgica, pós-cirúrgico fechado.

Indicação

Incontinência fecal e identificação de defeito esfinctérico. Impacto controverso de neuropatia do pudendo.

Considerações Preparatórias

Avaliação colônica por diretrizes, mais indicada em pacientes com alteração da qualidade das fezes (com biópsia).

Estudos da anofisiologia para avaliação pré-cirúrgica objetiva.

Administração de limpeza completa dos intestinos *vs.* dois enemas antes da cirurgia. Profilaxia antibiótica IV, mantida no pós-cirúrgico por 3-5 dias. Desinfecção do reto com solução iodo-povidona.

Passos Cirúrgicos

1. Posicionamento do paciente: qualquer posição, mas posição prona *jack-knife* com nádegas afastadas de lado tem muitas vantagens – visão superior com confortável acesso para cirurgião/assistente, menor congestão do plexo retal.

2. Bloqueio do nervo pudendo com 15-20 mL de anestésico local associado à anestesia geral para melhorar o relaxamento dos músculos do esfíncter anal.

3. Exame cuidadoso da área incluindo anuscopia e palpação vaginal para excluir fístula retovaginal preexistente/oculta.

4. Incisão transversa no períneo (o mais anterior possível).

5. Dissecção do septo retovaginal no nível do músculo puborretal. Lesão no reto e/ou vagina deve ser evitada.

6. Extremidades do músculo esfincteriano são identificadas nos dois lados e mobilizadas o quanto necessário, o menos possível. Dissecções laterais também devem ser evitadas para limitar desnervação pudenda: o sangramento pode estar indicando proximidade com ramo de nervo pudendo. A contratilidade muscular residual pode ser checada pela estimulação direta com cautério.

7. Uso de reparo sobreposto com suturas contínuas de Vicryl 2-0 no primeiro plano (Fig. 5-6B), e depois pontos separados conectando o final do esfíncter com a porção anterior. A margem livre do retalho do esfíncter anterior é aproximada do restante do círculo reconstruído com sutura de Vicryl 2-0. Reaproximação possível do músculo puborretal com sutura ininterrupta em direção ao centro.

8. Irrigação da ferida com solução diluída de iodo-povidona (1:10). Hemostasia.
9. O reparo deve resultar numa aparência concêntrica do ânus com dobras radiais em toda volta. Depois da sobreposição, o toque retal deve ser evitado: o ânus nunca deve ser (!) excessivamente apertado.
10. Fechamento da ferida em direção transversa: poucos pontos ininterruptos com Vicryl para adaptação do tecido subcuticular e Monocryl 4-0 para fechamento da pele. Alternativamente: fechamento sagital da incisão transversa para reconstrução do corpo perineal.

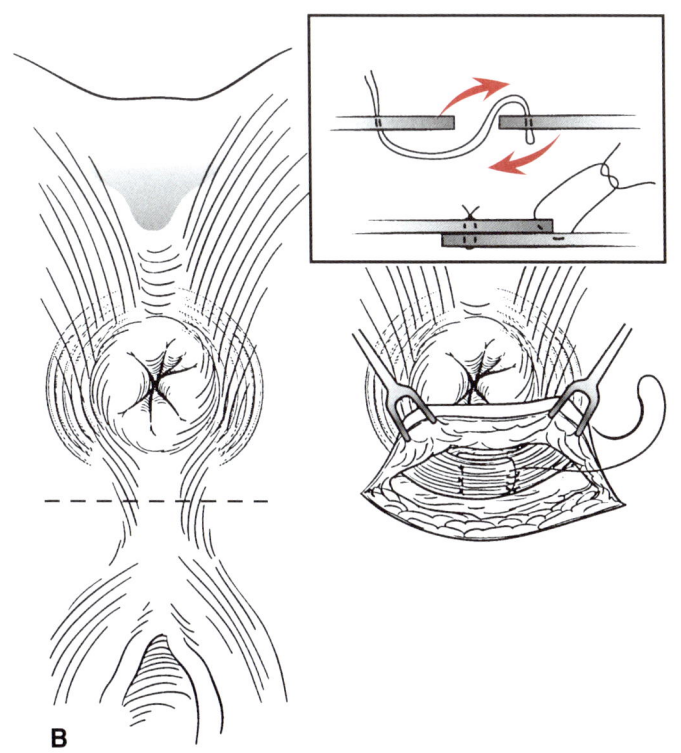

Figura 5-6B. Esfincteroplastia sobreposta: direção das suturas para garantir boa sobreposição.

Estruturas Anatômicas em Risco
Feixe neurovascular pudendo, esfíncter.

Cuidados Pós-Cirúrgicos
Amaciamento de fezes, fibras, medicação para dor e laxante suave. Depois das evacuações: limpeza com papel/lenço deve ser evitado, bem como enxaguar; curtos banhos de assento. A área deve ser mantida seca, a menos que esteja lidando com ferida aberta.

Depois de 6 semanas, considerar terapia física de suporte.

Complicações
Sangramento, retenção urinária, infecção, sepse pélvica/perineal, formação de fístula retovaginal, cicatrização demorada de ferida, inabilidade de prover melhora do controle fecal ou incontinência fecal recorrente e necessidade de colostomia.

Referências Cruzadas

Tópico	Capítulo
Incontinência	1 (p. 27)
Corrimento	1 (p. 47)
Teste anofisiológico	2 (p. 78)
Controle fecal	3 (p. 153)
Incontinência fecal	4 (p. 189)
Implantação do EIA	5 (p. 503)
Fisioterapia/treinamento de *biofeedback*	6 (p. 678)
Conduta perioperatória – anorretal	7 (p. 688)

IMPLANTAÇÃO DE ESFÍNCTER INTESTINAL ARTIFICIAL
(EIA)

Princípio

A implantação de um EIA é uma possibilidade para pacientes com incontinência refratários ao manejo cujo músculo do esfíncter não pode ser reparado ou otimizado. É a única solução funcional verdadeiramente dinâmica, permitindo ao paciente decidir quando remover ou não o intestino. O sucesso no implante é associado à dramática melhora na qualidade de vida.

Desafio: risco de infecção ou deterioração do dispositivo (aguda, crônica) que resulta em um índice de aproximadamente 40% de excisão, porém, aumento da experiência, padronização da técnica e profilaxia com antibióticos reduzem este índice para menos de 10%.

Ambiente

Pacientes internados, procedimento em sala de cirurgia.

Alternativas

Continuação do tratamento tradicional.

Reparo do esfíncter: repetir a esfincteroplastia.

Substituição do esfíncter: graciloplastia.

Neuromodulação: estimulação do nervo sacral.

Redução da carga fecal: irrigação do estoma (p. ex., apendicostomia) para enema colônico anterógrado de Malone (ECAM).

Desvio: colostomia.

Indicação

Incontinência refratária a manejo com qualidade de tecido e espaço perineal suficiente para receber um implante.

Contraindicações absolutas: qualquer inflamação, ferida exposta, falta de tecido suficiente (p. ex., septo retrovaginal), tecido de baixa qualidade (p. ex., tecido muito rígido e endurecido).

Contraindicações relativas: histórico de radioterapia.

Considerações Preparatórias

Avaliação do cólon por diretriz.

Esvaziamento intestinal completo.

Discussão sobre o melhor lado para o implante: normalmente o oposto à mão dominante do paciente.

Tripla profilaxia com antibióticos: vancomicina, levofloxacino ou cefoxitina, metronidazol.

Desinfecção do reto e da vagina com solução de iodo-povidona.

Cateterização vesical estéril com sonda de dupla via no início do caso.

Passos Cirúrgicos

1. Preparo do dispositivo: preenchimento dos componentes do dispositivo com solução salina, remoção de todas as bolhas de ar – imersão do dispositivo em solução antibiótica até o implante.
2. Posicionamento do paciente: litotomia modificada. Preparo e proteção meticulosos.

(A) Implante do *cuff*

3. Inserção de gaze embebida em iodopovidina no reto.
4. Incisão perineal: preferencialmente duas incisões anterolaterais (alternativamente: uma incisão transversal anterior; incisões verticais bilaterais).
5. Dissecção não traumática cuidadosa ao redor do canal anal. Evitar dano à vagina e ao reto.
6. *Cuff* medidor para obter a circunferência aproximada e extensão do canal anal.
7. Posicionamento do *cuff*: utilizando uma pinça grande e curva, o *cuff* desinflado e inserido ao redor do canal anal com a almofada virada para o canal: inicie com incisão ao lado da posição planejada para o implante da válvula → hemicircunferência posterior → hemicircunferência anterior → travamento do *cuff* rosqueando o tubo através do orifício adaptador e puxando outro orifício adaptador por cima do botão do *cuff*.
8. Conecte a tubulação com o instrumento de regulagem e passe pela aba inguinal para a incisão suprapúbica.
9. Suturas subcutâneas (evite danificar o *cuff*), fechamento da pele subcuticular, cola cutânea.
10. Remoção das gazes do ânus.

(B) Implante do balão

11. Incisão suprapúbica, divisão transversa da fáscia retal, separação na linha alba para acesso e liberação do espaço pré-vesical utilizando divulsão.
12. Posicionamento do balão preparado no espaço pré-vesical e preenchimento com 55 mL de solução recomendada (salina).

(C) Pressurização do *cuff*

13. Conexão temporária entre o *cuff* e o tubo do balão utilizando um conector direto.
14. Remoção dos clampes dos tubos → aguarde 60 segundos até a pressurização do *cuff*.

15. Conecte novamente o tubo de ligação entre o *cuff* e o balão com clampes mosquitos protegidos com silicones, seguido por aspiração de todo o conteúdo restante no balão: → cálculo do volume no *cuff* e no tubo.
16. Encha o balão novamente com 40 mL de solução e pince o tubo novamente.

(D) Implante da bomba de controle

17. Uso de dilatadores Hegar para criar uma bolsa dependente no tecido macio do lábio ou na parte inferior do escroto (oposto a mão dominante do paciente).
18. Posicione a bomba na bolsa com o botão de desativação direcionado para fora de forma que seja fácil de apalpar.
19. Conexão de todos os componentes.
20. Fechamento da incisão suprapúbica.

Estruturas Anatômicas em Risco

Septo retovaginal, vagina, canal anal.

Cuidados Pós-Cirúrgicos

Protocolo de profilaxia com antibióticos.

Regularidade de evacuação, evitar esforço durante a evacuação. Não há necessidade de banho sentado. Limpeza preventiva da pele.

Evitar sentar (por período prolongado), relações sexuais, toque retal.

Dependendo da qualidade do tecido intracirúrgico, o dispositivo deve permanecer desativado (i. é, *cuff* vazio) de 6 a 12 semanas para permitir a resolução completa do edema e a formação da cápsula fibrótica.

Complicações

Infecção, deterioração do dispositivo com perfuração externa ou retovaginal e formação de fístula → necessidade de remoção do dispositivo, risco de necessidade de colostomia temporária.

Deterioração de pele perianal enquanto desativado.

Após ativação: alta incidência de constipação até que o paciente se torne habituado ao novo método.

Referências Cruzadas

Tópico	*Capítulo*
Incontinência fecal	4 (p. 189)
Malformações congênitas	4 (p. 454)
Esfincteroplastia sobreposta	5 (p. 499)

PROCEDIMENTOS AMBULATORIAIS PARA HEMORROIDAS *(LIGADURA ELÁSTICA, ESCLEROSE E COAGULAÇÃO POR INFRAVERMELHO)*

Princípio

Tratamento ambulatório para obter diminuição de tecido ingurgitado por hemorroidas (anterior e posterior direita, lateral esquerda).

Ambiente

Pacientes sem internação, procedimento em sala de cirurgia.

Alternativas

Hemorroidectomia PPH com grampeamento ou excisional.

Hemorroidectomia de Whitehead.

Tratamento conservador.

Indicação

Hemorroidas internas sintomáticas de grau I, II ou III. Atenção: Medicação AAS, anticoagulantes, imunossupressores.

Considerações de Preparo

Em casos eletivos, avaliação de cólon através de *guidelines*.

Administração de enemas. Caso o reto esteja cheio de fezes. Dose única de antibióticos profiláticos em casos de alto risco.

Passos Cirúrgicos

1. Posicionamento do paciente: qualquer posição, *jackknife* pronado tem a melhor visão e acesso.
2. Inserção de anoscópio de ângulo oblíquo e consecutiva exposição das verrugas de hemorroida.

(A) Ligaduras

3. Verificação da linha dentada.
4. Posicionamento da ligadura da hemorroida túrgida à base proximal (ápice) da hemorroida.
5. Aplicação de sucção, tração (dependendo do dispositivo).
6. Disparo da arma enquanto a sucção/tração é mantida.
7. Verificação da posição correta da banda de borracha proximal à linha dentada.
8. Repetição do procedimento em todas as hemorroidas: 3 ligamentos de hemorroidas, simultaneamente, são aceitáveis.

9. Manter o paciente em observação por 15-30 minutos em desenvolvimento de dor → remoção da banda de borracha com lâmina-gancho.

(B) Esclerose

3. Verificação da linha dentada.
4. Seringa preenchida com agente esclerosante: 5% etonolamina oleato, 1% etoxiesclerol, 5% fenol em óleo etc.
5. Agulha espinal 25 G (fator de comprimento!).
6. Injeção submucosa de 1-2 ml em cada hemorroida (evitar: injeção intramucosa ou muito funda pode resultar em ulceração/esfacelamento).
7. Repetir o procedimento em todas as hemorroidas.
8. Manter o paciente em observação por 15-30 minutos.

(C) Coagulação por infravermelho

3. Verificação da linha dentada.
4. Apontar o coagulador infravermelho na base proximal da hemorroida.
5. Fazer 3-4 aplicações por 1,0-1,5 segundos.
6. Repetir o procedimento em todas as hemorroidas.
7. Manter o paciente em observação por 15-30 minutos.

Estruturas Anatômicas em Risco

Anoderme (abaixo da linha dentada).

Cuidados Pós-Cirúrgicos

Amaciadores de fezes, fibras, analgésicos, banho sentado.

Complicações

Sangramento (imediatamente, 4-7 dias), retenção urinária, infecção, sepse pélvica/perineal, demora na cicatrização da ferida (ulceração persistente), hemorroidas recorrentes.

Referências Cruzadas

Tópico	Capítulo
Prolapso	1 (p. 41)
Fissura anal	4 (p. 161)
Hemorroidas	4 (p. 167)
Procedimentos para hemorroidas	5 (pp. 508-512)
Conduta perioperatória – anorretal	7 (p. 688)

HEMORROIDECTOMIA EXCISIONAL *(FERGUSON, MILLIGAN-MORGAN)*

Princípio

Excisão radial mucocutânea de hemorroidas aumentadas (anterior e posterior direita, lateral esquerda) com ligadura proximal do pedículo vascular. Defeito mucocutâneo fechado (Ferguson) ou deixado aberto (Milligan-Morgan). Em hemorroidas muito grandes e redondas, pode ser preferível combinar o pedículo anterior direito e o pedículo posterior a uma excisão lateral. Para hemorroidas externas trombosadas: forma diminutiva de excisão.

Ambiente

Pacientes sem internação, procedimento em sala de cirurgia (procedimento ambulatorial pode ser seguro em alguns casos).

Alternativas

Hemorroidectomia PPH com grampeamento.

Hemorroidectomia de Whitehead.

Ligamento de hemorroida e outros procedimentos ambulatoriais.

Indicação

Hemorroidas internas:
- Grau (II-)III com componente externo significante.
- Irredutível, por exemplo: hemorroidas grau IV.
- Envolvimento de menos de três hemorroidas.
- Hemorroidectomia em pacientes que mantêm relações sexuais ânus-receptivas.

Hemorroida externa trombosada (adiado por menos de 72 horas, ocasionalmente, se for particularmente grande).

Considerações de Preparo

Em casos eletivos, avaliação de cólon através de *guidelines*.

Administração de dois enemas. Dose única de antibióticos profiláticos. Desinfecção do reto com solução de iodo-povidona.

Passos Cirúrgicos

1. Posicionamento do paciente: qualquer posição, *jackknife* pronado com as nádegas afastadas de lado tem uma série de vantagens – melhor visão e acesso fácil ao cirurgião/assistente, diminuição da congestão do plexo retal.

(A) Excisão clássica de hemorroida interna/externa (Fig. 5-7A)

2. Bloqueio do nervo pudendo/perineal com 15-20 ml de anestésico local, além de anestesia geral para melhorar o relaxamento dos músculos do esfíncter anal.
3. Inserção de esponja seca seguida por lenta tração irá mostrar o prolapso do tecido.
4. Inserção de retrator Hill-Ferguson.
5. Sutura do pedículo vascular proximal, sutura fixada e não do tipo cortada.
6. Enforcamento da hemorroida e do componente externo com duas pinças.
7. Incisão em forma de V na base da hemorroida, além do vértice anal, traçar linha com eletrocautério em direção ao pedículo ligado. Importante manter tecido suficiente entre os vários pontos de excisão, ou haverá risco de rompimento.
8. Dissecção cuidadosa da margem do músculo do esfíncter. Todas as fibras musculares devem ser cuidadosamente afastadas do tecido hemorroidário. Ficando no plano correto, limitará o sangramento. A ferramenta de dissecção escolhida (tesoura, eletrocautério, faca harmônica, *laser*) é uma questão de preferência, não de superioridade científica.
9. Uma vez que o nível pedicular é alcançado, a sutura de ligadura é novamente amarrada ao redor da base e o espécime é consequentemente amputado. Completar a hemostasia.
10. Milligan-Morgan: ferida deixada aberta. Ferguson: ferida fechada com sutura absorvente corrida, fechamento do pedículo vascular na ponta proximal, deixando apenas poucos segmentos para fora para permitir drenagem.
11. Os outros mamilos hemorroidários são retirados de forma tradicional. É mais importante deixar tecido suficiente no meio, contanto que as feridas possam ser fechadas enquanto um retrator de tamanho médio estiver posicionado, o risco de rompimento parece ser mínimo.

(B) Excisão de hemorroida externa trombosada (Fig. 5-7B)

2. Incisão local logo abaixo/ao redor da hemorroida trombosada.
3. Excisão elíptica (ao invés de apenas incisão) do componente externo (sem extensão no canal anal): enucleação do material trombosado.
4. Ferimento deixado aberto ou fechado.

Estruturas Anatômicas em Risco

Complexo do esfíncter anal, anoderme.

Cuidados Pós-Cirúrgicos

Amaciadores de fezes, fibras, analgésicos, banho sentado.

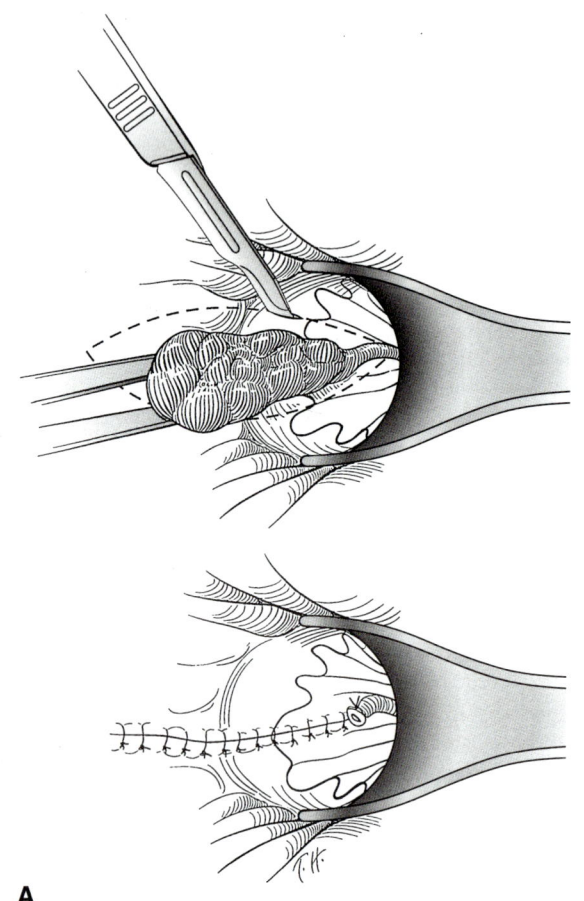

A
Figura 5-7A. Hemorroidectomia excisional (Técnica de Ferguson).

Complicações

Sangramento (1-6%), retenção urinária (5-25%), infecção (5-10%), sepse perineal/pélvica, demora na cicatrização da ferida, hemorroidas recorrentes, incontinência de fezes/gazes (2-10%), rompimento anorretal (até 6%). Risco de necessidade de colostomia: ~0,1%.

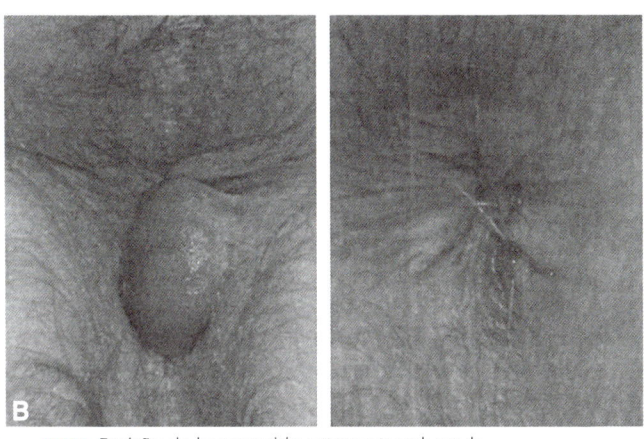

Figura 5-7B. Excisão de hemorroida externa trombosada.

Referências Cruzadas

Tópico	*Capítulo*
Prolapso	1 (p. 41)
Fissura anal	4 (p. 161)
Hemorroidas	4 (p. 167)
Procedimentos para hemorroidas	5 (pp. 506-512)
Conduta perioperatória – anorretal	7 (p. 688)

HEMORROIDECTOMIA OU HEMORROIDOPEXIA POR GRAMPEAMENTO – PPH

Princípio

Hemorroidectomia ou hemorroidopexia por grampeamento, também referida como Procedimento para Prolapso de Hemorroidas (PPH), se desenvolveu como a opção cirúrgica preferida para a maior parte das hemorroidas internas sintomáticas. Em contraste com a hemorroidectomia excisional (Ferguson, Milligan-Morgan), esta técnica não resulta em ferimento externo na anoderme altamente sensível. Utilizando um grampeamento circular, 2 cm de mucosa são excisados simultaneamente com a reanastomose acima da linha dentada. O objetivo primário não é remover a hemorroida, mas levantar a mucosa anorretal e reposicionar as hemorroidas (Fig. 5-8A e B). A melhora no retorno venoso em combinação com a interrupção da corrente sanguínea submucosal diminuem a congestão hemorroidária.

Ambiente

Pacientes internados, procedimento em sala de cirurgia.

Alternativas

Hemorroidectomia excisional (Ferguson, Milligan-Morgan).

Retirada das hemorroidas através de outros procedimentos ambulatoriais.

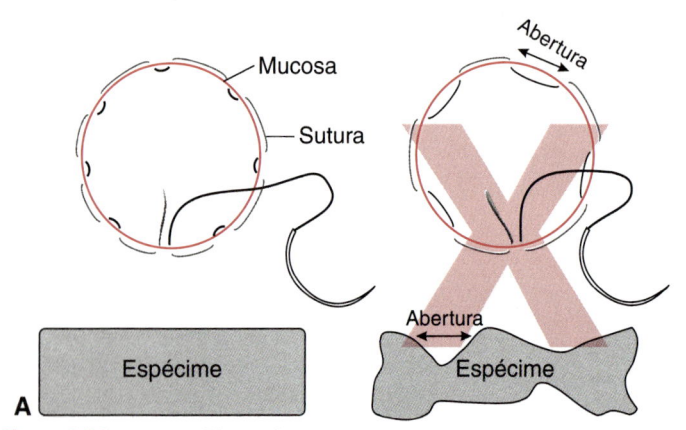

Figura 5-8A. Hemorroidectomia PPH por grampeamento.

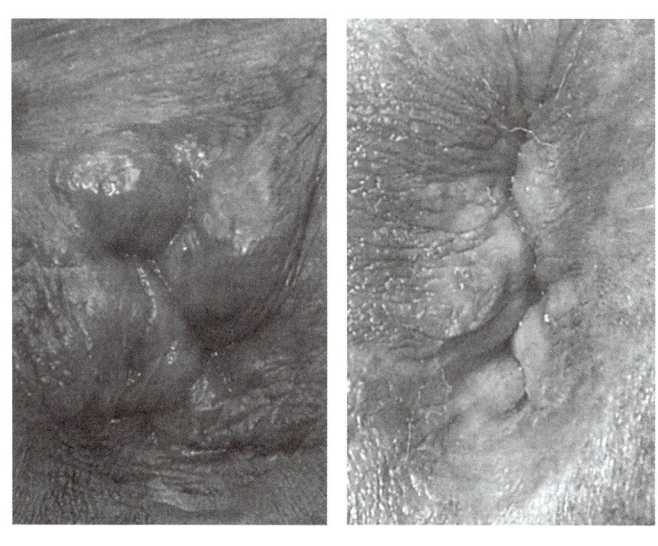

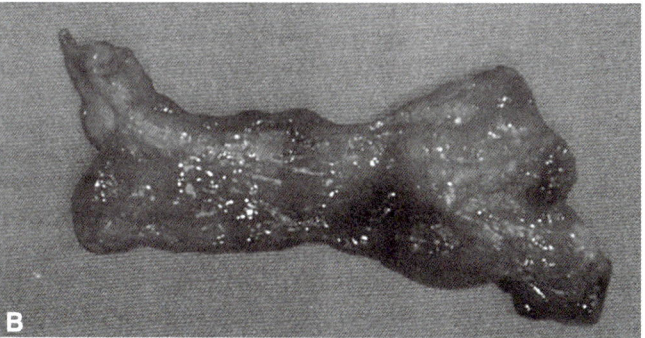

Figura 5-8B. Hemorroidectomia PPH por grampeamento: antes e depois, e espécime retangular.

Indicação

Hemorroidas internas em circunferência de grau III, confluentes de grau II/I com sintomas relevantes que são refratárias à ligadura.

Não indicadas para hemorroidas grau IV (encarceradas), se o paciente for especialmente preocupado com os componentes de hemorroidas externas, ou para pacientes que são receptivos em relações sexuais anais (risco de ferir com grampos residuais).

Considerações de Preparo

Em casos eletivos, avaliação de cólon através de *guidelines*.
Administração de dois enemas. Dose única de antibióticos profiláticos.
Desinfecção do reto com solução de iodo-povidona.

Passos Cirúrgicos

1. Posicionamento do paciente: qualquer posição, *jackknife* pronado com as nádegas coladas aos lados tem uma série de vantagens – melhor visão e acesso fácil ao cirurgião/assistente, diminuição do congestionamento do plexo retal.
2. Bloqueio do nervo pudendo/perineal com 15-20 ml de anestésico local, além de anestesia geral para melhorar o relaxamento dos músculos do esfíncter anal.
3. Inserção de dilatador anal com retrator anal transparente. O último serve para proteger a linha dentada e é suturado à pele.
4. Inserção de anoscópio de sutura para posicionamento de uma sutura em fio de mucosa 4-5 cm acima da linha dentada, evitando grandes espaços entre as suturas na superfície laminal (Fig. 5-8A), por exemplo: novo ponto inicia-se exatamente onde o anterior termina.
5. Toque retal para checar se o fio se solta fácil, suavemente e de forma circunferencial em torno do dedo.
6. Inserção cuidadosa do grampeamento através do fio. Qualquer resistência requer reavaliação.
7. Sutura em bolsa. É amarrada ao bastão, e as extremidades das suturas são presas pelas aberturas laterais do grampeamento.
8. Fechamento do grampeamento ao máximo com tração moderada com suturas em bolsa visam puxar o máximo de tecido para dentro da câmara do grampeamento. Uso de força não deverá ser necessário para o fechamento.
9. Passos de segurança antes do fechamento máximo do grampeamento ser acionado:
   a. As suturas que seguram o retrator anal transparente são divididas e uma inspeção em toda a circunferência é feita para assegurar que a linha dentada não foi acidentalmente incorporada ao grampeamento.
   b. Em mulheres, um exame da vagina é obrigatório para assegurar que a parede vaginal posterior não seja incorporada ao grampeamento.
10. O grampeamento é acionado e mantido no local, fechado, por 5 minutos para garantir uma boa hemostase; geralmente não são necessárias mais intervenções; ocasionalmente, sangramento na linha do grampeamento requer eletrocautério ou inserção de sutura hemostática.

11. Remoção do grampeador e exame do espécime (Fig. 5-8B).
12. Mesmo que as hemorroidas possam ser removidas separadamente, o benefício da hemorroidectomia por grampeamento vai diminuir gradativamente.

Estruturas Anatômicas em Risco
Vagina, reto, complexo do esfíncter/linha dentada.

Cuidados Pós-Cirúrgicos
Amaciadores de fezes, fibras, analgésicos, banho sentado.

Complicações
Sangramento, retenção urinária, infecção, sepse pélvica/perineal, hemorroida externa trombosada, hemorroidas recorrentes, incontinência de fezes/gases. Perfuração anal ou fístula retovaginal são raras se a técnica for aplicada de forma apropriada. Risco de necessidade de colostomia: ~0,1%.

Referências Cruzadas

Tópico	Capítulo
Prolapso	1 (p. 41)
Marcos anorretais	3 (p. 142)
Inervação pélvica e anorretal	3 (p. 151)
Fissura anal	4 (p. 161)
Hemorroidas	4 (p. 167)
Procedimentos para hemorroidas	5 (pp. 506-508)
Conduta perioperatória – anorretal	7 (p. 688)

RETALHOS ANORRETAIS

Princípio
Recolocação de tecido vascularizado saudável e elástico de um local doador para a área anorretal, a fim de substituir, aumentar ou cobrir áreas da patologia.

Ambiente
Pacientes internados (pacientes ambulatoriais selecionados?), procedimento em sala cirúrgica.

Alternativas
Cobertura direta.
Cuidado com ferida aberta.

Indicação
- Estenose anal.
- Ectrópio de mucosa.
- Deformidade similar à cloaca.
- Defeito de fechamento depois de excisão local ampla.

Considerações Preparatórias
Lavagem intestinal completa.
Profilaxia antibiótica.
A maioria dos retalhos não necessita de colostomia prévia → apenas em casos selecionados.

Passos Cirúrgicos
1. Posicionamento do paciente: posição prona *jackknife*; prender nádegas dependendo da configuração planejada do retalho.
2. Manuseio do local da patologia: por exemplo, incisão radial na estenose, excisão do ectrópio até linha dentada, excisão local ampla etc.

(A) Retalho local (simples ou múltiplo) para patologia limitada ao canal anal (estenose, ectrópio): Figura 5-9A e B

3. Marcar o(s) retalho(s) local(is) planejados com caneta: cuidado para garantir largura suficiente (> 1,5 cm, de até 3-4 cm).
4. Incisão e mobilização com preservação do suprimento sanguíneo (i. é, não abalar): retalhos têm uma tendência automática de cair em direção ao canal anal.
5. Fixação no local receptor com sutura interrupta absorvível e completa maturação internamente e nos lados dos retalhos.
6. Fechamento radial do local(is) doador(es); alternativamente, deixar a área doadora aberta.

Retalhos Anorretais **517**

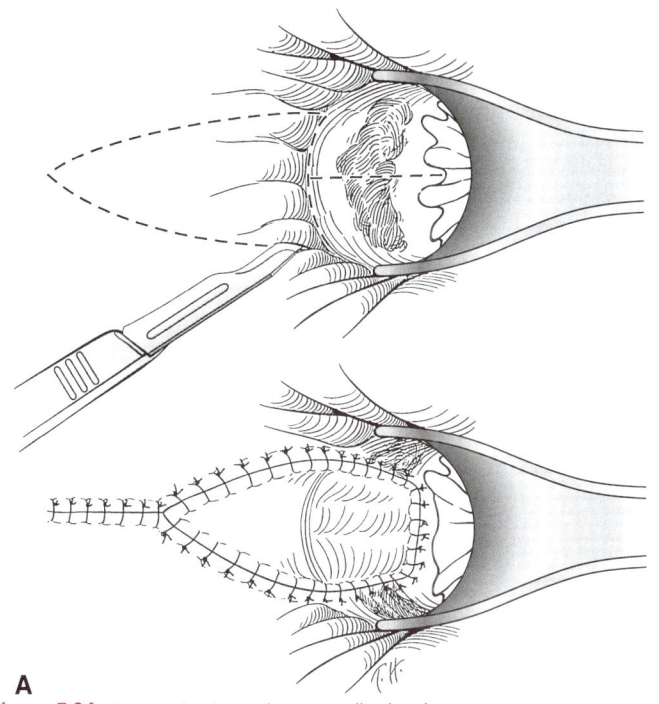

Figura 5-9A. Estenoplastia anal com retalho local.

(B) Retalho rotacional em S para o fechamento de defeito extenso (p. ex., depois de excisão ampla)

3. Marcar o(s) retalho(s) em S do(s) local(is) planejados com caneta com ponto central no ânus, cuidado para estender suficientemente sobre as nádegas (8-10 cm de diâmetro).
4. Incisão e mobilização com preservação adequada da camada de tecido para suprimento sanguíneo.
5. Rotação dos retalhos em direção ao canal anal.
6. Fixação das curvas mais remotas no local receptor com sutura ininterrupta e absorvível e completar a maturação da circunferência interna.
7. Fechamento radial do local do retalho usando sutura interrompida absorvível com avanço tanto no lado externo como no lado do retalho, o que resulta em fechamento do local doador.

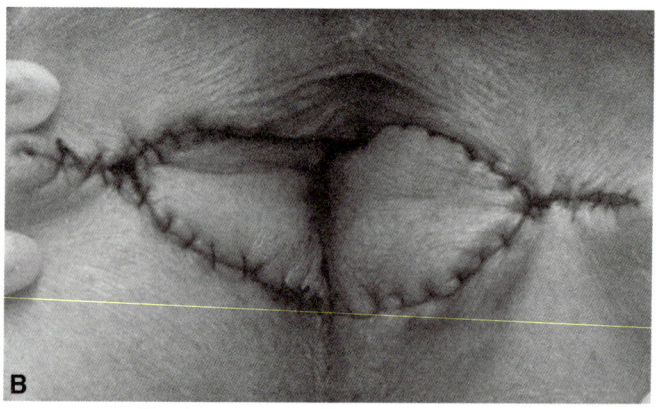

Figura 5-9B. Retalhos locais anais bilaterais.

(C) Avanço de retalho grande no glúteo bilateral para o fechamento de defeito extenso (p. ex., depois de excisão local ampla)

3. Marcar a pele planejada para o retalho grande no glúteo (> 15 cm de comprimento) com comprimento vertical do lado medial igual à metade da circunferência do maior anoscópio.
4. Incisão e mobilização com preservação adequada da camada de tecido para suprimento sanguíneo.
5. Avanço do retalho em direção ao canal anal.
6. Fixação das extremidades do lado medial anterior e, posteriormente, do canal anal, aproximação simétrica e do retalho contralateral, seguida de completa maturação da zona de contato mucocutânea com sutura interrompida e absorvível.
7. Fechamento radial do lado do retalho usando sutura interrompida absorvível com grande avanço para o lado externo tanto quanto do lado do retalho.

(D) Retalhos bilaterais em X para reconstrução do corpo perineal similar à deformidade em cloaca

3. Marcar os retalhos planejados na pele com duas linhas em cruz que se interceptam no septo remanescente retovaginal: cuidado para obter retalhos triangulares bilaterais com ângulo de largura suficiente (~40 graus) para evitar alterações isquêmicas nas extremidades.
4. Separação do septo retovaginal e reconstrução do lado anterior do canal anal, lado posterior da vagina e esfincteroplastia.

5. Mover os retalhos em X em direção ao lado oposto (mais distante da linha média), o que resulta em aumento do períneo.
6. Suturar os retalhos no local com sutura interrompida e absorvível.

Estruturas Anatômicas em Risco

Complexo esfincteriano anal, suprimento sanguíneo para o retalho, mobilidade suficiente.

Cuidados Pós-Cirúrgicos

Dieta regular conforme tolerada, 6 horas depois da anestesia. Manutenção de fezes macias (fibras, medicação antidiarreica etc.) como era antes da cirurgia.

Limitação da atividade.

Complicações

Sangramento (cirurgião dependente).

Infecção, abscesso/formação de fístula.

Necrose de retalho, deiscência de retalho → formação de estenose.

Necessidade de colostomia em situações fora de controle.

Referências Cruzadas

Tópico	Capítulo
Constipação	1 (p. 4), 4 (p. 427)
Fissura anal	4 (p. 161)
Incontinência fecal	4 (p. 189)
Doença de Bowen	4 (p. 224)
Doença de Paget	4 (p. 224)
Complicações – cicatrização retardada de ferimento	4 (p. 470)
Conduta perioperatória – anorretal	7 (p. 688)

REPARO DE FÍSTULA RETOVAGINAL – AVANÇO DE RETALHO

Princípio

Excisão da abertura primária, reaproximação da camada muscular subjacente, mobilização do retalho para cobrir a abertura. Desde que o reto seja o compartimento de alta pressão (comparado à vagina), o reparo a partir de um ponto de vista físico deve ser realizado no reto; raras circunstâncias podem justificar um reparo a partir da vagina. Reparo local é recomendado para fístulas baixas a médias. Fístula alta (colovaginal) precisa ser controlada ou manejada através de uma abordagem abdominal. Derivação fecal comumente não é necessária, a menos que o paciente esteja muito sintomático.

Alternativas

Colocação de seton de incisão.

Retovaginotomia com o fechamento da camada do defeito.

Inserção de *plug* de colágeno.

Interposição do retalho muscular (bulbocavernoso, grácil).

Indicação

Fístula retovaginal baixa a média sintomática.

Considerações Preparatórias

Derivação fecal se o paciente estiver muito sintomático e a região local não estiver pronta para reparo (< 3-6 meses após a formação).

Nos casos eletivos, avaliações colônicas anteriores por *guidelines*.

Exame clínico frequente; estudos de imagens se a anatomia não está clara.

Administração de limpeza completa do intestino antes da cirurgia; dose única de antibiótico profilático IV, dependendo dos achados, prosseguir por 5 dias.

Desinfecção do reto e da vagina com solução iodo-povidona.

Passos Cirúrgicos

1. Posicionamento do paciente: qualquer posição, mas a posição prona *jackknife* com nádegas presas lateralmente tem muitas vantagens – visão superior para cirurgião/assistente. Posição de litotomia para abordagem transvaginal.

2. Bloqueio no nervo pudendo com 15-20 mL de anestésico local associado à anestesia geral para melhorar o relaxamento dos músculos do esfíncter anal.

3. Inserção do retrator anal e reavaliação da fístula. Dependendo da anatomia local, colocação de retrator de Lone Star pode se provar vantajoso.

4. Excisão limitada da abertura primária, remoção do trato epitelizado sem camada muscular.
5. Fechamento de defeito muscular com suturas de Vicryl separadas.
6. Marcar retalho em forma de U largo, com base começando distal à abertura primária da fístula, estendendo-se lateral e proximalmente (de 1/4 a 1/3 da circunferência anterior). Elevação atraumática do retalho: depois de adequada mobilização, o retalho deve cobrir o defeito sem nenhuma tensão. Hemostasia cuidadosa; evitar tração ou cauterização difusa danificando o retalho.
7. Retalho de sutura no local em duas camadas: camada muscular mais profunda (Vicryl), maturação da anastomose da mucosa com suturas separadas (crômico).
8. Abertura do lado esquerdo da vagina.

Estruturas Anatômicas em Risco
Músculo esfíncter, septo retovaginal, linha dentada.

Cuidados Pós-Cirúrgicos
Administração de antidiarreicos, fibras para evitar evacuação intestinal excessivamente suave/rígida.
Medicação da dor.
Banhos sentados.

Complicações
Sangramento, retenção urinária, infecção, deiscência do retalho com reabertura da fístula potencialmente mais larga, necessidade de colostomia, incontinência de fezes/gases, cura demorada de ferida, dor. Raro: Sepsia pélvica/perineal.

Referências Cruzadas

Tópico	Capítulo
Fístula retovaginal	1 (p. 25)
Fístula colovaginal/vesical	4 (p. 377)
Fístula retovaginal	4 (p. 385)
Reparo de fístula retovaginal	5 (pp. 522-524)
Conduta perioperatório – anorretal	7 (p. 688)

REPARO DE FÍSTULA RETOVAGINAL – RETOVAGINECTOMIA COM FECHAMENTO EM CAMADAS

Princípio

Transecção completa do corpo perineal entre a abertura da fístula retal e vaginal com excisão do trato epitelial da fístula, fechamento em camadas e reconstrução. Vantagem: melhor exposição e mais controle sobre as diversas camadas de fechamento; desvantagem: defeitos mais sérios em casos de infecção/deiscência. Uma vez que uma fístula retovaginal relevante resulta em incontinência funcional, transecção/reconstrução de músculo esfincteriano, geralmente é bem tolerada e não é relatada como desvantagem.

O método é apropriado para fístulas de níveis médio e baixo. Fístulas de nível alto (colovaginais) precisam ser retiradas ou manuseadas por meio de uma abordagem abdominal. Normalmente o desvio fecal não é necessário a menos que o paciente seja muito sintomático.

Alternativas

Colocação de um seton cortante.

Retovaginectomia com fechamento do defeito por camadas.

Inserção de tampão de colágeno.

Interposição da aba muscular (bulbocavernoso, grácil).

Indicação

Fístula retovaginal sintomática de nível médio ou baixo, preferencialmente com defeito de esfíncter preexistente.

Considerações de Preparo

Desvio fecal, caso o paciente seja muito sintomático e a área local não esteja preparada para o reparo (< 3-6 meses após a formação).

Em casos eletivos, realizar avaliação colônica por *guidelines*.

Exame clínico geralmente suficiente; combinação com estudos de imagem e anatomia não são claros.

Administração de lavagem intestinal completa antes da cirurgia. Dose única IV de antibiótico profilático e, dependendo dos achados, continuar por 5 dias. Desinfecção do reto e da vagina com solução de iodo-povidona.

Passos Cirúrgicos

1. Posicionamento do paciente: qualquer posição, porém, a posição *jack-knife* pronado tem uma série de vantagens – visão superior com acesso confortável para o cirurgião/assistente. Posição de litotomia para a abordagem transvaginal.
2. Bloqueio do nervo pudendo/perianal com 15-20 ml de anestésico local, além da anestesia geral para aprimorar o relaxamento dos músculos do esfíncter anal.
3. Inserção de retrator anal e reavaliação da fístula.
4. Inserção de sonda na fístula e divisão de todo o corpo perineal com eletrocautério. Conforme as várias camadas de tecido vão sendo divididas, marcar os tecidos correspondentes (p. ex., esfíncter) em ambos os lados das suturas.
5. Excisão do trato da fístula epitelizado e mobilização da mucosa no lado da vagina e do reto.
6. Fechamento em camadas, assegurando que ambas as margens da mucosa não se invertam. Reconstrução do músculo esfincteriano com 3-4 suturas Vicryl interrompidas.
7. Maturação dos lados da mucosa, fechamento da pele com sutura subcuticular.

Estruturas Anatômicas em Risco

Esfíncter.

Cuidados Pós-Cirúrgicos

Manuseio das fezes com amaciantes e fibras para evitar evacuação excessivamente suave/forte.

Medicação para dor.

Banho de assento.

Complicações

Sangramento, retenção urinária, infecção, soltura da aba com reabertura de fístula potencialmente maior, necessidade de colostomia, incontinência de fezes/gases, demora na cicatrização da ferida, dor. Raras: sepse pélvica/perineal.

Referências Cruzadas

Tópico	Capítulo
Fístula retrovaginal	1 (p. 25)
Fístula colovaginal/colovesical	4 (p. 377)
Fístula retrovaginal	4 (p. 385)
Reparo de fístula retrovaginal	5 (pp. 520-524)
Conduta perioperatória – anorretal	7 (p. 688)

REPARO DE FÍSTULA RETOVAGINAL – INTERPOSIÇÃO DA ABA MUSCULAR

Princípio

Reparo perineal da fístula retovaginal com interposição de tecido bem vascularizado para obter a separação entre dois compartimentos e melhorar a cicatrização da ferida. Geralmente indicada quando a qualidade do tecido local é abaixo do recomendável (pós-radiação, pós-cirurgia, fístula recorrente). O músculo normalmente é preparado o mais longo possível, de forma que possa ser mobilizado, mantendo-se o suprimento de sangue. Opções para a aba de músculo incluem:

- Músculo bulbocavernoso (aba de Martin).
- Músculo grácil.
- Músculo glúteo.

Acesso através do períneo, separação do reto e da vagina com fechamento em camada entre eles. Inserção através de túnel da aba muscular de seu ponto de colheita e interposição para manter as duas camadas de suturas da mucosa separadas. Esse tipo de reparo é normalmente reservado para fístulas de níveis médio e baixo com alto risco. Fístulas altas (colovaginais) normalmente são administradas em aba. Geralmente o desvio fecal não é necessário, a menos que o paciente seja muito sintomático.

Alternativas

Reparo com aba de avanço endorretal.

Colocação de um seton cortante.

Retovaginectomia com fechamento do defeito por camadas. Inserção de tampão de colágeno.

Interposição de uma folha de colágeno.

Indicação

Fístula retovaginal sintomática de nível médio ou baixo.

Considerações de Preparo

Desvio fecal, caso o paciente seja muito sintomático e a área local não esteja preparada para o reparo (< 3-6 meses após a formação).

Em casos eletivos, realizar avaliação colônica por *guidelines*.

Administração de lavagem intestinal completa antes da cirurgia. Dose única IV de antibiótico profilático e, dependendo dos achados, continuar por 5 dias. Desinfecção do reto e da vagina com solução de iodo-povidona.

Passos Cirúrgicos

1. Posicionamento do paciente: qualquer posição, porém, a posição *jackknife* pronado tem uma série de vantagens – visão superior com acesso confortável para o cirurgião/assistente. Posição de litotomia para a abordagem transvaginal.

2. Bloqueio do nervo pudendo/perineal com 15-20 ml de anestésico local, além da anestesia geral para aprimorar o relaxamento dos músculos do esfíncter anal.

3. Inserção de retrator anal e reavaliação da fístula.

4. Incisão transversa ao períneo (o mais anterior possível).

5. Dissecção do septo retovaginal no nível do músculo puborretal. Danos a vagina e/ou reto devem ser evitados, mas obviamente, ambos os lados vão acabar com um defeito, uma vez que a fístula for retirada.

6. Excisão limitada da abertura primária, remoção do trato epitelial remanescente na camada muscular.

7. Fechamento em camadas e maturação de ambos os lados da mucosa, assegurando que as margens, preferencialmente, se juntem ao invés de se separarem.

8. Mobilização muscular:

    a. Músculo bulbocaverno: incisão paralabial longitudinal, dissecção através uma camada de tecido relativamente vascularizada, identificação e mobilização de músculo bulbocavernoso. Transecção anterior, verificação de preservação do suprimento de sangue.

    b. Músculo grácil: três incisões mediais longitudinais (ou uma incisão completa), identificação do músculo na incisão proximal. Mobilização cuidadosa em direção ao pedículo neurovascular proximal. Mobilização do músculo distal. Desconexão do tendão o mais distal possível.

    c. Músculo glúteo: incisão parassacral lateral, identificação da margem posterior do músculo glúteo e da sua inserção a junção sacrococcígeal. Mobilização de uma porção do músculo. Evitar avulsão do pedículo neurovascular próximo à tuberosidade isquiática.

9. Criação de túnel do ponto de colheita ao períneo.

10. Intepoisção da aba muscular mobilizada e fixação da sua ponta no lado oposto; fixação frouxa do corpo muscular no períneo para evitar que ele mude de posição.

11. Irrigação da ferida com iodo-povidona diluído (1:10). Hemostasia.

12. Suturas de aproximação subcutâneas.

13. Fechamento de incisões na pele.

Estruturas Anatômicas em Risco
Integridade do septo retovaginal. Pedículos vasculares.

Cuidados Pós-Cirúrgicos
Manuseio das fezes com amaciantes e fibras para evitar movimentos intestinais muito suaves/fortes.

Medicação para dor.

Banho de assento.

Mobilização dependendo do local da colheita.

Complicações
Sangramento, retenção urinária, infecção, soltura da aba com reabertura de fístula potencialmente maior, necessidade de colostomia, incontinência de fezes/gases, demora na cicatrização da ferida, dor. Raras: sepse pélvica/perineal.

Referências Cruzadas

Tópico	Capítulo
Ar vaginal e ou passagem de fezes	1 (p. 25)
Fístula colovaginal/colovesical	4 (p. 377)
Fístula retovaginal	4 (p. 385)
Reparo de fístula retovaginal	5 (pp. 520-522)
Conduta perioperatória – anorretal	7 (p. 688)

REPARO DE RETOCELE

Princípio
Correção eletiva e reforço da herniação da parede anterior do reto usando uma das três diferentes abordagens: transanal, transperineal ou transvaginal. O reforço do septo retovaginal com aplicação da camada muscular ou com implantação de uma camada de colágeno. Seleção da abordagem é inicialmente um problema da preferência do cirurgião. A abordagem transanal completa é muito bem tolerada, com baixo nível de dor e baixo risco de infecção.

Ambiente
Pacientes internados (pacientes ambulatoriais selecionados?), procedimento em sala cirúrgica.

Alternativas
Suspensão do assoalho pélvico, via transabdominal.

Indicação
- Retocele sintomática.
- Não é indicada: "achado inocente" de retocele (achado acidental).

Considerações Preparatórias
Avaliação colônica parcial/total para todos os casos eletivos de acordo com as diretrizes.
Lavagem intestinal: completa ou ao menos 2 Fleet enemas.
Antibiótico profilático.

Passos Cirúrgicos
1. Posicionamento do paciente: qualquer posição, mas a posição prona *jackknife*, com nádegas presas lateralmente, tem várias vantagens para abordagem A e B – visão superior e confortável acesso para cirurgião/assistente, diminuição da congestão vascular; posição de litotomia para abordagem C.

(A) Abordagem transanal
2. Bloqueio do nervo pudendo com 15-20 mL de anestésico local associado à anestesia geral para melhorar o relaxamento dos músculos do esfíncter anal.
3. Inserção do retrator Lone Star.
4. Eletrocauterização marcando uma linha pontilhada esboçando um largo retalho em forma de U na circunferência anterior com o ápice próximo da linha dentada, e incisão circunferencial da mucosa.

5. Dissecção cuidadosa da mucosa sublinhando a camada muscular branca utilizando-se cautério e tração da mucosa: no plano correto não há nenhum sangramento.
6. Colocação de clampes na mucosa mobilizada e tração distal, continuação da mucosa mobilizada com alternância do local de trabalho, vai e vem onde há mais tensão.
7. Dissecção tem que ser continuada até a borda superior da retocele ser alcançada.
8. Três a cinco suturas absorvível de proximal para distal na camada muscular para obter aplicação transversa da borda proximal para distal da retocele.
9. Ressecção gradual da mucosa mobilizada (geralmente > 6 cm) enquanto executa reaproximação de espessura completa livre de tensão da ponta proximal para distal. Maturação da mucosa.
10. Remoção do retrator Lone Star.

(B) Abordagem transperineal

2. Incisão transversa do períneo.
3. Dissecção cuidadosa do plano retovaginal, tendo a certeza de não estar lesando o reto e/ou vagina; continuar a dissecção até passar a margem proximal da retocele.
4. Reforço da parede retal anterior/septo retovaginal.
   a. Aproximação lateral do músculo puborretal com várias suturas interruptas.

   ou

   b. Colocação de camada de colágeno, anexando a ela uma série de suturas interruptas para manter em posição.
5. Irrigação e hemostasia perfeita.
6. Fechamento da incisão em camadas.

(C) Abordagem transvaginal

2. Inserção do retrator vaginal para exposição da parede posterior.
3. Inserção longitudinal da mucosa da parede posterior da vagina (eletrocauterização) e mobilização lateral.
4. Manutenção de boa hemostasia.
5. Colocação de camada de colágeno, anexando a ela uma série de suturas interruptas para manter em posição.
6. Ressecção da parede/mucosa vaginal redundante.
7. Fechamento da incisão longitudinal.

Estruturas Anatômicas em Risco

Septo retovaginal, complexo esfincteriano.

Cuidados Pós-Cirúrgicos

Dieta regular conforme tolerância, 6 horas depois da anestesia. Manutenção de fezes macias (fibras, medicação antidiarreica etc.).

Complicações

Retocele recorrente.

Sangramento (cirurgião dependente).

Deiscência de anastomose.

Infecção, formação de fístula/abscesso, corpo estranho infectado (particularmente se material não biológico for usado).

Formação de fístula retovaginal → necessidade de colostomia.

Formação de estenose.

Incontinência fecal piorada.

Dispareunia (abordagem vaginal).

Referências Cruzadas

Tópico	*Capítulo*
Constipação	1 (p. 4)
Proctograma de defecação	2 (p. 114)
RM	2 (p.124)
Disfunção do assoalho pélvico	4 (p. 420)
Reparo de prolapso retal	5 (pp. 530-540)
Conduta perioperatória – anorretal	7 (p. 688)

PROLAPSO RETAL – REPARO PERINEAL DE DELORME

Princípio
Ressecção eletiva da mucosa retal distal redundante e reanastomose com plicatura da camada muscular preservada (Fig. 5-10). Considerado o procedimento minimamente invasivo, mas tem o mais alto risco de recorrência. Em pacientes incontinentes, Delorme pode promover benefícios de aumento de volume do complexo muscular (plicatura). No entanto, o sucesso de correção do prolapso isolado tem expectativa de melhorar a função esfincteriana em 70% dos pacientes.

Ambiente
Pacientes internados (pacientes ambulatoriais selecionados?), procedimento em sala cirúrgica.

Alternativas
Ressecção de sigmoide com/sem retopexia – laparoscópica ou aberta.
Retopexia isolada – laparoscópica ou aberta.
Reparo perineal de Altemeier.
Procedimento de Thiersch.

Indicação
Prolapso retal de espessura completa.

Considerações Preparatórias
Avaliação colônica completa para todos os casos eletivos.
Lavagem intestinal: completa ou, ao menos, 2 Fleet enemas.
Antibiótico profilático.

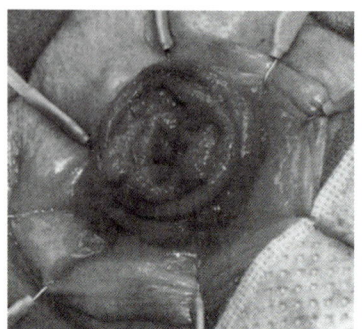

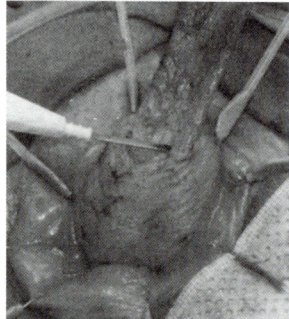

Figura 5-10. Reparo de prolapso retal na técnica de Delorme.

Passos Cirúrgicos

1. Posicionamento do paciente: qualquer posição, mas a posição prona *jackknife* com nádegas presas lateralmente tem várias vantagens – visão superior e confortável acesso para cirurgião/assistente, diminuição da congestão vascular.
2. Bloqueio do nervo pudendo com 15-20 mL de anestésico local associado à anestesia geral para melhorar o relaxamento dos músculos do esfíncter anal.
3. Inserção de gaze seca, seguida de tração lenta sobre a gaze, mostrará tecido prolapsado.
4. Inserção do retrator Lone Star.
5. Eletrocauterização marcando uma linha pontilhada a 1 cm proximalmente à linha dentada e incisão circunferencial da mucosa.
6. Dissecção cuidadosa da mucosa sobreposta a camada muscular branca usando cautério e tração da mucosa (Fig. 5-10): se no plano correto não deve haver nenhum sangramento.
7. Colocação de clampes na mucosa mobilizada e tracionar distalmente, continuação da mucosa mobilizada com alternância contínua do local de trabalho circunferencialmente ao redor de onde há mais tensão.
8. Dissecção é continuada até não haver mais protrusão.
9. Ressecção gradual da mucosa mobilizada e, simultaneamente, oito suturas mucomusculares absorvíveis realizando plicatura do músculo são posicionadas, mas não laçados ainda: importante repetir os passos (i. é, 3-4) para todas as suturas individuais.
10. Remoção do retrator Lone Star e laçadas sequenciais das suturas.
11. Completar maturação da anastomose da mucosa usando de 1 a 3 suturas cromadas interruptas entre cada sutura de Vicryl.

Estruturas Anatômicas em Risco

Plexo retal, septo retovaginal, *muscularis propria*/parede retal com ressecção acidental de espessura completa (Altemeier) em vez de ressecção mucosa.

Cuidados Pós-Cirúrgicos

Dieta regular conforme tolerância, 6 horas depois da anestesia. Manutenção de fezes macias (fibras, medicação antidiarreica etc.).

Complicações

Prolapso recorrente.

Sangramento (cirurgião dependente).

Deiscência de anastomose.

Formação de fístula/abscesso.
Formação de estenose.
Piora da incontinência fecal.

Referências Cruzadas

Tópico	*Capítulo*
Prolapso	1 (p. 41)
Proctograma de defecação	2 (p. 114)
RM	2 (p. 124)
Hemorroidas	4 (p. 167)
Disfunção do assoalho pélvico	4 (p. 420)
Prolapso retal	4 (p. 423)
Reparo de prolapso retal	5 (pp. 530-540)
Conduta perioperatória – anorretal	7 (p. 688)

PROLAPSO RETAL – REPARO PERINEAL DE ALTEMEIER
Princípio
Proctectomia perineal com ressecção de espessura completa, incluindo ligadura vascular do reto distal redundante, reanastomose com anastomose coloanal. O procedimento de escolha na cirurgia de emergência para prolapso encarcerado. Desvantagem: interrupção do fluxo sanguíneo do reto distal para proximal. Maior risco de recorrência do que nos procedimentos abdominais. Em pacientes incontinentes, pode ser combinada com elevatoplastia. No entanto, a correção do prolapso isolado tem expectativa de melhorar a função esfincteriana em 70% dos pacientes.

Ambiente
Pacientes internados, procedimento em sala cirúrgica.

Alternativas
Ressecção de sigmoide com/sem retopexia – laparoscópica ou aberta.
Retopexia isolada – laparoscópica ou aberta.
Reparo perineal de Delorme.
Procedimento de Thiersch.

Indicação
- Prolapso retal de espessura completa (ou mucoso).
- Prolapso encarcerado.

Considerações Preparatórias
Avaliação colônica completa para todos os casos eletivos.
Lavagem intestinal: completa ou ao menos 2 Fleet enemas.
Antibiótico profilático.

Passos Cirúrgicos
1. Posicionamento do paciente: qualquer posição, mas a posição prona *jackknife* com nádegas presas lateralmente tem várias vantagens – visão superior e confortável acesso para cirurgião/assistente, diminuição da congestão vascular.
2. Bloqueio do nervo pudendo com 15-20 mL de anestésico local associado à anestesia geral para melhorar o relaxamento dos músculos do esfíncter anal.

3. Inserção de gaze seca, seguida de tração lenta sobre a esponja, mostrará tecido prolapsado.
4. Inserção do retrator Lone Star.
5. Eletrocauterização marcando uma linha pontilhada grosseira no tecido viável a 1 cm proximalmente a linha dentada (aparece "mais distal" no reto prolapsado) e incisão circunferencial da parede retal.
6. Liberar todo o intestino redundante (procedimento eletivo); evitar ressecção excessiva em situação de emergência.
7. Criação de uma janela de mesentério no nível da borda anal e desvascularização mesentérica/mesorretal com clampes e ligaduras.
8. Possibilidade de plicatura dos músculos levatadores.
9. Anastomose coloanal: transecção cuidadosa do intestino liberado/prolapsado no nível da borda anal enquanto mantém intestino no lugar com sutura seromuscular interrupta e subsequente maturação da camada da mucosa.

Cuidados Pós-Cirúrgicos

Dieta regular conforme tolerada, 6 horas depois da anestesia. Manutenção de fezes macias (fibras, amaciante de fezes etc.).

Complicações

Prolapso recorrente.
Sangramento (cirurgião dependente).
Deiscência de anastomose.
Formação de fístula/abscesso.
Formação de fístula retovaginal → necessidade de colostomia.
Formação de estenose.
Piora da incontinência fecal.

Referências Cruzadas

Tópico	*Capítulo*
Prolapso	1 (p. 41)
Proctograma de defecação	2 (p. 114)
RM	2 (p. 124)
Hemorroidas	4 (p. 167)

Disfunção do assoalho pélvico	4 (p. 420)
Prolapso retal	4 (p. 423)
Reparo de prolapso retal	5 (pp. 530-540)
Conduta perioperatória – anorretal	7 (p. 688)

PROLAPSO RETAL – RETOPEXIA
(LAPAROSCOPIA VS. ABERTA)

Princípio

Mobilização posterior completa eletiva do reto descendente para o assoalho pélvico com subsequente ressuspensão posterior para a fáscia pré-sacral, tipicamente com implantação de tela ou camada de colágeno (Fig. 5-11). A abordagem laparoscópica é comum. Esse é o procedimento de escolha para prolapso retal recorrente depois de ressecção perineal anterior (Altemeier ou técnica perineal desconhecida), em que a ressecção abdominal pode acarretar risco de criação de um segmento avascular.

Ambiente

Pacientes internados, procedimento em sala cirúrgica.

Alternativas

Ressecção de sigmoide, mobilização retal posterior, com/sem retopexia (a não ser que a ressecção seja contraindicada).

RAB abdominal com anastomose coloanal.

Ressecção de sigmoide preservando a vascularização.

Reparo de prolapso perineal: procedimento de Delorme, Altemeier e Thiersch.

A

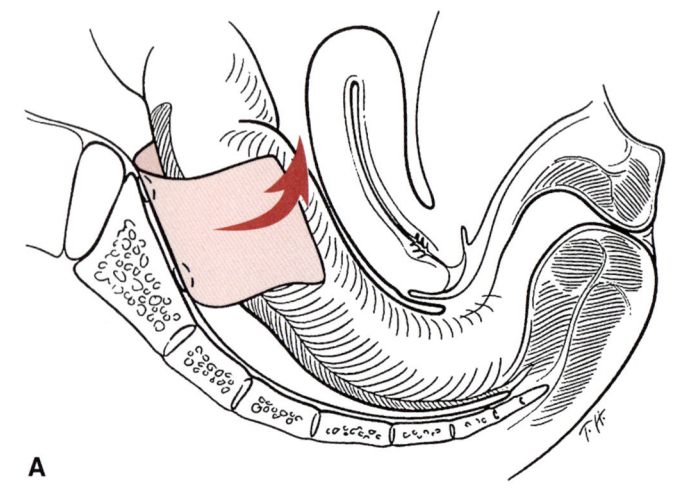

Figura 5-11A. Retopexia: mobilização posterior do assoalho retal e colocação de tela.

B

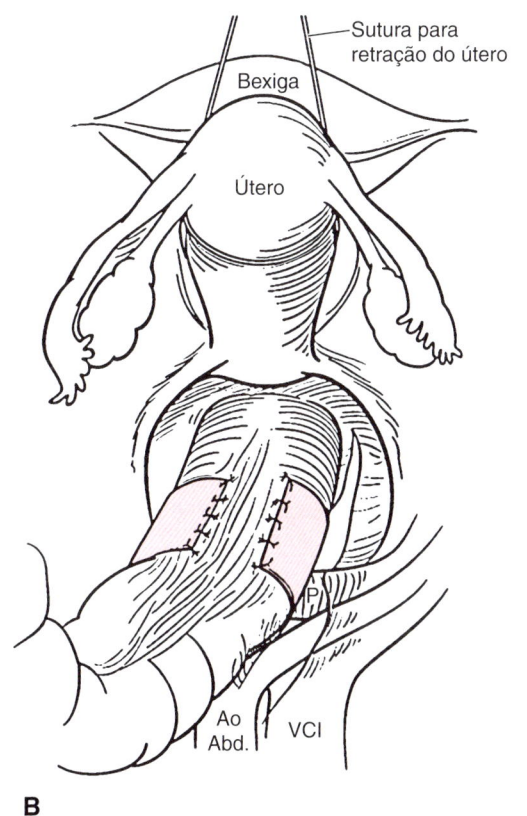

Figura 5-11B. Retopexia: visão dentro da pelve com suspensão do útero e fixação da tela no reto mobilizado.

Indicação

- Prolapso retal de espessura completa.
- Ressecção pós-perineal de prolapso retal recorrente (risco e segmento isquêmico com ressecção abdominal).

Considerações Preparatórias

Avaliação colônica completa para todos os casos eletivos.
Limpeza intestinal (tradicional) *vs.* nenhuma limpeza (desenvolvendo conceito).
Antibiótico profilático.

Passos Cirúrgicos

1. Posicionamento do paciente: posição de litotomia modificada.

(A) Abordagem laparoscópica

2. Criação do pneumoperitônio (técnica de Veress ou Hasson).
3. Colocação de 3 (-4) trocartes: periumbilical 10-12 mm, bilateral 5 mm, possibilidade de um trocarter QSD 5 mm para retração.

(B) Técnica aberta

2. Laparotomia: incisão mediana inferior, suprapúbica transversa (transecção do músculo reto), Pfannenstiel (incisão transversa da pele e revestimento anterior do reto sem transecção do músculo).
3. Colocação de retrator de parede abdominal ou protetor da ferida para expor a porção esquerda do cólon.

Ambas as Técnicas

4. Exploração abdominal: características da reflexão peritoneal profunda, patologia secundária (fígado/vesícula biliar, cólon, órgãos femininos, intestino delgado), outras anormalidades.
5. Pacientes femininas (abordagem laparoscópica): fixação do útero na parede abdominal anterior – inserção percutânea de uma agulha longa e fina através da porção avascular dos ligamentos laterais, orientada ao redor do corpo uterino voltando através do ligamento lateral contralateral para a parede abdominal e laçando do outro lado sobre uma gaze.
6. Abertura da superfície peritoneal do lado direito ao longo da base do mesossigmoide, extensão para pelve.
7. Incisão da superfície peritoneal do lado esquerdo ao longo da linha branca de Toldt em direção à pelve, sem mobilização da flexura esplênica.
8. Identificação dos vasos mesentéricos inferiores. É alcançado o espaço direito entre a fáscia vascular e cria-se uma janela. Desenvolvimento de um plano abaixo dos vasos mesentéricos sigmoides para refletir, bruscamente, os tecidos peritoneais e expor o ureter esquerdo.
9. Os nervos hipogástricos são identificados e protegidos empurrando-os em direção de volta. Dissecção romba no plano avascular para entrar na pelve e mobilização posterior e completa ao longo da fáscia de Waldeyer para assoalho pélvico. Evitar mobilização bilateral excessiva para minimizar o risco de disfunção nervosa autonômica.

10. Posicionamento da prótese: implante de 6 × 10 cm (tela de Marlex, camada de colágeno) inserido por procedimento laparoscópico; a tela é enrolada e empurrada através do trocarter da câmera, desembrulhada internamente e posicionada posteriormente ao reto mobilizado.
11. Fixação do implante na fáscia pré-sacral com sutura inabsorvível ininterrupta (ou grampeador de hérnia) ao promontório e fáscia pré-sacral (atenção: veias pré-sacrais!).
12. Retopexia com envolvimento: o reto é envolvido bilateralmente pelas laterais da tela, deixando o terço anterior do reto livre e fixados com séries bilaterais de 3-4 suturas.
13. Remoção da uteropexia temporária.
14. Drenos de acordo com a preferência do cirurgião. Não é necessário NGT.
15. Fechamento da(s) incisão(ões).

Estruturas Anatômicas em Risco

Ureter esquerdo, veias pré-sacrais, vasos gonadais, nervos hipogástricos.

Cuidados Pós-Cirúrgicos

Recuperação rápida: na ausência de náusea ou vômitos, iniciar líquidos no DOP 1 e avanço conforme tolerado. Manutenção de fezes macias.

Complicações

Prolapso recorrente.

Sangramento (cirurgião dependente): veias pré-sacrais, vasos gonadais.

Lesão uretral (0,1-0,2%).

Deiscência de anastomose.

Infecção ou migração/erosão da tela.

Referências Cruzadas

Tópico	Capítulo
Prolapso	1 (p. 41)
Proctograma de defecação	2 (p. 114)
RM	2 (p. 124)
Hemorroidas	4 (p. 167)
Disfunção do assoalho pélvico	4 (p. 420)
Prolapso retal	4 (p. 423)
Reparo de prolapso retal	5 (pp. 530-540)
Conduta perioperatória – abdominal	7 (p. 684)
Recuperação rápida	7 (p. 714)

PROLAPSO RETAL – RESSECÇÃO DE SIGMOIDE E RETOPEXIA

Princípio
Ressecção eletiva de sigmoide redundante, mobilização posterior completa do reto descendo para o assoalho pélvico com subsequente suspensão para a fáscia pré-sacral. Considerado um dos procedimentos com a menor taxa de recorrência. A ressecção do cólon é desejável em pacientes com constipação, mas deve ser evitada em casos de diarreia.

Ambiente
Pacientes internados, procedimento em sala cirúrgica.

Alternativas
Abordagem laparoscópica.

Retopexia isolada – laparoscópica ou aberta.

Reparo de prolapso perineal: procedimento de Delorme, Altemeier e Thiersch.

Indicação
Prolapso retal de espessura completa.

Considerações Preparatórias
Avaliação colônica completa para todos os casos eletivos.

Limpeza intestinal (tradicional) *vs.* nenhuma limpeza (conceito em desenvolvimento).

Antibiótico profilático.

Passos Cirúrgicos
1. Posicionamento do paciente: posição de litotomia modificada.
2. Laparotomia: incisão mediana inferior, suprapúbica transversa (transecção do músculo reto), Pfannenstiel (incisão transversa da pele e do revestimento anterior do reto com preservação do músculo reto abdominal).
3. Colocação de retrator de parece abdominal ou protetor da ferida para expor a porção esquerda do cólon.
4. Exploração abdominal: características da reflexão peritoneal profunda, patologia secundária (fígado/vesícula biliar, cólon, órgãos femininos, intestino delgado), outras anormalidades.
5. Abertura da superfície peritoneal do lado direito ao longo da base do mesossigmoide, estendendo-se até a pelve.

6. Incisão da superfície peritoneal do lado esquerdo ao longo da linha branca de Toldt em direção à pelve, sem mobilização da flexura esplênica. Abertura do retroperitônio, identificação do tecido areolar. Pressão firme contra mesentério do sigmoide para abruptamente refletir o tecido retroperitoneal e expor o ureter esquerdo.

7. Identificação dos vasos mesentéricos inferiores. Entra-se no espaço direito entre os planos vasculares e é criada uma janela. Os nervos hipogástricos são identificados e protegidos empurrando-os em direção contrária. Dissecação romba no plano avascular para entrar na pelve e completar mobilização posterior ao longo da fáscia de Waldeyer para o assoalho pélvico. Evitar mobilização bilateral extensa para minimizar risco de disfunção autonômica nervosa.

8. Definindo margens de ressecção:
   a. Distal: reto superior de forma a posicionar a anastomose ao promontório.
   b. Proximal: o que for necessário para eliminar o reto redundante.

9. Divisão gradual (entre clampes e ligaduras) do mesentério para o ponto proximal de ressecção.

10. Devascularização:
    a. Maioria dos pacientes: devascularização padrão nos pedículos vasculares (hemorroidal superior) – antes da divisão do tecido, verificação da localização do ureter. Criação de janela no mesorreto num ponto distal da ressecção (veja acima). Divisão do mesorreto entre clampes e ligaduras.
    b. Pacientes com história de ressecção perineal: risco de segmento avascular com a devascularização padrão → cirurgia correta:
       (1) Retopexia isolada.
       (2) Ressecção da arcada marginal vascular do sigmoide, i. é., devascularização perto do intestino enquanto preserva a vascularização do intestino distal à transecção.
       (3) Transecção do intestino no nível da antiga anastomose, eliminação da redundância e respectivo suplemento sanguíneo.

11. Divisão do intestino por meio do grampeador linear.

12. Extração do espécime e exame macroscópico pelo patologista e/ou cirurgião.

13. Anastomose:
    a. Grampeado: sutura em bolsa no coto proximal, a ogiva do *stapler* circular é inserida e o corpo do *stapler* é inserido pelo ânus, deixando as extremidades grampeadas da anastomose livre de tensão.
    b. À mão: uma camada *vs.* duas camadas.

14. Teste da anastomose: submergir em água, compressão digital do intestino proximal a anastomose, insuflação de ar com proctoscópio.
15. Retopexia:
    a. Retopexia suturada: séries de 3 a 4 suturas bilaterais para fixar a margem do reto à fáscia pré-sacral.
    b. Retopexia com implante de 6 × 10 cm (tela de Marlex, camada de colágeno) após mobilização posterior do reto – fixação do implante com sutura interrupta e não absorvível ao promontório e fáscia pré-sacral (atenção: veias pré-sacrais!) e envolvendo, bilateralmente, ao redor e uma série de 3 a 4 suturas bilaterais para fixar a tela à borda do reto, deixando anteriormente um terço de reto livre. Atenção: com procedimento de ressecção usar, preferencialmente, implante biológico ao invés de tela de Marlex, para evitar infecção da tela.
16. Drenos de acordo com a preferência do cirurgião. Não é necessário SNG.
17. Fechamento da incisão.

Estruturas Anatômicas em Risco

Ureter esquerdo, vasos gonadais, nervos hipogástricos e veias pré-sacrais.

Cuidados Pós-Cirúrgicos

Recuperação rápida: na ausência de náusea ou vômitos, iniciar líquidos no DOP 1 e avançado conforme tolerado. Manutenção de fezes macias.

Complicações

Prolapso recorrente.

Sangramento (cirurgião dependente): veias pré-sacrais, ligadura inadequada de pedículos vasculares, vasos gonadais.

Vazamento pela anastomose (2%): mais comum em razão de erro técnico, tensão e inadequado suprimento sanguíneo.

Lesão uretral (0,1-0,2%).

Deiscência de anastomose.

Infecção ou migração/erosão da tela.

Referências Cruzadas

Tópico	Capítulo
Prolapso	1 (p. 41)
Proctograma de defecação	2 (p. 114)
RM	2 (p. 124)

Hemorroidas	4 (p. 167)
Disfunção do assoalho pélvico	4 (p. 420)
Prolapso retal	4 (p. 423)
Reparo do prolapso retal	5 (pp. 530-540)
Conduta perioperatória – abdominal	7 (p. 684)
Recuperação rápida	7 (p. 714)

RESSECÇÃO DE SIGMOIDE *(ABERTA, ANASTOMOSE VS. HARTMANN)*

Princípio
Ressecção oncológica do cólon sigmoide com ligadura do pedículo vascular e linfadenectomia correspondente. Anastomose primária é a reconstrução de escolha, mas pode não ser adequada ao paciente individual. Nesse caso, a ressecção Hartmann descontínua com coto cego e colostomia terminal pode ser efetuada.

Ambiente
Pacientes internados, procedimento em SC.

Alternativas
Abordagem laparoscópica.

Preparo com lavagem peroperatória com anatomose primária.

Colocação de *stent* de colonoscopia como ponte para cirurgia (semi)eletiva.

Indicação
- Câncer de sigmoide, diverticulite, volvo e prolapso retal.
- OIG.

Considerações Preparatórias
Avaliação colônica completa para todos os casos eletivos, é aconselhável tatuar pequenas lesões.

Limpeza intestinal (tradicional) *vs.* nenhuma limpeza (desenvolvendo conceito).

Stents ureterais para reoperações ou pacientes com extensas alterações da anatomia (p. ex., inflamação).

Marcar possíveis locais de estoma.

Antibióticos profiláticos.

Passos Cirúrgicos
1. Posicionamento do paciente: posição de litotomia modificada.
2. Laparotomia: incisão mediana inferior, suprapúbica transversa (transecção do músculo reto), Pfannenstiel (incisão transversa da pele e da bainha anterior do reto sem transecção do músculo reto).
3. Colocação de retrator de parede abdominal ou protetor da ferida para expor a porção esquerda do cólon.

4. Exploração abdominal: ressecabilidade local, patologia secundária (fígado/vesícula biliar, cólon, órgãos femininos, intestino delgado) e outras anormalidades.
5. Definindo as margens de ressecção:
   a. Distal: pelo menos reto superior (confluência das tênias).
   b. Proximal: margem oncológica, textura da parede intestinal normal (não é necessário na ausência de divertículos).
6. Dissecção retrógrada do sigmoide em direção à flexura esplênica ao longo da linha branca de Toldt. Abertura do retroperitônio, identificação do tecido areolar. Pressão firme contra mesentério sigmoide para abruptamente refletir o tecido retroperitoneal e expor o ureter esquerdo. Incisão do peritônio é continuar até a pelve.
7. Abertura do lado direito da superfície peritoneal ao longo da base do mesossigmoide, estender até a pelve.
8. Identificação dos vasos mesentéricos inferiores. Entra-se no espaço direito entre as hastes vasculares e é criada uma janela. Os nervos hipogástricos são identificados e protegidos empurrando-os em direção contrária. Dissecção do tecido adiposo redundante ao redor dos vasos é tirá-los do campo de visão direta.
9. Clampes são colocados nos pedículos vasculares (tanto na mesentérica inferior ou hemorroidária inferior). Antes de o tecido ser dividido, o ureter deve ser checado novamente! Os pedículos são divididos e destinados com ligadura dupla e/ou ligadura sutura.
10. Divisão gradual (entre clampes e ligaduras) do mesentério para um ponto proximal de ressecção.
11. Dissecção romba entre pedículos vasculares (plano avascular) para entrar na pelve. Em caso de prolapso retal: mobilização posterior completa ao longo da fáscia de Waldeyer para o assoalho pélvico.
12. Criação de uma janela no mesorreto num ponto distal da ressecção (veja acima). Divisão do mesorreto entre clampes/ligaduras.
13. Extração do espécime e exame grosseiro pelo patologista e/ou cirurgião.

(A) Reconstrução com anastomose primária
   a. Anastomose:
      (i) Grampeada: sutura em bolsa na ponta proximal, a ogiva do *stapler* circular é inserida e o corpo do *stapler* é inserido pelo ânus deixando as extremidades grampeadas da anastomose livres de tensão.
      (ii) À mão: uma camada *vs.* duas camadas.
   b. Teste da anastomose: submergir em água, compressão digital do intestino proximal à anastomose, insuflação de ar com proctoscópio.

(B) Hartmann: nenhuma reconstrução e colostomia terminal
   c. Criação de colostomia proximal: local de preferência marcado no pré-cirúrgico ou local habitual, maturando apenas depois da incisão fechada.
   d. Fechamento da brecha mesentérica entre o segmento ostomia-conexão e parede abdominal (evitar encarceramento do intestino delgado ao redor daquele segmento).

Ambas as técnicas
14. Drenos de acordo com a preferência do cirurgião. Não é necessário SNG (a não ser que esteja obstruído).
15. Fechamento da incisão.
16. Maturação da ostomia (no caso de Hartmann).

Estruturas Anatômicas em Risco

Ureter esquerdo, vasos gonadais, nervos hipogástricos.

Cuidados Pós-Cirúrgicos

Recuperação rápida: na ausência de náusea ou vômitos, iniciar líquidos no DPO 1 e progredir conforme tolerado.

No caso de ressecção Hartmann: planejamento de reconstrução depois da recuperação completa.

Complicações

Sangramento (cirurgião dependente): veias pré-sacrais, ligadura inadequada dos pedículos vasculares, vasos gonadais.

Vazamento pela anastomose (2%): mais comum em razão de erro técnico, tensão e inadequado suprimento sanguíneo.

Lesão uretral (0,1-0,2%).

Referências Cruzadas

Tópico	Capítulo
Dor abdominal	1 (p. 12)
OIG	1 (p. 38), 4 (p. 355)
Câncer colorretal	4 (p. 252)
Volvo colônico	4 (p. 364)
Doença diverticular	4 (p. 368)
Colocação de *stent* por colonoscopia	5 (p. 585)
Lavagem em campo	5 (p. 588)
Criação de ileostomia ou colostomia terminal	5 (p. 592)
Conduta perioperatória – abdominal	7 (p. 684)
Recuperação rápida	7 (p. 714)

HEMICOLECTOMIA ESQUERDA *(ABERTA)*

Princípio
Ressecção oncológica do cólon esquerdo com ligadura do pedículo vascular e linfadenectomia correspondente.

Ambiente
Pacientes internados, procedimento em SC.

Alternativas
Abordagem laparoscópica.

Hemicolectomia direita estendida (inclusão das duas flexuras e parte do cólon descendente).

Coto de Hartmann alongado e ileostomia terminal.

Indicação
Câncer/pólipos no lado esquerdo do cólon (flexura esplênica, cólon descendente).

Considerações Preparatórias
Avaliação colônica completa para todos os casos eletivos, é aconselhável tatuar pequenas lesões.

Limpeza intestinal (tradicional) *vs.* nenhuma limpeza (desenvolvendo conceito).

Stents ureterais para reoperações ou pacientes com extensas alterações da anatomia (p. ex., inflamação).

Marcar possíveis locais de estoma.

Antibióticos profiláticos.

Passos Cirúrgicos
1. Posicionamento do paciente: posição de litotomia modificada (preferência do cirurgião).
2. Laparotomia: incisão mediana periumbilical.
3. Colocação de retrator de parede abdominal ou protetor da ferida *vs.* retrator de parede abdominal dinâmico com auxílio de retrator manual para expor lado direito do cólon.
4. Exploração abdominal: ressecabilidade local, patologia secundária (fígado/vesícula biliar, cólon, órgãos femininos, intestino delgado), e outras anormalidades.
5. Definindo as margens de ressecção: cólon transverso médio (ramo esquerdo da artéria cólica média), flexura esplênica, cólon descendente com/sem inclusão do cólon sigmoide (artéria cólica esquerda isolada *vs.* AMI).

6. Mobilização do cólon esquerdo desde seus anexos retroperitoneais, começando no sigmoide, ao longo da linha de Toldt, movendo-se ao longo do leito colônico para a flexura esplênica. Marcos: ureter, vasos gonadais, omento e baço (evitar lesão).
7. Desenvolvimento do saco menor: ressecção oncológica requer ao menos meia omentectomia – divisão do ligamento gastrocólico em vários passos (alternativa na doença comprovada inicial: omento poupado com liberação do omento do cólon transverso).
8. Identificação dos ramos esquerdos da artéria cólica média.
9. Devascularização oncológica do cólon esquerdo com clampeamento e transecção dos pedículos vasculares maiores (ligadura, ligadura suturada): como feita na AMI na origem aórtica + veia na borda inferior do pâncreas ou apenas tomando a artéria cólica esquerda enquanto deixa a artéria hemorroidária superior. Atenção: antes de dividir o tecido, o ureter deve ser localizado.
10. Transecção e anastomose intestinal colocolônico (sigmoide esquerdo) ou colorretal (sigmoide): preferível anastomose terminoterminal (grampeado ou feita à mão); anastomose funcional terminoterminal (lado a lado) subótima para cólon do lado esquerdo porque resulta em "divertículo gigante", podendo causar constipação/fezes presas, e tornar a colonoscopia mais difícil.
11. Ressecção e avaliação macroscópica do espécime: verificação patológica e ressecção das margens.
12. Supervisão das linhas grampeadas com sutura ininterrupta.
13. Fechamento da janela mesentérica.
14. Drenos não são indicados (a não ser para indicações específicas). Não é necessário SNG.
15. Fechamento da incisão.

Estruturas Anatômicas em Risco

Ureter esquerdo, vasos gonadais, baço, cauda do pâncreas e artéria cólica média.

Cuidados Pós-Cirúrgicos

Recuperação rápida: na ausência de náusea ou vômitos, iniciar líquidos no DPO 1 e progredir conforme tolerância.

Complicações

Sangramento (cirurgião dependente): tração do baço, ligadura inadequada de pedículos vasculares, artéria cólica média.

Vazamento pela anastomose (2%): mais comum devido a erro técnico, tensão e inadequado suprimento sanguíneo.

Lesão ureteral (0,1-0,2%).

Referências Cruzadas

Tópico	Capítulo
Dor abdominal	1 (p. 12)
OIG	1 (p. 38), 4 (p. 355)
Pólipos	4 (p. 236)
Câncer colorretal	4 (p. 252)
Volvo colônico	4 (p. 364)
Doença diverticular	4 (p. 368)
Conduta perioperatória – abdominal	7 (p. 684)
Recuperação rápida	7 (p. 714)

HEMICOLECTOMIA DIREITA *(ABERTA)*

Princípio
Ressecção oncológica do cólon direito com ligação do pedículo vascular e linfadenectomia correspondente.

Ambiente
Internação, procedimento em centro cirúrgico.

Alternativas
Abordagem laparoscópica.

Hemicolectomia direita estendida (inclusão do cólon transverso distal e flexura esplênica).

Coto de Hartmann longo e ileostomia terminal.

Indicação
Câncer de cólon direito, diverticulite à direita, volvo cecal.

Considerações Preparatórias
Na avaliação colônica completa para todos os casos eletivos é recomendável tatuagem de pequenas lesões.

Limpeza intestinal (tradicional) *vs.* não limpeza intestinal (conceito em evolução).

Stents ureterais para reoperação ou alteração extensa da anatomia (p. ex., inflamação).

Marcação dos possíveis locais de ostomia.

Antibióticos profiláticos.

Passos Cirúrgicos
1. Posicionamento do paciente: supino ou posição de litotomia modificada (preferência do cirurgião).
2. Laparotomia: linha periumbilical ou epigástrica na linha média, transversa direita (do umbigo), incisão subcostal direita.
3. Posicionamento de retrator da parede abdominal ou protetor de ferida *vs.* retrator de parede abdominal dinâmico para expor o lado direito do cólon.
4. Exploração abdominal: ressecabilidade local, patologia secundária (fígado/bexiga, cólon, órgãos femininos, intestino delgado) e outras anormalidades.
5. Definindo as margens da ressecção:

a. Ceco/cólon ascendente: porção direita da artéria cólica média.
b. Flexura hepática: hemicolectomia direita extendida.
6. Mobilização do cólon direito das suas fixações retroperitoneais, iniciando na junção ileocecal, movendo através do cólon até a flexura hepática. Referências: ureter, duodeno (evitar ferimento).
7. Desenvolvimento do saco menor: a ressecção oncológica requer ao menos meia omentectomia – divisão do ligamento gastrocólico em diversas etapas (alternativa na doença benigna comprovada: omento poupado com a dissecção do omento para fora do cólon transverso).
8. Identificação do pedículo vascular ileocólico: torna-se evidente através da tração leve do ceco para o QIE.
9. Devascularização oncológica do cólon direito com clampeamento e transecção de pedículos vasculares maiores (ligadura, sutura de ligaduras). Antes de dividir o tecido, verificar a localização dos ureteres.
10. Continuar cuidadosamente em direção a porção direita da artéria cólica média.
11. Transsecção e anastomose ileotransversa podem ou ser realizadas em etapas individuais ou combinadas através de um grampeador linear lado a lado e um fechamento transverso/ressecção do espécime.
12. Avaliação macroscópica do espécime: verificação da patologia e ressecção das margens.
13. Suturar por cima das linhas grampeadas com suturas interrompidas.
14. Fechamento da janela mesentérica.
15. Drenos não são indicados (a não ser que tenham indicação específica). Não há necessidade de SNG.
16. Fechamento da incisão.

Estruturas Anatômicas em Risco

Ureter direito, duodeno, veia mesentérica superior e artéria cólica média.

Cuidados Pós-Cirúrgicos

Recuperação rápida: na ausência de náusea ou vômitos, os líquidos orais são iniciados no DPO 1 e progredir conforme tolerância.

Complicações

Sangramento (cirurgião dependente): tração da veia mesentérica superior, ligadura inadequada dos pedículos vasculares, artéria cólica média.

Vazamento da anastomose (2%): mais comumente devido a erro técnico, tensão e inadequado suprimento sanguíneo.

Lesão ureteral (0,1-0,2%).

Referências Cruzadas

Tópico	Capítulo
Dor abdominal	1 (p. 12)
OIG	1 (p. 38), 4 (p. 355)
Pólipos	4 (p. 236)
Câncer colorretal	4 (p. 252)
Volvo colônico	4 (p. 364)
Doença diverticular	4 (p. 368)
Conduta perioperatória – abdominal	7 (p. 684)
Recuperação rápida	7 (p. 714)

COLECTOMIA (SUB)TOTAL, ANASTOMOSE ILEORRETAL *(ABERTA)*

Princípio
Ressecção de todo (ou da maioria do) cólon enquanto se preserva o reto (e uma porção do cólon sigmoide) e se evita a dissecção pélvica.

- Câncer/pólipos: ressecção oncológica + redução do risco da mucosa, facilitação da vigilância (retossigmoidoscopia rígida no consultório), função intestinal aceitável.
- Constipação de trânsito lento: ou a colectomia total abdominal com AIAJ ou colectomia subtotal com anastomose no sigmoide médio: muito curta → constipação; muito longa → 15% de diarreia aceitável.
- DIII: colectomia abdominal total com AIAJ em casos selecionados, dependendo das circunstâncias (30-60% necessitando de finalização da proctocolectomia, posteriormente).

Ambiente
Paciente internado, procedimento em sala de cirurgia.

Alternativas
Abordagem laparoscópica.
Colectomia abdominal total com ileostomia terminal.
Proctocolectomia com AIAJ ou ileostomia terminal.

Indicações
- Câncer colorretal proximal ao reto.
- PAF e PAFA que relativamente poupou o reto (< 20 pólipos no reto).
- Múltiplos cânceres de cólon sincrônicos e/ou pólipos.
- Manejo refratário da constipação de baixo trânsito.
- Colite ulcerativa que poupou, relativamente, o reto e preservou a complacência do reto.
- Colite de Crohn: poupa o reto, boa função esfincteriana, manifestação ativa de vazamento perianal.

Considerações Preparatórias
Avaliação colônica completa e documentação histológica para todos os casos eletivos, tatuagem dos pólipos mais distais, sigmoidoscopia rígida para excluir câncer retal.

Limpeza intestinal (tradicional) *vs.* não limpeza intestinal (conceito em evolução).

Stents ureterais para reoperação ou rompimento extenso da anatomia (p. ex., inflamação).

Marcação dos possíveis locais de ostomia.

Antibióticos profiláticos.

Casos de DIII: estudo da anofisiologia para a complacência retal: acompanhamento do intestino delgado ou enterografia TC para excluir envolvimento do intestino delgado, dose de estresse de esteroides (se necessário), descontinuar outros imunossupressores.

Passos Cirúrgicos

1. Posicionamento do paciente: posição de litotomia modificada.
2. Laparotomia:
   a. Linha periumbilical ou linha média inferior: incisão infraumbilical é suficiente se o estômago puder ser alcançado, de outra forma, estender acima do umbigo.
   b. Acesso alternativo: suprapúbico transverso (transecção do músculo reto). Incisão de Pfannenstiel (incisão transversa da pele da bainha do reto abdominal com celiotomia preservando o músculo reto).
3. Retração dinâmica da parede abdominal para expor o lado direito, e então, o lado esquerdo do cólon.
4. Exploração abdominal: ressecabilidade local, patologia secundária (fígado/bexiga, cólon, orgãos femininos, intestino delgado) e outras anormalidades.
5. Definindo a margem da ressecção distal:
   a. Colectomia abdominal total: reto superior (confluência das tênias).
   b. Colectomia subtotal (CCHNP, constipação de baixo trânsito): cólon sigmoide, i. é., ou o sigmoide proximal ou onde o pólipo mais distal estiver tatuado (CCHNP), ou cólon sigmoide médio (constipação de baixo trânsito).
6. Mobilização do cólon direito das suas ligações retroperitoneais, iniciando na junção ileocecal, movendo através do cólon até a flexura hepática. Referências: ureter, duodeno (evitar ferimento).
7. Desenvolvimento do saco menor: a ressecção oncológica requer ao menos meia omentectomia – divisão do ligamento gastrocólico em diversas etapas (alternativa na doença benigna comprovada: omento poupado, i. é., dissecção do omento para fora do cólon transverso).
8. Dissecção retrógrada do sigmoide em direção da flexura esplênica junto da linha branca de Toldt. Abertura do retroperitônio, identificação do tecido periareolar. Pressão firme contra o mesentério do sigmoide para refletir, abruptamente, os tecidos retroperitoneais e expor o ureter esquerdo. Incisão do peritônio e continuada até a pelve.
9. Conclusão da mobilização da flexura esplênica pela retração do cólon distal transverso e descendente proximal e combinar os dois em uma ligadura cuidadosa. Evitar dilaceração esplênica.

10. Uma vez que a mobilização peritoneal está completa do íleo até o sigmoide: devascularização cuidadosa do cólon com o clampeamento e transecção dos pedículos vasculares maiores (ligadura, sutura de ligaduras). Antes de dividir o tecido, verificar a localização dos ureteres.
11. Transecção do íleo terminal com um grampeador linear de 75 mm.
12. Ponto de ressecção distal: divisão cuidadosa do mesentério e mesorreto entre clampes e ligaduras.
13. Transecção no ponto de ressecção distal: dependendo da exposição e mobilidade ou com recarga do grampeador linear de 75 mm ou grampeador/cortador transverso.
14. Remoção completa do espécime, exame macroscópico: confirmar o diagnóstico. Exame de coagulação se houver dúvidas sobre a patologia ou as margens.
15. (A) Anastomose ileorretal terminoterminal grampeada (AIAJ) ou anastomose ileossigmoide (AIS): sutura em bolsa de tabaco (feita à mão, realizada com agulha de Keith, ou com dispositivo todos-em-um). Inserção do maior grampeador circular possível em bigorna. Inserção do grampeador através do ânus e fazer a anastomose livre de tensão. Avaliação da perfeição do anel da mucosa.

    (B) AIS funcional terminoterminal: alinhamento paralelo do íleo distal e sigmoide médio. Enterotomia antimesentérica pequena nos dois lados, inserção do grampeador linear de 75 mm. Fechamento da abertura residual: feita à mão, recarregar o grampeador linear, grampeamento transverso.
16. Testar a anastomose: submergir em água, compressão digital do intestino proximal à anastomose, insuflação de ar através do proctoscópio.
17. Drenos e SNG não são comumente necessários.
18. Fechamento da incisão de laparotomia.

Estruturas Anatômicas em Risco

Ambos ureteres, duodeno, baço, suprimento sanguíneo mesentérico e vasos gonadais.

Cuidados Pós-Cirúrgicos

Recuperação rápida: na ausência de náusea ou vômitos, os líquidos orais são iniciados no DPO 1 e progredidos conforme tolerância. Esteroides se necessários.

Complicações

Sangramento (cirurgião dependente): ligadura inadequada dos pedículos vasculares, dilaceração esplênica e dos vasos gonadais.

Vazamento da anastomose (2%): mais comumente devido a erro da técnica, tensão, inadequado suprimento sanguíneo, altas doses de esteroides e desnutrição.

Lesão ureteral (0,1-0,2%).

Referências Cruzadas

Tópico	Capítulo
Dor abdominal	1 (p. 12)
OIG	1 (p. 38), 4 (p. 355)
CCHNP	4 (p. 248)
Câncer colorretal	4 (p. 252)
DIII – colite ulcerativa	4 (p. 320)
Constipação de trânsito lento	4 (p. 427)
Conduta perioperatória – abdominal	7 (p. 684)
Recuperação rápida	7 (p. 714)

COLECTOMIA ABDOMINAL TOTAL COM ILEOSTOMIA TERMINAL *(ABERTA)*

Princípio
A operação de escolha para todos os casos de colite não eletivo independente da etiologia subjacente (DIII, infecciosa, isquêmica etc.): i. é., ressecção (emergencial) de todo o cólon enquanto se preserva o reto e evita-se dissecção pélvica. Essa abordagem é rápida, elimina a maioria das doenças intestinais, evita anastomose, evita a dificuldade da dissecção pélvica e preserva o espaço pélvico para reconstrução tardia, i. é., "ela não queima nenhuma ponte".

Ambiente
Paciente internado, procedimento em sala de cirurgia.

Alternativas
Proctocolectomia com AIAJ ou ileostomia terminal.
Colectomia abdominal total com ileostomia terminal e fístula da mucosa distal.
Cirurgia de *pull-through*: indicação extremamente rara.

Indicações
- Colite fulminante ou megacólon tóxico.
- Colite com complicação, por exemplo, perfuração espontânea ou iatrogênica.
- Colite com desnutrição grave.
- Tratamento com altas doses de esteroides, possivelmente infliximabe.
- Colite por *C. difficile* latente, refratária ao tratamento conservador.

Considerações Preparatórias
Pacientes toxêmicos: ressuscitação adequada de curta duração e monitoração.

Todos os outros: piora ou ausência de melhora dentro de 72 horas de tratamento médico otimizado, reavaliação, monitoramento intenso e critérios quando é declarada a falência do tratamento conservador.

Marcação dos possíveis locais do estoma: pode ser impossível no cenário da emergência e distensão abdominal grave.

Antibióticos terapêuticos, possivelmente dose de estresse de esteroides.

Passos Cirúrgicos
1. Posicionamento do paciente: posição de litotomia modificada ou posição supina.
2. Laparotomia mediana longa: boa exposição cirúrgica, intestinos doentes distendidos muitas vezes são friáveis e não toleram qualquer tração (risco de perfuração).

3. Instalação do retrator de parede abdominal para expor todo o abdome.
4. Exploração abdominal gentil e rápida: patologias adicionais (fígado/bexiga, cólon, órgãos femininos, intestino delgado) e outras anormalidades.
5. Mobilização do cólon direito das suas ligações retroperitoneais, iniciando na junção ileocecal, movendo-se através do cólon até a flexura hepática. Referências: ureter, duodeno (evitar ferimento).
6. Entrar no saco menor e dividir o ligamento gastrocólico em vários passos (alternativa: poupadora do omento, i. é., mais tempo consumido na dissecção do omento e cólon transverso).
7. Dissecção retrógrada do sigmoide em direção à flexura esplênica junto da linha branca de Toldt. Abertura do retroperitônio, identificação do tecido periareolar. Pressão firme contra o mesentério do sigmoide para refletir abruptamente os tecidos retroperitoneais e expor o ureter esquerdo. Incisão do peritônio continuada até a pelve.
8. Mobilização completa da flexura esplênica pela retração do cólon distal transverso e descendente proximal e combinar os dois em uma ligadura cuidadosa. Evitar dilaceração esplênica.
9. Uma vez que a mobilização retroperitoneal está completa do íleo até o sigmoide: desvascularização cuidadosa do cólon com o clampeamento e transecção dos pedículos vasculares maiores (ligadura, sutura de ligaduras). Antes de dividir o tecido, verificar a localização dos ureteres.
10. Transecção do íleo terminal com um grampeador linear de 75 mm.
11. Ponto de ressecção distal: divisão cuidadosa do mesentério ou do mesorreto entre clampes e ligaduras.
12. Transecção no ponto de ressecção distal ou com regar do grampeador linear ou com grampeador/cortador transverso: dependendo da qualidade do tecido: maior risco de falha do grampeamento, necessidade de sutura de fechamento à mão do coto distal (ou criação de fístula mucosa).
13. Remoção cuidadosa do espécime completo, exame macroscópico: confirmar diagnóstico. Secções congeladas, se a patologia ou margens forem incertas.
14. Remoção cuidadosa do espécime, exame macroscópico: confirmar o diagnóstico. Secções congeladas, se for incerta ou a patologia ou as margens.
15. Criação da ileostomia. Excisão de um disco de pele marcado no pré-cirúrgico. Dissecção da gordura, incisão da camada anterior do reto, divisão do músculo para criar um espaço. A alça do intestino delgado é levada até a parede abdominal.
16. Fechamento da incisão de laparotomia.
17. Maturação da ileostomia para um mamilo de 3 cm. Aplicação.
18. Lavar o coto retal com solução de iodo povidona, colocação de dreno retal temporário (para evitar ruptura retal).

Estruturas Anatômicas em Risco
Ambos ureteres, duodeno, baço, suprimento sanguíneo mesentérico e vasos gonadais.

Cuidados Pós-Cirúrgicos
Monitoração em UTI e estabilização. Extubar por parâmetros hemodinâmicos e respiratórios.

Recuperação intestinal: na ausência de náusea ou vômitos (paciente extubado) ou vazamento residual na SNG → iniciar líquidos orais ou alimentação pela sonda enteral, avançar conforme tolerado.

Antibióticos terapêuticos.

Esteroides se necessários.

Fechamento da ileostomia: > 3-6 meses, quando houver recuperação nutricional e física, e descontinuar esteroides.

Complicações
Sangramento (cirurgião dependente): ligadura inadequada dos pedículos vasculares, dilaceração esplênica e dos vasos gonadais.

Infecção, sepse, SARA, falência orgânica multissistêmica e morte.

Ruptura retal.

Lesão ureteral (0,1-0,2%).

Referências Cruzadas

Tópico	Capítulo
Dor abdominal	1 (p. 12)
Megacólon	1 (p. 31)
Sepse	1 (p. 49)
Colite isquêmica	4 (p. 303)
Colite *C. difficile*	4 (p. 308)
DIII – colite ulcerativa	4 (p. 320)
"Estomatologia"	4 (p. 401)
Criação de ileostomia	5 (pp. 592, 596)
Conduta perioperatória – abdominal	7 (p. 684)
Recuperação rápida	7 (p. 714)

PROCTOCOLECTOMIA, ANASTOMOSE ILEOANAL EM BOLSA ILEAL EM J *(ABERTA)*

Princípio

Proctocolectomia reparadora: ressecção oncológica de todo cólon e reto com procedimento reparador ileoanal bem-sucedido, i. é., criação de uma nova área de armazenamento (Fig. 5-12A e B).

- Dois estádios: com ileostomia temporária.
- Um estádio: sem ileostomia é possível se a técnica for perfeita e não houver desnutrição e uso de altas doses de esteroides.

A

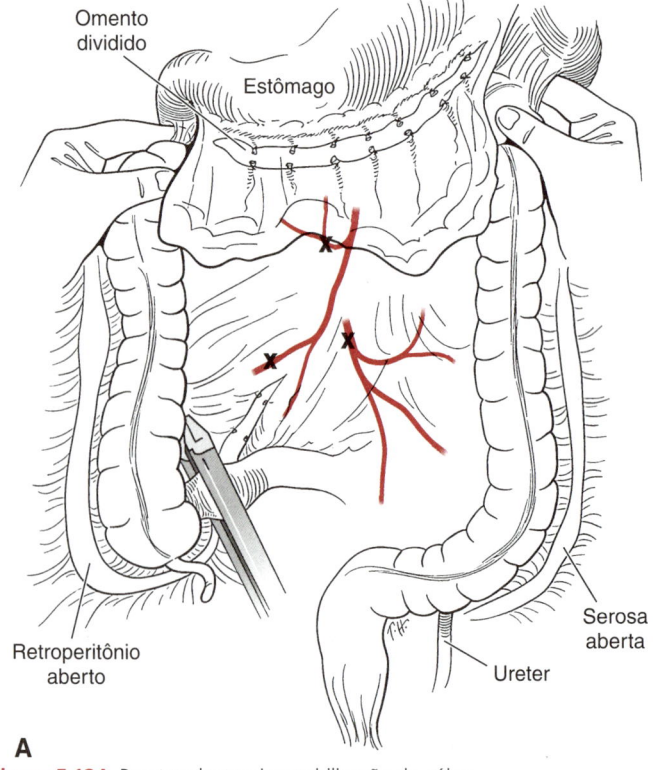

Figura 5-12A. Proctocolectomia: mobilização do cólon.

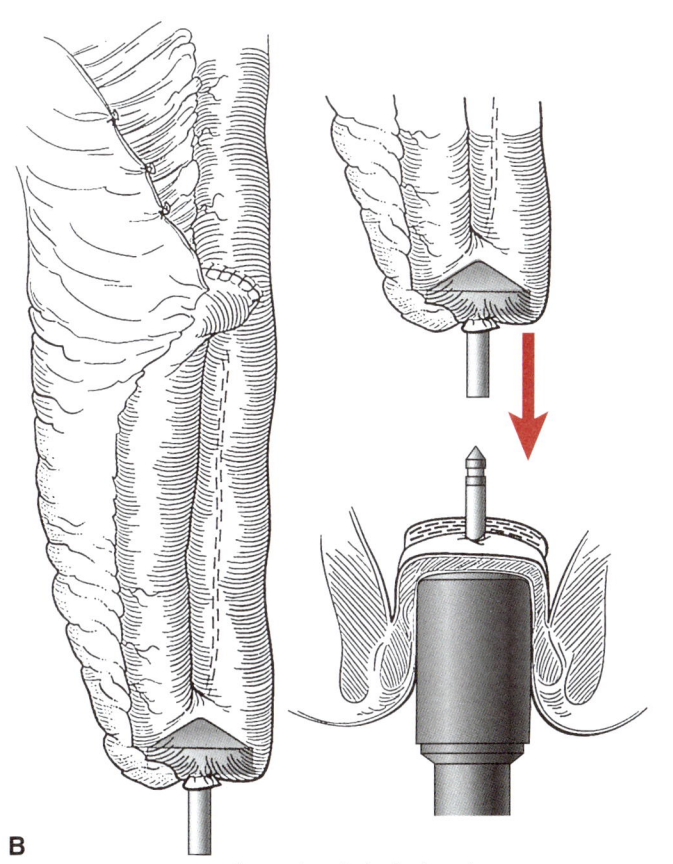

Figura 5-12B. Anastomose ileoanal em bolsa ileal em J.

Ambiente
Paciente internado, procedimento em sala de cirurgia.

Alternativas
Abordagem laparoscópica.
Proctocolectomia com ileostomia permanente.

Indicações

- Colite ulcerativa (exceto colite fulminante).
- PAF.
- Raramente: cânceres múltiplos sincrônicos e/ou pólipos.
- Colite de Crohn: procedimento ileoanal bem-sucedido pode ser considerado se não houver evidência de doença do intestino delgado ou manifestação perianal.

Considerações Preparatórias

Avaliação colônica completa e documentação histológica para todos os casos eletivos, sigmoidoscopia rígida para excluir câncer retal.

Acompanhamento do intestino delgado ou enterografia TC para excluir envolvimento do intestino delgado.

Limpeza intestinal (tradicional) *vs.* não limpeza intestinal (conceito em evolução).

Stents ureterais para reoperação ou distorção extensa da anatomia (p. ex., inflamação).

Marcação dos possíveis locais da ostomia.

Dose de esteroides de estresse, descontinuar outros imunossupressores. Antibióticos profiláticos.

Passos Cirúrgicos

1. Posicionamento do paciente: posição de litotomia modificada.
2. Laparotomia:
   a. Mediana inferior: incisão infraumbilical é suficiente se o estômago puder ser alcançado, de outro modo, a incisão deve ser ampliada acima do umbigo.
   b. Acesso alternativo: suprapúbico transverso (transecção do músculo reto). Incisão de Pfannenstiel (incisão transversa da pele da bainha do reto abdominal com celiotomia preservando o músculo reto).
3. Retrator dinâmico da parede abdominal para expor o lado direito, e então, o lado esquerdo do cólon.
4. Exploração abdominal: intestino delgado (evidência de doença de Crohn?), fígado (cirrose, litíase biliar?), cólon (massas, perfuração protegida?) e outras anormalidades.
5. Mobilização do cólon direito das suas ligações retroperitoneais, iniciando na junção ileocecal, movendo através do cólon até a flexura hepática. Referências: ureter, duodeno (evitar ferimento): Figura 5-12A.
6. Desenvolvimento do saco menor: ou a dissecção do omento do cólon transverso (poupadora do omento) ou a divisão do ligamento gastrocólico e vários passos cuidadosos (ressecção do omento).

7. Dissecção retrógrada do sigmoide em direção da flexura esplênica junto à linha branca de Toldt. Abertura do retroperitônio, identificação do tecido periareolar. Pressão firme contra o mesentério do sigmoide para refletir, abruptamente, os tecidos retroperitoneais e expor o ureter esquerdo. Incisão do peritônio continuada até a pelve.
8. Conclusão da mobilização da flexura esplênica pela retração do cólon distal transverso e descendente proximal e combinar os dois em uma ligadura cuidadosa (Fig. 5-12A). Evitar dilaceração esplênica.
9. Uma vez que a mobilização peritoneal esteja completa do íleo até o sigmoide: desvascularização cuidadosa do cólon com o clampeamento e a transecção dos pedículos vasculares maiores (ligadura, sutura de ligaduras). Antes de dividir o tecido, verificar a localização dos ureteres.
10. Transecção do íleo terminal com um grampeador linear de 75 mm.
11. Instalação de um retrator de parede abdominal (p. ex., retratror de Bookwalter) para dissecção pélvica.
12. Continuar com a incisão serosa nos dois lados do mesossigmoide em direção à reflexão peritoneal.
13. Desenvolvimento de um plano avascular posterior aos vasos retais superiores, mas anterior ao plexo nervoso hipogástrico, levando ao plano avascular anterior e à fáscia de Waldeyer. Continuar a dissecção poupadora de nervos sob visualização direta, sem dissecção brusca (evitar veias pré-sacrais!).
14. Dissecção anterior e lateral aguda em toda extensão até o assoalho pélvico, identificando vesícula seminal (masculinos), dissecção cuidadosa do plano retovaginal (femininas).
15. (A) Técnica de duplo grampeamento: transecção do reto distal no músculo puborretal, i. é., cerca de 2-3 cm proximal à linha dentada com grampeador/cortador transverso linear.
    (B) Técnica feita à mão: trocar para abordagem perineal, instalação do retrator de Lone Star, incisão da mucosa na linha dentada e mucossectomia acima do músculo puborretal, onde a conexão é feita no espaço pré-sacral.
16. Remoção completa do espécime, exame macroscópico: confirmar o diagnóstico. Exame de congelação em caso de câncer.
17. Criação da bolsa (Fig. 5-12B): dobrar o íleo distal, enterotomia apical. Disparo de 2-2 1/2 cartuchos do grampeador linear de 75 mm para criar uma bolsa de cerca de 12 cm. A borda livre do J deve ser encurtada e invaginada, aproximada da alça aferente com uma série de suturas interrompidas.
18. (A) Anastomose ileonal grampeada (Fig. 5-12B): sutura em bolsa da enterotomia apical e inserção do maior grampeador circular em bigorna possível. Inserção do grampeador através do ânus e fazer a anastomose livre de tensão. Avaliação do anel de mucosa e avaliação digital da anastomose.

(B) Anastomose ileoanal feita à mão: trocar para abordagem perineal, guiada por um clampe Babcock através do ânus para pegar com firmeza a ponta da bolsa, puxando e fixando com 6 pontos seromusculares de ancoramento, maturando a junção mucosa. Remoção do retrator.

19. Drenos pré-sacrais de acordo com a preferência do cirurgião. Não há necessidade de SNG.
20. Para procedimentos de dois estádios: criação da alça de ileostomia. Excisão de um disco de pele no local marcado no pré-cirúrgico para a ileostomia. Dissecção da gordura, incisão da camada anterior do músculo reto, divisão da musculatura para criar um espaço. Alça de intestino delgado (ramo distal) envolvido com Seprafilm e levado até a parede abdominal.
21. Fechamento da incisão de laparotomia.
22. Maturação da alça de ileostomia em um mamilo de 3 cm. Aplicação de bolsa.

Estruturas Anatômicas em Risco

Ambos ureteres, duodeno, baço, suprimento sanguíneo mesentérico e vasos gonadais, nervos hipogástricos, plexo venoso pré-sacral, parede posterior da vagina.

Cuidados Pós-Cirúrgicos

Recuperação rápida: na ausência de náusea ou vômitos, os líquidos orais são iniciados no DPO 1 e avançados conforme tolerados. Esteroides, se necessários.

Fechamento da ileostomia: > 6 semanas se evidências clínicas e radiológicas de que a bolsa está curada, com esteroides descontinuados.

Complicações

Sangramento (cirurgião dependente): veias pré-sacrais, ligadura inadequada das hastes vasculares, dilaceração esplênica e dos vasos gonadais.

Vazamento da anastomose (4-10%): mais comumente em razão de erro da técnica, tensão, suprimento sanguíneo inadequado, altas doses de esteroides e desnutrição.

Estenose da bolsa anal (10-14%).

Disfunção ileoanal.

Disfunção sexual (1-3%) e infertilidade (25-40%).

Lesão ureteral (0,1-0,2%).

Referências Cruzadas

Tópico	Capítulo
PAF	4 (p. 244)
DIII – colite ulcerativa	4 (p. 320)

Disfunção ileoanal	4 (p. 340)
Mucossectomia da ZTA	5 (p. 566)
Criação de ileostomia	5 (pp. 592, 596)
Descida da ileostomia	5 (p. 601)
Conduta perioperatória – abdominal	7 (p. 684)
Recuperação rápida	7 (p. 714)

MUCOSSECTOMIA DA ZONA TRANSICIONAL ANAL (ZTA)

Princípio

Excisão eletiva do anel de ZTA residual em pacientes de reconstrução ileoanal em técnica de grampeamento duplo para colite ulcerativa. A bolsa é avançada e suturada até a linha dentada. Apesar de algumas alterações inflamatórias no ZTA na maioria dos pacientes, apenas uma minoria requer excisão (altamente sintomáticos, displasia).

Ambiente

Internação (pacientes selecionados sem internação?), procedimento em sala de cirurgia.

Alternativas

Tratamento conservador de bolsite, *cuffitis*.
Maior revisão ou remoção da bolsa ileoanal.

Indicação

- ZTA cuffitis.
- Disfunção ileoanal (incerto sobre bolsite ou *cuffitis*): eliminação da variável.
- Displasia de ZTA.

Considerações Preparatórias

Lavagem intestinal: ficar em líquidos claros no dia antes, dois enemas de Fleet antes do procedimento.

Antibióticos profiláticos.

Passos Cirúrgicos

1. Posição do paciente: qualquer posição, porém, a posição *jackknife* pronado com as nádegas presas aos lados tem uma série de vantagens – visão superior com acesso confortável para o cirurgião/assistente, diminuição da congestão vascular.
2. Bloqueio do nervo pudendo/perineal com 15-20 ml de anestésico local em adição à anestesia geral para melhorar o relaxamento do esfíncter.
3. Posicionamento de um retrator Lone Star.
4. Incisão da mucosa exatamente na linha dentada, dissecção em circunferência e mobilização da mucosa.
5. Continuação até que a anastomose grampeada seja alcançada.
6. Colocação de suturas de espessura total segurando a bolsa, proximais à linha grampeada.

7. Ressecção da mucosa.
8. Posicionamento de 4-8 suturas absorvíveis do fim da bolsa a linha dentada, amarrando de forma consecutiva.
9. Maturação da mucosa.
10. Remoção do retrator Lone Star.

Estruturas Anatômicas em Risco
Complexo esfincteriano, bolsa, septo retovaginal.

Cuidados Pós-Cirúrgicos
Dieta regular conforme tolerada, 6 horas após a anestesia. Manutenção dos amaciantes de fezes (fibras, medicação antidiarreia etc.) antes de cirurgia.
Creme–barreira à base de óxido de zinco regularmente na pele perineal.

Complicações
Sangramento (dependente do cirurgião).
Infecção, abscesso/fístula → necessidade de colostomia.
Deiscência anastomóstica.
Formação de estenose.
Formação de fístula retovaginal → necessidade de colostomia.
Piora na incontinência fecal.

Referências Cruzadas

Tópico	Capítulo
PAF	4 (p. 244)
DII – colite ulcerativa	4 (p. 320)
Disfunção ileoanal	4 (p. 340)
Criação de ileostomia	5 (pp. 592, 596)
Descida da ileostomia	5 (p. 601)
Conduta perioperatória – anorretal	7 (p. 688)

ESTRICTUROPLASTIA

Princípio
Restituição da passagem intestinal desobstruída para estenose solitária ou de múltiplos segmentos sem ressecção do intestino para minimizar os riscos de síndrome do intestino curto imediatamente ou a longo prazo. O cenário típico é de doença de Crohn ou aderências recorrentes. Na presença de múltiplas estenoses, diferentes técnicas podem ser necessárias no mesmo procedimento.

Ambiente
Internação, procedimento em sala de cirurgia.

Alternativas
Abordagem laparoscópica assistida.
Ressecção de segmento.

Indicação
- Doença de Crohn com estenoses sintomáticas.
- Aderências com estenoses sintomáticas.

Considerações Preparatórias
Avaliação do intestino delgado: fluxo no intestino delgado, TC enterografia.
Avaliação do intestino distal para descartar pontos desconhecidos de obstrução.
Lavagem intestinal, se tolerado.
Supressão da atividade da doença (infliximabe → 4-6 semanas de interrupção antes de cirurgia eletiva).
Dose de estresse de esteroides?

Passos Cirúrgicos
1. Posição do paciente: posição supina (alternativa: litotomia modificada).
2. Laparotomia, lise das aderências e avaliação de todo o intestino para determinar as maiores lesões.
3. Avaliação das estenoses escondidas: enteroscopia por enterotomia através do intestino.

(A) Heinecke-Mikulicz estricturoplastia para estenose de segmento curto
4. Colocação de suturas em ambos os lados da estenose: não proximal/distal, mas ao longo da circunferência.
5. Incisão antimesentérica longitudinal do intestino através da área de estenose.
6. Tração lateral das suturas e fechamento transverso da enterotomia.

(B) Estricturoplastia à Finney para estenoses de segmento longo (risco: criação de um grande bolso atônico)

4. Incisão antimesentérica longitudinal do intestino através da área de estenose.
5. Dobra do intestino aberto: pode ser difícil por enduração, mesentério/intestino muito espesso ou curto.
6. Fechamento da parede posterior do intestino com continuação em direção à parede anterior.

(C) Estricturoplastia isoperistáltica de lado a lado para estenoses muito longa ou de múltiplos segmentos

4. Mobilização/divisão do mesentério na linha média do segmento doente e transecção do intestino.
5. Mobilização das duas pontas de lado a lado (por até 30-40 cm).
6. Aproximação de dois lados com suturas seromusculares interrompidas.
7. Enterotomia antimesentérica longitudinal nos 2 lados, espatulação das pontas do intestino para evitar cotos cegos.
8. Em caso de suspeita de áreas doentes: biópsia e seções congeladas para descartar malignidade.
9. Fechamento em 2 camadas dos dois segmentos do intestino.

Estruturas Anatômicas em Risco

Mesentério do intestino delgado.

Cuidados Pós-Cirúrgicos

Recuperação rápida: na ausência de náusea e vômito, líquidos orais são iniciados no DPO 1 e progridem conforme tolerância.

Complicações

Sangramento (dependente do cirurgião), rompimento do mesentério, vazamento da anastomose, estenose recorrente.

Referências Cruzadas

Tópico	Capítulo
DIII – Doença de Crohn	4 (p. 327)
Criação de ileostomia	5 (pp. 592, 596)
Manejo médico da doença de Crohn	6 (p. 672)
Conduta perioperatória – abdominal	7 (p. 684)
Recuperação rápida	7 (p. 714)

ADESIÓLISE (LAPAROSCÓPICA VS. ABERTA)

Princípio

A lise de aderências peritoneais laparoscópicas *vs.* aberta pode tanto ser um procedimento independente quanto parte de uma cirurgia maior. Aderências são comuns após procedimentos abdominais prévios e podem resultar em obstrução intestinal agudas ou recorrentes, dor abdominal recorrente/crônica, infertilidade e cirurgia reoperatória difícil. Se o procedimento vai começar como aberto ou laparoscópico deve ser fundamentado no conhecimento pessoal do cirurgião da extensão das aderências e da extensão da distensão abdominal atual.

Ambiente

Internação, procedimento em sala de cirurgia.

Alternativas

Manuseio conservador.

Indicação

- Obstrução intestinal completa.
- Obstrução intestinal aguda não resolvida parcial.
- Obstruções intestinais recorrentes (eletivo).

Advertência: apenas dor normalmente não é indicador suficiente para cirurgia e tem grande chance de falhar.

Considerações Preparatórias

Todas

- Antibióticos profiláticos.
- Processo de consentimento: se certificar que o paciente entendeu que há risco de uma ostomia.

Emergência

- Ressuscitação com fluidos.
- Descompressão por SNG.

(Semi-)Eletiva

- Avaliação colônica completa (enema de bário *vs.* colonoscopia) para descartar o ponto colônico de obstrução.
- Lavagem intestinal completa.

Passos Cirúrgicos

1. Posição do paciente: posição de litotomia modificada, coxins, preso à mesa, ambos os braços dobrados.
   a. Laparoscópica: colocação do portal laparoscópico na técnica de Hasson fora de cicatrizes antigas – por exemplo, linha clavicular média no nível do umbigo; inserção da câmera e avaliação da densidade das aderências – lise com a câmera até ter espaço suficiente para inserir a segunda e a terceira portas acima e abaixo, também na linha clavicular média, sob controle visual direto. Se as aderências forem muito densas ou o espaço muito limitado – conversão para procedimento aberto.
   b. Aberto: acesso através da cicatriz anterior, em uma nova incisão se oferecer melhor exposição; evitar a entrada com eletrocautério até que se confirme que não há laços do intestino ligados à fáscia inferior.
2. Derrube as aderências com tesouras ultrassônicas, tesouras, limpeza cuidadosa: cuidado extremo deve ser tomado (a) para melhorar e manter boa visibilidade e (b) para evitar enterotomia; se as aderências forem muito densas: uso de injeção salina para desenvolver espaço entre os laços do intestino.
3. Se enterotomia(ias) ocorrer(em) → sempre reparar imediatamente para minimizar o risco de deixar uma enterotomia aberta.
4. Definição dos objetivos cirúrgicos:
   a. Identificação do ponto de transição → lise local, possível ressecção/anastomose.
   b. Correr todo o intestino delgado → liberar as aderências.
   c. Laparoscopia: visibilidade adequada e progresso com tempo se (1) as aderências forem muito densas, (2) o intestino estiver muito distendido ou (3) por outras razões nenhum progresso for feito → conversão para procedimento aberto.
5. Após completar a mobilização: avaliação da situação e resolução apropriada das áreas problemáticas; ressecção/anastomose limitada, ponte, ostomia etc.
6. Reavaliação da cavidade peritoneal e verificação de todo o intestino delgado para checar e consertar possíveis enterotomias.
7. Remoção dos portais e/ou fechamento das incisões abdominais.

Estruturas Anatômicas em Risco

Enterotomias.

Cuidados Pós-Cirúrgicos

Recuperação rápida: na ausência de náusea e vômito, líquidos orais são iniciados no DPO 1 e progridem conforme tolerância. Continuação da descompressão por SNG se os intestinos continuarem muito distendidos e na existência de adesiólise.

Complicações

Sangramento (dependente do cirurgião), vazamento da anastomose 1-3% (→ abscesso ou a formação de fístula enterocutânea), OID de até 25%.

Referências Cruzadas

Tópico	Capítulo
OID	1 (p. 36)
Complicações – íleo pós-operatório	4 (p. 462)
Complicações – fístula	4 (p. 466)
Criação de ileostomia	5 (p. 596)
Conduta perioperatória – abdominal	7 (p. 684)
Recuperação rápida	7 (p. 714)

CIRURGIA COLORRETAL LAPAROSCÓPICA

Princípio

Cirurgia laparoscópica – antes uma abordagem rara e excepcional – tornou-se um padrão estabelecido e aceito para quase todos os problemas abdominais. Com uma geração de cirurgiões que foram apresentados à cirurgia laparoscópica como um componente rotineiro de seus treinamentos e ferramentas mais sofisticadas, quase não há mais contraindicações. Mesmo para o câncer de cólon, ao menos equivalência em resultados oncológicos foram documentados após procedimentos selecionados. A única exceção é o câncer de reto, em que os dados continuam inadequados e, para alguns, uma preocupação (alto risco de margens radiais positivas).

- A abordagem laparoscópica para satisfazer exatamente os mesmos princípios de um procedimento aberto, porém, deve ser ainda mais meticulosa quanto à manutenção da hemostase. Uma abordagem é seguir, laparoscopicamente, os mesmos passos com mobilização lateral, seguida por transecção vascular (abordagem lateral para medial). Entretanto, por causa do espaço limitado, para se obter vantagem das ligações laterais para retração, a direção oposta pode ser escolhida para dissecção. Por exemplo, abordagem média para lateral.
- A técnica pode ser laparoscópica direta, laparoscópica com assistência manual, ou cirurgia híbrida (p. ex., mobilização laparoscópica da flexura esplênica, RAB aberta.)
- Taxas de conversão são irrelevantes (exceto sob o ponto de vista financeiro); elas não são medidas de qualidade.
- Iniciantes deveriam começar com casos fáceis: por exemplo, criação de colostomias, ou paciente magro com ressecção segmentada de sigmoide paliativa para câncer. Diverticulite (ainda que seja uma condição benigna) pode, ocasionalmente, ser muito desafiadora.

Ambiente

Internação, procedimento em sala de cirurgia.

Alternativas

Abordagem aberta.

Indicação

- Iniciante: criação laparoscópica de colostomia, ressecção de sigmoide, ressecção ileocecal, hemicolectomia direita.
- Avançado: hemicolectomia esquerda, ressecções envolvendo artéria cólica média (p. ex., hemicolectomia direita estendida), colectomia subtotal. Hartmann reverso, retopexia.
- Apenas para especialista: proctocolectomia, dissecção de reto.

Considerações Preparatórias

Idêntica a procedimentos abertos.

Especificamente para abordagem laparoscópica:
- Tatuagem de lesões para identificação intracirúrgica.
- Evitar colonoscopia imediatamente antes do procedimento (porque o intestino cheio de gases limita a visibilidade).

Instrumentação:
- Portais de 5 e 10-12 mm (checar com o diâmetro do dispositivo grampeador).
- Laparoscópio, 1-2 insufladores.
- Garras atraumáticas, Babcocks, direcionadores de agulhas, tesouras, pinças e apreensão.
- Dispositivos de sucção/irrigação.
- Dispositivo de hemostasia (p. ex., tesouras ultrassônicas), aplicador de clipe, dispositivo de grampeamento linear tipo *roticulator*.
- Protetor de ferida, portal de assistência manual.
- Instrumentos para abertura e grampeadores.

Passos Cirúrgicos

1. Posição do paciente: lesão do lado esquerdo – posição de litotomia modificada; lesão do lado direito: supina ou litotomia modificada. Paciente bem preso à mesa (coxins, fitas), ambos os braços dobrados, cintura reta ou em inclinação de 0-10 graus de flexão: "teste de briga" antes de drapejar – paciente colocado em Trendelemburg extremo e posição lateral para verificar a estabilização adequada.
2. Posição do equipamento de forma que cirurgião, patologista e monitor estejam todos em linha. Posição adequada do monitor para os assistentes.
3. Acesso:
   a. Técnica de Hansson aberta.
   b. Alternativa: técnica da agulha Veress + portal óptica – se não houverem laparoscopias prévias.
4. Visualização e colocação dos portais de trabalho abaixo da guia visual.

(A1) Abordagem direita lateral para medial

5. Mobilização do cólon direito de suas ligações retroperitoneais, iniciando na junção ileocecal, movendo através da flexura hepática. Marcas de referência: ureter, duodeno (evitar ferimento).
6. Desenvolvimento do saco menor: ou dissecção do omento para fora do cólon transverso (retirada do omento), ou divisão do ligamento gastrocólico em várias etapas (ressecção do omento).

7. Elevação de ceco e identificação do pedículo vascular ileocólico. Criação de uma janela e clipadura/divisão de vasos individuais ou grampeamento/corte de toda a haste.
8. Aumento do portal umbilical para 4 cm, colocação de um protetor de feridas, extração do cólon mobilizado.
9. Abertura do restante da mobilização do mesentério do íleo.
10. Anastomose funcional de ponta a ponta com um total de dois cartuchos de grampos. Fechamento do espaço mesentérico.
11. Fechamento da incisão e das portas.

(A2) Abordagem direita medial para lateral

5. Elevação de ceco e identificação da haste vascular ileocólica. Criação de uma janela e clipadura/divisão de vasos individuais ou grampeamento/corte de toda a haste.
6. Mobilização retroperitoneal de uma área avascular até o duodeno/pâncreas, mobilização da flexura hepática de baixo.
7. Desenvolvimento do saco menor: ou dissecção do omento para fora do cólon transverso (retirada do omento), ou divisão do ligamento gastrocólico em várias etapas (ressecção do omento).
8. Mobilização das flexuras hepáticas e das conexões do cólon lateral, liberação do mesentério ilíaco.
9. Aumento do portal umbilical para 4 cm, colocação de um protetor de feridas, entrega do cólon mobilizado.
10. Abertura do restante da mobilização do mesentério do íleo.
11. Anastomose funcional de ponta a ponta com um total de dois cartuchos de grampos. Fechamento do espaço mesentérico.
12. Fechamento da incisão e das portas.

(B1) Abordagem esquerda lateral para medial

5. Mobilização do cólon esquerdo de suas ligações retroperitoneais; incisão da linha branca de Toldt na junção do cólon com a sigmoide. Mover através do intestino até a flexura esplênica. Marcas de referência: ureter, vasos gonadais (evitar ferimento).
6. Desenvolvimento do saco menor: ou dissecção do omento para fora do cólon transverso (retirada do omento), ou divisão do ligamento gastrocólico em várias etapas (ressecção do omento).
7. Mobilização completa da flexura esplênica.
8. Elevação da sigmoide do cólon e identificação do pedículo vascular. Criação de janela: verificação do ureter na localização remota, clipadura/divisão de vasos individuais ou grampeamento/corte de todo o pedículo: AMI/VMI (na origem) *vs.* hemorroidal superior.

9. Continuação da incisão serosa em ambos os lados do mesossigmoide, em direção à reflexão peritoneal.
10. Dissecção sem corte atrás da haste vascular para entrar na pelve.
11. Criação de janela no mesorreto em um ponto distal da ressecção. Divisão do intestino através de grampeador linear (quantos disparos forem necessários). Divisão do mesorreto com dispositivo eletrocirúrgico.
12. Aumento do portal umbilical para 4 cm, colocação de um protetor de feridas, entrega do cólon mobilizado.
13. Abertura do restante da mobilização do mesentério do íleo.
14. Sutura em bolsa do colo proximal e mesentério do cólon e ressecção do intestino.
15. Intestino reinserido ao abdome, selagem do protetor de feridas e reinsuflamento.
16. Prender as garras ao batente e realizar a anastomose com controle visual direto.
17. Teste da anastomose: submergir na água, compressão com os dedos do intestino proximal em direção à anastomose e insuflação de ar através do proctoscópio.
18. Drenos de acordo com a preferência do cirurgião. Não há necessidade de SNG.
19. Fechamento das incisões e portas.

(B2) Abordagem esquerda medial para lateral

5. Elevação do cólon sigmoide e identificação do pedículo vascular. Criação de janela: verificação do ureter na localização remota, clipadura/divisão de vasos individuais ou grampeamento/corte de todo o pedículo: AMI/VMI (na origem) *vs.* hemorroidal superior.
6. Mobilização retroperitoneal de uma área entérica avascular até o duodeno/pâncreas, mobilização da flexura hepática de baixo.
7. Desenvolvimento do saco menor: ou dissecção do omento para fora do cólon transverso (retirada do omento), ou divisão do ligamento gastrocólico em várias etapas (ressecção do omento).
8. Mobilização da flexura esplênica e do cólon esquerdo de sua ligação retroperitoneal.
9. Continuação da incisão serosal em ambos os lados da mesossigmoide em direção à reflexão peritoneal.
10. Dissecção sem corte atrás do pedículo vascular para entrar na pelve.
11. Criação de janela no mesorreto em um ponto distal da ressecção. Divisão do intestino através do grampeador linear (quantos disparos forem necessários). Divisão do mesorreto com dispositivo eletrocirúrgico.

12. Aumento do portal umbilical para 4 cm, colocação de um protetor de feridas, entrega do cólon mobilizado.
13. Abertura do restante da mobilização do mesentério do íleo.
14. Sutura em bolsa do colo proximal e mesentério do cólon e ressecção do intestino.
15. Intestino retornando ao abdome, selagem do protetor de feridas e reinsuflamento.
16. Prender as garras ao batente e realizar a anastomose com controle visual direto.
17. Teste da anastomose: submergir na água, compressão com os dedos do intestino proximal em direção à anastomose e insuflação de ar através do proctoscópio.
18. Drenos de acordo com a preferência do cirurgião. Não há necessidade de SNG.
19. Fechamento das incisões e portas.

Estruturas Anatômicas em Risco

Ureteres, duodeno, pâncreas, vasos gonadais, nervos hipogástricos, planícies fasciais, plexo venoso pré-sacral.

Cuidados Pós-Cirúrgicos

Recuperação rápida: na ausência de náusea e vômito, líquidos orais são iniciados no 1 DPO e progredir conforme tolerância.

Complicações

Lesão por trocarte, lesões relacionadas com manipulação do intestino delgado ou cólon, lesões colaterais (ureter, vasos ilíacos).

Conversão para procedimento aberto não é uma complicação, mas bom senso em caso de falta de visualização adequada ou progresso.

Referências Cruzadas

Tópico	*Capítulo*
Retopexia – laparoscopia *vs.* aberta	5 (p. 536)
Ressecção de sigmoide	5 (p. 544)
Hemicolectomia	5 (pp. 547-550)
Colectomia (sub)total	5 (p. 553)
PC/AIAJ	5 (p. 560)
Adesiólise	5 (p. 570)

Capítulo 5 ■ Técnicas Cirúrgicas

Hartmann reverso	5 (p. 606)
RAB/EMRT	5 (p. 610)
Conduta perioperotória – abdominal	7 (p. 684)
Recuperação rápida	7 (p. 714)

COLOCAÇÃO DE PORTAIS DE ACESSO LAPAROSCÓPICO

Princípio

Adequada exposição laparoscópica e cirurgia dependem da colocação racional de portais de acesso. Se houver necessidade de restabelecimento da sensação tátil, a inserção de um port de acesso manual pode facilitar e acelerar a dissecção.

- Número de portais de acesso é irrelevante: colocar quantas forem necessárias para se obter o sucesso.
- Umbilical: o simples fato de que lá existe uma estrutura anatômica no centro do abdome não significa que ele tem que ser usado como um local para portal de acesso; é, muitas vezes, melhor colocar uma portal de acesso mais distante.
- Planeje portais de acesso de forma que os instrumentos não fiquem um no caminho do outro: usar um semicírculo com alvo no centro. Portal de retração pode estar fora do círculo.
- Portal de acesso manual: selecionar a localização não tão perto do alvo, mas "no máximo a um palmo" de distância dele; colocar de forma que alcance o intestino remanescente.
- Fechamento do portal: quando ≥ 10 mm.

Exemplos

(A1) Hemicolectomia direita (Fig. 5-13A)

1. Portal óptico supraumbilical → aumento posterior para o espécime a que se destina.
2. Portal de trabalho na linha clavicular média no QIDH.
3. Portal de trabalho na linha clavicular média no QSE.
4. Portais adicionais: lado direito, no nível do umbigo.

(A2) Hemicolectomia direita

1. Portal manual supraumbilical → destinado ao espécime.
2. Portal da câmera no QSD.
3. Portal de trabalho no QID.
4. Portal de trabalho na linha clavicular média no QSE.
5. Portais adicionais: QIE.

(A3) Hemicolectomia direita

1. Incisão suprapúbica de Pfannenstiel para portal manual → destinado ao espécime.
2. Portal óptico umbilical.
3. Portal de trabalho na linha clavicular média no QSE.

4. Portal de trabalho no QIE.
5. Portais adicionais: QID.

(B1) Colectomia sigmoide
1. Portal óptico infraumbilical → aumento posterior para o espécime a que se destina.
2. Portal de trabalho na linha clavicular média no QID.
3. Portal de trabalho na linha clavicular média no QIE.
4. Portais adicionais: lado direito, no nível do umbigo, suprapúbico.

(B2) Colectomia sigmoide
1. Portal manual periumbilical → destinado ao espécime.
2. Portal óptico na linha clavicular média no QID.
3. Portal de trabalho na linha clavicular média no QIE.
4. Portal de trabalho no QID.
5. Portais adicionais: portal suprapúbico.

(C1) Hemicolectomia esquerda (Fig. 5-13B)
1. Portal óptico infraumbilical → aumento para o espécime a que se destina.
2. Portal de trabalho na linha clavicular média no QID.
3. Portal de trabalho na linha clavicular média no QSD.
4. Portal de trabalho na linha clavicular média no QIE.
5. Portais adicionais: lado direito, nível do umbigo.

(C2) Hemicolectomia esquerda
1. Portal manual periumbilical → destinado ao espécime.
2. Portal de trabalho na linha clavicular média no QSD.
3. Portal de trabalho na linha clavicular média no QIE.
4. Portal de trabalho na linha clavicular média no QID.
5. Portais adicionais: portal suprapúbico.

(C3) Hemicolectomia esquerda
1. Incisão suprapúbica de Pfannenstiel para porta manual → destinado ao espécime.
2. Portal óptico umbilical.
3. Portal de trabalho no QID.
4. Portal de trabalho no QIE.
5. Portais adicionais: QSD.

Colocação de Portais de Acesso Laparoscópico **581**

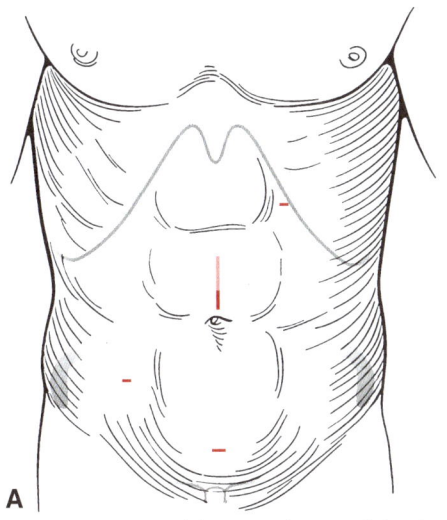

Figura 5-13A. Colocação de portal de acesso laparoscópico: hemicolectomia direita.

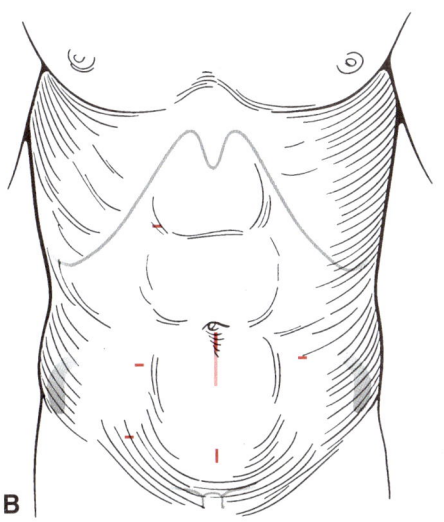

Figura 5-13B. Colocação de portal de acesso laparoscópico: hemicolectomia esquerda.

(D1) Colectomia subtotal/proctocolectomia
1. Portal óptico infraumbilical → aumento posterior destinado ao espécime.
2. Portal de trabalho no QID.
3. Portal de trabalho no QIE.
4. Portal de trabalho no QSD.
5. Portal de trabalho no QSE.

(D2) Colectomia subtotal/proctocolectomia
1. Portal óptico supraumbilical.
2. Portal de trabalho na linha umbilical direita.
3. Portal de trabalho na linha umbilical esquerda.
4. Portal de trabalho suprapúbico → aumento posterior destinado ao espécime.

(D3) Colectomia subtotal/proctocolectomia
1. Portal manual periumbilical → destinado ao espécime.
2. Portal de trabalho no QSD.
3. Portal de trabalho no QIE.
4. Portal de trabalho no QID.
5. Portais adicionais: portal suprapúbico.

(D4) Colectomia subtotal/proctocolectomia
1. Incisão suprapúbica de Pfannenstiel para portal manual → destinado ao espécime.
2. Portal óptico umbilical.
3. Portal de trabalho na linha umbilical direita.
4. Portal de trabalho na linha umbilical esquerda.
5. Portais adicionais: epigástrio.

(E) Hartmann reverso (Fig. 5-13C)
1. Portal óptico na linha umbilical direita (longe da linha média).
2. Portal de trabalho na linha clavicular média no QSD → livre de aderências.
3. Portal de trabalho na linha clavicular média no QID → livre de aderências.
4. Portais adicionais: linha média (depois de liberar as aderências), no local da colostomia.

(F) Retopexia (Fig. 5-13D)
1. Portal óptico infraumbilical.
2. Portal de trabalho na linha clavicular média no QID.
3. Portal de trabalho na linha clavicular média no QIE.
4. Portais adicionais: suprapúbica.

Colocação de Portais de Acesso Laparoscópico **583**

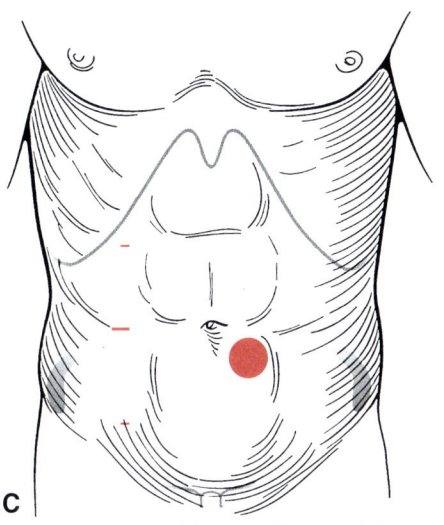

Figura 5-13C. Colocação de portal de acesso laparoscópico: Hartmann reverso laparoscópico.

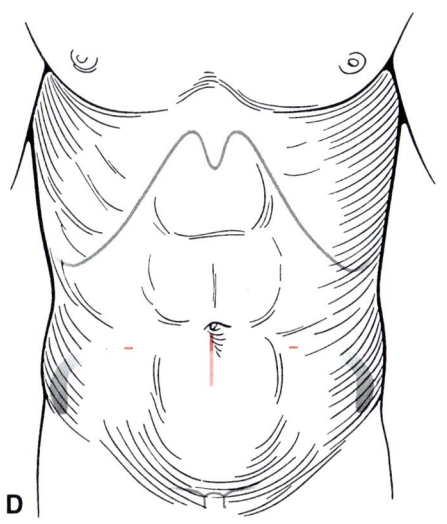

Figura 5-13D. Colocação de portal de acesso laparoscópico: retopexia laparoscópica.

Técnicas Cirúrgicas

Estruturas Anatômicas em Risco
Vasos epigátricos, ligamento falciforme, intestinos, órgãos parenquimatosos e vasos maiores.

Referências Cruzadas

Tópico	Capítulo
Retopexia – laparoscopia *vs.* aberta	5 (p. 536)
Ressecção de sigmoide	5 (p. 544)
Hemicolectomia	5 (pp. 547-550)
Colectomia (sub)total	5 (p. 553)
PC/AIAJ	5 (p. 560)
Adesiólise	5 (p. 570)
Cirurgia colorretal laparoscópica	5 (p. 573)
Hartmann reverso	5 (p. 606)
RAB/EMRT	5 (p. 610)

COLOCAÇÃO DE *STENT* POR COLONOSCOPIA

Princípio
Inserção por colonoscopia de um *stent* metálico autoexpansível para reabrir uma OIG, seja como ponte para uma ressecção definitiva ou como medida paliativa. O sucesso da descompressão converte uma situação de emergência em uma situação (semi)eletiva e permite a recuperação do paciente, normalização de desequilíbrios hídricos e eletrolíticos, sintonização médica, limpeza intestinal e esvaziamento colônico, portanto, reduz o risco de uma ostomia ser necessária.

Ambiente
Paciente internado, sala endoscópica e radiológica (fluoroscopia).

Alternativas
Exploração cirúrgica para OID.

Indicação
- Obstrução colônica localizada no lado esquerdo: (1) como uma ponte para cirurgia definitiva, (2) como paliativo.
- Obstrução colônica localizada no lado direito: apenas como condição paliativa (ressecção definitiva no lado direito não necessita de descompressão prévia a fim de fazer anastomose enterocolônica primária).

Contraindicação absoluta: evidência de perfuração.

Contraindicação relativa: câncer retal baixo (risco de desconforto ou ponta do *stent* ficar pendurada para fora).

Considerações Preparatórias
Ressuscitação hídrica.

Radiografia convencional para excluir perfuração.

Enema contrastado solúvel em água limitado (apenas para nível da obstrução, não além dela, de outro modo, há o risco de perfuração pelo acúmulo de fluido se contraste hiperosmolar for usado no cólon distendido).

Passos Cirúrgicos
1. Posicionamento do paciente: decúbito lateral esquerdo ou supino.
2. Inserção do colonoscópio e avanço em direção à extremidade distal da obstrução.
3. Inserção de fio-guia com ponta maleável através do canal de trabalho do endoscópio: as marcações do fio-guia permitem a observação do seu avanço.

4. Tentativa de avançar o guia pela obstrução. Essa tentativa pode ser razoavelmente agressiva pois:
   a. Pode ocorrer perfuração principalmente na parte não distendida e vazia do cólon.
   b. Apenas alternativamente ao *stent* pode ser feita uma cirurgia a qual no mesmo tempo pudesse resolver qualquer perfuração que ocorresse.
5. Uma vez que o guia foi colocado, o endoscópio é removido enquanto o guia é empurrado para se manter no lugar: esse passo facilita a inserção do *stent* atual como se ele não tivesse sido comprimido através do canal de biópsia.
6. Verificação da posição do guia por fluoroscopia é possível.
7. Reinserção do colonoscópio na borda distal da obstrução.
8. Inserção do sistema de liberação de *stent* sobre o fio-guia através da lesão. Antes da disposição, a posição correta do cólon pré-estenótico pode ser verificada novamente pela fluoroscopia enquanto se injeta contraste radiográfico solúvel em água através do canal respectivo no sistema de entrega.
9. Disposição cuidadosa enquanto mantém ponta distal do *stent* cerca de 2 cm distal a obstrução; enquanto o *stent* não for completamente liberado, ele pode ser colocado de volta no revestimento.
10. Verificação do sucesso da disposição:
    a. Sucesso → descompressão imediata do cólon, com evacuação de gases e fezes líquidas.
    b. Incompleto → *stent*(s) adicional(is) são colocados através do primeiro (ou realizar a cirurgia).
11. Radiografia para excluir perfuração.

Estruturas Anatômicas em Risco
Integridade colônica.

Cuidados Pós-Cirúrgicos
Observação por pelo menos 24 horas, individualizar subsequente evolução e planejamento.

Avaliação colônica: enema contrastado *vs.* colonoscopia (depois da descompressão completa e preparo intestinal).

Plano para cuidado cirúrgico definitivo em 1-2 semanas depois da colocação do *stent*.

Complicações
Obstrução não aliviada, perfuração, perda do *stent*, mau posicionamento/obstrução do *stent*, ruptura de tumor secundário.

Referências Cruzadas

Tópico	Capítulo
OIG	1 (p. 38), 4 (p. 355)
Enemas de contraste	2 (p. 99)
Câncer colorretal	4 (p. 252)
Colectomia (sub)total	5 (p. 553)
Lavagem em campo	5 (p. 588)

LAVAGEM EM CAMPO PARA ANASTOMOSE PRIMÁRIA NA OIG

Princípio

Ressecção intracirúrgica de um segmento obstruído no local de uma OIG completa, ou quase completa, localizada no lado esquerdo com eliminação por lavagem das fezes (Fig. 5-14). Essa abordagem evita uma ostomia e por conseguinte é uma alternativa a ressecção colônica em dois estádios (p. ex., ressecção de Hartmann).

Atenção: enquanto a limpeza do intestino não é considerada necessária em cirurgias eletivas, ela pode ser desejável em circunstâncias de emergência para eliminar a carga de fezes e descomprimir o cólon distendido antes de as anastomoses serem realizadas.

Ambiente

Paciente internado, procedimento em SC.

Alternativas

Colocação de *stent* colonoscópico como uma ponte.

Colectomia (sub-)total com anastomose enterocolônica direta.

Ressecção tipo Hartmann.

Indicação

Obstrução colônica no lado esquerdo no paciente estável.

Contraindicação absoluta: pacientes "nos extremos", parede intestinal colônica significativamente comprometida.

Atenção: Obstrução colônica no lado direito, ou mesmo no cólon descendente (ou sigmoide), pode ser tratada com hemicolectomia direita ou extensa-hemicolectomia direita, ou com uma colectomia (sub)total com anastomose primária ileocolônica ou ileorretal, sem preparo intestinal ou descompressão colônica.

Considerações Preparatórias

Ressuscitação hídrica.

Radiografia convencional para excluir perfuração.

Sigmoidoscopia rígida ou flexível até o ponto da obstrução: excluir patologia mais distal.

Passos Cirúrgicos

1. Posicionamento do paciente: posição de litotomia modificada.
2. Incisão e exploração do abdome para avaliar a extensão da doença e excluir patologia secundária.

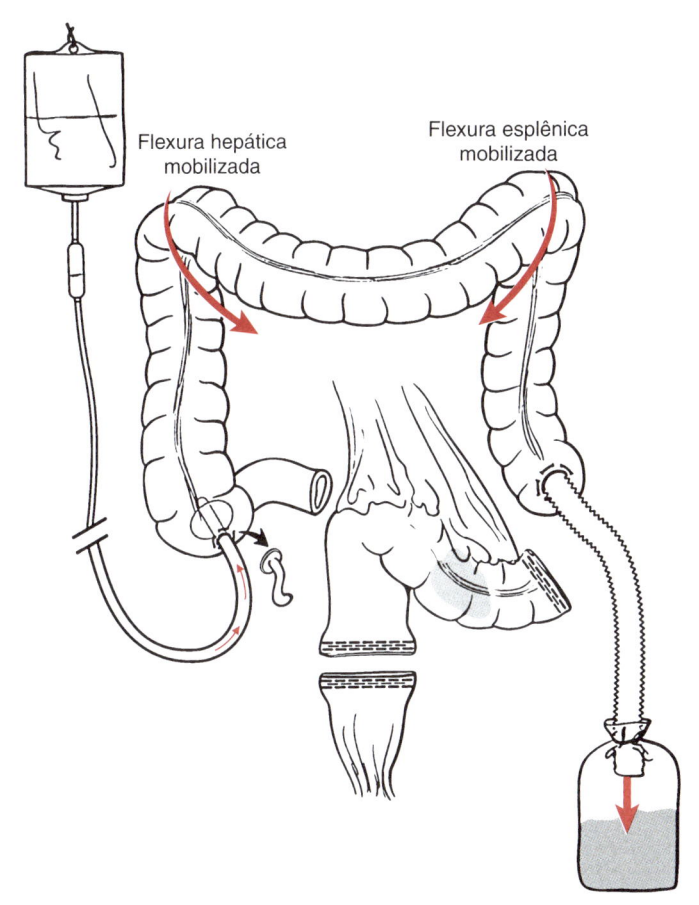

Figura 5-14. Lavagem peroperatória para OIG.

3. Isolamento e ressecção do segmento obstruído na técnica oncológica (veja tópicos respectivos discutidos em outro lugar) com ligadura vascular adequada e grampear ambas as margens proximal e distal.
4. Avaliação macroscópica do espécime.
5. Avaliação da qualidade do intestino e estabilidade do paciente: anastomose primária está justificada ou ressecção tipo Hartmann está indicada?

6. Logística da preparação para lavagem em campo:
   a. Obter um tubo de grande diâmetro, por exemplo, um tubo tipo traqueia usado em anestesia para conectar tubo endotraqueal com a máquina: disponível estéril ou pode ser encharcado em solução de iodo-povidona.
   b. Colocar sacolas plásticas duplas intactas na lata de lixo próxima à mesa cirúrgica, assegurar que a borda da sacola não vá se soltar a fim de evitar a tração para baixo e a desconexão como preenchimento com fluido.
7. Preparação cirúrgica para lavagem em campo:
   a. Massagear o conteúdo colônico cerca de 10 cm distante da margem de ressecção distal e colocação de clampe intestinal atraumático; colocação de compressas ao redor da borda distal para minimizar derramamento incontrolável.
   b. Abertura do cólon distal, inserção da ponta do tubo tipo traqueia por 3-4 cm, assegurando que esteja fortemente amarrado ao redor do intestino.
   c. Deixar a outra ponta do tubo na lata de lixo e criação de um sistema fechado de forma segura.
   d. Liberar o clampe intestinal atraumático → alguma quantidade de fezes líquidas e gases deve começar a ser liberada através do tubo.
   e. Mobilização de ambas flexuras para facilitar a massagem do conteúdo colônico em direção ao tubo.
   f. Apendicectomia com colocação de duas suturas em bolsa concêntricas, inserção de dois cateteres de Foley de grande diâmetro, seguidos pela insuflação dos balões dos cateteres.
   g. Conectar os cateteres Foley a equipos de soro.
8. Infusão pressurizada de muitos litros de solução salina ou mistura de solução salina/iodo-povidona no cólon até que ele esteja completamente desobstruído e fluxo que sai limpo.
9. Ressecção de 5 cm do segmento mais distal do cólon e remoção do campo junto com o tubo.
10. Fechar por grampeamento do polo cecal e suturar, adicionalmente, a linha grampeada.
11. Continuação da cirurgia fazendo-se a anastomose primária da forma mais apropriada para cada paciente, individualmente (grampeador, à mão).

Estruturas Anatômicas em Risco

Integridade colônica.

Derramamento de fezes.

Baço, duodeno (mobilização das flexuras).

Cuidados Pós-Cirúrgicos
Recuperação rápida: na ausência de náusea ou vômitos, iniciar líquidos orais no 1 DPO e progredir conforme tolerância.

Complicações
Vazamento pela anastomose, íleo paralítico prolongado, sepse, necessidade secundária de ostomia.

Referências Cruzadas

Tópico	Capítulo
OIG	1 (p. 38), 4 (p. 355)
Enemas de contraste	2 (p. 99)
Câncer colorretal	4 (p. 252)
Ressecção de sigmoide	5 (p. 544)
Colectomia (sub)total	5 (p. 553)
Colocação de *stent* por colonoscopia	5 (p. 585)

CRIAÇÃO DE ILEOSTOMIA OU COLOSTOMIA TERMINAL

Princípio

Mobilização da ponta do cólon ou íleo terminal a fim de alcançar, adequadamente, a parede abdominal, permitindo a maturação funcional. Tipicamente feita (1) como parte de uma ressecção de emergência descontínua (p. ex., ressecção do tipo Hartmann, colectomia abdominal total), (2) como procedimento definitivo (ressecção abdominoperineal, proctocolectomia total), (3) ocasionalmente pelas mesmas razões como uma colostomia, em alça mas com o intuito de fechar o ramo aferente e alcançar um desvio completo.

Ambiente

Paciente internado, procedimento em CC.

Alternativas

Ileostomia terminal *vs.* ileostomia do tipo Prasad.
Colostomia terminal *vs.* colostomia do tipo Prasad.

Indicação

Ressecção descontínua: ressecção do tipo Hartmann ou colectomia abdominal total.
Desvio completo das fezes da área distal de interesse.

Considerações Preparatórias

Situação eletiva: marcar os locais possíveis de ostomia, antibióticos profiláticos.

Urgência/emergência: antibióticos terapêuticos, ressuscitação, marcar, se possível, os locais da ostomia (de outra maneira "palpite conservador").

Passos Cirúrgicos

1. Posicionamento do paciente: supina ou posição de litotomia modificada (dependendo da preferência do cirurgião e da necessidade do acesso perineal).

(A) Ileostomia terminal (Brooke) com cerca de 3 cm do mamilo (Fig. 5-15A)

2. Mobilização do íleo terminal de forma que ele alcance além da parede abdominal no local planejado para ostomia.
3. Excisão de um disco de pele no local planejado para ostomia: não maior que o diâmetro do intestino delgado.
4. Dissecção da gordura e fazer uma incisão transversal do revestimento anterior do reto.

5. Partir, longitudinalmente, as fibras do músculo reto (atenção: vasos epigástricos!) e a abertura do revestimento posterior/peritônio.
6. Largura: geralmente 2 dedos podem ser muito largos para ileostomia. Melhor: tão largo quanto necessário, o menor possível (de forma que a alça possa ser trazida sem estrangulação), aproximadamente o diâmetro do intestino delgado.
7. Puxar o intestino através dele e fixá-lo à fáscia com 3 ou 4 suturas seromucosas.
8. Para todas as ostomias permanentes: fechamento do aspecto lateral junto com o segmento intestinal terminal (para evitar torção interna do intestino delgado ao redor daquele segmento), realizar sutura absorvível entre intestino e peritônio.
9. Fechamento da laparotomia ou das aberturas de acesso.
10. Maturação do estoma: evitar suturar através da pele pelo risco de criação de fístula (particularmente na DIII).
    a. Planejar mamilos simétricos 3 cm grosseiramente.
    b. Pré-assentar 4 suturas para eversão: derme → base → espessura total da borda do intestino.
    c. Tração gentil nas 4 suturas resultando em eversão e formação dos mamilos; amarrar consecutivamente.
    d. Colocação de 2 ou 3 suturas derme-borda do intestino.
11. Aplicação em bolsa de colostomia.

(B) Colostomia terminal com cerca de 0,3-0,5 cm de elevação plana (Fig. 5-15B)

2. Mobilização do cólon de forma que ele alcance sem tensão além da parede abdominal.
3. Verificação se a alça alcança o local planejado para ostomia.
4. Excisão de um disco de pele no local planejado para ostomia: diâmetro aproximado de dois dedos de largura.
5. Dissecção da gordura e fazer uma incisão transversal da bainha anterior do reto.
6. Partir longitudinalmente as fibras do músculo reto (atenção: vasos epigástricos!) e abertura do revestimento posterior/peritônio.
7. Largura: geralmente 2 dedos, mas melhor – tão largo quanto necessário, o menor possível (de forma que a alça possa ser trazida sem estrangulação).
8. Puxar o intestino através dele e fixá-lo à fáscia com 3 ou 4 suturas seromucosas.
9. Para todas as ostomias permanentes: fechamento do aspecto lateral junto com o segmento intestinal terminal (para evitar torção), realizar sutura absorvível entre intestino e peritônio.
10. Fechamento da laparotomia ou das aberturas de acesso.

11. Maturação do estoma: → evitar suturar através da pele.
    a. Planejar mamilos simétricos 0,3-0,5 cm grosseiramente.
    b. Quatro suturas de eversão delicadas: derme → base → espessura total da margem do intestino.
    c. Colocação de 2 ou 3 suturas derme-borda do intestino.
12. Aplicação da bolsa de colostomia.

Estruturas Anatômicas em Risco

Lesão mesentérica, lesão dos vasos epigástricos, estrangulação intestinal.

Cuidados Pós-Cirúrgicos

Recuperação rápida: na ausência de náusea ou vômitos, iniciar líquidos orais no DPO 1 e avanço, conforme tolerado. Educação sobre os cuidados com a ostomia.

Complicações

Sangramento (cirurgião dependente): por exemplo, tração sobre os vasos mesentéricos.

Retração da ostomia (obesidade), necrose da ostomia (mobilização insuficiente, estrangulamento) → estenose (epifascial) ou sepse abdominal (subfascial).

Ruptura do intestino delgado ao redor da ostomia, prolapso, herniação.

A

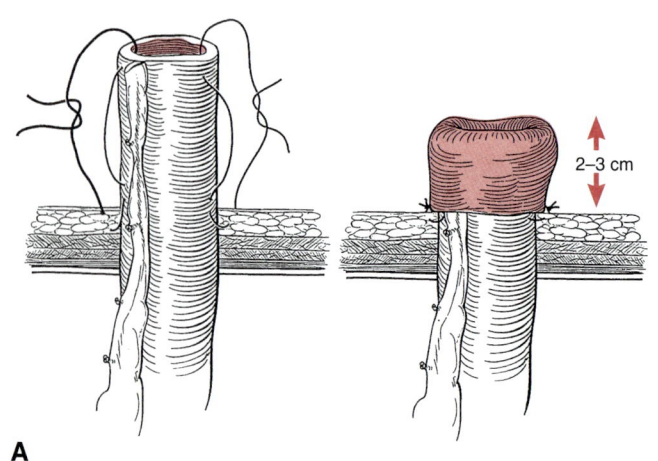

Figura 5-15A. Criação de uma ileostomia terminal.

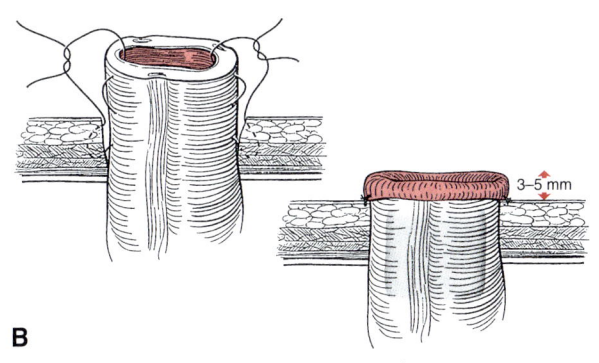

Figura 5-15B. Criação de uma colostomia terminal.

Referências Cruzadas

Tópico	Capítulo
"Estomatologia"	4 (p. 401)
Complicações – necrose de estoma	4 (p. 468)
Criação de ileostomia ou colostomia em alça	5 (p. 596)
Descida da ileostomia	5 (pp. 601-606)
Hartmann reverso	5 (p. 606)
RAB/EMRT	5 (p. 610)
RAP	5 (p. 615)

CRIAÇÃO DE ILEOSTOMIA OU COLOSTOMIA EM ALÇA *(LAPAROSCÓPICA/ABERTA)*

Princípio
Mobilização de uma alça do cólon ou íleo terminal a fim de alcançar adequadamente a parede abdominal, para permitir maturação funcional. Ou é feito como última parte de uma cirurgia abdominal mais extensa (p. ex., RAB, AIAJ) ou é feito com um procedimento independente separado. A abordagem laparoscópica geralmente é adequada para circunstâncias eletivas, e uma abordagem aberta como parte de um procedimento maior ou para situações de emergência com significativa distensão abdominal ou expectativa de aderências densas (p. ex., depois de recente exploração, catástrofe abdominal, sepse pélvica).

Ambiente
Paciente internado, procedimento em SC.

Alternativas
Ileostomia: ostomia preferida se cólon estiver vazio, sem obstrução distal.
Colostomia: preferida em emergência com cólon cheio de fezes.

Indicação
Desvio das fezes da área distal de interesse:
- No tempo da cirurgia distal, por exemplo, RAB/coloanal, AIAJ etc.
- Independente/eletivo: desvio fecal para proteger a anastomose distal ou desviar as fezes da área com problema (p. ex., fístula retovaginal/urinária, incontinência, estenose).
- Independente/urgência-emergência: sepse pélvica por vazamento anastomótico, infecção da ferida perineal, fístula retovaginal aguda, OIG (p. ex., em paciente muito debilitado).

Considerações Preparatórias
Eletiva: limpeza intestinal em todos os casos eletivos para evitar estase de fezes, marcar locais possíveis de ostomia, antibióticos profiláticos.

Urgência/emergência: antibióticos terapêuticos, ressuscitação, marcar, se possível, os locais de ostomia (de outra maneira "palpite conservador").

Passos Cirúrgicos
1. Posicionamento do paciente: supino ou posição de litotomia modificada (dependendo da preferência do cirurgião e da necessidade do acesso perineal).

Criação de Ileostomia ou Colostomia em Alça

(A) Ileostomia em alça com protusão de cerca de 3 cm no ramo aferente (Fig. 5-15A)

2. Acesso:
   a. Acesso indireto, i. é., através da laparotomia.
   b. Laparoscópico: (1) orifício da câmera a linha média em alguma distância dos locais eleitos para a ostomia, (2) um orifício de trabalho através do local planejado para a ostomia, (3) orifício de trabalho separado adicional.
   c. Acesso direto através do local planejado: não é recomendada abertura maior que o ideal e eleva o risco de hérnia paraostomal ou prolapso da ostomia.
3. Mobilização aberta ou laparoscópica do íleo terminal (na AIAJ a alça do intestino delgado mais distal à bolsa) de forma que ele alcance além da parede abdominal.
4. Criação de uma pequena janela mesentérica e colocação de um dreno de Penrose.
5. Marcação da orientação absoluta (p. ex., um ponto na alça eferente, dois pontos na alça aferente).
6. Verificar se as alças alcançam o local planejado para ostomia, ajustar o local se necessário.
7. Excisão de um disco de pele no local planejado para ostomia: não maior que o diâmetro do intestino delgado.
8. Dissecção da gordura e fazer uma incisão transversal da bainha anterior do reto.
9. Partir, longitudinalmente, as fibras do músculo reto (atenção: vasos epigástricos!) e abertura do revestimento posterior/peritônio.
10. Largura: geralmente 2 dedos podem ser muito largos para ileostomia. Melhor: tão largo quanto necessário, o menor possível (de forma que a alça possa ser trazida sem estrangulação), aproximadamente o diâmetro do intestino delgado.
11. Em casos limpos: possibilidade de pulverizar a alça com antiadesivo (para facilitar a descida posterior).
12. Puxar a alça com ajuda do dreno de Penrose, orientação/rotação correta e possibilidade de fixá-lo à fáscia com 3 ou 4 suturas seromucosas.
13. Fechamento da laparotomia ou dos orifícios de acesso.
14. Maturação da ostomia: evitar suturar através da pele – risco de fístula na DIII.
    a. Planejar mamilos simétricos 3 cm grosseiramente.
    b. Incisão transversa da alça eferente no nível da pele, colocação de ~3 cm suturas da derme para espessura total da borda do intestino eferente.
    c. Pré-assentar 4 suturas de eversão: derme → base → espessura total da borda do intestino aferente.

    d. Tração gentil nas 4 suturas, resultando em eversão e formação do mamilo; amarrar consecutivamente.

    e. Colocação de 2 ou 3 suturas derme-borda do intestino.

15. Aplicação.

(B) Colostomia em alça

2. Acesso:

    a. Acesso indireto: através de laparotomia.

    b. Laparoscópico: (1) orifício da câmera a linha média em alguma distância dos locais eleitos para a ostomia, (2) um orifício de trabalho através do local planejado para a ostomia, (3) orifício de trabalho separado adicional.

    c. Acesso direto através do local planejado: colostomia em alça transversa – meio caminho entre margem costal medioclavicular e umbilical; colostomia sigmoide – QIE.

3. Mobilização aberta ou laparoscópica do cólon alvo de forma que ele alcance sem tensão 1-2 cm além da parede abdominal.

4. Criação de uma janela mesentérica, colocação de dreno de Penrose.

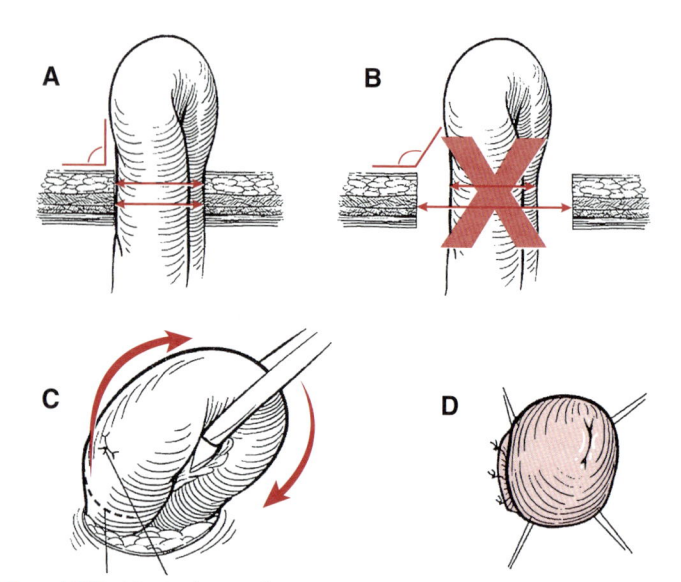

Figura 5-16. Criação de uma ileostomia em alça.

5. Marcação da orientação absoluta (p. ex., um ponto na alça eferente, dois pontos na alça aferente).
6. Verificar se as alças alcançam o local planejado para ostomia, mobilização adicional ou ajuste do local, se necessário.
7. Excisão de um disco de pele no local planejado para ostomia: diâmetro aproximado de 2 dedos de largura.
8. Dissecção da gordura e incisão transversal da bainha anterior do reto.
9. Partir, longitudinalmente, as fibras do músculo reto (atenção: vasos epigástricos!) e abertura do revestimento posterior/peritônio.
10. Largura: geralmente 2 dedos, porém é melhor tão largo quanto necessário, mas o menor possível (de forma que a alça possa ser trazida sem estrangulação).
11. Em casos limpos: possibilidade de pulverizar a alça com antiadesivo (para facilitar a descida posterior).
12. Puxar a alça com ajuda do dreno de Penrose, orientação/rotação correta.
13. Colocação da ponte de uma colostomia e/ou poucas suturas de fixação seromuscular (3 a 4) à fáscia.
14. Fechamento da laparotomia ou dos orifícios de acesso.
15. Maturação da ostomia: evitar suturar através da pele.
    a. Planejamento de mamilos simétricos de 0,5 cm grosseiramente.
    b. Incisão transversa ou longitudinal do intestino.
    c. Colocação de 4 suturas de eversão na alça aferente: derme → base → espessura total da borda do intestino aferente.
    d. Colocação de 2 ou 3 suturas derme-borda do intestino.
16. Aplicação.

Estruturas Anatômicas em Risco

Lesão mesentérica, lesão aos vasos epigástricos.

Sigmoide e íleo: ureteres.

Cuidados Pós-Cirúrgicos

Recuperação rápida: na ausência de náusea ou vômitos, iniciar líquidos orais no DPO 1 e progredir conforme tolerância. Educação sobre os cuidados com a ostomia.

Complicações

Sangramento (cirurgião dependente): por exemplo, tração sobre os vasos mesentéricos.

Retração da ostomia (obesidade), necrose da ostomia (mobilização insuficiente, estrangulamento) → estenose (epifascial) ou sepse abdominal (subfascial).

Ruptura do intestino delgado ao redor do estoma, prolapso, herniação.

Referências Cruzadas

Tópico	Capítulo
"Estomatologia"	4 (p. 401)
Complicações – fístula	4 (p. 466)
Complicações – necrose de estoma	4 (p. 468)
Reparo de fístula retovaginal	5 (pp. 520-524)
PC/AIAJ	5 (p. 560)
RAB/EMRT	5 (p. 610)

DESCIDA DA ILEOSTOMIA

Princípio

Restauração da continuidade intestinal que foi interrompida no nível de uma ileostomia. O grau de dificuldade de uma cirurgia dessa depende da extensão dessas aderências e do tipo atual da construção da ostomia, em particular se duas pontas a serem conectadas estão localizadas próximas ou não. A ileostomia em alça mais comum tem sua descida assim que a área de interesse sofre recuperação completa (anastomose, inflamação etc). A descida de uma ileostomia terminal pode envolver uma cirurgia mais complexa com reconexão ao reto ou cólon preservado (ileorretostomia), ou uma proctectomia (ou proctocolectomia) com reconstrução ileoanal (p. ex., colite ulcerativa, PAF).

A hora oportuna depende da recuperação geral depois da primeira cirurgia e da necessidade prioritária e potencial de quimioterapia ou quimiorradioterapia.

Ambiente

Paciente internado, procedimento em SC.

Alternativas

Deixar a ileostomia: por escolha ou se persistir o problema distal.

Variação técnica: laparoscopicamente assistida, descida durante laparotomia tradicional.

Indicação

- Existência de ileostomia em alça com integridade confirmada da anatomia distal/reconstrução, > 6 semanas da criação (a não ser que exista necessidade de reexploração mais precoce), normalização do estado nutricional, diminuição gradual e completa dos esteroides.
- Existência de ileostomia terminal com preservação do complexo esfincteriano anal e capacidade de realizar reconstrução/reconexão.
- Existência temporária de ileostomia em alça, mas com problema colônico/pélvico sem possibilidade de resolução → RAP definitiva com conversão da ileostomia em alça numa colostomia terminal.

Considerações Preparatórias

Ileostomia em alça: avaliação apropriada da anatomia distal, excluir vazamento ou estenose → toque retal, endoscopia, enema contrastado solúvel em água ou outra imagem.

Ileostomia terminal: avaliação apropriada, discussão a respeito de ressecção adicional/reconstrução.

Jejum na noite anterior *vs.* limpeza intestinal de baixa dose.

Antibióticos profiláticos.

Dose de estresse de esteroides (p. ex., na DIII) se em uso de esteroides nos últimos 6 meses.

Passos Cirúrgicos

1. Posicionamento do paciente: supina ou posição de litotomia modificada (dependendo da preferência do cirurgião e da necessidade do acesso perineal).

(A) Ileostomia em alça

2. Incisão transversa em forma de olho e limitada ao redor da ostomia, tocando, tangencialmente, a junção mucocutânea nas margens cefálica e caudal.
3. Divisão da derme.
4. Dissecção cuidadosa através de todas as camadas da parede abdominal usando tesoura de Metzenbaum afiada, evitando lesão inadvertida no segmento intestinal (excesso de tração, lesão com cautério), de outro modo, risco de enterotomia inadvertida.
5. Mobilização do intestino através da fáscia até a cavidade peritoneal ser alcançada.
6. Conclusão da dissecção de todo o redor e, novamente, com cuidado, para não causar enterotomias inadvertidas: se isso não for possível, adequado e seguro (10-15% dos casos) → laparotomia mediana e dissecção interna.
7. Uma vez que a adequada mobilização da alça intestinal for obtida: divisão limitada do mesentério no ápice da alça.
8. Anastomose:
   a. Grampeamento funcional terminoterminal: criação de enterotomia na base do mamilo para inserção de dois ramos de 75 mm do grampeador linear dentro dos ramos aferente e eferente, fechamento do aparelho e disparar sem incorporação do mesentério → remoção do grampeador e disparo transverso da recarga do grampeador para fechamento e ressecção do segmento revelado de ileostomia ao mesmo tempo; suturar por cima da linha grampeada ou ao menos de áreas selecionadas – grampear as margens, pontos de cruzamento, bifurcações; fechamento da falha mesentérica.
   b. Feita à mão terminoterminal: particularmente adequada se não forem obtidos comprimento e mobilidade adequada → excisão do segmento de ileostomia revelado ou desdobramento do mamilo com 1 ou 2 anastomoses assentadas.
9. Retorno do intestino na cavidade peritoneal, irrigação limitada.
10. Aproximação frouxa dos músculos retos, fechamento da fáscia.
11. Fechamento subcuticular da pele (alternativa: deixar pele aberta para cicatrização por segunda intenção).

(B) Ileostomia terminal
2. Laparotomia → lise cuidadosa das aderências intraperitoneais.
3. Evitar causar enterotomias, porém, se ocorrer → reparo imediato para minimizar risco de deixar enterotomias sem reparos.
4. Descida cuidadosa da ileostomia: incisão transversa em forma de olho e limitada à junção mucocutânea e dissecção através de todas as camadas da parede abdominal.
5. Reconexão *vs.* ressecção/reconstrução:
   a. Ileorretostomia ou ileocolostomia: identificação do segmento de intestino receptor → anastomose funcional terminoterminal (como descrita acima).
   b. Ressecção do segmento distal (p. ex., proctectomia conclusiva) → criação de uma nova área de reservatório, i. é., AIAJ com possibilidade de redesviar proximalmente (i. é, ileostomia em alça).
6. Fechamento da incisão.
7. Aplicação de bolsa (se outra ileostomia foi criada).

Estruturas Anatômicas em Risco
Enterotomias, lesão mesentérica, lesão dos vasos epigástricos.

Cuidados Pós-Cirúrgicos
Recuperação rápida: na ausência de náusea ou vômitos, iniciar líquidos orais no DPO 1 e progredir conforme tolerância.
Se perda de fezes for esperada → cuidado prévio com pele perianal.

Complicações
Sangramento (cirurgião dependente), vazamento da anastomose 1% (→ abscesso e formação de fístula enterocutânea), OID acima de 25%, estenose, função anal insatisfatória, necessidade de recriar outra ileostomia, formação de hérnia incisional. Infecção no local da ostomia: ~20%.

Referências Cruzadas

Tópico	*Capítulo*
"Estomatologia"	4 (p. 401)
Complicações – necrose de estoma	4 (p. 468)
Colectomia abdominal total	5 (p. 557)
PC/AIAJ	5 (p. 560)
Criação de ileostomia ou colostomia em alça	5 (p. 596)

DESCIDA DE COLOSTOMIA EM ALÇA
Princípio
Reversão de uma colostomia em alça temporária uma vez que a área distal se recuperou. A hora oportuna depende da recuperação geral depois da primeira cirurgia e da necessidade prioritária e potencial de quimioterapia ou quimiorradioterapia adjuvante.

Ambiente
Paciente internado, procedimento em SC.

Alternativas
Deixar a colostomia: por escolha ou se persistir o problema distal.

Variação técnica: laparoscopicamente assistida, descida durante laparotomia convencional.

Indicação
Existência de ileostomia em alça com integridade confirmada da anatomia distal/reconstrução, > 6 semanas da criação (a não ser que exista necessidade de reexploração mais precoce), normalização do estado nutricional.

Considerações Preparatórias
Colostomia em alça: avaliação apropriada da anatomia distal, excluir vazamento ou estenose → toque retal, endoscopia, enema contrastado solúvel em água ou outra imagem.

Limpeza intestinal completa, possibilidade de um enema dentro do ramo distal.

Antibióticos profiláticos.

Passos Cirúrgicos
1. Posicionamento do paciente: supina ou posição de litotomia modificada (colostomia sigmoide).
2. Incisão transversa em forma de olho e limitada ao redor da ostomia, tocando, tangencialmente, a junção mucocutânea nas margens cefálica e caudal.
3. Divisão da derme.
4. Dissecção cuidadosa através de todas as camadas da parede abdominal usando tesoura de Metzenbaum afiada, evitar lesão inadvertida no segmento intestinal (excesso de tração, lesão com cautério), caso contrário, risco de enterotomia inadvertida.
5. Mobilização do intestino através da fáscia (e, frequentemente, através do saco herniário paraestomal) até a cavidade peritoneal ser alcançada.

6. Conclusão da dissecção de todo o redor, e novamente, com cuidado para não causar enterotomias inadvertidas: se isso não for possível, adequado e seguro (10-15% dos casos) → laparotomia mediana e dissecção interna.
7. Uma vez que a adequada mobilização da alça intestinal for obtida: a borda da alça pode ser avivada (→ preservação da parede posterior), ou completamente ressecada (→ nova anastomose) para a anastomose.
8. Anastomose:
    a. Grampeamento funcional terminoterminal: não recomendado para intestino grosso, como quando um divertículo gigante é criado → obstáculo funcional relevante potencial (fezes firmes) + dificuldade de realizar colonoscopias subsequentes.
    b. Parede posterior preservada: fechamento transversal em 1 ou 2 camadas do intestino.
    c. Margens intestinais ressecadas: 1 a 2 camadas e anastomose terminoterminal, fechamento das falhas do mesentério.
9. Retorno do intestino na cavidade peritoneal, irrigação limitada.
10. Aproximação frouxa dos músculos retos, fechamento da fáscia.
11. Fechamento subcuticular da pele (alternativa: deixar a pele aberta para cicatrização por segunda intenção).

Estruturas Anatômicas em Risco
Enterotomias, lesão mesentérica, lesão aos vasos epigástricos.

Cuidados Pós-Cirúrgicos
Recuperação rápida: na ausência de náusea ou vômitos, iniciar líquidos orais no DPO 1 e avanço, conforme tolerado.

Se perda de fezes for esperada → cuidado prévio com pele perianal.

Complicações
Sangramento (cirurgião dependente), vazamento da anastomose 3% (→ abscesso e formação de fístula enterocutânea), OID acima de 25%, estenose, função anal insatisfatória, necessidade de recriar outra colostomia, formação de hérnia incisional. Infecção no local da ostomia: 20-25%.

Referências Cruzadas

Tópico	Capítulo
"Estomatologia"	4 (p. 401)
Complicações – necrose de estoma	4 (p. 468)
PC/AIAJ	5 (p. 560)
Criação de ileostomia ou colostomia em alça	5 (p. 596)
RAB/EMRT	5 (p. 610)

HARTMANN REVERSO *(LAPAROSCÓPICO OU ABERTO)*
Princípio

A reversão laparoscópica ou aberta de uma colostomia terminal do tipo Hartmann uma vez que o paciente se recuperou do evento agudo que conduziu a a realização de uma ressecção descontínua (perfuração, obstrução aguda etc). O evento – índice, muitas vezes, resulta em aderências significativas (peritonite), particularmente na linha média; não obstante, um início por laparoscopia é justificável.

Hora oportuna da cirurgia: usualmente não antes de 3-6 meses depois da primeira cirurgia, dependendo da recuperação geral e da necessidade prioritária e potencial de quimioterapia ou quimiorradioterapia adjuvante.

Ambiente
Paciente internado, procedimento em SC.

Alternativas

Deixar a colostomia: por escolha, comorbidades do paciente ou reconexão impossível (rara).

Completar proctectomia e anastomose coloanal (com/sem ileostomia temporária).

Indicação

Existência de colostomia de Hartmann com integridade do coto retal distal, > 3 meses depois da criação, normalização da saúde e do estado nutricional.

Considerações Preparatórias

Avaliação colônica completa (enema baritado *vs.* colonoscopia), incluindo enema contrastado ou coto retal (para avaliação do comprimento e configuração dele, veja Fig. 5-17).

Limpeza intestinal completa.

Enema dentro do coto retal + sigmoidoscopia rígida para verificar se o bário não impacta.

Antibióticos profiláticos.

Processo de consentimento: tenha certeza de que o paciente entendeu os riscos potenciais de que a descida pode não ser totalmente completa (→ colostomia permanente) ou que aquela proteção temporária por uma ileostomia pode ser novamente necessária.

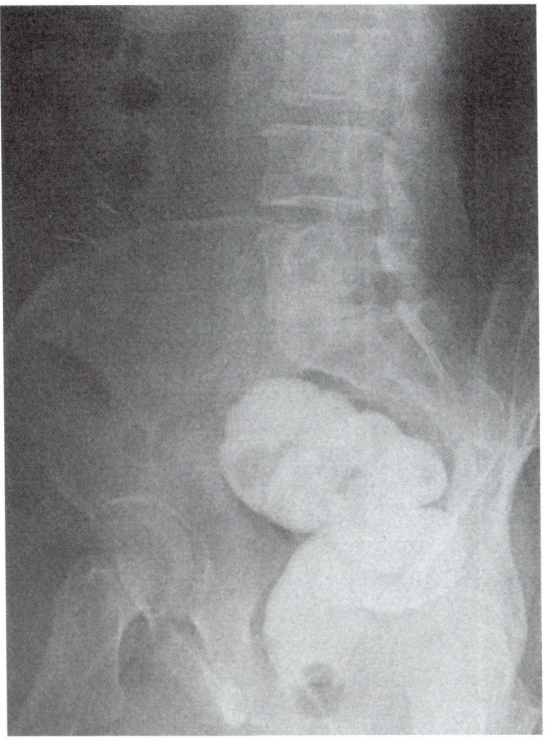

Figura 5-17. Enema de bário pré-cirúrgico da bolsa de Hartmann.

Passos Cirúrgicos

1. Posicionamento do paciente: posição de litotomia modificada, preso à mesa, ambos braços abertos.
2. Acesso:
   a. Laparoscópico: colocação do orifício inicial pela técnica do orifício aberto de Hasson: fora da linha média (p. ex., na linha média clavicular direita, no nível do umbigo). Inserção da câmera e avaliação da densidade de aderências: lise até que exista espaço suficiente para inserção do segundo e terceiro orifícios acima e abaixo, também na linha clavicular média, sob controle visual direto.
   b. Aberta: laparotomia mediana.
3. Desfazer as aderências (tesoura ultrassônica, tesoura).

4. Alvo 1: levar intestino delgado para fora da pelve e identificação/mobilização coto retal.
5. Alvo 2: identificação da alça do estoma do cólon, mobilização da flexura esplênica.
6. Uma vez obtida: incisão transversa em forma de olho e limitada ao redor da ostomia, tocando, tangencialmente, a junção mucocutânea nas bordas cefálica e caudal e completa mobilização da ostomia intestinal desnuda através de todas as camadas da parede abdominal (incluindo o saco herniário, frequentemente).
7. Reavivar a borda colônica, colocação de uma sutura em bolsa, inserção do grampeador em bigorna de maior diâmetro disponível; intestino vertido para trás para a cavidade peritoneal.
8. Local da ostomia pode ser feito subsequentemente ou usando um orifício manual *(lap-disc)*, ou ele é selado através de um protetor de ferida axial torcido ou clampes de toalha.
9. A mobilização laparoscópica completa deve avançar claramente com o tempo: se aderências são tão densas e não há progresso → conversão para procedimento aberto, por exemplo, através de uma laparotomia mediana (veja acima).
10. Inserção do grampeador através do ânus e instalação da ogiva sob controle visual direto.
11. Anastomoses concluídas → teste: submergir anastomose na água e insuflação de ar pressurizado pelo sigmoidoscópio: bolhas de ar sim/não?
12. Reavaliação da cavidade peritoneal.
13. Remoção dos trocanteres e/ou fechamento das incisões abdominais.
14. Local da ostomia: fechamento da pele (alternativa: deixar a pele aberta para cicatrização por segunda intenção).

Estruturas Anatômicas em Risco

Enterotomias, lesão mesentérica, lesões nos vasos epigástricos.

Cuidados Pós-Cirúrgicos

Recuperação rápida: na ausência de náusea ou vômitos, iniciar líquidos orais no DPO 1 e avanço conforme tolerado.

Complicações

Sangramento (cirurgião dependente), vazamento da anastomose 3% (→ abscesso ou formação de fístula enterocutânea), OID acima de 25%, estenose, função anal insatisfatória, necessidade de recriar outra colostomia, formação de hérnia incisional. Infecção no local da ostomia: 20-25%.

Referências Cruzadas

Tópico	Capítulo
OIG	1 (p. 38), 4 (p. 355)
Câncer colorretal	4 (p. 252)
Doença diverticular	4 (p. 368)
"Estomatologia"	4 (p. 401)
Ressecção de sigmoide	5 (p. 544)

RESSECÇÃO ANTERIOR BAIXA (RAB)/EXCISÃO MESORRETAL TOTAL (EMRT)

Princípio

Ressecção oncológica, anatômica e orientada ao espécime do reto com preservação do compartimento mesorretal intacto (Fig. 5-18). < 10% de recorrência local sem tratamento adjuvante.

- Estádio 1: com ileostomia temporária.
- Estádio 2: sem ileostomia.

Ambiente

Paciente internado, procedimento em SC.

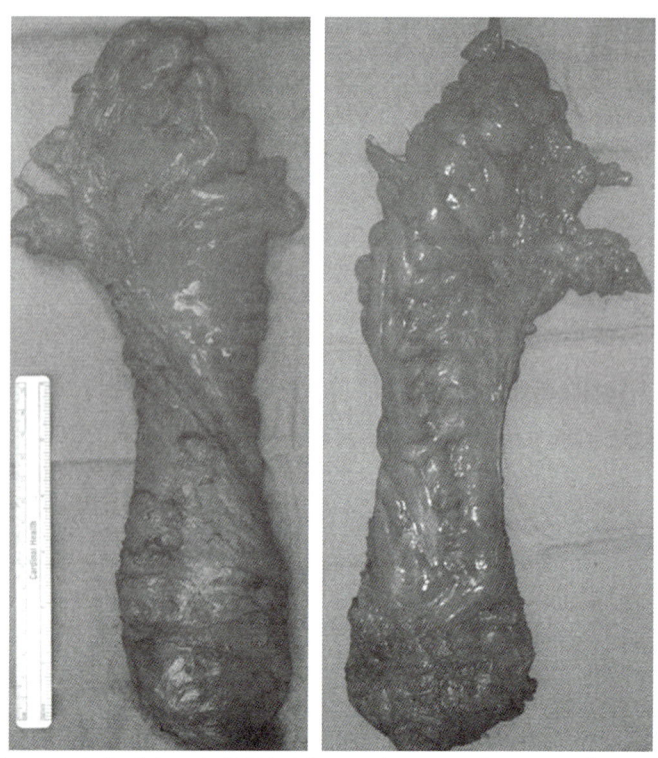

Figura 5-18. Espécime da EMRT, visão anterior e posterior mostrando cobertura fascial lisa intacta.

Alternativas

EMRT parcial (para tumores no reto superior).

Ressecção abdominoperineal.

Anastomose coloanal, possibilidade de dissecção interesfinctérica.

Exenteração pélvica (primário avançado ou tumor recorrente).

Excisão transanal local ou microcirurgia transanal (MET).

Abordagem expectante em caso de resposta clínica completa depois de quimiorradiação neoadjuvante. Abordagem laparoscópica.

Indicação

Câncer retal.

Considerações Preparatórias

Avaliação colônica completa e documentação histológica.

Sigmoidoscopia rígida para determinar o nível acima da borda anal.

Estadiamento: USER, TC de abdome/pelve, RM.

Conduta interdisciplinar: quimiorradiação neoadjuvante (dependendo do estádio, nível, preferência).

Limpeza intestinal (tradicional) *vs.* nenhuma limpeza intestinal (desenvolvendo conceito).

Stents ureterais para reoperações ou descontinuidade extensa da anatomia (p. ex., inflamação).

Marcar locais possíveis para ostomia.

Antibióticos profiláticos.

Passos Cirúrgicos

1. Posicionamento do paciente: posição de litotomia modificada.
2. Laparotomia:
   a. Linha média inferior: incisão infraumbilical suficiente se estômago e flexura esplênica puder ser alcançadas, de outro maneira, estender acima do umbigo.
   b. Acesso alternativo: suprapúbica transversa (transecção do músculo reto), incisão Pfannenstiel (incisão transversa da pele e do revestimento do músculo reto anterior preservando o músculo reto).
3. Exploração abdominal: ressecabilidade local, patologias secundárias (fígado/vesícula biliar, cólon, órgãos femininos, intestino delgado) e outras anormalidades.
4. Instalação de um retrator de parede abdominal (p. ex., retrator de Bookwalter). Inserção de uma compressa cirúrgica debaixo da parede umbilical ainda não aberta, puxar intestino delgado para fora do campo cirúrgico e permitir livre acesso à pelve.

5. Dissecção retrógrada do sigmoide em direção à flexura esplênica, ao longo da linha branca de Toldt. Abertura do retroperitônio, identificação do tecido areolar. Pressão firme contra mesentério sigmoide para abruptamente refletir o tecido retroperitoneal e expor o ureter esquerdo. Incisão do peritônio continuada na pelve.
6. Se necessário: mobilização completa da flexura esplênica pela retração do cólon distal transverso e proximal descendente e unir os dois em uma ligação cuidadosa. Evitar dilaceração esplênica.
7. Uma vez mobilizado o suficiente, incisão da serosa no lado direito do mesossigmoide, continuando em direção a reflexão peritoneal.
8. Desenvolver um plano avascular posterior aos vasos retais, mas anterior ao plexo nervoso hipogástrico, continuação caudal conduz ao plano avascular anterior para fáscia de Waldeyer.
9. Ligadura dos pedículos vasculares (AMI, retal superior) com clampeamento e transecção (ligadura, ligadura da sutura). Antes de dividir o tecido, a localização remota dos ureteres deve ser verificada.
10. Transecção cuidadosa do mesossigmoide para ponto proximal da ressecção e transecção do cólon sigmoide com grampeador linear.
11. Continuar a dissecção poupadora de nervos dentro da pelve sob visualização direta, nenhuma dissecção brusca (evitar veias pré-sacrais).
12. Dissecção anterior e lateral afiada por todo caminho para assoalho pélvico, identificação das vesículas seminais (homens), dissecção cuidadosa do plano retovaginal (mulheres). Tumores anteriores e circunferenciais: dissecção com inclusão da fáscia de Denonvilliers. Tumores posteriores: apenas dissecção posterior para fáscia a fim de poupar a função nervosa autonômica.
13. (A) Técnica do grampeamento duplo: transecção do reto distal no músculo puborretal, i. é., cerca de 2-3 cm proximal à linha dentada com grampeador/cortador linear.
    (B) Técnica feita à mão: trocar para abordagem perineal, instalação do retrator de Lone Star, incisão da mucosa na linha dentada, mucossectomia acima do músculo puborretal, onde a conexão com espaço pré-sacral é feita. Alternativa: dissecção interesfinctérica pela entrada na linha dentada, acessando o sulco interesfinctérico e continuar a dissecção proximalmente até a conexão com a dissecção abdominal.
14. Remoção completa do espécime, exame macroscópico (Fig. 5-18), corte congelado da margem de ressecção distal.
15. Criação da bolsa colônica: pode ser considerada nas EMRTs completas, mas definitivamente recomendada se diâmetro do cólon proximal não permitir inserção do grampeador em bigorna de 33 mm.
    a. Bolsa colônica em J: dobrar o cólon distal, enterotomia apical, disparar o grampeador linear de 75 cm para criar uma bolsa de 5-6 cm.

Borda livre do J deve ser aproximada para ramo aferente com série de suturas interruptas.

b. Coloplastia transversa: enterotomia anterior longitudinal de 4 cm, ~3-4 cm proximal para borda de ressecção distal. Fechamento transversal em duas camadas.

16. (A) Anastomose grampeada: sutura em bolsa no cólon distal (anastomose justa, coloplastia transversa), ou para enterotomia apical (bolsa colônica em J). Inserção do grampeador circular com ogiva de maior diâmetro possível. Inserção do grampeador através do ânus e realizar anastomose livre de tensão. Avaliação dos anéis da mucosa e avaliação digital da anastomose.

    (B) Anastomose feita à mão: trocar para abordagem perineal, guiar o clampe de Babcock pelo ânus para segurar com firmeza a ponta do intestino ou inclinar a bolsa em J e puxar cuidadosamente → fixação com 6 laçadas ancoradas seromusculares, maturando a junção mucosa. Remoção do retrator.

17. Drenos pré-sacrais de acordo com a preferência do cirurgião. Não há necessidade de SNG.

18. Para procedimento no estádio dois: criação da ileostomia em alça. Excisão de um disco de pele no local marcado pré-operatoriamente para ileostomia. Dissecção da gordura, incisão do revestimento anterior do reto, partir o músculo para criar uma abertura. A alça de intestino delgado (ramo distal marcado) envelopado com Seprafilm e levado para fora da parede abdominal.

19. Fechamento da incisão.

20. Maturação da ileostomia em alça com 3 cm de altura (formando um mamilo). Aplicar bolsa.

Estruturas Anatômicas em Risco

Ureter esquerdo, vasos gonadais, nervos hipogástricos, planos fasciais, plexo venoso pré-sacral, vagina.

Cuidados Pós-Cirúrgicos

Recuperação rápida: na ausência de náusea ou vômitos, iniciar líquidos orais no DPO 1 e avanço conforme tolerado. Fechamento da ileostomia > 6 semanas se evidência clínica/radiológica da anastomose cicatrizada. Descida adiada se for dada prioridade a quimioterapia: iniciada depois de 4 semanas.

Complicações

Sangramento (cirurgião dependente): veias pré-sacrais, ligadura inadequada dos pedículos vasculares, lesão esplênica, vasos gonadais.

Vazamento da anastomose (5-15%): erro técnico, tensão, suprimento sanguíneo inadequado, tecido de baixa qualidade depois da quimiorradiação.

Lesão ureteral (0,1-0,2%).

Referências Cruzadas

Tópico	Capítulo
Câncer retal	4 (p. 265)
Complicações – fístula	4 (p. 466)
Criação de ileostomia ou colostomia em alça	5 (p. 596)
RAP	5 (p. 615)
Excisão transanal	5 (p. 618)
MET	5 (p. 622)
Protocolos quimioterápicos – intenção de cura	6 (p. 645)
Radioterapia	6 (p. 654)
Conduta perioperatória – abdominal	7 (p. 684)
Recuperação rápida	7 (p. 714)

RESSECÇÃO ABDOMINOPERINEAL *(RAP)*

Princípio
Ressecção oncológica, anatômica e orientada ao espécime do reto na técnica EMRT com remoção do ânus e criação de uma colostomia terminal.

Ambiente
Paciente internado, procedimento em SC.

Alternativas
EMRT com preservação do esfíncter e anastomose coloanal para tumores acima do músculo puborretal, possível dissecção interesfinctérica para tumores baixos.

Exenteração pélvica (primário avançado ou tumor recorrente).

Excisão transanal local.

Conduta expectante no caso de resposta clínica completa depois de quimiorradiação neoadjuvante.

Indicação
- Câncer retal no nível do músculo puborretal/complexo esfincteriano.
- Câncer retal com fístula perirretal.
- Câncer anal de células escamosas recorrente/persistente (depois do protocolo de Nigro).
- Adenocarcinoma anal (p. ex., glândulas anais).

Considerações Preparatórias
Avaliação colônica completa e documentação histológica.

Toque retal e sigmoidoscopia rígida para determinar o nível do tumor.

Estadiamento: USER, TC de abdome/pelve, RM.

Conduta interdisciplinar: quimiorradiação neoadjuvante (dependendo do estádio, nível, preferência).

Limpeza intestinal (tradicional) *vs.* nenhuma limpeza intestinal (desenvolvendo conceito).

Stents ureterais para reoperações ou descontinuidade extensa da anatomia (p. ex., inflamação).

Marcar locais possíveis para ostomia.

Antibióticos profiláticos.

Passos Cirúrgicos
1. Posicionamento do paciente: posição de litotomia modificada.
2. Dissecção abdominal: na técnica EMRT (veja discussão prévia).

3. Dissecção perineal (instrumental separado, 2 equipes de abordagem).
   a. Fechamento do ânus usando duas suturas concêntricas em bolsa com fio de sutura forte.
   b. Marcar incisão elíptica planejada com uma caneta:
      (1) Em mulheres com tumor anterior: extensão para dentro da vagina, i. é., ressecção da parede posterior da vagina.
      (2) Todos os outros: períneo médio.
   c. Pontos de referência da dissecção:
      (1) Lateral: fossa isquioanal para tuberosidade isquial.
      (2) Posterior: ligamento anococcígeo.
      (3) Anterior: músculo perineal transverso (atenção: risco de lesão uretral em homens).
   d. Conexão da dissecção perineal com abdominal entrando através do ligamento anococcígeo.
   e. Carregamento dos músculos do assoalho pélvico sobre os dedos e transecção lenta com eletrocautério, ligadura seletiva dos vasos que sangram.
   f. Um vez que ambos os aspectos posterolaterais são liberados: entrega posterior do componente espécime abdominal e conclusão da dissecção abdominal.
4. Remoção do espécime completo, exame macroscópico, secção congelada das margens de ressecção se houver alguma dúvida.
5. Fechamento do defeito perineal:
   a. Fechamento direto: duas camadas, drenos perineais não são necessários.
   b. Fechamento com retalho para defeitos maiores → retalho miocutâneo (p. ex., músculo reto abdominal).
   c. Barreira interna (p. ex., curativo de omento) e ferida perineal esquerda aberta ou coberta com FAV da ferida.
6. Criação da colostomia terminal no local marcado no pré-cirúrgico, fechamento interno do aspeto lateral (intestino-parede abdominal) para evitar torção interna do intestino ao redor da alça do estoma.
7. Fechamento da incisão abdominal.
8. Maturação da colostomia. Aplicação da bolsa.

Estruturas Anatômicas em Risco

Ureter esquerdo, vasos gonadais, nervos hipogástricos, planos fasciais, plexo venoso pré-sacral, vagina e uretra.

Cuidados Pós-Cirúrgicos

Recuperação rápida: na ausência de náusea ou vômitos, iniciar líquidos orais no DPO 1 e avanço, conforme tolerado. Incorporação da quimioterapia (se necessária) iniciada após 4 semanas.

Possibilidade rara: reconstrução abdominoperineal depois da RAP com p*ull through* (colostomia perineal) e colocação de esfíncter intestinal artificial.

Complicações

Sangramento (cirurgião dependente): veias pré-sacrais, ligadura inadequada dos pedículos vasculares, lesão esplênica, vasos gonadais.

Infecção no local da cirurgia (ferida perineal) em 20% dos pacientes (particularmente depois da quimiorradiação neoadjuvante).

Lesão ureteral (0,1-0,2%).

Referências Cruzadas

Tópico	*Capítulo*
Câncer retal	4 (p. 265)
"Estomatologia"	4 (p. 401)
Criação de colostomia	5 (pp. 592, 596)
RAP/EMRT	5 (p. 610)
Excisão transanal	5 (p. 618)
MET	5 (p. 622)
Protocolos quimioterápicos – intenção de cura	6 (p. 645)
Radioterapia	6 (p. 654)
Conduta perioperatória – abdominal	7 (p. 684)
Recuperação rápida	7 (p. 714)

EXCISÃO TRANSANAL *(PÓLIPO, CÂNCER)*

Princípio

Excisão transanal de espessura completa de uma patologia retal circunscrita. Ideal para patologias benignas; uma opção, também, para câncer retal de estádio precoce, mas risco aumentado de recorrência mesmo nos cânceres retais em T1 → seleção de pacientes é importante. Causa de alta taxa de recorrência (18-30%): risco de linfonodos positivos (para lesões T1: 7-10%, T2 15-25%), implantação direta de células cancerosas derramadas dentro da ferida fechada. Discussão sobre o papel da cirurgia e quimiorradiação em andamento.

Atenção: para câncer, a excisão transanal deve ser considerada uma biópsia excisional até que o estádio patológico seja obtido. T2 → tratamento adicional, T3 → tratamento/ressecção oncológico completo.

Ambiente

Paciente internado (pacientes ambulatoriais selecionados?), procedimento em SC.

Alternativas

Ressecção oncológica: ressecção anterior ampla (EMRT), ressecção abdominoperineal.

MET.

Indicação

Pólipo ou outra patologia (p. ex., úlcera) no alcance do dedo:

- Sem limite de tamanho, tanto quanto o tecido for adequado, por exemplo, suficientemente aplicável para defeito de fechamento.
- Também aceitável para lesões circunferenciais → excisão em cunha.

Câncer retal:

- Lesões uT1N0 (invade submucosa).
- < 4 cm no maior diâmetro (menos de um terço de circunferência).
- Diferenciação oncológica boa ou moderada.
- Nenhuma evidência de indicadores prognósticos desfavoráveis, por exemplo, invasão vascular/linfática.
- Pacientes que não preenchem critérios acima, mas têm comorbidades significativas ou metástases extensas, porém muito sintomáticos localmente.

Considerações Preparatórias

Avaliação colônica completa e documentação histológica.

Sigmoidoscopia rígida para determinar o nível do tumor acima da borda anal e exata localização na circunferência.

Estadiamento: USER.
Limpeza intestinal: completa ou 2 Fleet enemas.
Antibióticos profiláticos.

Passos Cirúrgicos

1. Posicionamento do paciente: lesão posterior → posição de litotomia; qualquer outra localização: posição prona *jackknife* com nádegas presas lateralmente.
2. Bloqueio no nervo pudendo/perianal com 15-20 mL de anestésico local associado a anestesia geral para melhorar o relaxamento dos músculos do esfíncter anal.
3. Inserção do retrator Lone Star.
4. É possível colocar uma sutura que segure proximal à lesão.
5. Fazer uma linha pontilhada (eletrocautério) ao redor da lesão-alvo: 1 cm de margem.
6. Incisão da mucosa logo abaixo da borda inferior e incisão da espessura completa dentro da gordura perirretal (Fig. 5-19).
7. Dissecção circunferencial e mobilização: evitar traumatizar e fragmentar o espécime.
8. Manter boa hemostasia durante o procedimento.
9. Continuar até que a área marcada esteja completamente excisada → manter orientação do espécime.
10. Colocação de uma agulha fixando o espécime sobre quadro de cortiça/cera (Fig. 5-19) e manter orientação absoluta como esquerda, direita, proximal, distal; inspeção macroscópica das margens adicional, fixação permanente (corte congelado apenas se houver área de incerteza).
11. Irrigação com solução diluída de iodo-povidona.
12. Fechamento do defeito com sutura de espessura completa (interrompida ou corrida).
13. Remoção do retrator Lone Star.

Estruturas Anatômicas em Risco

Complexo esfincteriano, septo retovaginal.

Cuidados Pós-Cirúrgicos

Dieta regular conforme tolerada, 6 horas depois da anestesia. Manutenção de fezes macias (fibras, amaciante de fezes etc.).

Avaliação da patologia final → possível necessidade de tratamento adjuvante *vs.* ressecção oncológica.

Evolução (adicional à rotina da evolução do câncer): USER a cada 3 meses (primeiro ano) a cada 6 meses (segundo ano), anualmente daí em diante.

620 Capítulo 5 ■ Técnicas Cirúrgicas

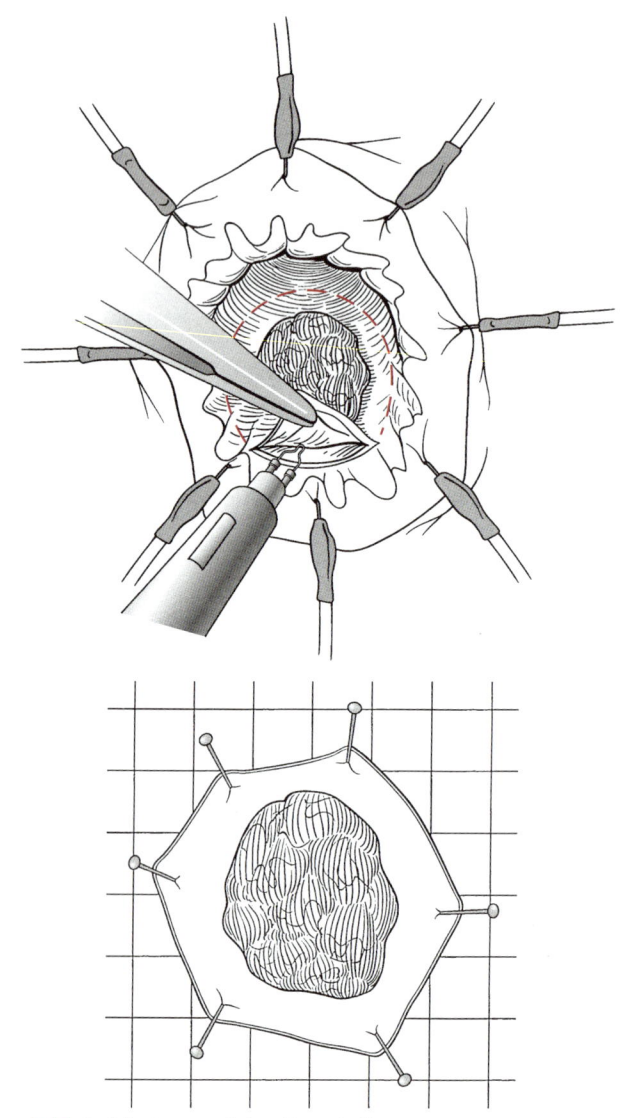

Figura 5-19. Excisão transanal de pólipo séssil.

Complicações

Sangramento (cirurgião dependente).
Infecção, formação de abscesso/fístula.
Deiscência de anastomose.
Formação de estenose.
Formação de fístula retovaginal → necessidade de colostomia.
Patologia recorrente (câncer, pólipo etc).

Referências Cruzadas

Tópico	Capítulo
Pólipos	4 (p. 236)
Câncer retal	4 (p. 265)
RAB/EMRT	5 (p. 610)
RAP	5 (p. 615)
MET	5 (p. 622)
Quimioterapia	6 (pp. 638-649)
Radioterapia	6 (p. 654)
Conduta perioperatória – anorretal	7 (p. 688)

MICROCIRURGIA ENDOSCÓPICA TRANSANAL *(MET)*

Princípio

Combinação de técnicas usadas para excisão transanal convencional com tecnologia laparoscópica e instrumentação: sistema endorretal para criar um pneumorreto a fim de ótima exposição e magnificação endoscópica para excelente visualização. Indicações e contraindicações são as mesmas para o procedimento de excisão transanal convencional, exceto que lesões acima de 12-14 cm podem ser alcançadas. Lesões muito baixas são tratadas melhor pela excisão transanal convencional.

Ambiente

Paciente internado (pacientes ambulatoriais selecionados?), procedimento em SC.

Alternativas

Ressecção oncológica: ressecção anterior baixa (EMRT), ressecção abdominoperineal.

Excisão transanal convencional.

Indicação

Pólipo ou outra patologia (p. ex., úlcera) entre 3 a 12(14) cm:

- Sem limite de tamanho (menor que uma hemicircunferência) tanto quanto o tecido for adequado, por exemplo, suficientemente aplicável para defeito de fechamento.

Câncer retal:

- Lesões uT1N0 (invade submucosa).
- < 4 cm no maior diâmetro (menos de um terço de circunferência).
- Diferenciação oncológica boa ou moderada.
- Nenhuma evidência de indicadores prognósticos pobres, por exemplo, invasão vascular/linfática.
- Pacientes que não preenchem critérios acima mas têm comorbidades significativas ou metástases extensas, porém muito sintomáticos localmente.

Considerações Preparatórias

Avaliação colônica completa e documentação histológica.

Sigmoidoscopia rígida: determinar o nível acima da borda anal e exata localização na circunferência são muito importantes para correto posicionamento.

Estadiamento: USER.

Limpeza intestinal: limpeza intestinal completa.

Antibióticos profiláticos.

Passos Cirúrgicos

1. Posicionamento do paciente: a lesão tem que ser baixa! Isto é, lesão posterior → litotomia; lesão esquerda → lateral esquerda; lesão direita → lateral direita; lesão anterior → posição prona *jackknife* com pernas distribuídas separadamente (para acesso).
2. Bloqueio no nervo pudendo/perianal com 15-20 mL de anestésico local associado a anestesia geral para melhorar o relaxamento dos músculos do esfíncter anal.
3. Inserção do retoscópio/obturador de operação de 4 cm e fixação no braço de suporte, inserção do corpo principal com canal de trabalho e insuflação de gás, telescópio estereotáxico com conexão ao sistema de vídeo.
4. Exposição da lesão.
5. Usando uma combinação de instrumentos (coagulação/sucção) e pinças de apreensão, marcar uma linha pontilhada (bisturi de alta frequência/eletrocautério) ao redor da lesão-alvo: 1 cm de margem.
6. Incisão da mucosa logo abaixo da borda inferior e incisão da espessura completa dentro da gordura perirretal (atenção: lesões anteriores!).
7. Dissecção circunferencial e mobilização: evitar traumatizar e fragmentar o espécime.
8. Manter boa hemostasia durante o procedimento.
9. Continuar até que a área marcada esteja completamente excisada → manter orientação do espécime.
10. Colocar agulhas fixando o espécime sobre quadro de cortiça/cera e manter orientação absoluta como esquerda, direita, proximal, distal; inspeção macroscópica das margens, fixação permanente (corte congelado apenas se houver área de incerteza).
11. Irrigação com solução diluída de iodo-povidona.
12. Fechamento do defeito com sutura de espessura completa absorvível (facilitada pelo uso de sutura pré-amarrada e instrumento de sutura endoscópica, colocação de clipe de sutura no fim da linha de sutura).
13. Remoção dos instrumentos.

Estruturas Anatômicas em Risco

Complexo esfincteriano (dilatação), septo retovaginal, próstata (hemorragia).

Cuidados Pós-Cirúrgicos

Dieta regular conforme tolerada 6 horas após anestesia. Manutenção de fezes macias (fibras, amaciante de fezes etc.).

Avaliação da patologia final → possível necessidade de tratamento adjuvante *vs.* ressecção oncológica.

Evolução (adicional a rotina da evolução do câncer): USER a cada 3 meses (primeiro ano), a cada 6 meses (segundo ano), anualmente daí em diante.

Complicações

Sangramento (cirurgião dependente).

Infecção, formação de abscesso/fístula.

Deiscência de anastomose (atenção: mesmo sem vazamento haverá muito ar no retroperitônio).

Formação de estenose.

Formação de fístula retovaginal → necessidade de colostomia.

Patologia recorrente (câncer, pólipo etc.).

Referências Cruzadas

Tópico	*Capítulo*
Pólipos	4 (p. 236)
Câncer retal	4 (p. 265)
Complicações – fístula	4 (p. 466)
RAB/EMRT	5 (p. 610)
RAP	5 (p. 615)
Excisão transanal	5 (p. 618)
Quimioterapia	6 (pp. 638-649)
Radioterapia	6 (p. 654)
Conduta perioperatória – anorretal	7 (p. 688)

ABORDAGEM DE YORK-MASON

Princípio

Anoproctotomia posterior, incluindo canal anal e complexo esfincteriano, para expor e ganhar acesso ao reto distal, particularmente no aspecto anterior dele (Fig. 5-20), com subsequente reconstrução anatômica. O risco de incontinência subsequente é mínimo depois de reconstrução cuidadosa, que é facilitada pela colocação de múltiplas suturas de cores diferentes indicativas de estruturas correspondentes de cada lado. A abordagem de York-Mason proporciona um acesso mais amplo à área do que a abordagem Kraske preservadora de esfíncter. A lesão-alvo deve ser palpável no toque retal a fim de se qualificar para abordagem parassacral.

Ambiente

Paciente internado, procedimento em SC.

Alternativas

Abordagem abdominal: RAB com anastomose coloanal.

MET.

Abordagem Kraske (proctotomia posterior sem dissecção do esfíncter).

Indicação

- Reparo de fístula returinária (ou nível médio retovaginal).
- Pólipo anterior séssil.

Contraindicação: câncer comprovado.

Considerações Preparatórias

Avaliação colônica completa para todos casos eletivos.

Limpeza intestinal é mandatória, a não ser que o paciente já tenha feito colostomia.

Antibióticos profiláticos.

Passos Cirúrgicos

1. Posicionamento do paciente: posição prona *jackknife* com nádegas presas lateralmente.
2. Irrigação retal com solução de iodo-povidona.
3. Marcar a incisão planejada com caneta: da borda anal posterior tangencialmente à extremidade do cóccix com extensão parassacral.
4. Assegurar que suturas indicativas de várias cores diferentes estão disponíveis.
5. Incisão da pele: manter perfeita hemostasia todo tempo.
6. Abertura longitudinal e sutura indicativa bilateral dos músculos levantadores.

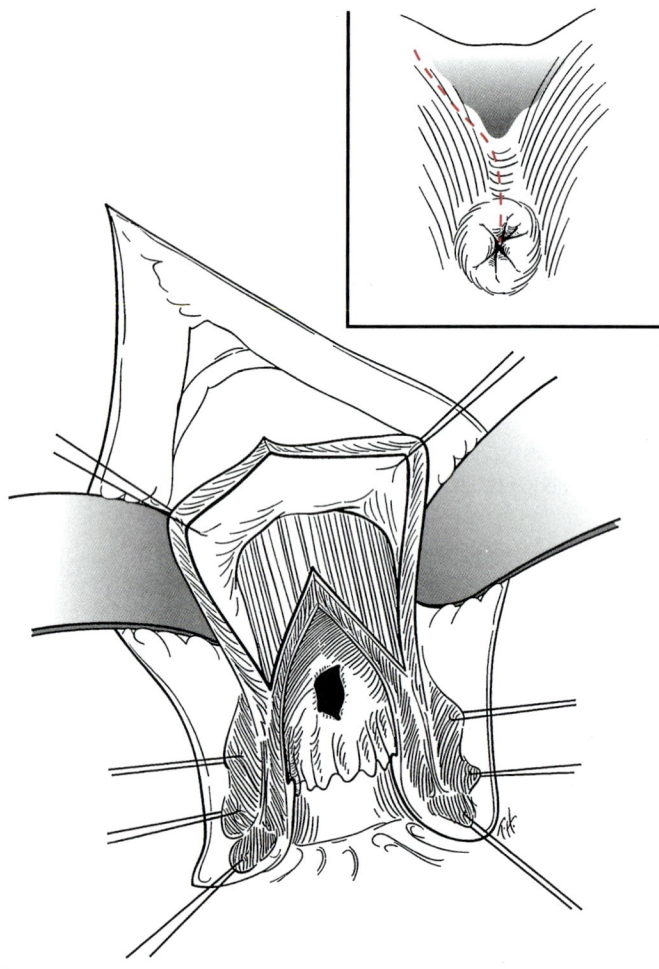

Figura 5-20. Abordagem York-Mason para reparo de fístula returinária.

7. Abertura longitudinal do reto: colocação sistemática de suturas indicativas nas estruturas correspondentes.
8. Estender a incisão em direção ao complexo esfincteriano anal, indicando os músculos do esfincter anal interno e externo.
9. Indicar a borda anal.

10. Depois da abertura completa, boa exposição da parede retal anterior para permitir avaliação e tratamento da patologia-alvo (p. ex., fechamento por camada de fístula returinária).
11. Depois de concluída a cirurgia-alvo → reconstrução anatômica do reto e canal anal.
    a. Sutura corrida na mucosa (p. ex., Vicryl 3-0) em direção à laçada indicativa da borda anal.
    b. Sutura corrida seromuscular.
    c. Readaptação dos músculos do esfíncter anal interno/externo com 3 ou 4 suturas interruptas de Vicryl 2-0 ou 3-0.
    d. Sutura corrida fechando o músculo levantador do ânus.
    e. Fechamento subcuticular da incisão em direção as laçadas indicativas da borda anal.

Estruturas Anatômicas em Risco
Complexo esfincteriano anal e assoalho pélvico.

Cuidados Pós-Cirúrgicos
Dieta regular conforme tolerada 6 horas depois da anestesia. Manter a ferida seca para evitar infecção.

Complicações
Complicações do acesso York-Mason: infecção da ferida, formação de fístula retocutânea, incontinência de fezes/gases.

Complicações da cirurgia-alvo: deiscência, recorrência de tumor/pólipo ou fístula.

Referências Cruzadas

Tópico	Capítulo
Pólipos	4 (p. 236)
Fístula returinária	4 (p. 381)
Criação de ileostomia ou colostomia	5 (pp. 592-596)
RAB/EMRT	5 (p. 610)
RAP	5 (p. 615)
Excisão transanal	5 (p. 618)
MET	5 (p. 622)
Conduta perioperatória – anorretal	7 (p. 688)

ABORDAGEM DE KRASKE

Princípio
Acesso parassacral do reto (proctotomia parassacral clássica) ou do espaço pré-sacral (variação extrarretal) com ou sem ressecção do cóccix. Similar à abordagem York-Mason, mas preservando o complexo esfincteriano anal. A lesão-alvo deve ser palpável ao toque retal para se qualificar para abordagem parassacral.

Ambiente
Paciente internado, procedimento em SC.

Alternativas
Abordagem abdominal: RAB com anastomose coloanal.
MET.
Abordagem York-Mason (anoproctotomia posterior com dissecção do esfíncter).

Indicação
- Patologia retal posterior: pólipo séssil.
- Patologia/tumor extrarretal/pré-sacral: possibilidade de combinar com abordagem abdominal.
- Patologia retal anterior (acesso menos adequado): reparo de fístula returinária (ou nível médio retovaginal), pólipo anterior séssil.

Contraindicação: câncer comprovado, lesão fora do alcance da palpação digital.

Considerações Preparatórias
Avaliação colônica completa para todos casos eletivos.

Limpeza intestinal é mandatória, a não ser que o paciente já tenha feito colostomia.

Antibióticos profiláticos.

Consentimento do paciente para a possibilidade da abordagem de York-Mason com divisão dos músculos esfincterianos e para a possibilidade de exploração abdominal e colostomia.

Passos Cirúrgicos
1. Posicionamento do paciente: posição prona *jackknife* com nádegas presas lateralmente.
2. Irrigação retal com solução de iodo-povidona.
3. Marcar a incisão planejada com caneta: posterior ao complexo esfincteriano, tangencialmente para a extremidade do cóccix com extensão parassacral.

4. Assegurar que suturas indicativas de várias cores diferentes estejam disponíveis.
5. Incisão da pele: manter perfeita hemostasia todo o tempo.
6. Abertura longitudinal e sutura indicativa bilateral dos músculos levantadores.

(A) Patologia da parede posterior retal

7. Possibilidade de ressecção do cóccix se exposição for inadequada.
8. Definir a excisão, guiando, concomitantemente, com toque retal.
9. Incisão transversa do reto com suturas indicativas na parede retal que serão usadas para fechamento.
10. Excisão do reto transversa limitada *vs.* em cunha circunferencial de espessura completa.
11. Recuperação do espécime e colocação de suturas indicativas para orientação: secção congelada, se necessário.
12. Fechamento transverso da proctotomia em 2 camadas.
13. Sutura corrida fechando o músculo levantador do ânus.
14. Fechamento subcuticular da pele.

(B) Pré-sacral (patologia extrarretal)

7. Ressecção do cóccix definitiva com o tumor.
8. Excisão em bloco da massa pré-sacral:
   a. Evitar lesão da cápsula peritumoral.
   b. Hemostasia cuidadosa.
   c. Manter a integridade retal, mas evitar contaminação da ferida com toque retal.
9. Recuperação do espécime e colocação de suturas indicativas para orientação: secção congelada, se necessário.
10. Sutura corrida fechando o músculo levantador do ânus.
11. Colocação de dreno de acordo com a preferência do cirurgião.
12. Fechamento subcuticular da pele.

(C) Pré-sacral (patologia extrarretal)

7. Possibilidade de ressecção do cóccix, se exposição inadequada.
8. Abertura longitudinal do reto com suturas indicativas as estruturas correspondentes.
9. Depois da abertura completa descer muito próximo ao complexo esfincteriano para permitir exposição da parede retal anterior, avaliação e tratamento da patologia-alvo (veja respectiva discussão).

10. Depois de concluída a cirurgia-alvo → reconstrução anatômicas do reto:
    a. Sutura corrida da mucosa (p. ex., Vicryl 3-0).
    b. Sutura corrida seromuscular.
    c. Sutura corrida fechando o músculo levantador do ânus.
    d. Fechamento subcuticular da incisão.

Estruturas Anatômicas em Risco
Complexo esfincteriano anal e assoalho pélvico, veias pré-sacrais.

Cuidados Pós-Cirúrgicos
A não ser que combinada com abordagem abdominal: dieta regular conforme tolerada 6 horas depois da anestesia. Manter a ferida seca para evitar infecção.

Complicações
Complicações da proctotomia Krase: infecção da ferida, formação de fístula retocutânea, incontinência de fezes/gases.

Complicações da cirurgia-alvo: sangramento (tumor pré-sacral), necessidade de troca para abordagem abdominal, tumor recorrente.

Referências Cruzadas

Tópico	Capítulo
Tumores pré-sacrais	4 (p. 292)
Criação de ileostomia ou colostomia	5 (pp. 592-596)
RAB/EMRT	5 (p. 610)
RAP	5 (p. 615)
Excisão transanal	5 (p. 618)
MET	5 (p. 622)
Conduta perioperatória – anorretal	7 (p. 688)

RESSECÇÃO DE TUMOR/LESÃO PRÉ-SACRAL

Princípio
Dependendo do nível e do tamanho da lesão pré-sacral e da possibilidade de ser maligno:

- Lesão abaixo de S3 → acesso parassacral.
- Lesão acima S3 ou maior → abordagem combinada abdominal/transsacral.

Objetivo: dissecar tumor/lesão do reto e remover em bloco com cóccix e segmentos sacrais envolvidos.

Ambiente
Paciente internado, procedimento em SC.

Com auxílio da ortopedia e/ou neurocirurgia.

Alternativas
Ressecção em bloco com RAB e anastomose coloanal.

Indicação
Tumor/lesão pré-sacral.

Considerações Preparatórias
Avaliação colônica completa para todos casos eletivos.

Limpeza intestinal é mandatória.

Antibióticos profiláticos.

Consentimento/aconselhamento do paciente: possibilidade de disfunção esfíncter/bexiga (com/sem abordagem York-Mason), possibilidade de colostomia.

Tumores maiores: colocação de *stent* ureteral.

Tipagem e prova cruzada dos derivados de sangue, acesso calibroso para transfusão rápida, se necessário.

Passos Cirúrgicos

(A) Tumor/lesão baixa → abordagem parassacral

1. Posicionamento do paciente: posição prona *jackknife* com nádegas presas lateralmente.
2. Irrigação retal com solução de iodo-povidona.
3. Marcar a incisão planejada com caneta: posterior ao complexo esfincteriano, tangencialmente para a extremidade do cóccix com extensão parassacral.
4. Incisão da pele: manter perfeita hemostasia todo o tempo.
5. Abertura longitudinal e sutura indicativa bilateral dos músculos levantadores.

6. Secção do cóccix.
7. Sob tração na área ressecada do cóccix (se possível sem guia do toque retal: risco de contaminação), dissecção das estruturas envolvidas incluindo reto; é absolutamente crucial não danificar a integridade da cápsula tumoral (risco de disseminação tumoral!) e do reto (risco de infecção/fístula!).
8. Recuperação do espécime, colocação de suturas indicativas para orientação, secção congelada, se necessário.
9. Sutura corrida fechando o músculo levantador do ânus.
10. Colocação de dreno de acordo com a preferência do cirurgião.
11. Fechamento subcuticular da pele.

(B) Tumor/lesão alta (acima de S3) ou volumoso → abordagem combinada abdominal/transacral

1. Posicionamento do paciente: posição supina ou litotomia modificada.
2. Irrigação retal com solução de iodo-povidona.
3. Laparotomia.
4. Mobilização posterior completa do reto abaixo até o assoalho pélvico (se separação não for possível → transecção do reto superior e ressecção em bloco com reconstrução coloanal).
5. Se pertinente sobre sangramento: colocação de reparos em alça ao redor dos vasos hipogástricos, de cada lado, direcionados ao assoalho pélvico, de tal forma que seja possível alcançar pela abordagem parassacral.
6. Colocação de uma esponja entre ou atrás para servir de proteção para o reto durante a transecção.
7. Fechamento da laparotomia com/sem criação de uma ostomia temporária ou permanente.
8. Reposicionamento para posição prona *jackknife* ou lateral.
9. Sacrococcigectomia em bloco definitiva com ressecção do tumor e sua cápsula peritumoral.
10. Hemostasia cuidadosa, tração nos reparos do *vessel loop*, se necessário.
11. Recuperação do espécime e secção congelada se necessário, por exemplo, troca de manejo.
12. Sutura corrida do músculo levantador do ânus, fechamento em retalho, se necessário.
13. Colocação de dreno de acordo com a preferência do cirurgião.
14. Fechamento subcuticular da pele.

Estruturas Anatômicas em Risco

Reto, vasculatura pélvica, complexo esfincteriano anal, estruturas nervosas.

Cuidados Pós-Cirúrgicos
Recuperação rápida: na ausência de náusea ou vômito, líquidos orais são iniciados no DPO 1 e avançados, conforme tolerado. Manter a ferida seca para evitar infecção. Cuidado com ostomia criada.

Complicações
Sangramento, infecção, formação de fístula retocutânea, incontinência de fezes/gases.

Complicações da cirurgia-alvo: sangramento (tumor pré-sacral), necessidade de troca para abordagem abdominal, tumor recorrente.

Referências Cruzadas

Tópico	Capítulo
Tumores pré-sacrais	4 (p. 292)
Criação de ileostomia ou colostomia	5 (pp. 592-596)
RAB/EMRT	5 (p. 610)
RAP	5 (p. 615)
Conduta perioperatória – abdominal	7 (p. 684)
Conduta perioperatória – anorretal	7 (p. 688)

Capítulo 6

Tratamento Não Cirúrgico

Quimioprevenção de Câncer Colorretal 636
Quimioterapia – Drogas Comumente Utilizadas 638
Protocolos Quimioterápicos – Intenção de Cura *(Câncer Colorretal)* 645
Protocolos Quimioterápicos – Câncer Colorretal Metastático 649
Radioterapia. 654
Radioterapia de Intensidade Modulada *(TRIM)* 656
Braquiterapia de Alta Dose 658
Acompanhamento de Câncer Colorretal 660
Monitoramento de CEA para o Câncer Colorretal 663
Protocolo de Tratamento de Modalidade Combinada – Câncer Anal 667
Imatinibe *(GLEEVEC)* 670
Manejo Médico da Doença de Crohn. 672
Tratamento Médico da Colite Ulcerativa 675
Fisioterapia/Treinamento de *Biofeedback* 678

QUIMIOPREVENÇÃO DE CÂNCER COLORRETAL

Princípio
Prevenção primária de câncer: medidas profiláticas para impedir o avanço de um tumor.

Quimioprevenção: bloqueio farmacológico intrínseco da proliferação ou transformação de células oncogênicas ou carcinogênicas.

Alternativas
Prevenção secundária/terciária: visualização, acompanhamento.

Indicações
- População geral em risco.
- População de alto risco (p. ex., pós-polipectomia ou ressecção de câncer).

Efeito Positivo Documentado

Inibidores COX
Prostaglandina endógena reduzida: COX-2 não elevado no epitélio do cólon normal, sobre-expressado em 40-50% dos adenomas colorretais, 90% dos cânceres colorretais.

- Uso prolongado de AAS: redução na incidência de pólipos colorretais.
- Sulindac: atraso na formação dos pólipos e regressão de pólipos de intestino grosso na PAF.
- Inibidores COX-2 seletivos (colecoxib, rofecoxib): mesmos benefícios, além de ser menos ulcerogênico, mas com aumento do risco cardíaco.

Cálcio (3 g/dia)
Diminuição da incidência de recorrência de adenoma colorretal.

Mecanismo: ligação intraluminal da bile com ácidos graxos, efeito antiproliferativo direto na mucosa colônica.

Vitamina D
Incidência menor de câncer colorretal.

Mecanismo: por meio do efeito do cálcio, efeito antiproliferativo direto da vitamina D?

Efeitos Positivos Controversos ou Aguardando Confirmação
- Fibras: o benefício é confirmado pela associação epidemiológica e sensação de plenitude intestinal, mas não foi confirmada por ensaios prospectivos.

- Folato.
- Ácido ursodesoxicólico.
- Terapia de reposição hormonal → redução da incidência de câncer colorretal e mortalidade específica por câncer.
- Selênio.

Efeitos Positivos não Documentados
- Vitaminas C e E.
- Betacarotenos.

Referências Cruzadas

Tópico	*Capítulo*
Colonoscopia	2 (p. 71)
Carcinogênese	3 (p. 156)
Pólipos	4 (p. 236)
Síndromes poliposas	4 (p. 240)
PAF	4 (p. 244)
Câncer colorretal	4 (p. 252)

QUIMIOTERAPIA – DROGAS COMUMENTE UTILIZADAS

Princípio

A quimioterapia desenvolveu-se como uma pedra fundamental no tratamento de diversos tipos de câncer. Há um grande número de agentes quimioterápicos com uma variedade grande de mecanismos de ação, porém, uma pequena variedade de drogas são efetivamente utilizadas em pacientes cirúrgico com câncer colorretal. A seleção das drogas, protocolos, vias de administração, tempo e duração dependem de vários fatores relacionados com o paciente e com o tumor.

Categorias de Mecanismos de Ação

- Antimetabólitos: 5-fluorouracil (+leucovorin), capecitabina, gencitabina.
- Agentes alcalinos com base em platina: oxaliplatina, carboplatina, cisplatina.
- Inibidores de topoisomerase: irinotecan.
- Imunoterapia direcionada (anticorpos monoclonais): bevacizumabe, cetuximabe, panitumumabe.
- Antibióticos citotóxicos/antitumor: mitomicina C.
- Inibidores de tirosinocinase: imatinibe, sunitinibe.

Drogas Específicas

5-Fluorouracil (+ leucovorin)

Antimetabólito (análogo piramidina).

Mecanismo de ação

Conversão intracelular para metabólitos ativos → efeito citotóxico combinado da inibição da síntese de timidilato e da incorporação de RNA e DNA dentro da célula.

Leucovorin (LV; ácido folínico): aumento dos níveis intracelulares de folatos reduzidos → modulação de 5-FU.

Protocolos

Cenário: câncer colorretal metastático e adjuvante (CCR). O 5-FU/LV continua sendo a base dos protocolos de quimioterapia: infusão contínua geralmente é mais eficaz e mais bem tolerada do que administração em *bolus*.

Toxicidade e efeitos adversos

Supressão de medula óssea (no máximo de 9-14 dias), toxicidade gastrointestinal (anorexia, náuseas e vômitos, diarreia, estomatite), dermatológicos (síndrome do pé e mão, alopecia, sensibilidade a luz do sol, hiperpigmentação), neurológico (dor de cabeça, incômodo visual, ataxia cerebral).

Ajustes da dose
Meia-vida plasmática de 10-20 minutos, catabolismo hepático em dióxido de carbono e metabólito → excreção urinária. Descontinuação perioperatória em 3-4 semanas.

Complicações
Deficiência de desidrogenase desidropirimidina familiar → risco de toxicidade grave.

Capecitabine (Xeloda)
Antimetabólito (análogo piramidina).

Mecanismo de ação
Versão oral de 5-FU: absorção intestinal → acúmulo em células tumorais → metabolismo de 3 passos para ativar o 5-FU → efeito citotóxico como 5-FU.

Protocolos
Cenário: metastático e adjuvante (CCR). Conveniência de dose: administração oral sozinha ou como parte de uma combinação de regimes.

Toxicidade e efeitos adversos
Como o 5-FU, mas geralmente com melhor tolerância.

Ajustes da dose
Disfunção renal. Descontinuação perioperatória de 3-4 semanas.

Complicações
Deficiência de desidrogenase desidropirimidina familiar → risco de toxicidade grave.

Oxaliplatina (Eloxatin)
Agente alcalino com base em platina.

Mecanismo de ação
Detalhes exatos desconhecidos: efeitos citotóxicos inespecíficos, sinérgico com 5-FU.

Protocolos
Cenário: CCR adjuvante e metastático. Administração IV: FOLFOX4, FOLFOX6, FOLFOX7, CAPEOX, IROX.

Toxicidade e efeitos adversos
Neuropatia (aguda/reversível e crônica/irreversível), neutropenia, náusea/vômito, diarreia, fadiga. Menos ototoxicidade e nefrotoxicidade que cisplatina e carboplatina.

Ajustes de dose

Meia-vida de 15-30 minutos. Interrupção por 4 semanas antes/depois de cirurgia eletiva.

Complicações

Neutropenia febril. Toxicidade aumentada em combinação com 5-FU em *bolus*.

Irinotecan (Camptosar, CPT-11)

Inibidor topoisomerase I.

Mecanismo de ação

Conversão intracelular para metabólitos ativos SN-38 → inibição da topografia/segmentação intracelular de dupla-hélice de DNA controlada por topoisomerase → inibição de relaxamento de DNA necessário para replicação e transcrição → morte celular.

Protocolos

Cenário: CCR metastático, não estabelecido para adjuvante. FOLFIRI, IFL.

Toxicidade e efeitos adversos

Diarreia, desidratação, mielossupressão, alopecia.

Ajustes da dose

Meia-vida de aproximadamente 6-12 horas (inativação pela enzima UGT1A1), porém, efeito biológico mais longo → descontinuação por 4 semana antes/depois de cirurgia eletiva.

Pacientes com polimorfismo no gene *UGT1A1*→ maior eficiência na dose (inativação reduzida) → necessidade de redução de dose.

Complicações

Desidratação induzida por diarreia grave, neutropenia.

Bevacizumab (Avastin)

Anticorpo monoclonal.

Mecanismo de ação

Anticorpo monoclonal contra o fator de crescimento endotelial vascular (FCEV) → bloqueio da angiogênese do tumor. Para resposta adequada do tumor: é necessária a combinação com droga citotóxica quimioterápica (p. ex., 5-FU).

Protocolos

Cenário: CCR metastático, (ainda) não estabelecido para adjuvante. Administração IV a cada 14 dias em combinação com protocolos quimioterápicos (com 5-FU/LV, oxaliplatina, irinotecan).

Toxicidade e efeitos adversos

Risco aumentado de sangramento de graus 3-4, tromboembolismo, hipertensão. Perfuração de intestino. Impacto negativo na anastomose ou ferida em cicatrização.

Ajustes da dose

Meia-vida ~20 dias (entre 10-50 dias) → descontinuação 4-6 semana antes/depois de cirurgia eletiva.

Complicações

Perfuração no trato GI (1-2%), sangramento 3%, embolia arterial 2-3%, síndrome de leucoencefalopatia posterior reversível < 1%.

Cetuximabe (Erbitux)

Anticorpo monoclonal → imunoterapia direcionada.

Mecanismo de ação

Anticorpo monoclonal quimérico contra o fator de crescimento de receptor epidermal (FCRE): ligação de alta afinidade especificamente para domínio extracelular humano de FCRE → bloqueia do CRE/transformando fator de crescimento α se ligando ao FCRE, o que previne a ativação intracelular de tirosinocinase e FCRE → crescimento e proliferação celular danificados. Atividade antitumoral sinérgica com drogas antineoplásicas convencionais e radiação.

Protocolos

Cenário: CCR metastático. CCR metastático, em combinação com irinotecan.

Toxicidade e efeitos adversos

Dermatológica: prurido parecido com acne, xerodermia (pele seca), fissuras.

Ajustes da dose

Meia-vida de aproximadamente 4-5 dias → descontinuação 2-3 semanas antes/depois de cirurgia eletiva.

Complicações

Erupções de pele graves → dor, superinfecção.

Panitumumabe (Vectibix)

Anticorpo monoclonal → imunoterapia direcionada.

Mecanismo de ação

Anticorpo monoclonal completamente humano contra FCRE.

Protocolos

Cenário: CCR metastático. Tratamento IV de FCRE quando houver progressão da doença mesmo com quimioterapia convencional.

Imatinibe (Gleevec) e Sunitinibe
Inibidores de tirosinocinase → veja discussão separada em capítulo posterior.

Mitomicina C
Antibiótico antitumor.

Mecanismo de ação
Isolado do *Streptomyces caespitosus*: ativação *in vivo* para agente alcalino → ligação cruzada com o DNA → disfunção resultante na síntese e transcrição do ciclo independente de DNA.

Protocolos
Cenário: câncer anal. Administração IV.

Toxicidade e efeitos adversos
Mielossupressão, toxicidade pulmonar e cardíaca, nefrotoxicidade.

Ajustes da dose
Meia-vida de 15-20 minutos, eliminação por metabolismo hepático.

Complicações
Mielossupressão (efeito cumulativo), falência renal e síndrome hemolítico-urêmica (10%), toxicidade pulmonar (40% de mortalidade).

Gencitabina (Gemzar)
Antimetabólito piramidina.

Mecanismo de ação
Antimetabólito relacionado com citarabina: metabolismo intracelular para ativar os nucleosídeos ditrifosfato → inibição da síntese de DNA fase S/fase específica G1 → apoptose.

Protocolos
Tratamento: CCR metastático. Administração IV.

Toxicidade e efeitos adversos
Mielossupressão, erupção cutânea, sintomas similares a gripe, edema, síndrome hemolítico-urêmica.

Ajustes da dose
Meia-vida de 1-10 horas (50% de excreção urinária) → descontinuação 4-6 semanas antes/depois de cirurgia eletiva.

Cisplatina (Platinol)
Agente alquilante.

Mecanismo de ação

Detalhes exatos desconhecidos: ligação cruzada de DNA resultando em efeito citotóxico inespecífico.

Protocolos

Protocolo alternativo ao protocolo Nigro-padrão para câncer de célula escamosa.

Toxicidade e efeitos adversos

Nefrotoxicidade cumulativa dependente da dose, neuro/ototoxicidade, supressão de medula óssea.

Ajustes da dose

Meia-vida de até 3 dias (!).

Complicações

Nefrotoxicidade aguda. Toxicidade aumentada em combinação com radioterapia.

Raltitrexed (Tomudex)

Antimetabólito.

Mecanismo de ação

Inibidor da síntese de timidilato: depleção do trifosfato celular timidina (necessário para a síntese de DNA/RNA) → fragmentação de DNA/RNA → morte celular.

Protocolos

Tratamento: CCR metastático. Administração IV.

Toxicidade e efeitos adversos

Toxicidade de trato GI (náusea, vômito, anorexia), mielossupressão (neutropenia, anemia, trombocitopenia), efeitos dermatológicos, febre etc.

Ajustes da dose

Meia-vida de aproximadamente 8 dias (50% de excreção urinária) → descontinuação 4-6 semanas antes/depois de cirurgia eletiva. Redução de dose quando houver efeitos colaterais no trato GI e hematológicos.

Complicações

Combinação fatal ou com risco de vida entre leucopenia/trombocitopenia e toxicidade de trato GI.

Drogas experimentais (sendo conduzidas)

- PTK787: multi-inibidor do fator de crescimento endotelial vascular (FCEV).
- BAY 43-9006: inibidor duplo de cinase RAF e FCEV.

Referências Cruzadas

Tópico	Capítulo
Câncer anal	4 (p. 230)
Câncer colorretal	4 (pp. 252-265)
Protocolos quimioterápicos	6 (pp. 645-649)
Imatinibe	6 (p. 670)

PROTOCOLOS QUIMIOTERÁPICOS – INTENÇÃO DE CURA *(CÂNCER COLORRETAL)*

Princípio

A probabilidade de câncer recorrente 40-50% após ressecção radical "curativa" de estádios II e III sem doença residual (dissecção R0). Com um melhor entendimento da fisiopatologia do tumor, disponibilidade de diferentes drogas quimioterápicas e protocolos mais sofisticados, quimioterapia adjuvante ou neoadjuvante assegurou um papel além de apenas a aceitação, demonstrando superioridade em comparação com a abordagem cirúrgica isolada para um grande número de pacientes com maior resposta e taxa de sobrevida.

A seleção das drogas específicas, protocolo, rota de administração, tempo e duração dependem de vários fatores: histopatologia, estádio, local do tumor primário e secundário, estado do paciente, resposta ao tratamento, efeitos colaterais e cirurgias executadas e planejadas. A evidência é assunto de mudanças contínuas ou atualização conforme os resultados dos ensaios são divulgados.

Indicação

- Câncer de cólon estádio III (pTxN1-2).
- Câncer de cólon estádio IIB (pT4N0), particularmente se perfurado.
- Câncer de cólon estádio IIA (pT3) com fatores desfavoráveis: envolvimento linfovascular peritumoral, amostragem linfonodal inadequada, histologia pouco diferenciada.
- Câncer retal estádio II (u/pT3-4N0) e III (u/pTxN1-2).
- Câncer retal estádio pT2 após excisão transanal local.

Sumário de Evidências

Câncer colorretal de estádio III (CCR)

- Quimioterapia pós-cirúrgica por 6 meses é suficiente (não há benefício em mais tempo).
- 5-FU/LV IV é superior a 5-FU/LV em *bolus*.
- Levamisole não é necessário.
- Combinação de 5-FU/LV IV e oxiplatina é superior ao 5-FU/LV isolado.
- Capecitabine tem efeito similar ou até modestamente superior do que 5-FU/LV IV.
- Efetividade de quimioterapia adjuvante é independente da idade do paciente.
- Não há papel documentado no cenário adjuvante para o uso de irinotecan, cetuximabe ou bevacizumabe, porém, este é um assunto de testes em andamento.

CCR estádio II
- Não há benefício de sobrevivência documentado para tratamento adjuvante em pacientes com risco-padrão em estádio II.
- Quimioterapia em estádio II de alto risco parece lógica, mas continua controversa por falta de validação de objetivo → necessita de mais estudos.

Alternativas

Apenas cirurgia: câncer de cólon – estádio I (pT1-2N0), estádio IIA (pT3N0); em pacientes comuns o uso de quimioterapia adjuvante não é recomendado para câncer de cólon estádio II a não ser que existam indicadores prognósticos ruins.

Apenas radiação ou radiação + cirurgia: cada vez mais um procedimento incomum para GI/tumores anorretais.

Protocolos de Quimioterapia Adjuvante com Intenção de Cura

I. Bolus semanal 5-FU + leucovorin (Roswell Park)
Bolus de 5-FU + leucovorin semanalmente por 6 semanas, 2 semanas de descanso – total de 3 ciclos a cada 8 semanas.

Indicação
Protocolo-padrão se a oxaliplatina for contraindicada ou não tolerada.

Contraindicações
Sepse durante o tratamento, neutropenia, falência hepática, falência renal.

Toxicidade e efeitos adversos
Grau III e IV: diarreia 40%, estomatite 1%, neutropenia 4%.

II. Bolus mensal de 5-FU + leucovorin (Mayo Clinic)
Bolus de 5-FU + leucovorin nos dias 1-5, seguido por 3 semanas de descanso – total de 6 ciclos a cada 4 semanas.

Indicação
Protocolo-padrão se a oxaliplatina for contraindicada ou não tolerada.

Contraindicações
Sepse durante o tratamento, neutropenia, falência hepática, falência renal.

Toxicidade e efeitos adversos
Mais tóxico que outros regimentos de 5-FU/LV → grau III ou IV: diarreia 13-21%, estomatite 14-18%, neutropenia 16/55%.

III. Capecitabine (Xeloda)

Capecitabine: 2 doses orais 2 vezes por dia por 14 dias + 7 dias de descanso → total de 8 ciclos a cada 3 semanas.

Indicação

Protocolo alternativo/novo protocolo caso a oxaliplatina for contraindicada ou não tolerada.

Contraindicações

Sepse durante o tratamento, neutropenia, falência hepática, falência renal.

Toxicidade e efeitos adversos

Mais bem tolerado que os regimentos de 5-FU/LV IV.

IV. Ácido FOLínico + Fluorouracil + OXaliplatina (FOLFOX 4)

Oxaliplatina IV no dia 1; leucovorin IV nos dias 1 e 2; 5-FU *bolus* IV, seguido por infusão contínua nos dias 1 e 2 → total de 12 ciclos a cada 14 dias.

Indicação

Escolha quimioterápica-padrão intensa, caso tolerada, particularmente para tumores com fatores agressivos e pacientes mais novos; 18-25% de redução de risco comparado ao *bolus* de 5-FU/LV (78 *vs*. 73% de sobrevivência sem a doença).

Contraindicações

Reações alérgicas. Neuropatia preexistente.

Toxicidade e efeitos adversos

Neutropenia (> 40%), neutropenia febril, neuropatia periférica (grau 3: 12% imediata, 1% a longo prazo persistente).

V. Ácido FOLínico + Fluorouracil + OXaliplatina (FOLFOX 6)

Oxaliplatina IV no dia 1; leucovorin IV no dia 1 apenas; 5-FU *bolus* IV, seguido por infusão contínua (dose maior do que FOLFOX 4) nos dias 1 e 2 → total de 12 ciclos a cada 14 dias.

Indicação

Mesma do FOLFOX 4, mas dose maior de oxaliplatina e mais conveniência para o paciente; necessidade de tratamento apenas no primeiro dia do tratamento.

Contraindicações

Reações alérgicas. Neuropatia preexistente.

Toxicidade e efeitos adversos

Neutropenia (> 40%), neutropenia febril, neuropatia periférica (grau 3: 12% imediata, 1% a longo prazo persistente).

VI. CAPEcitabine (XELoda) + OXaliplatina (CAPEOX, XELOX)
Oxaliplatina IV no dia 1; capecitabine 1 vez ao dia nos dias 1-14 + 7 dias de descanso → a cada 21 dias.

Indicação
Protocolo alternativo ao FOLFOX com a conveniência do aumento de dose.

Contraindicações
Sepse durante o tratamento, neutropenia, falência hepática, falência renal.

Toxicidade e efeitos adversos
Comparável ou um pouco melhor do que o FOLFOX.

Referências Cruzadas

Tópico	Capítulo
Câncer colorretal	4 (pp. 252-265)
Quimioterapia – drogas comumente utilizadas	6 (p. 638)
Radioterapia	6 (p. 654)
Acompanhamento de câncer colorretal	6 (p. 660)
Monitoramento de CEA para o câncer colorretal	6 (p. 663)
Sistema de estadiamento TNM	Ap. II (p. 740)

PROTOCOLOS QUIMIOTERÁPICOS – CÂNCER COLORRETAL METASTÁTICO

Princípio

A disponibilidade de novas drogas, introdução de agentes biológicos e refinamento da combinação de drogas e sequência resultou em uma perspectiva melhor para paciente com câncer colorretal (CCR) metastático, prolongando a sobrevivência de 6 meses para atuais > 22 meses.

Os objetivos do tratamento metastático são:

- Paralisação do crescimento do tumor, diminuição do tumor (→ potencial para ressecção futura do foco metastático).
- Manutenção/melhora da qualidade de vida.
- Efeitos adversos aceitáveis.
- Prolongar a sobrevivência.

A presença de doença metastática limitada ainda é consistente com a possibilidade de ressecção com intenção de cura: a combinação de quimioterapia é cada vez mais estabelecida. Rota de administração de drogas: administração sistêmica (AV/oral) = padrão. Tratamento regional (infusão na artéria hepática, quimioterapia intraperitoneal) na maior parte dos casos não há benefícios.

Todos os regimes comuns de quimioterapia avançada são fundamentados no 5-FU/LV (infusão contínua) ou sua versão oral capecitabine (Xeloda) em combinação com oxaliplatina ou irinotecan.

A adição de terapias dirigidas como bevacizumab ou cetuximabe (contra fator de crescimento endotelial vascular [FCEV], fator de crescimento endotelial receptor [FCER]) aumentam a eficácia da quimioterapia com oxaliplatina ou irinotecan: – FOLFIRI, FOLFOX ou XELOX com bevacizumab desenvolveram efetividade de primeira linha para doença metastática no que diz respeito à resposta e à sobrevivência. Potencialmente uma resposta melhor do que irinotecan e oxaliplatina (FOLFOXIRI).

Quimioterapia essencialmente é continuada como terapia de manutenção enquanto for tolerada e efetiva. Não há benefício em um intervalo completamente livre de quimioterapia, exceto a interrupção de oxaliplatina após 3 meses para evitar acúmulo de toxicidade (neuropatia); reintroduzir caso a doença progrida com 5-FU/LV. A definição da melhor modalidade e sequência é assunto de investigações em andamento.

Indicações

- CCR estádio IV.
- CCR com recorrência local, não favorável a ressecção curativa.

Sumário de Evidências

Estádio IV (com potencial para ressecção curativa):

- A combinação de 5-FU/LV com irinotecan ou oxaliplatina é superior ao 5-FU/LV sozinho.
- Capecitabine é similar ou até modestamente mais efetivo que o 5-FU/LV IV.
- Bevacizumab ou cetuximab adicionado ao regimento padrão aumenta a resposta ao tratamento e prolonga a sobrevida livre de progressão e sobrevida global.
- Interrupção do tratamento 4-6 semanas perioperatórias.

Estádio IV (incurável): o mesmo que acima, exceto o benefício do intervalo sem quimioterapia.

Estádio IV (carcinomatose peritoneal): quimioterapia intraperitoneal pode ser benéfica após citorredução macroscópica completa, caso contrário, a quimioterapia é preferível.

Alternativas

Melhor cuidados de suporte.

Protocolos Quimioterápicos para Câncer Colorretal Metastático

I. Ácido FOLínico + Fluorouracil + OXaliplatin (FOLFOX 4) ± *bevacizumab*

Oxaliplatin IV no dia 1; leucovorin IV nos dias 1 e 2; 5-FU em *bolus* IV, seguido por infusão contínua nos dias 1 e 2 – ciclos repetidos a cada 14 dias. Possível adição: bevacizumab IV a cada 2 semanas.

Indicação

Regimento quimioterápico-padrão intenso para CCR metastático ou recorrente.

Contraindicações

Reações alérgicas. Neuropatia preexistente. Sepse em andamento, neutropenia, falência hepática, falência renal.

Toxicidade e efeitos adversos

Neutropenia (> 40%), neutropenia febril, neuropatia periférica (grau 3: 12% imediata, 1% a longo prazo persistente).

II. Ácido FOLínico + Fluorouracil + OXaliplatin (FOLFOX 6) ± *bevacizumab*

Oxaliplatin IV no dia 1; leucovorin IV nos dias 1 e 2; 5-FU em *bolus* IV, seguido por infusão contínua (dose maior do que FOLFOX 4) nos dias 1 e 2 → ciclos repetidos a cada 14 dias. Possível adição: bevacizumab IV a cada 2 semanas.

Indicação
Mesma do FOLFOX 4, mas dose maior de oxaliplatina e mais conveniência para o paciente; necessidade de tratamento apenas no primeiro dia de cada ciclo.

Contraindicações
Mesmas do FOLFOX 4.

Toxicidade e efeitos adversos
Essencialmente similares ao FOLFOX 4.

III. Ácido FOLínico + Fluorouracil + OXaliplatin (FOLFOX 7) ± bevacizumab

Oxaliplatina IV no dia 1; leucovorin IV no dia 1 somente; 5-FU em *bolus* IV, seguido por infusão contínua (dose maior do que FOLFOX 4) nos dias 1 e 2 → total de 6 ciclos a cada 14 dias.

Após isso: LV/5-FU simples (sem oxaliplatina): LV no dia 1, 5-FU em *bolus* IV, seguido por infusão contínua nos dias 1 e 2 → 12 ciclos a cada 2 semanas, reintrodução do oxaliplatina em caso de progressão da doença. Possível adição: bevacizumab IV a cada 2 semanas.

Indicação
A mesma do FOLFOX 6, mas limitação da duração do oxaliplatina → manutenção com 5-FU/LV ou capecitabine.

Contraindicações
Mesmas do FOLFOX 4.

Toxicidade e efeitos adversos
Essencialmente similares ao FOLFOX 6, redução de neuropatia a longo prazo.

IV. CAPEcitabine (XELoda) + OXaliplatin (CAPEOX, XELOX) ± bevacizumab

Oxaliplatin IV no dia 1; capecitabine 1 vez ao dia nos dias 1-14 + 7 dias de descanso → ciclos repetidos a cada 21 dias. Possível adição: bevacizumab IV a cada 2 semanas.

Indicação
Protocolo alternativo ao FOLFOX com a conveniência do aumento de dose.

Contraindicações
Reações alérgicas. Neuropatia preexistente. Sepse durante o tratamento, neutropenia, falência hepática, falência renal.

Toxicidade e efeitos adversos
Comparável ou um pouco melhor do que o FOLFOX.

V. Ácido FOLínico + Fluorouracil + IRInotecan (FOLFIRI) ± cetuximabe

Irinotecan IV no dia 1; 5-FU em *bolus* IV, seguido por infusão contínua nos dias 1 e 2 → 12 ciclos a cada 14 dias. Possível combinação com cetuximabe.

Indicação
Regime de primeira linha para CCR metastático. Alternativo ao FOLFOX.

Contraindicações
Sepse durante o tratamento, neutropenia, falência hepática, falência renal.

Toxicidade e efeitos adversos
Diarreias, náuseas/vômitos, desidratação.
Supressão de medula óssea.
Eventos cardiovasculares.

VI. Irinotecan + 5-FU + Leucovorin (IFL, regime Saltz) ± cetuximabe

Irinotecan IV + *bolus* semanal IV de 5-FU/LV por 4 semanas, seguido por 2 semanas de descanso → ciclos repetidos a cada 6 semanas. Possível combinação com cetuximabe.

Indicação
Regime de primeira linha para CCR metastático, potencial combinação com bevacizumab ou cetuximabe.

Contraindicações
Sepse durante o tratamento, neutropenia, falência hepática, falência renal.

Toxicidade e efeitos adversos
Síndrome de trato GI: diarreia, náusea/vômito, anorexia, limitação abdominal → desidratação aguda, desequilíbrio eletrolítico, neutropenia/febre.
Síndrome vascular: infarto de miocárdio agudo/fatal, embolia pulmonar, acidente vascular cerebral.

Ajuste de dose
Monitoramento por sinais de toxicidade grave eminente.

Complicações
Aumento da taxa de mortalidade induzida pelo tratamento em decorrência da rara combinação das toxicidades existente (diarreia, neutropenia febril, desidratação).

VII. IRinotecan + OXaliplatin (IROX) ± bevacizumab ou cetuximabe
Oxaliplatin IV, seguido por irinotecan IV → a cada 3 semanas. Possibilidade de combinação com bevacizumab ou cetuximabe.

Indicação
Protocolo em andamento.

Contraindicações
Sepse durante o tratamento, neutropenia, falência hepática, falência renal.

Toxicidade e efeitos adversos
Perfil de toxicidade favorável.

VIII. CAPEcitabine + IRInotecan (CAPEIRI) ± bevacizumab ou cetuximabe
Irinotecan IV no dia 1; capecitabine 1 vez ao dia dos dias 1-14 + 7 dias de descanso → ciclos repetidos a cada 21 dias. Possível combinação com bevacizumab ou cetuximabe.

Indicação
Protocolo de segunda linha.

Contraindicações
Sepse durante o tratamento, neutropenia, falência hepática, falência renal.

Toxicidade e efeitos adversos
Altas taxas de vômito intenso, diarreia e desidratação.

Referências Cruzadas

Tópico	*Capítulo*
TC	2 (p. 117)
Câncer colorretal	4 (pp. 252-265)
Quimioterapia – drogas comumente utilizadas	6 (p. 638)
Radioterapia	6 (p. 654)
Acompanhamento de câncer colorretal	6 (p. 660)
Monitoramento de CEA para o câncer colorretal	6 (p. 663)
Sistema de estadiamento TNM	Ap. II (p. 740)

RADIOTERAPIA

Princípio

A radioterapia tem um papel integral em vários padrões de tratamento para malignidades anorretais/pélvicas e extrapélvicas que envolve um campo limitado. No campo da cirurgia colorretal, a radiação é mais comumente uma parte de um tratamento multimodal.

A radiação induz direta ou indiretamente (por meio de radicais) a ionização danosa a moléculas biológicas (DNA, RNA), que resulta em uma quebra de DNA simples ou dupla: as células atingidas reagem com o DNA reparado, causando a morte celular ou perda de sua capacidade de reprodução.

A sensibilidade dos vários tecidos à radiação depende de: tipo de tecido, tempo de renovação celular, oxigenação (falta de carregadores de oxigênio) e sintetizadores radioativos (quimioterapia).

Efeitos da radiação no tecido:

- Efeitos iniciais (em semanas, tecidos de tempo de renovação celular baixo): diminuição do tumor, danos a pele, enteropatia aguda etc.
- Efeitos tardios (após meses/anos): microangiopatia obliterativa com neovascularização, fibrose intersticial, distorção epitelial → ferimentos ao nervo, falência renal, obstrução intestinal ou perfuração e fibrose.

Alternativas

Apenas quimioterapia ou em combinação com cirurgia.

Apenas cirurgia.

Técnicas de radiação alternativas: terapia de radiação com intensidade mediada, terapia de radiação intracirúrgica, braquirradioterapia.

Indicações

- Câncer retal primário de estádio II e III, alguns de estádio IV: configuração adjuvante *vs.* neoadjuvante.
- Câncer retal recorrente, não radiado previamente.
- Câncer anal.
- Alguns cânceres de cólon T4.

Considerações Preparatórias

Estadiamento e imagens apropriadas.

Plano e cálculos de radiação: definição do alvo da radiação, dose da radiação, índice de fracionamento, campos de radiação e técnica individual.

Marcar o corpo e limitar os movimentos do paciente e do órgão (p. ex., pelo uso de moldes) são necessários para os alvos reproduzíveis do campo de radiação.

Protocolos

Câncer retal
- Curso-padrão: 50,4 Gy de radioterapia (6 semanas) em combinação com quimioterapia (ver discussão separada).
- Curso curto: 25 Gy de radioterapia (5 dias), seguida por cirurgia 1 semana depois.

Câncer anal
Radioterapia (45-59 Gy) em combinação com 5-FU e mitomicina E (protocolo Nigro) ou quimioterapia com base em cisplatina.

Toxicidade e Efeitos Adversos
Toxicidade (enteropatia aguda ou crônica por radiação) de trato GI (particularmente intestino delgado), toxicidade urinária, necrose de cabeça de fêmur, aumento na taxa de tromboembolismo.

Referências Cruzadas

Tópico	Capítulo
Câncer anal	4 (p. 230)
Câncer colorretal	4 (pp. 252-265)
Câncer retal	4 (p. 265)
Câncer retal recorrente	4 (p. 271)
Proctite/enterite por radiação	4 (p. 299)
RAB/EMRT	5 (p. 610)
RAP	5 (p. 615)
Quimioterapia – drogas comumente utilizadas	6 (p. 638)
Protocolos quimioterápicos	6 (pp. 645-649)
TRIM	6 (p. 656)
Acompanhamento de câncer colorretal	6 (p. 660)
Monitoramento de CEA para o câncer colorretal	6 (p. 663)
Protocolo de tratamento de modalidade combinada para câncer anal	6 (p. 667)
Sistema de estadiamento TNM	Ap. II (p. 740)

RADIOTERAPIA DE INTENSIDADE MODULADA *(TRIM)*

Princípio

TRIM consiste em pequenos feixes de radiação mirando um alvo de vários ângulos e, portanto, o resultado é uma entrega mais precisa da radiação no tecido alvo poupando as redondezas.

Para radioterapia tridimensional (3D) é feito:

- Plano de tratamento inverso: geração dos alvos por imagens de TC que servirão como base para os cálculos de doses/intensidade de cada segmento. Com base nessa detalhada informação sobre o tecido, um processo computadorizado calcula as doses de radiação necessária de cada ângulo para se atingir radiação apenas onde é necessário.
- Durante o tratamento: modulação de intensidade do feixe de radiação controlada por computador em tempo real.

Alternativas

Radiação externa convencional: teste de radiação para verificar o efeito e distribuição nos tecidos.

Radioterapia intracirúrgica: estruturas desnecessárias deixadas de fora do feixe da radiação.

Braquirradioterapia: colocação tópica de sondas radioativas com penetração no tecido relativamente baixa.

Indicações

- Margens radiais positivas em câncer retal primário/recorrente.
- Câncer anal.

Considerações Preparatórias

Molde individual do corpo é necessário para limitação de movimento do paciente e do órgão.

Medidas intracirúrgicas preventivas para que o intestino delgado não entre na pelve: por exemplo, aba do omento etc.

Protocolos

Protocolos de tratamento individualizados de acordo com a localização do tumor e estruturas anatômicas.

Toxicidade e Efeitos Adversos

Toxicidade de trato GI 6-10%, toxicidade urinária 10%.

Referências Cruzadas

Tópico	*Capítulo*
Câncer colorretal	4 (pp. 252-265)
Câncer retal	4 (p. 265)
Câncer retal recorrente	4 (p. 271)
RAB/EMRT	5 (p. 610)
RAP	5 (p. 615)
Quimioterapia – drogas comumente utilizadas	6 (p. 638)
Protocolos quimioterápicos	6 (pp. 645-649)
Radioterapia	6 (p. 654)
Acompanhamento de câncer colorretal	6 (p. 660)
Monitoramento de CEA para o câncer colorretal	6 (p. 663)

BRAQUITERAPIA DE ALTA DOSE

Princípio

Entrega de alta dose de radiação a um campo limitado e com penetração limitada (~ 1 cm), evitando exposição máxima mesmo em áreas que já tiveram exposição à radiação. Posicionamento preciso em áreas de preocupação (margens positivas) é alcançado após a colocação de cateteres.

Alternativas

Radiação externa convencional: teste de radiação para verificar o efeito e distribuição nos tecidos.

Radioterapia intracirúrgica: estruturas desnecessárias deixadas de fora do feixe da radiação.

TRIM.

Indicações

Margens radiais positivas em câncer retal primário/recorrente ou outra malignidade pélvica quando a radiação por feixe externo convencional já foi executada.

Considerações Preparatórias

Medidas preventivas intracirúrgicas para proteger estruturas sensíveis (p. ex., intestino delgado, reto reconstruído) de contato direto e exposição à radiação; por exemplo, colocação de uma aba de omento no meio, implante de tela absorvível na entrada pélvica etc.

Protocolos

Protocolo de tratamento individualizado de acordo com a localização do tumor, estruturas anatômicas, tipo de recorrência e margens positivas: 1.600-1.800 cGy.

- Carga intracirúrgica: após a inserção dos tubos na ressecção (estabilizados com gazes ou aparado de abas). Vantagem: pelve vazia, minimizando danos colaterais. Desvantagem: prolongamento da cirurgia.

- Carga pós-cirúrgica: após a inserção dos tubos na ressecção (estabilizados com gazes ou aparado de abas) → carga de 3-5 dias após a cirurgia nas dependências da radioterapia oncológica quando o paciente estiver estável e fora do risco perioperatório imediato. Vantagens: pelve vazia, danos colaterais minimizados, não há necessidade de escudo intracirúrgico e infraestrutura. Desvantagens: proximidade potencial de estruturas sensíveis, deslocamento dos tubos.

Toxicidade e Efeitos Adversos
Geralmente bem tolerada; o número exato de efeitos adversos é desconhecido.

Referências Cruzadas

Tópico	Capítulo
Câncer retal recorrente	4 (p. 271)
RAB/EMRT	5 (p. 610)
RAP	5 (p. 615)
Radioterapia	6 (p. 654)
TRIM	6 (p. 656)

ACOMPANHAMENTO DE CÂNCER COLORRETAL

Princípio

Ainda que 70-80% de pacientes com câncer colorretal (CCR) façam tratamento primário com intenção de cura, 30-50% vão desenvolver tumores recorrentes/metastáticos. Mais de 80% das recorrências após a ressecção de CCR ocorrem nos primeiros 3 anos, enquanto a possibilidade após 5 anos é muito menor.

O conceito de acompanhamento é direcionado para o reconhecimento antecipado de doença recorrente em um estádio em que o tratamento ainda seja possível para aumentar a sobrevida. O valor do acompanhamento intenso continua controverso conforme os resultados são universalmente documentados.

Métodos

Avaliações clínicas em intervalos definidos.

Exames de sangue incluindo marcadores tumorais.

Estudos de imagem (TC, USER, PET).

Endoscopia.

Sumário de Evidências

- Risco de câncer metacrônico: 2-10%.
- Risco de recorrência depende do estádio primário do tumor e das características do tumor, mas o uso de marcadores celulares e moleculares ainda não é útil como guia.
- Estima-se que 30-35% dos pacientes que forem submetidos à cirurgia para tumor recorrente serão curados.
- Benefício de acompanhamento para câncer de estádio I é limitado → investigação do cólon e reto, mas sem estudos de imagens.
- Acompanhamento para câncer de estádio IV não indicado, reavaliação conforme o curso, tratamento, resposta e progressão.
- Acompanhamento intenso para estádios II/III CCR indicado como um benefício de sobrevida: recorrência/metástase ocorrendo no mesmo índice, mas detectada antes, aumenta a probabilidade de ser tratada com cirurgia (advertência: viés de tempo de antecipação).
- Duração do acompanhamento: não definida (duração, idade-limite etc.) → julgamento racional em consideração da expectativa de vida do paciente, comorbidade, riscos.

Alternativas

Acompanhamento sem intervalos definidos → avaliação em caso de sintomas.

Acompanhamento de Câncer Colorretal

TABELA 6-1. Programa de Acompanhamento Sugerido para Pacientes com Câncer Colorretal Estádios II/III

Parâmetro de Teste	3	6	9	12	18	24	30	36	48	60
História e exame físico	+	+	+	+	+	+	+	+	+	+
CEA	+	+	+	+	+	+	+	+		
Colonoscopia[a]				+		(+)		(+)	(+)	(+)
TC de abdome e pelve				+		+		+	+	
Sigmoidoscopia rígida e USER[b]	+	+	+	+	+	+		+	+	+
TC de tórax				+		+		+		
PET ou PET-TC[c]	?									?
Radiografia de tórax	•									•
HC, testes hepáticos, TSOF	•									•

Meses

CEA = antígeno carcinoembrionário; TSOF = teste de sangue oculto nas fezes; HC = hemograma completo; PET = tomografia por emissão de pósitrons; TC = tomografia computadorizada.
[a]Frequência de endoscopias subsequentes depende do número de lesões que foram encontradas e se há uma síndrome de câncer hereditária.
[b]Apenas para câncer retal.
[c]Não é usado como rotina sem outra suspeita.

Tratamento Não Cirúrgico

Acompanhamento Dependente de Estádio

I. Estádio I

Risco de recorrência ou metástase a distância < 10%, exceto após excisão transanal local de câncer retal.

Etapas práticas

Colonoscopia: após 3-5 anos, frequência maior de acordo com os achados e riscos. CEA a cada 3-6 meses, acompanhamento clínico.

Câncer retal após excisão transanal: sigmoidoscopia rígida e USER a cada 3 meses (1º ano), a cada 6 meses (2º ano), anualmente depois disso.

II. Estádios II e III

Risco de recorrência local: cólon 2%, reto 10%. Risco de metástase a distância: 30-40%.

Etapas práticas

Marcar avaliação clínica, marcar teste (Tabela 6-1): mais peso na avaliação clínica suplementado por CEA marcado. TC anual de tórax/abdome/pelve. Outros testes ainda não definidos. Duração da avaliação ainda não definida. Indicação de fiscalização na presença de comorbidades graves não definidas.

Câncer retal: sigmoidoscopia rígida e USER a cada 3 meses (1ª ano), a cada 6 meses (2º ano), anualmente depois disso.

III. Estádio IV

A menos que a ressecção seja feita com intenção de cura → sem acompanhamento em intervalo definido para detecção de recorrência, mas testes apropriados para monitoramento da resposta do tratamento, progressão do tumor e avaliação dos sintomas.

Referências Cruzadas

Tópico	*Capítulo*
Câncer colorretal	4 (pp. 252-265)
Câncer retal	4 (p. 265)
Câncer retal recorrente	4 (p. 271)
Monitoramento de CEA para o câncer colorretal	6 (p. 663)
Sistema de estadiamento TNM	Ap. II (p. 740)

MONITORAMENTO DE CEA PARA O CÂNCER COLORRETAL

Princípio

O monitoramento de CEA no tratamento de pacientes com câncer colorretal (CCR) continua controverso. Nem a sensibilidade ou a especificidade do CEA é suficiente para serem úteis como uma ferramenta primária de detecção da doença em estádio inicial. Uma variedade de outras doenças podem causar aumento de CEA.

O dois melhores indicadores para monitoramento de CEA em CCR são (1) quais pacientes pós-cirúrgicos continuarão candidatos para tratamento posterior e (2) para avaliar a resposta ao tratamento em pacientes com doença metastática. O processo de decisão deve ser compreensivo, não fundamentado apenas em CEA, mas deve incorporar a avaliação clínica, endoscópica e dados de imagem.

Métodos

- Níveis plasmáticos de CEA.
- Espécime patológico: imuno-histoquímica e análise de PCR → quase universalmente o CEA é positivo no tumor mesmo que os níveis plasmáticos sejam normais; procura por micrometástases?
- Cintilografia de CEA: anteriormente usada para procurar doenças escondidas, não tem mais papel na era do PET.

Sumário de Evidências

- Câncer retal demonstra menos resultados positivos de CEA do que o câncer de cólon.
- Meia-vida plasmática do CEA: 4-8 dias.
- Outras causas da elevação do CEA (> 20%):
    - Cânceres não colônicos: pancreático, gástrico, pulmões, mama.
    - Condições benignas: DIII, pólipos benignos, cirrose hepática, hepatite, doença pulmonar crônica, pancreatite, tabagismo.
- Medida do valor de CEA:
    - Antes do tratamento: valor mínimo/inexistente para exame, diagnóstico, avaliação.
    - Pós-cirúrgico: valioso para acompanhamento.
    - Doença metastática: valioso para monitoramento da resposta ao tratamento e progressão/regressão da doença.

Alternativas

Outras ferramentas de acompanhamento: história, e exame físico, colonoscopia, TC, PET.

Valor do CEA

I. Exame
Decepcionante: falta de sensibilidade e falta de especificidade com > 20% de elevações de CEA falso-positivas, por exemplo, em tabagistas e em várias doenças benignas.

Indicação
A medição do CEA não é recomendável como ferramenta de exame.

Armadilhas
Falsa segurança; nem apoia nem substitui ferramentas adequadas de exame (colonoscopia etc.).

Dados
Elevação de CEA: < 5% no estádio I, < 25% no estádio II da doença.

II. Avaliação de sintomas
Durante a avaliação de sintomas específicos (sangramento, massa palpável), o valor do CEA é limitado no apoio ou exclusão dos vários diagnósticos diferenciais ou para guiar o manejo: falta de especificidade pelo fato do aumento de CEA ocorrer em várias outras condições; mas o CEA > 10-15 dificilmente é causado por uma doença benigna, e CEA > 20 é altamente suspeito para doença metastática.

Indicação
A medição do CEA não é indicada como ferramenta de diagnóstico, histopatologia e estudos de imagem têm preferência absoluta.

Armadilhas
Resultados negativos não podem prover certeza suficiente para descartar a malignidade.

III. Pré-tratamento (antes de cirurgia ou quimiorradiação)
Valor do CEA antes da ressecção é limitado: informação menos relevante do que o estádio do tumor, valor medido nunca muda o tratamento, valor prognóstico limitado.

Indicação
Como valor de referência, esperada a normalização pós-cirúrgica (após > 4-6 semanas), persiste a suspeita para doença não detectada.

Parâmetro de prognóstico: CEA < 5 associado a melhor resultado no cólon mas não em câncer retal? CEA > 10-15 não é provável ser causado por doença benigna; CEA > 20 é altamente suspeito de doença metastática.

Armadilhas
Expressão/secreção de CEA: reto é menos provável de causar elevação de CEA que câncer de cólon.

Monitoramento de CEA para o Câncer Colorretal **665**

IV. Acompanhamento após tratamento com intenção de cura

Normalização do CEA elevado pré-cirúrgico esperado em 4-6 semanas após a ressecção cirúrgica completa → detecção antecipada de recorrência ou câncer metacrônicos com melhor chance de um tratamento de sucesso.

Indicação

Após a ressecção completa do estádio CCR I-III em pacientes que seriam novamente candidatos à cirurgia (não importando o nível de CEA pré-cirúrgico):
- Normal antes e depois da ressecção: acompanhar a cada 2-3 meses por ≥ 2 anos.
- Dose elevada antes, normal depois da ressecção: acompanhar a cada 2-3 meses por ≥ 2 anos.
- Elevação persistente após a ressecção: avaliação para doença metastática ou persistente, monitoramento da resposta ao tratamento.
- Normal após a ressecção, aumento confirmado durante o acompanhamento: procurar por recorrência/metástase do tumor.

Armadilhas

Nível de CEA não é preditivo de ressecabilidade ou recorrência. Elevações transientes de CEA causadas por disfunção hepática e/ou quimioterapia.

Dados

CEA e doença recorrente/persistente: sensibilidade de 50-80%, especificidade de 90%. CEA aumentando em > de 80% das recorrências. Em 50-65% dos pacientes com doença recorrente: aumento do CEA é visto antes/com os sintomas clínicos. Recorrências passíveis de ressecção: 20% detectadas através do CEA, o restante através de sintomas ou outras técnicas de acompanhamento.

V. Monitoramento do tratamento em doença metastática/recorrente

O CEA é um marcador valioso para resposta da doença e tratamento de câncer específicos (quimioterapia, radiação, cirurgia) em paciente com doença recorrente ou metastática. Complementação mandatória com estudos de imagem (TC, PET).

Indicação

Pacientes com doença recorrente/metastática submetidos ao tratamento específico para câncer.

Armadilhas

Progressão do tumor em estudos de imagem ou evidências clínicas sem aumento concomitante de CEA. Sem correlação do CEA e sobrevida.

Dados

Até 1/3 dos tumores com progressão em estudos de imagem não mostram aumento paralelo de CEA. CEA elevado em doença metastática: 80% de metástases de fígado, 40-50% de outros locais.

Referências Cruzadas

Tópico — *Capítulo*

Tópico	Capítulo
Câncer colorretal	4 (pp. 252-265)
Câncer retal	4 (p. 265)
Câncer retal recorrente	4 (p. 271)
Acompanhamento de câncer colorretal	6 (p. 660)
Valores selecionados de referência colorretal	Ap. II (p. 732)
Sistema de estadiamento TNM	Ap. II (p. 740)

PROTOCOLO DE TRATAMENTO DE MODALIDADE COMBINADA – CÂNCER ANAL

Princípio

A modalidade combinada de tratamento se desenvolveu como uma abordagem de primeira linha para câncer anal envolvendo o canal anal. Este é o resultado de uma mudança de um paradigma histórico que aconteceu em 1974 da cirurgia radical primária (RAP) com um nível insatisfatório de sobrevida para o altamente efetivo método de quimiorradiação que poupa o esfíncter (protocolo Nigro) como escolha primária de tratamento. A cirurgia radical é reservada como abordagem de salvamento para falhas de tratamento, como resposta incompleta ao tratamento primário do tumor (mais possivelmente em tumores grandes e volumosos) ou doença recorrente.

Advertência: cânceres de margem anal (não se estendendo para o canal anal) e carcinomas verrugosos Buschke-Lowenstein ainda são principalmente tratados por meio de cirurgias se margens negativas podem ser obtidas.

Indicações

Câncer anal de celular escamosas (envolvendo o canal anal).

Sumário de Evidências

- Quimiorradiação primária: 80-90% de resposta clínica completa, 65-75% de 5 anos de sobrevida.
- 5 anos de sobrevida após RAP apenas: 40-70%.
- Protocolos alternativos com base em cisplatina não resultam em melhora na sobrevida mas têm níveis mais altos de colostomia se comparados com o protocolo-padrão com base em mitomicina → cisplatina em muitos centros é utilizado apenas como abordagem de salvamento ou para pacientes HIV positivo porque é mais bem tolerado.
- Pacientes com doença avançada são mais prováveis de ter doença persistente após a quimiorradiação → planejamento de RAP de salvamento.
- Probabilidade de colostomia, 25-40% (doença persistente/recorrente ou sequelas do tratamento).

Alternativas

Apenas cirurgia:

- Cânceres de margem anal (longe do canal anal) → tratados como outros cânceres de pele.
- Espera atenciosa, possível reexcisão e reexames:
  – Câncer incidental em condiloma ou espécime de hemorroidectomia.
  – Câncer intraepitelial (carcinoma *in situ*): doença de Bowen, doença de Paget.
- Carcinoma verrucoso.

Protocolos Quimioterápicos com Intenção de Cura

I. 5-Flourouracil + mitomicina e radiação 45-59 Gy (protocolo Nigro)

- Infusão de 5-FU nos dias 1-4, e durante o restante da semana de radioterapia.
- Mitomicina C IV no dia 1.
- 45-59 Gy em doses diárias de 200 cGy → 5 dias por semana, por 5 semanas.
- Radiação avaliada após 45 Gy → se necessário aumentar a dose adicionando mais radiação até 59 Gy.

Indicação
Protocolo-padrão para câncer anal T1-T2.

Contraindicações
Sepse durante o tratamento, neutropenia, falência hepática, falência renal.

Toxicidade e efeitos adversos
Toxicidade aguda: mielossupressão, toxicidades cardíaca e pulmonar, nefrotoxicidade, anoproctite, dermatite perineal, diarreia. Toxicidade tardia: ulcerações, proctite, estenose, impotência.

Ajustes de dose
Pacientes HIV positivo (particularmente com CD4 < 200 ou AIDS): tolerância reduzida.

Complicações
Mielossupressão (efeito cumulativo), falência renal e síndrome hemolítico-urêmica (10%), toxicidade pulmonar (40% de mortalidade).

II. 5-Flourouracil + mitomicina e radiação 55-59 Gy (protocolo Nigro)

- Infusão de 5-FU nos dias 1-4, e durante o restante da semana de radioterapia.
- Mitomicina C IV no dia 1.
- 55-59 Gy em doses diárias de 200 cGy → 5 dias por semana, por 5 semanas.
- Radiação avaliada após 55 Gy → se necessário, escalar a dose adicionando mais radiação até 59 Gy.

Indicação
Protocolo-padrão para câncer anal T3-T4.

I. 5-Flourouracil + cisplatina e radiação 45-59 Gy (protocolo Nigro)

- Infusão de 5-FU nos dias 1-4; cisplatina IV no dia 1 → 4 ciclos a cada 4 semanas.
- Após 8 semanas: 45-59 Gy em doses diárias de 200 cGy → 5 dias por semana, por 5 semanas.

Indicação
Protocolo alternativo para câncer anal, particularmente em pacientes HIV positivo e/ou com doença recorrente.

Ajustes de dose
Pacientes HIV positivo (particularmente com CD4 < 200 ou AIDS): tolerância reduzida.

Complicações
Não há evidência de melhora na sobrevida ou na cura (comparado com protocolo-padrão com base em mitomicina), mas risco maior de colostomia.

Referências Cruzadas

Tópico	*Capítulo*
Câncer anal	4 (pp. 228-230)
RAB/EMRT	5 (p. 610)
RAP	5 (p. 615)
Sistema de estadiamento TNM	Ap. II (p. 740)

IMATINIBE *(GLEEVEC)*

Princípio
Imatinibe é um inibidor específico de um número seleto da enzima tirosinocinase. Ele é usado para tratamento de TEGI e leucemia mieloide crônica (LMC). TEGI: controle da doença alcançado em 70-85% dos pacientes com doenças metastáticas ou irressecáveis e é associado à sobrevida sem progressão e sobrevida geral (total de 36 meses); 90% de sobrevida sem a doença em tratamento adjuvante após a ressecção curativa do TEGI.

Alternativas
Cirurgia para TEGI localizado e ressecável.
Quimioterapia convencional; resultado notoriamente pobre para TEGI.
Sunitinib para TEGI resistente a imatinib.

Indicação
- TEGI metastáticos e sem possibilidade de ressecção.
- LMC.
- Tratamento (neo)adjuvante com ressecção de TEGI.
- Tumores de desmoides?

Considerações Preparatórias
Cálculo de risco para avaliar o risco individual de toxicidade, mas geralmente não há alternativas ao imatinib. Monitoramento da CCS, creatinina e parâmetros hepáticos.

Protocolos
Administração oral diária.

Toxicidade e Efeitos Adversos
Normalmente bem tolerada.
Efeitos colaterais incluem retenção de fluidos e edema (30%), náuseas/diarreia (20%), prurido (16-18%), dor musculoesquelética, anemia de grau 3 ou maior (13%), neutropenia (7%), insuficiência cardíaca congestiva grave (rara).

Ajustes de Dose
Imatinibe: metabolismo hepático (meia-vida de 18-20 horas) → continua ativo após o 1º metabólito (meia-vida de 40 horas) → eliminação biliar, apenas excreção urinária mínima. Ajuste de dose para reações adversas hematológicas e hepatotoxicidade. Risco de cegueira e potencialmente maior risco de fístula, mas nenhum outro impacto negativo registrado na cirurgia → interrupção por 1 semana antes de procedimento eletivo.

Referências Cruzadas

Tópico	*Capítulo*
PET	2 (p. 126)
TEGI	4 (p. 283)

MANEJO MÉDICO DA DOENÇA DE CROHN

Princípio

A doença de Crohn é uma doença autoimune de etiologia desconhecida que não pode ser curada. O manejo médico é o tratamento de escolha, a não ser que complicações focais exijam exploração cirúrgica. Não obstante, problemas-chave muitas vezes são menos responsivos ao manejo não cirúrgico: fístula intestinal, formação de abscesso, estenose etc. Mais de 70-80% do pacientes irão necessitar, ao menos, de uma ressecção cirúrgica. A profilaxia, portanto, é um aspecto importante.

Indicações

- Doença de Crohn intestinal ativa.
- Manifestação da doença de Crohn perianal ativa.
- Manutenção da remissão depois do tratamento médico.
- Manutenção da remissão depois do tratamento cirúrgico.

Medicações

Grupo	Mecanismo, Efeito	Exemplo
Aminossalicilatos[a]	Desconhecido, inibição das citocinas pró-inflamatórias	Sulfassalazina, mesalamina
Esteroides sistêmicos	Imunossupressão multidirecional	Prednisona, prednisolona, hidrocortisona
Esteroides locais	As mesmas acima, mas localmente	Budesonida
Imunossupressores	Antimetabólitos para síntese de DNA/RNA, inibição da resposta imune celular	6-MP, azatioprina (AZA), ciclosporina, metotrexato (MTX)
Anticitocinas biológicas	Eliminação imunológica das citocinas	Infliximab (Remicade), adalimumab (Humira)
Antibióticos	Supressão da atividade da doença colônica e problemas secundários (abscessos, fístulas)	Metronidazol, quinolonas

[a]Sulfasalazina = sulfapiridina + 5-AAS → clivagem no cólon; mesalamina = 5-AAS + 5-AAS → nível da clivagem (intestino delgado, cólon) depende da preparação farmacológica.

Sumário de Evidência

Manejo médico primário

- Esteroides: indução da remissão, nenhum benefício para manutenção ou para prevenir a recorrência; aumenta em 9 vezes o risco de abscesso; 30-80% respondem a esteroides e 40% tornam-se dependentes deles.
- Aminossalicilatos: para doença leve a moderada associada a < 40% de remissão (comparada com 15-20% do placebo).
- 6-MP/AZA: induz/mantém a remissão, previne a recorrência, cura endoscópica entre 70-80%, mas demora cerca de 3-6 meses até que os benefícios sejam visíveis.
- Infliximab: fechamento de fístula temporariamente em 37-50%, alta probabilidade de recorrência. Medicação concomitante com AZA ou esteroides reduz o risco de anticorpos contra infliximab → efetividade mais duradoura.
- Ciclosporina: taxa de resposta da fístula > 80%, fechamento de fístula > 60% em 1 semana, mas recorre > 40% → necessidade de 6-MP ou AAS.
- Natalizumab: retirado do mercado devido à associação com leucoencefalopatia desmielinizante, sendo reintroduzido novamente.

Manutenção da remissão

- Esteroide: 30-40%.
- 6-MP: > 80%.
- Mesalamina: dados não convincentes ou provaram benefício com relação ao placebo.

Prevenção da recorrência

Eficácia: tava de recorrência da 6-MP 50% > mesalamina 60% > nenhuma 70-80%.

Alternativas

Cirurgia isolada: 80% de probabilidade que o paciente necessitará ao menos uma ressecção cirúrgica → 50-80% mostram recorrência endoscópica → 20-30% necessitarão de uma 2ª ressecção.

Tratamento expectante: 80% de recorrência.

Fístula abdominal: resposta insatisfatória *versus* manejo conservador → é um alvo cirúrgico, potencialmente depois do início dos imunossupressores.

Fístula perirretal: colocação de sedenho de longa permanência.

Algoritmos de Tratamento

I. Abordagem "para cima"

Iniciar com o tratamento mais simples e aumentar a potência se não houver efeito: i. é., 5-AAS e/ou antibióticos → esteroides → 6-MP/AZA → MTX → infliximab *versus* ciclosporina A.

Eficácia
Cura endoscópica em 20-30%, remissão 70-75%, remissão com a retirada de esteroides 40%.

Pró
Subida gradual, reservando os agente biológicos potentes para mais tarde; maior custo-benefício? Evitar efeitos colaterais biológicos conhecidos/desconhecidos (p. ex., ativação da tuberculose, linfoma, encefalopatia).

Contra
Para doença de Crohn (ao contrário da colite ulcerativa), não há indução de primeira linha segura e efetiva e/ou terapia de manutenção → risco aumentado de efeitos adversos (p. ex., abscesso, doença persistente, dependência de esteroides); grande demora até que 6-MP/AAS tenha efeito.

II. Abordagem "para baixo"
Começa com tratamento mais potente e desce em potência do tratamento assim que a doença seja suprimida: i. é., infliximab + AZA → infliximab recorrente → 6-MP/AZA → esteroides.

Eficácia
Cura endoscópica em 75%, remissão 70-75%, remissão com a retirada de esteroides > 75%.

Pro
Indução da supressão mais rápida e efetiva → previne readmissões hospitalares, permite retorno ao trabalho, preserva a qualidade de vida; 6-MP/AZA pode levar 3-6 semanas para mostrar efeito visível.

Contra
Agentes biológicos potentes não são necessários para todos os pacientes; uma vez iniciados → necessário por todo o tempo; muito caros (> $ 30.000/ano); efeitos colaterais biológicos conhecidos/desconhecidos (p. ex., ativação da tuberculose, linfoma, encefalopatia).

Referências Cruzadas

Tópico	Capítulo
DII – doença de Crohn	4 (p. 327)
Fístula colovaginal e colovesical	4 (p. 377)
Fístulas enterocutâneas	4 (p. 395)
Estricturoplastia	5 (p. 568)

TRATAMENTO MÉDICO DA COLITE ULCERATIVA

Princípio
A colite ulcerativa é uma doença autoimune essencialmente limitada ao intestino grosso. O manejo médico é a primeira linha de tratamento. No entanto, a doença é curável, cirurgicamente, em apenas 20-30% dos pacientes que se submetem à ressecção cirúrgica.

Indicações
- Colite ulcerativa ativa.
- Manutenção da remissão depois de tratamento médico.

Medicações

Grupo	Mecanismo, Efeito	Exemplo
Aminossalicilatos[a]	Desconhecido, inibição das citocinas pró-inflamatórias	Sulfassalazina, mesalamina
Esteroides sistêmicos	Imunossupressão multidirecional	Prednisona, prednisolona, hidrocortisona
Esteroides locais	As mesmas acima, mas localmente	Budesonida
Imunossupressores	Antimetabólitos para síntese de DNA/RNA, inibição da resposta imune celular	6-MP, azatioprina (AZA), ciclosporina, metotrexato (MTX)
Anticitocinas biológicas	Eliminação imunológica das citocinas	Infliximab (Remicade), adalimumab (Humira)

[a]Sulfassalazina = sulfapiridina + 5-AAS → clivagem no cólon; mesalamina = 5-AAS + 5-AAS → nível da clivagem (intestino delgado, cólon) depende da preparação farmacológica.

Sumário de Evidência

Manejo médico primário
- Esteroides: indução da remissão, nenhum benefício para manutenção ou para prevenir a recorrência.
- Aminossalicilatos: induz/manutenção da remissão; para casos de doença leve a moderada custo-benefício.
- 6-MP/AZA: incerto a respeito da indução/manutenção da remissão.
- Ciclosporina: último recurso em pacientes hospitalizados com colite grave. Efeitos colaterais: infecções sérias, hipertensão, problemas renais, convulsão.

- Infliximab: não se mostrou eficaz a longo prazo para colite refratária.
- Antibióticos: não tem papel no manejo de colite ulcerativa (exceto para episódios fulminantes).
- Tratamento anti-infeccioso específico: relacionado com superinfecção por *C. difficile* ou CMV → necessidade de avaliação e iniciação do tratamento específico; no entanto, esses patógenos geralmente indicam baixa resposta da colite ulcerativa ao tratamento não cirúrgico.
- Nutrição: mantida para a maioria dos pacientes, NPO apenas para os episódios fulminantes ou megacólon tóxico.
- NPT: apenas para casos de desnutrição grave ou temporariamente, como parte do tratamento de episódios fulminantes.

Alternativas

Cirurgia: proctocolectomia com anastomose anal de bolsa ileal em J (eletivo ou semieletivo) ou colectomia total abdominal com ileostomia terminal (emergência).

Algoritmos de Tratamento

I. Abordagem "para cima"

Iniciar com o tratamento mais simples e aumentar a potência se não houver efeito: i. é., 5-AAS ou budesonida pelo reto → 5-AAS pela boca → esteroides sistêmicos para os casos graves → 6-MP/AZA → ciclosporina? → cirurgia.

Eficácia

Supressão adequada da doença em 70-80% dos pacientes, 30-40% refratários aos esteroides.

Pró

Efetividade, terapia de 1ª linha de indução e manutenção segura, custo-benefício! Evitar efeitos colaterais biológicos conhecidos/desconhecidos (p. ex., ativação da tuberculose, linfoma, encefalopatia).

Contra

Sem considerações especiais.

II. Abordagem "para baixo"

Não é indicada atualmente ou definida para colite ulcerativa (↔ em contrate com a doença de Crohn).

Referências Cruzadas

Tópico	*Capítulo*
DIII – colite ulcerativa	4 (p. 320)
Colectomia abdominal total com ileostomia terminal	5 (p. 557)
PC/AIAJ	5 (p. 560)
Mucosectomia de ZTA	5 (p. 566)

FISIOTERAPIA/TREINAMENTO DE *BIOFEEDBACK*
Princípio

A disfunção anorretal comumente tem comportamento neuromuscular significante o que pode ocorrer como uma entidade independente ou estar sobreposta e agravada a uma morfopatologia primária: perda da força muscular, descoordenação/dissinergia muscular, sensação anorretal, espasmo, respostas-padrão etc.

A reabilitação do assoalho pélvico tem como alvo a melhora desses componentes pelo retreinamento da sensação anorretal, melhora da força da musculatura residual e melhora da coordenação, contração e relaxamento. Ainda, resposta subjetiva e mecanismos de enfrentamento são reforçados. Os benefícios desse conceito incluem simplicidade, baixo custo e ausência de qualquer efeito colateral; além disso, outras opções de tratamento não são afetadas negativamente. No entanto, os dados também variam, e os resultados subjetivos e objetivos podem não se correlacionar.

Indicações

- Incontinência fecal e urinária (antes/depois da intervenção cirúrgica).
- Disfunção do assoalho pélvico.
- Obstrução da saída funcional (anismus, dissinergia puborretal).
- Síndrome dolorosa pélvica (espasmo do m. levantador anal).
- Função anorretal alterada, por exemplo, AIAJ, RAB/coloanal.

Sumário de Evidência

- A reabilitação do assoalho pélvico não tem efeito colateral (exceto a estimulação eletrovaginal).
- Faltam evidências objetivas de estudos randomizados sobre a eficácia de curto e longo prazos, os estudos disponíveis muitas vezes tem metodologia fraca.
- As taxas de sucesso variam para condições diferentes: 50-80% de melhora subjetiva, mas frequentemente apenas mudanças mínimas nos parâmetros objetivos. Vieses embutidos: por exemplo, apenas indivíduos com melhora completam o treinamento, desfecho do tratamento quando o paciente está melhor etc.
- A motivação do tratamento e boa interação com a fisioterapeuta correlaciona-se fortemente com o sucesso.

Alternativas

Intervenção cirúrgica para melhorar a morfopatologia corretamente.
Otimização farmacológica.
Treinamento do comportamento e hábitos.

Fisioterapia/Treinamento de *Biofeedback*

Ferramentas de Reabilitação

I. Exercícios da musculatura pélvica (exercícios de Kegel)

Objetivo: fortalecimento da contração muscular.

Protocolo: instrução para fazer contrações isotônica/isométrica alargadas dos músculos do assoalho pélvico e ciclos contração-relaxamento rápidos. Cronometrar os exercícios para serem feitos independentemente da atividade do intestino, bem como na atividade intestinal, por exemplo, esforço consciente para evitar a evacuação com segurança no banheiro. Supervisão intermitente e guiada pela fisioterapeuta para instruir exercícios independentes aos pacientes.

Problemas: os pacientes tendem a usar músculos auxiliares mais do que o complexo esfincteriano de fato. São necessários supervisão cuidadosa e instrução para evitar a ativação de grupos musculares errados (pseudossucesso).

II. Treinamento de biofeedback

Objetivo: recoordenação dos músculos do assoalho pélvico.

Protocolo: exercícios do assoalho pélvico com monitoração em tempo real e imagens computadorizadas do esforço: guiam através da manometria contínua de uma sonda de EMG endorretal ou de superfície → o paciente pode ver resultados imediatos da atividade e aprende a coordenar músculos como os gráficos mostram (contração/relaxamento).

Sessões semanais de 30 minutos por 9 semanas.

III. Estimulação eletrogalvânica

Objetivo: conseguir espasmo (doloroso) nos grupos musculares em tetania com fadiga e resultando em relaxamento.

Protocolo: inserção de um probe e permitir pulso elétrico na frequência de 80 ciclos/segundo. Incremento da voltagem iniciada em 0 com aumento gradual e manutenção logo abaixo do limiar de dor por uma hora.

Problemas: faltam evidências para documentar a eficácia, a causa morfológica real da dor necessita ser excluída. Possíveis efeitos colaterais da estimulação elétrica forte.

Referências Cruzadas

Tópico	*Capítulo*
Incontinência	1 (p. 27)
Testes anofisiológicos	2 (p. 78)
Controle fecal	3 (p. 153)
Incontinência fecal	4 (p. 189)
Disfunção do assoalho pélvico	4 (p. 420)

Constipação	4 (p. 427)
Dor anorretal funcional	4 (pp. 439, 442)
Esfincteroplastia sobreposta	5 (p. 499)
Implantação de EIA	5 (p. 503)

Capítulo 7

Tratamento Perioperatório

Projeto de Otimização do Tratamento Cirúrgico *(POTC)* 682
Conduta Perioperatória Geral – Abdominal. 684
Conduta Perioperatória Geral – Anorretal. 688
Comorbidades – Doença Cardíaca 691
Comorbidades – Doença Hepática 696
Preparo Intestinal/Limpeza. 700
Antibióticos Profiláticos 703
Profilaxia de Endocardite 705
Profilaxia do Tromboembolismo Venoso *(TVP, EP)* 707
Anestesia Anorretal 710
Recuperação Rápida *(Fast-Track)* 714

PROJETO DE OTIMIZAÇÃO DO TRATAMENTO CIRÚRGICO *(POTC)*

Visão Geral

A iniciativa é patrocinada por várias organizações para melhorar o cuidado cirúrgico e reduzir complicações previstas (morbidade e mortalidade). Ligado a parâmetros de qualidade de pagamento por procedimento.

Quatro maiores alvos para prevenção:

- Infecção no local da cirurgia.
- Tromboembolismo venoso.
- Morbidade cardíaca.
- Morbidade respiratória.

Infecção no Local da Cirurgia

A infecção no local da cirurgia é responsável por 15% de todas as infecções nosocomiais: 2-5% das cirurgias extra-abdominais limpas e acima de 20% dos casos intra-abdominais.

Medidas:

- Seleção apropriada dos antibióticos profiláticos: por exemplo, cefalosporina + metronidazol, ertapenem, fluoroquinolona + metronidazol nos casos de alergia. Alergia a β-lactâmicos: fluoroquinolona + metronidazol, clindamicina + fluoroquinolona, clindamicina + aztreonam etc.
- Administrar antibióticos profiláticos 1 hora antes da incisão cirúrgica.
- Profilaxia antibiótica limitada a 24 horas (longa duração se indicado pela terapêutica).
- Remoção apropriada dos pelos do campo cirúrgico (máquina de cortar, não utilizar navalha).
- Monitoração e correção da glicemia peroperatória.
- Manutenção da normotermia no peri/pós-cirúrgico.

Prevenção do Tromboembolismo Venoso

Sem a profilaxia adequada, TVP (trombose venosa profunda) é uma complicação em 20-50% das operações maiores → embolismo pulmonar em 10-30%.

Medidas:

- Administrar profilaxia da TVP recomendada.
- Profilaxia da TVP apropriada iniciada 24 horas antes da cirurgia até 24 horas depois desta.

Prevenção de Eventos Adversos Cardíacos

Eventos adversos cardíacos (p. ex., infarto do miocárdio, morte cardíaca súbita, insuficiência cardíaca congestiva) complicam 2-5% das cirurgias não cardíacas, causando aumento da taxa de mortalidade, aumento do tempo de internação, custos.

Medidas:

- Administração perioperatória de β-bloqueadores se previamente requerido (p. ex., para angina, hipertensão, arritmias).

Prevenção de Complicações Respiratórias

Pacientes no respirador em ventilação mecânica apresentam risco aumentado de pneumonia associada à ventilação (10-30%), úlcera de estresse e sangramento GI.

Medidas sugeridas (mas não aprovadas ainda):

- Elevação da cabeceira do leito.
- Profilaxia da úlcera por estresse.
- Uso de protocolos de desmame de ventilação mecânica para reduzir sua duração.

Referências Cruzadas

Tópico	Capítulo
Conduta perioperatória geral	7 (pp. 684-688)
Comorbidades – cardíacas	7 (p. 691)
Antibióticos profiláticos	7 (p. 703)
Profilaxia do tromboembolismo venoso	7 (p. 707)

CONDUTA PERIOPERATÓRIA GERAL – ABDOMINAL

Visão Geral

Cirurgia colorretal abrange um espectro enorme de doenças e condições por todas as idades e grupos de risco. O tratamento, igualmente, varia em muitas abordagens, podendo ser feito em vários locais (consultório, sala cirúrgica, setor de endoscopia, pacientes ambulatoriais/internados).

Assim, o manejo não é uma "receita de bolo". No entanto, alguns princípios têm se desenvolvido e devem ser considerados na conduta perioperatória dos pacientes que se submetem a procedimentos abdominais.

Avaliação do Risco

- < 40 anos, sem fatores de risco/sintomas → nenhum exame é necessário.
- \> 40 anos, sem fatores de risco → ECG, radiografia de tórax, rotina laboratorial básica.
- Qualquer idade, fatores de risco/sintomas específicos → ECG, radiografia de tórax, rotina laboratorial básica, seguida de avaliação clínica ou cardiológica.
- Teste de gravidez em todas as mulheres em idade fértil.

Limpeza Intestinal

- Dependendo da cirurgia e cirurgião: veja discussão separada nesse capítulo.
- Se limpeza intestinal mecânica: monitorar e suplementar eletrólitos e estado de hidratação.

Seleção do Local (Marcação) para Possível Ostomia

Necessidade potencial de ostomia permanente ou temporária → discussão e marcação pré-cirúrgica dos locais possíveis para ostomia (enfermeira pode marcar, cirurgião verifica).

Antibióticos Profiláticos

Veja discussão separada nesse capítulo.

Profilaxia do Tromboembolismo Venoso

Veja discussão separada nesse capítulo.

Manuseio das Medicações

- Anti-hipertensivos/β-bloqueadores: devem ser continuados.
- Hipoglicemiantes orais: suspensos na véspera da cirurgia (período de jejum).
- Insulina: reduzir a dose no jejum e no período cirúrgico, idealmente, titular administração venosa conforme a necessidade.

- Corticoides: > 20 mg/dia de prednisona → dar a mesma dose IV (como prednisolona que é 1,25 vezes mais potente que prednisona), < 20 mg/dia → dose (como prednisolona) + dose adicional de estresse.
- Uso de corticoides no passado (< 6 meses): dose de estresse perioperatório:
  - Pulso curto: 100 mg de hidrocortisona IV na chamada para o centro cirúrgico, repetir uma dose nas primeiras horas da noite e na manhã seguinte, e suspender (i. é, num total de 3 doses).
  - Redução lenta: 100 mg de hidrocortisona IV 2 vezes no dia da cirurgia (= equivalente a 40 mg de prednisona) → trocar para prednisona oral e reduzir 10 mg a cada 5 dias até 20 mg/dia, os últimos 20 mg diminuídos gradualmente em etapas de 5 mg cada 5-7 dias.

Transfusão Sanguínea

Muitas cirurgias abdominais colorretais não necessitam de transfusão sanguínea devido às perdas sanguíneas cirúrgicas, às técnicas anestésicas e à redução nos valores mínimos aceitáveis de hematócrito/hemoglobina num paciente. Os valores mínimos dependem da idade do paciente, comorbidades, expectativa de perda sanguínea e hemodinâmica atual:

- < 40 anos, sem fatores de risco: hematócrito ≥ 25 (ou menor se avaliado individualmente).
- > 40 anos, sem fatores de risco: hematócrito ≥ 28.
- Qualquer idade, fatores de risco específicos: hematócrito ≥ 30.
- Anemia crônica preexistente (p. ex., doença inflamatória intestinal, falência renal): hematócrito abaixo de 20 é aceitável?

Planejamento pré-operatório:

- Avaliação básica: tipagem, hematócrito e hemoglobina.
- Anemia preexistente, perda sanguínea esperada: tipagem e prova cruzada.
- Anemia preexistente, risco de sangramento, grande perda sanguínea esperada: tipagem e prova cruzada, incluindo plasma fresco congelado e plaquetas.

Testemunha de Jeová:

- Determinar a aceitação individual do paciente quanto ao uso de *cell saver*, albumina, cola de fibrina, eritropoietina etc.
- Anemia preexistente: determinar se é possível otimizar os níveis sanguíneos, ou se longos atrasos podem resultar em maior perda sanguínea (p. ex., sangramento ativo do tumor, colite etc.).
- Viabilidade intracirúrgica de dispositivos de hemostasia, técnicas cirúrgicas não traumáticas; no caso de sangramento → avaliar interrupção da cirurgia e controlar os danos presentes.

Manejo da Dor

O manuseio da dor é crucial para permitir a adequada expansão pulmonar e evitar atelectasias e pneumonia.

- Analgesia epidural (AED) em nível torácico (T6-T12).
- Analgesia controlada pelo paciente (ACP).
- Se necessário: analgésicos orais, analgésicos intramusculares.

Atenção: íleo paralítico e função renal *borderline* aumentam o risco de úlcera péptica e insuficiência renal aguda causada pelo cetorolaco e outros AINEs.

Cateter de Foley

A colocação é indicada pra todos procedimentos abdominais para monitorar adequadamente o débito urinário peri e pós-operatório.

Remoção:

- Procedimento com dissecção pélvica: depois de 3-5 dias.
- Qualquer procedimento com colocação de APD: retirar 6 horas depois da retirada do cateter epidural.
- Procedimento sem dissecção pélvica, paciente estável, sem AED: remoção em 1 dia ou menos.
- Procedimento maior, ainda que sem dissecção pélvica, presença de comorbidades ou paciente instável: manter até a estabilidade do paciente (p. ex., procedimentos maiores, UTI).
- Reparo de bexiga: remoção depois de 10-14 dias (depois da cistografia?).

Stents Ureterais

- História prévia de dissecção colorretal ou pélvica, processo inflamatório em andamento → colocação profilática de *stents* ureterais para permitir identificação intracirúrgica e proteção. *Stents* opacos aos raios X para laparoscopia.
- Manejo pós-cirúrgico: dependendo da extensão da dissecção adjacente ou trauma durante a cirurgia remoção depois de 0-2 dias.

Sonda Nasogástrica

- Não colocar rotineiramente.
- Apenas para pacientes sintomáticos (p. ex., retenção gástrica, obstrução intestinal) → drenagem intermitente até que o débito < 200-300 mL/24 horas; permitir ingestão de quantia limitada de líquidos orais claros para conforto do paciente.
- Remoção da SNG: se < 200-300 mL/24 horas; se função incerta: transição para clampeamento intermitente da SNG e checar resíduos a cada 4-6 horas.

Nutrição

- Conceito de recuperação rápida (*fast-track*): não aguardar pela passagem de gás e fezes, mas alimentar no 1º dia de PO 1 ou o mais rápido possível desde que sem náusea ou vômito (i. é, recuperação da função do trato GI superior). Atenção: precaução de aspiração!
- Impossibilidade de alimentação oral apesar do TGI funcionante (p. ex., como no paciente entubado) → nutrição enteral.
- Após 5 dias de intolerância à nutrição enteral ou desnutrição prévia → NPT. Período de NPT, se necessário continuar ambulatorialmente.

Mobilização

- Mobilização precoce do paciente é importante: melhora a função pulmonar, reduz TVP, estimula a função GI e limita o risco de úlcera de decúbito.
- Iniciada logo no primeiro dia pós-cirúrgico, a não ser que o paciente esteja entubado.
- Paciente acamado: mudanças repetidas de decúbito, colchão macio, terapia física para prevenção das contraturas de extremidades etc.

Cuidados Respiratórios nos Pacientes não Entubados

- Mobilização precoce e/ou mudanças repetidas de decúbito.
- Incentivar espirometria.
- Controle adequado da dor.
- Fisioterapia respiratória.
- Terapia inalatória (broncodilatadores, esteroides inalatórios, acetilcisteína).

Referências Cruzadas

Tópico	Capítulo
Medidas POTC	7 (p. 682)
Comorbidades	7 (pp. 691-696)
Preparo intestinal/limpeza	7 (p. 700)
Antibióticos profiláticos	7 (p. 703)
Profilaxia do tromboembolismo venoso	7 (p. 707)

CONDUTA PERIOPERATÓRIA GERAL – ANORRETAL

Visão Geral

Cirurgia colorretal abrange um espectro enorme de doenças e condições por todas as idades e grupos de risco. O tratamento, igualmente, varia em muitas abordagens e é feito em vários locais (consultório, sala cirúrgica, setor de endoscopia, pacientes ambulatoriais/internados). Portanto, a conduta não é padronizada. No entanto, alguns princípios devem ser considerados na conduta perioperatória dos pacientes que se submetem a procedimentos anorretais.

Avaliação do Risco

- < 40 anos, sem fatores de risco/sintomas → nenhum exame é necessário.
- > 40 anos, sem fatores de risco → ECG, radiografia de tórax, rotina laboratorial básica.
- Qualquer idade, fatores de risco/sintomas específicos → ECG, radiografia de tórax, rotina laboratorial básica, seguida de avaliação clínica ou cardiológica.
- Teste de gravidez em todas as mulheres em idade fértil.

Limpeza Intestinal

- Dois *fleet* enemas são suficientes para a maioria dos procedimentos anorretais.
- Limpeza intestinal completa em indicações selecionadas.
- Se limpeza intestinal mecânica: monitoração e suplementação de eletrólitos e estado de hidratação.

Antibióticos Profiláticos

Veja discussão separada nesse capítulo.

Profilaxia do Tromboembolismo Venoso

Pacientes externos/ambulatoriais: não é indicada (exceto compressão pneumática intermitente).

Pacientes internados: veja discussão separada nesse capítulo.

Manuseio das Medicações

- Anti-hipertensivos/β-bloqueadores: devem ser continuados.
- Hipoglicemiantes orais: suspensos na véspera da cirurgia (período de jejum).
- Insulina: reduzir a dose no jejum e período cirúrgico, idealmente titular a administração venosa de acordo com a necessidade.

- Corticoides: > 20 mg/dia de prednisona → mesma dose IV (como prednisolona), < 20 mg/dia → dose (como prednisolona) + dose adicional de estresse.
- Uso de corticoides no passado (< 6 meses): dose de estresse perioperatório:
  - Pulso curto: 100 mg de hidrocortisona IV na chamada para o centro cirúrgico, repetir uma dose nas primeiras horas da noite e na manhã seguinte e suspender.
  - Redução lenta: 100 mg de hidrocortisona IV 2 vezes no dia da cirurgia (= equivalente a 40 mg de prednisona) → trocar para prednisona oral e reduzir 10 mg a cada 5 dias até 20 mg/dia, os últimos 20 mg diminuídos gradualmente em etapas de 5 mg cada 5-7 dias.

Transfusão Sanguínea

Transfusão sanguínea é muito infrequente nas cirurgias anorretais.

Manuseio da Dor

Combinação de AINE (p. ex., cetorolaco) com opiáceo geralmente funciona bem.

Adição de antibióticos (p. ex., metronidazol), nitroglicerina tópica ou sucralfato tópico tem benefício potencial, mas dados são controversos.

Cateter de Foley

- A rotina de colocação de sonda não é necessária para procedimentos anorretais desde que o anestesiologista se atenha a conduta de restrição de fluidos (< 500 mL de fluidos totais IV) para evitar distensão vesical.
- Indicações selecionadas.

Nutrição

Retorno à dieta regular assim que a anestesia residual permitir (> 6 horas depois do fim da cirurgia).

Manuseio Intestinal

- "Confinamento" intestinal (dieta zero, CNG em sifonagem) não é indicado.
- Suplementação de fibras com adequada ingestão de fluidos, laxantes leves de fezes, leite de magnésia (se necessário) → fezes macias, mas moldáveis.

Cuidado com a Ferida

- Ferida interna (p. ex., hemorroidectomia com grampos): nenhum cuidado.
- Ferida fechada: enxaguar após atividade intestinal, manter seco.
- Ferida aberta: banhos de assento 2-3 vezes ao dia e após evacuações.

Referências Cruzadas

Tópico	Capítulo
Medidas POTC	7 (p. 682)
Comorbidades	7 (pp. 691-696)
Preparo intestinal/limpeza	7 (p. 700)
Antibióticos profiláticos	7 (p. 703)
Profilaxia do tromboembolismo venoso	7 (p. 707)

COMORBIDADES – DOENÇA CARDÍACA

Visão Geral

Doença cardíaca ou cirurgias podem ou precipitar problemas colorretais (p. ex., colite isquêmica) ou, indiretamente, interferir no manuseio de doenças colorretais não relatadas. A necessidade de cirurgia colorretal e a prevalência de doença cardíaca apresentam paralelamente aumento de incidência com a idade. Adequada função cardíaca é pré-requisito para qualquer manejo cirúrgico. Avaliação apropriada do risco em vista de urgência e curso natural da doença colorretal e o prognóstico cardíaco são relevantes para ajustar o manejo cirúrgico.

História e informação clínica (p. ex., os fatores de risco, sintomas e eventos cardiopulmonares ou vasculares, avaliações e/ou intervenções cardíacas anteriores, medicações, obediência do paciente etc.), estado físico atual do paciente, exame físico e testes básicos para avaliar a necessidade por avaliação cardíaca mais completa.

Problemas

- Avaliação do risco reflete a probabilidade estatística e pode não predizer resultados individuais.
- Colocação rotineira de cateter de artéria pulmonar no pré-/perioperatório não é benéfico, com efeitos danosos potenciais.

Avaliação de Parâmetros de Risco

- Urgência e extensão da cirurgia colorretal: eletiva *vs.* emergência, abdominal *vs.* anorretal.
- Gravidade e prognóstico da doença colorretal.
- Morbidade coexistente: doença pulmonar, diabetes, doença vascular periférica, acidente vascular encefálico, doença renal ou hepática, distúrbio hematológico (anemia, trombocitose) etc.
- Natureza da doença cardíaca:
  - Doença arterial coronariana (diabético, não diabético).
  - Doença cardíaca valvular (primária *vs.* secundária, com válvula biológica ou mecânica).
  - Arritmias e defeitos de condução.
  - Cardiomiopatia.
  - Pós-transplante cardíaco.

- Avaliação da gravidade e prognóstico da doença cardíaca, e identificação daqueles pacientes que requerem avaliação cardíaca:
  - Classificação de Goldman (Tabela 7-1), e classificações mais recentes (p. ex., índice de Detsky).
  - Categorias de risco cardíaco (Tabela 7-2).
  - Estratificação de risco adaptado para procedimentos colorretais (Tabela 7-3).
- Avaliação cardíaca e testes:
  - Teste de estresse pelo exercício: teste ergométrico em esteira.
  - Monitorização ambulatorial do ECG por 24-48 horas.
  - Ecocardiografia: avaliação dos murmúrios (diastólico vs. sistólico vs. valvular etc.), insuficiência cardíaca congestiva de causa desconhecida.
  - Ecocardiografia de estresse com dobutamina.

TABELA 7-1. Índice de Risco Cardíaco de Goldman

Categoria	Parâmetros	Pontos
História	Idade > 70 anos	5
	Infarto do miocárdio < 6 meses	10
Exame cardíaco	Sinais de insuficiência cardíaca congestiva: Galope de B_3, distensão venosa jugular	11
	Estenose aórtica significativa	
ECG	Outro ritmo que não o sinusal, batimento atrial prematuro	7
	> 5 contrações ventriculares prematuras por minuto	7
Condições médicas gerais	PO_2 < 60, PCO_2 > 50; K < 3, HCO_3 < 20, ureia > 40, creatinina > 3, elevação TGO, doença hepática crônica, acamado	3
Operação	Cirurgia de emergência	4
	Cirurgia abdominal ou torácica	3

Classe de Risco	Pontos Totais	Risco de Vida Complicação (%)	Risco Cardíaco de Morte %
I	0-5	0,7	0,2
II	6-12	5	2
III	13-25	11	2
IV	26-53	22	56

Comorbidades – Doença Cardíaca

TABELA 7-2. Categorias de Risco Cardíaco

Categoria	Condições
Condições cardíacas ativas → alto risco clínico	Síndrome coronariana instável: angina, infarto do miocárdio agudo/recente (< 1 mês)
	Insuficiência cardíaca descompensada
	Arritmias significativas
	Doença valvular grave
Fatores de risco clínico 1-2 → risco intermediário ≥ 3 → alto risco	História de doença cardíaca isquêmica
	História de insuficiência cardíaca compensada ou anterior
	História de doença cerebrovascular
	Diabetes *mellitus*
	Insuficiência renal
Preditores menores/incertos	Idade > 70 anos
	ECG anormal
	Outro ritmo que não sinusal
	Hipertensão sistêmica sem controle

- Teste de estresse com tálio dipiridamol/adenosina: preditivo de problemas cardíacos pós-cirúrgicos, indicado se o estado funcional não puder ser determinado de outra maneira (p. ex., teste ergométrico na esteira).
- Angiografia coronariana com/sem angioplastia com *stent*.

TABELA 7-3. Risco Cardíaco de Estratificação de Procedimentos em Cirurgias Colorretais

Estratificação de Risco	Exemplos de Procedimentos
Procedimentos maiores → risco cardíaco > 5%	Exenteração pélvica
	Ressecção combinada colorretal/fígado
Procedimentos intermediários → risco cardíaco 1-5%	Procedimento abdominal mediano
	Ressecção anorretal maior (paciente internado)
Procedimentos simples → risco cardíaco < 1%	Procedimentos endoscópicos
	Cirurgias anorretais medianas (paciente ambulatorial)

Contraindicação a Cirurgia não Emergencial (Eletiva)

Evento isquêmico agudo (< 1 mês).

Insuficiência cardíaca aguda/crônica de baixo débito.

Comorbidade grave: descompensação pulmonar, falência hepática, doença renal, acidente vascular encefálico.

Conduta Perioperatória

Pré-cirúrgico

- Necessidade de priorizar intervenção cardíaca (revascularização, *stent*, troca de válvula etc.)?
- β-bloqueador.
- Manejo de outras medicações: continuação de medicações cardíacas específicas (anti-hipertensivos, antiarrítmicos, diuréticos, digoxina etc.), mas descontinuação de anti-hipercolesterolêmicos, aspirina etc.
- Otimizar controle da pressão arterial sanguínea.
- Manejo hídrico: diuréticos, restrição hídrica.
- Pacientes com necessidade de anticoagulação (p. ex., valva mecânica) → trocar cumarínico por heparina no pré-operatório.

Intracirúrgico

- Considerar anestesia epidural para controle preemptório e da dor pós-cirúrgica e minimizar o estresse perioperatório induzido por dor.
- Monitoração e correção das coagulopatias: protamina, plasma fresco congelado.
- Monitorar níveis de glicemia.
- Manuseio hídrico: diuréticos, restrição de líquidos.
- Monitoração rigorosa da função cardíaca: monitoração perioperatória (MCC, PANI, PAM), ecocardiografia transesofágica contínua.
- Monitorar se procedimento é tolerado: por exemplo, pneumoperitônio, posição de Trendelenburg etc.

Pós-cirúrgico

- Otimizar manejo da dor (evitar estresse induzido pela dor).
- Continuar β-bloqueadores, reiniciar outras medicações assim que possível.
- Monitorar níveis de glicose.
- Anticoagulação mantida com heparina, retornar a cumarínico se nenhuma complicação relacionada com o sangramento ocorrer em 5 dias.

Comorbidades – Doença Cardíaca

Referências Cruzadas

Tópico	*Capítulo*
Conduta perioperatória geral	7 (pp. 684-688)
Comorbidades – doença hepática	7 (p. 696)
Antibióticos profiláticos	7 (p. 703)
Profilaxia do tromboembolismo venoso	7 (p. 707)

COMORBIDADES – DOENÇA HEPÁTICA

Visão Geral

Doença hepática pode ser resultado de sintomas colorretais primários ou indiretamente interferir no manejo de problemas colorretais independentes. A função hepática compensada não é apenas um pré-requisito para funções fisiológicas, mas é absolutamente crucial para situações de aumento da demanda no peri e pós-cirúrgico. Disfunção hepática pode ser resultado de doença hepática intrínseca (p. ex., cirrose e hepatite) ou secundariamente resultado de problemas extra-hepáticos (p. ex., metástase hepática, choque etc.). Avaliação apropriada do risco na visão do curso natural da doença colorretal e hepática, bem como ajustes ao manuseio são relevantes.

História e informação clínica (p. ex., hepatite, abuso de álcool, evidência prévia de doença hepática, câncer etc.), estigmas de doença hepática no exame físico e parâmetros bioquímicos servem como guia.

Problemas

- Teste de rotina da função hepática em pacientes sem fator de risco: não recomendável, parâmetros hepáticos não se correlacionam com cronicidade da doença hepática.
- Drogas usadas comumente podem acumular se a eliminação for inicialmente pelo metabolismo hepático.
- Redução da síntese de ureia e creatinina → parâmetros séricos falsamente baixos e superestimação da função renal → melhor determinar taxa de filtração glomerular (TFG) se necessário.
- Hipertensão portal:
  - Particularmente em conjunção com aderências de cirurgias prévias, carrega risco significativo de sangramento intracirúrgico.
  - Pode resultar em varizes retais (atenção: hemorroidas não são mais comuns nos pacientes com doença hepática do que na população em geral).
- Risco de descompensação hepática perioperatória depende do tipo de anestesia (p. ex., halotano), estabilidade intracirúrgica, circunstância da cirurgia (p. ex., eletiva *vs.* emergência), tipo de cirurgia, por exemplo, procedimentos abdominais e cardiotorácicos carregam risco significativamente aumentado.
- Sangramento GI (pré-/pós-cirúrgico) pode causar descompensação e encefalopatia.

Avaliação dos Parâmetros de Risco

- Urgência e extensão da cirurgia: eletiva *vs.* emergência, abdominal *vs.* anorretal.

- Morbidade coexistente: cardiopulmonar, renal.
- Gravidade e prognóstico da doença colorretal.
- Gravidade e prognóstico da doença hepática:
  - Classificação de Child-Pugh (Tabela 7-4):
    (1) Curso natural e expectativa de vida.
    (2) Mortalidade na cirurgia abdominal: Child-Pugh A: 5-10%; Child-Pugh B: 20-40%; Child-Pugh C: 70-80%.
  - Escore de MELD (Tabela 7-5):
    (1) Preditor de mortalidade em 3 meses.
    (2) Preditor da mortalidade cirúrgica: < 10 → cirurgia OK; 10-15% → cirurgia com cuidado; > 15 → cirurgia contraindicada.
  - Outros escores: classificação da *American Society of Anesthesiologists* (ASA), escore APACHE II (pacientes de UTI).
  - Testes da função hepática de síntese: albumina, fator I (fibrinogênio), II (tromboplastina), V, VIII, IX, X, XII e XIII.
  - Patologias secundárias: trombocitopenia (hiperesplenismo), síndrome hepatorrenal, encefalopatia, hipertensão portal (p. ex., varizes abdominais e retais).

TABELA 7-4. Escore de Child-Pugh e Prognóstico da Cirrose Hepática

Medida	1 Ponto	2 Pontos	3 Pontos
Bilirrubina (total)			
mg/dL	< 2	2-3	> 3
μg/dL	< 34	34-50	> 50
Albumina sérica, g/dL	> 3,5	2,8-3,5	< 2,8
INR	< 1,7	1,7-2,3	> 2,3
Ascite	Nenhuma	Leve/moderada (suprimida com medicação)	Grave (refratária às medicações)
Encefalopatia hepática	Nenhuma	Grau I-II (leve/moderada)	Grau III-IV (grave)

INR = índice de normalização internacional.
Escore:
5-6 = Child-Pugh A: compensada, expectativa 1-/2-anos de sobrevivência 100/85%.
7-9 = Child-Pugh B: diminuição grave da função, expectativa 1-/2-anos de sobrevivência 80/60%.
10-15 = Child-Pugh C: descompensado, expectativa 1-/2-anos de sobrevivência 45/35%.

TABELA 7-5. Cálculo do Escore do Modelo de Estádio Final da Doença Hepática (MELD)

Medida	1 Ponto
Creatinina sérica, mg/dL	9,57 × Ln (creatinina)
Bilirrubina total, g/L	3,78 × Ln (bilirrubina total)
INR	11,2 × Ln (INR)
Fator de correção	6,43
Escore MELD	SOMA

INR = índice de normalização internacional; Ln = logaritmo natural.
Valores < 1 entram como 1; diálise ≥ 2 vezes na semana → creatinina entra como 4.
Escore máximo: 40 (mesmo se calculado maior).

Contraindicação a Cirurgia Não Emergencial (Seletiva)

Aguda, particularmente na hepatite fulminante.

Falência hepática manifesta.

Coagulopatia incorrigível, trombocitopenia grave.

Cirrose hepática Child-Pugh classe C, escore de MELD > 15.

Morbidade extra-hepática grave: descompensação cardiopulmonar e doença renal.

Conduta Perioperatória

Pré-cirúrgico

- TIPS prévio: indicado para hipertensão portal, 25% de risco de encefalopatia.
- β-bloqueador.
- Manejo medico da ascite: diuréticos (p. ex., espironolactona), restrição hídrica.
- Correção da coagulopatia: vitamina K, plasma fresco congelado, fator VIIA.
- Considerar suporte nutricional.
- Profilaxia e encefalopatia hepática: antibióticos enterais e lactulose.

Intracirúrgico

- Monitorar e corrigir a coagulopatia: plasma fresco congelado, fator VIIA e transfusão de plaquetas.
- Colocação de dreno peritoneal de alto fluxo (apenas por gravidade) mesmo se normalmente não fosse necessário.
- Manuseio hídrico: manuseio médico da ascite (diuréticos, restrição de líquidos).

- Monitoração atenta da função hepática: tempo de protrombina, bilirrubina total, eletrólitos, função renal.

Referências Cruzadas

Tópico	Capítulo
Conduta perioperatória geral	7 (pp. 684-688)
Comorbidades – doença cardíaca	7 (p. 691)
Antibióticos profiláticos	7 (p. 703)
Profilaxia do tromboembolismo venoso	7 (p. 707)

PREPARO INTESTINAL/LIMPEZA
Visão Geral
Endoscopia, certos testes radiológicos e alguns procedimentos cirúrgicos requerem ausência de substância fecal nos intestinos para melhorar a qualidade e o resultado da intervenção ou estudo. Até recentemente, o preparo intestinal completo era padrão para qualquer cirurgia colorretal; no entanto, dados recentes questionam seu benefício e além de parecer sugerir uma desvantagem fisiológica e taxas maiores de complicações.

Desvantagens dos intestinos não preparados:
- Dificuldade de palpar lesões menores que tamanho óbvio.
- Interferência com procedimento e grampeamento anterior baixo.
- Dificuldade de fazer colonoscopia intracirúrgica se necessário.
- Impossibilidade de ileostomia de desvio após EMRT (com taxa de vazamento reportada de 5-15%) se fezes entre ileostomia e anastomose.

Até o presente momento, portanto, "limpar ou não limpar" permanece uma questão da preferência do cirurgião e uma consideração racional. Regimes diferentes estão disponíveis para permitir aos pacientes escolher volumes, sabores e comprimido *vs.* líquido.

Atenção: limpeza naturopática do cólon para purificação corporal e promover bem-estar geral não é indicada e potencialmente danosa.

Variações
Polietilenoglicol
- Café da manhã normal, dieta de líquidos claros para almoço e jantar.
- 1 galão de aproximadamente 4 litros (3,78 L) de GoLytely VO ou via SNG desde meio-dia até 18 horas (reduzir/aumentar dose/tempo dependendo da patologia e constituição do paciente).
- Necessário checar e corrigir potássio sérico antes da cirurgia.
- Vantagem: padrão-ouro. Desvantagem: volume para ingerir é maior desafio para pacientes → 15% dos pacientes não se submetem.

Solução de fosfato de sódio (atenção: contraindicado na falência renal)
- Café da manhã normal, dieta de líquidos claros para almoço e jantar.
- 15 horas: 45 mL de solução de fosfato de sódio com gelo, seguido de > 6 copos (1,42) de água ou solução entre 15 e 20 horas.
- 18 horas: 45 mL de solução de fosfato de sódio com gelo, seguido de > 6 copos de água ou solução entre 20 horas e meia-noite.
- Dois *Fleet* enemas (1 de cada vez) pela manhã e esperar 3-5 minutos entre cada um deles.
- Necessário checar e corrigir potássio sérico antes da cirurgia.
- Vantagem: baixo volume → maior adesão. Desvantagem: acúmulo de fosfato (na falência renal).

Comprimidos de fosfato de sódio (40 comprimidos)
- Café da manhã normal, dieta de líquidos claros para almoço e jantar.
- 20 comprimidos: começar ao meio-dia; 3 comprimidos com pelo menos 1 copo de líquidos claros, seguidos de 3 comprimidos cada 15 minutos com líquidos claros, última dose 2 comprimidos.
- 20 comprimidos: começar 4 horas depois; 3 comprimidos com pelo menos 1 copo de líquidos claros, seguidos de 3 comprimidos cada 15 minutos com líquidos claros, última dose 2 comprimidos.
- Não é necessário enema ou laxante.
- Vantagem: forma do comprimido (sem gosto ruim) → maior adesão? Desvantagem: acúmulo de fosfato (na falência renal) precipitados de fosfatos visíveis na luz intestinal.

Bisacodil + polietilenoglicol
- Líquidos claros, mas nenhum alimento sólido no dia da limpeza.
- Quatro comprimidos de bisacodil → primeira evacuação esperada em 1-6 horas.
- Depois da evacuação ou máximo de 6 horas: beber solução de polietilenoglicol (2.000 mL).
- Vantagem: menor volume → maior adesão.
- Desvantagem: cólica abdominal.

Polietilenoglicol com eletrólitos e ácido ascórbico
- 2 × 1 L de solução mais 2 × 500 mL de líquidos claros VO ou via SNG desde meio-dia até 18 horas (reduzir/aumentar dose/tempo dependendo da patologia e constituição do paciente).
- Necessário checar e corrigir potássio sérico antes da cirurgia.
- Vantagem: comercializado em baixo volume preparado (de fato apenas menos 25% do volume total de fluido), menos cólica abdominal porque bisacodil é deixado de lado.

Citrato de magnésio (atenção: cuidado na falência renal)
- 1.000-2.000 mL por 6 horas.
- Vantagem: menor volume → maior adesão. Citrato de magnésio é a única solução capaz de dissolver precipitados de sulfato de bário (importante para bário impactado).

Manitol
- Abandonado como preparo intestinal porque o açúcar conduz à fermentação bacteriana que resulta em mistura explosiva de hidrogênio e gás metano → risco de explosão com o uso de eletrocautério.
- Vantagem: nenhuma.

Monitoramento

- Adesão do paciente: discussão anterior a seleção do método.
- Todos os métodos causam, invariavelmente, diarreia → risco de hipocalemia e outras alterações eletrolíticas, desidratação, hipotensão (pacientes idosos).
- Aplicação profilática de creme de óxido de zinco na pele perianal para reduzir irritação.
- Efeitos tóxicos na mucosa colônica: lesão aftosa particularmente no intestino grosso distal/reto (atenção: essas lesões não são um sinal da doença de Crohn).

Referências Cruzadas

Tópico	Capítulo
Colonoscopia	2 (p. 71)
Enemas de contraste	2 (p. 99)
Colonografia por TC	2 (p. 120)
Veja tópicos cirúrgicos individuais	5 (pp. 475-631)
Conduta perioperatória geral	7 (pp. 684-688)

ANTIBIÓTICOS PROFILÁTICOS

Visão Geral

Cirurgia colorretal e anorretal são raramente procedimentos completamente estéreis. Antibióticos profiláticos são considerados um componente crucial para reduzir infecção no local da cirurgia em pacientes que não sofrem inicialmente uma infecção. O alvo é reduzir a incidência de infecção depois de uma cirurgia eletiva em < 10%. A profilaxia tem que ser distinta do tratamento terapêutico antibiótico para pacientes que já tem uma infecção estabelecida.

Profilaxia tem que ser objetiva, dose adequada e curta (< 24 horas) no sentido de minimizar efeitos colaterais e propagação de resistência.

Cobertura deve incluir bactérias aeróbias (p. ex., *Staphylococcus, E coli, Klebsiella, Proteus* etc.) e bactérias anaeróbias (p. ex., *Bacteroides fragilis, Clostridia*).

Diretrizes

Medidas SCIP: um antibiótico apropriado tem que ser selecionado para profilaxia; ela deve se reiniciada 60 minutos antes da incisão e terminar em 24 horas desde a primeira dose profilática. Vancomicina é uma das novas exceções: infusão deve ser mais lenta que 1 hora (de outra forma há risco da "síndrome do homem vermelho" ou hipotensão) → início não é restrito a 60 minutos do período perioperatório. Profilaxia tem que ser distinguida da terapêutica antibiótica de uma infecção ou contaminação grave.

Indicação

Cirurgias limpas-contaminadas com expectativa de bactéria entérica:

- Qualquer cirurgia colorretal.
- Cirurgia anal (a não ser que inicialmente deixada aberta).
- Biópsia anorretal guiada por USER.
- Endoscopia com polipectomia no paciente imunossuprimido.

Casos limpos com implante:

- Reparo de hérnia incisional.
- Implante de orifício de acesso venoso central.

Casos limpos-contaminados com implante:

- Implante de EIA.
- Implante de tela no mesmo tempo de ressecção intestinal ou criação de colostomia.

Profilaxia de endocardite: veja discussão separada nesse capítulo.

Contraindicação

Reação alérgica.

Casos limpos sem implante: geralmente não necessitam de profilaxia antibiótica.

Tratamento antibiótico com intenção terapêutica: → seleção diferente de antibióticos, duração diferente.

Opções

1. Casos limpos-contaminados:
   a. Administração perioperatória IV:
      (1) Dupla antibiótica: por exemplo, cefalosporina + metronidazol, fluoroquinolona + metronidazol, clindamicina + aminoglicosídeo, clindamicina + quinolona, clindamicina + aztreonam.
      (2) Trio antibiótico: amoxicilina/ácido clavulânico + metronidazol + aminoglicosídeo.
      (3) Único antibiótico: ertapenem, piperacilina/tazobactam.
   b. Profilaxia oral (na hora da preparação intestinal mecânica): neomicina + eritromicina, neomicina + metronidazol.
   c. Combinação de antibióticos IV e oral (geralmente se incremento de benefício).
2. Casos limpos sem implante: dose isolada de cefalosporina, vancomicina etc.
3. Casos limpos-contaminados com implante: profilaxia combinada, por exemplo, vancomicina + cefalosporina + metronidazol, vancomicina + quinolona + metronidazol etc.

Monitoramento

Controle de qualidade de pessoal e taxas de infecção hospitalar e resistência a drogas.

Referências cruzadas

Tópico	Capítulo
Medidas POTC	7 (p. 682)
Conduta perioperatória	7 (pp. 684-688)

PROFILAXIA DE ENDOCARDITE

Visão Geral

A endocardite infecciosa é uma condição rara, mas temida que pode resultar de uma bacteremia transitória em pacientes de alto risco.

Fundamentos para mudanças em 2007 nas diretrizes publicadas:

- Nenhum dado publicado convincentemente demonstrou eficácia de antibióticos profiláticos em prevenir endocardite infecciosa associada com bacteremia em procedimentos invasivos.
- Administração de antibióticos profiláticos (1) não é isenta de risco, e (2) pode resultar em resistência à droga.
- Entre a multiplicidade de bactérias do GI, apenas *enterococci* são prováveis de causar endocardite infecciosa.

Recomendações revisadas (2007):

1. Administração de antibióticos profiláticos somente para prevenir endocardite não é recomendada para pacientes que se submetem a procedimentos sobre o GI, incluindo colonoscopia diagnóstica.
2. Infecções GI podem resultar em bacteremia enterocócica intermitente ou sustentada → regime antibiótico para prevenir infecção da ferida ou sepse associada ao procedimento sobre GI pode, em pacientes de alto risco, razoavelmente, incluir um agente ativo contra *enterococci* (p. ex., penicilina, ampicilina, piperacilina ou vancomicina).
3. Infecção de pele e partes moles podem resultar em bacteremia estafilocócica ou estreptocócica intermitente ou sustentada → regime antibiótico para procedimento cirúrgico que envolva pele ou parte mole infectado pode, em pacientes de alto risco, razoavelmente, incluir um agente ativo contra *staphylococci* e *streptococci* (p. ex., penicilina, cefalosporina; pacientes com alergia ou MRSA → vancomicina ou clindamicina).

Diretrizes

American Heart Association: diretrizes revisadas 2007.

Indicação

Condições cardíacas de alto risco:

- Valva cardíaca protética ou material protético usado no reparo de valva cardíaca.
- Endocardite infecciosa prévia.
- Doença cardíaca congênita:
  - Doença cardíaca congênita cianótica sem reparo, incluindo *shunts* paliativos.

- Defeito cardíaco congênito reparado completamente com material protético ou dispositivo durante os primeiros 6 meses depois do procedimento.
- Doença cardíaca congênita reparada com defeito residual no local ou adjacente ao local de material protético ou dispositivo (o que inibe a endotelização).
- Receptores de transplante cardíaco que desenvolvem valvulopatia cardíaca.

Contraindicação

Reação alérgica.

Tratamento antibiótico com intenção terapêutica: seleção diferente de antibióticos, duração diferente.

Monitoramento

Controle de qualidade de pessoal, hospital, taxas nacionais de infecção e resistência à drogas.

Referências Cruzadas

Tópico	Capítulo
Medidas POTC	7 (p. 682)
Conduta perioperatória geral	7 (pp. 684-688)
Comorbidades – doença cardíaca	7 (p. 691)
Antibióticos profiláticos	7 (p. 703)
Profilaxia do tromboembolismo venoso	7 (p. 707)

PROFILAXIA DO TROMBOEMBOLISMO VENOSO
(TVP, EP)

Visão Geral

Eventos tromboembólicos são complicações sérias e potencialmente fatais mesmo em maioria continuam sendo assintomáticos. Trauma cirúrgico com liberação e fatores pró-coagulantes, imobilidade prolongada intra e pós-cirúrgica, e estase venosa contribui com incidência significativa de TVP com ou sem EP.

Risco individual depende de:

- Fatores do paciente: idade, hábitos (obesidade), veias varicosas, TVP/EP prévio, imobilidade, tabagismo, uso de anticoncepcionais.
- Fatores coagulogênicos: DIII (doença inflamatória intestinal idiopática), malignidade, terapia do câncer (radioterapia, quimioterapia), sepse, gravidez, deficiência de antitrombina III ou proteína S etc.
- Fatores relacionados com cirurgia: tipo e duração do procedimento, posicionamento durante procedimento, temperatura corporal etc.

Incidência de tromboembolismo venoso (TEV):

- Detecção com teste objetivo enquanto o paciente não está necessariamente sintomático: 15-30% depois de cirurgia abdominal (sem profilaxia TEV).
- 25-35% dos trombos estão localizados proximalmente e, portanto, têm risco aumentado de EP.
- 10% das mortes hospitalares são atribuídas ao EP.

Diretrizes

ACCP, ASCRS, SCIP: definição dos grupos de maior risco para os quais profilaxia específica deve ser rotineiramente recomendada para os respectivos pacientes.

- Pacientes que se submetem a procedimentos cirúrgicos maiores deveriam receber rotineiramente profilaxia de TEV:
  - Baixa dose e heparina não fracionada ou heparina de baixo peso molecular (HBPM).
  - Opções mecânicas para indivíduos com alto risco de sangramento.
  - Profilaxia estendida para 2-3 semanas depois da alta hospitalar para pacientes de alto risco.
- Pacientes com ou sem baixo risco, submetidos à cirurgias menores não necessitam de profilaxia específica, exceto mobilização precoce/ativamente estimulada.
- Aspirina isolada não é recomendada (não suficiente) como profilaxia do TEV para qualquer grupo de paciente.

- Colocação/remoção de cateter peridural deve ser feita quando o efeito anticoagulante for mínimo (i. é, antes da próxima injeção ser feita). Profilaxia anticoagulante deve ser adiada por pelo menos 2 horas depois da inserção da agulha espinal ou cateter epidural removido.
- Atribuição de risco da cirurgia colorretal:
  - Risco baixo: cirurgias anorretais em pacientes ambulatoriais.
  - Risco baixo/intermediário: cirurgias anorretais em pacientes internados, cirurgias laparoscópicas sem fatores de risco adicionais.
  - Alto risco: qualquer cirurgia abdominal.
  - Altíssimo risco: cirurgia pélvica para malignidade, particularmente depois de terapia adjuvante pré-operatória, cirurgia abdominal no câncer, DIII, pacientes obesos mórbidos, pacientes com história de TVP/EP.
- Manuseio de pacientes que já estão em terapia de longa duração com medicação anticoagulante/antiplaquetária:
  - Pacientes usando cumarínico: parar 7 dias antes da cirurgia → trocar para heparina de baixo peso molecular (p. ex., enoxaparina) → trocar para dose de heparina não fracionada IV 1 dia antes da cirurgia → parar 6 horas antes da cirurgia e retornar 4-6 horas depois da cirurgia se não houver sangramento ativo.
  - Pacientes em uso de aspirina ou clopidogrel (Plavix): parar 1 semana antes da intervenção, começar 3-5 dias do pós-cirúrgico.
- TVP/EP documentado: anticoagulação terapêutica; se sangramento → implante de filtro de Greenfield em VCI.

Indicação

Risco baixo: < 40 anos, cirurgia menor, sem fatores de risco adicionais.

Risco moderado: < 40 anos, cirurgia menor, fatores de risco adicionais ou 40-60 anos, cirurgia menor, sem fatores de risco adicionais.

Risco alto: 40-60 anos, fatores de risco adicionais (TVP prévia, câncer, hipercoagulabilidade).

Risco altíssimo: > 40 anos, múltiplos fatores de risco (câncer, TEV prévia).

Contraindicação

Absoluta	Relativa
Hemorragia intraoperatória ativa ou significativa	Trombocitopenia
	Coagulopatia (INR > 1,5)
História de hemorragia cerebral	Hipertensão arterial não controlada
Hipersensibilidade à heparina	História de hemorragia cerebral
Trombocitopenia induzida pela heparina (TIH)	Lesão intracraniana recente
Uso de varfarina no primeiro trimestre da gravidez	Retinopatia proliferativa
	Endocardite bacteriana
Cateter epidural	Testemunha de Jeová?
Lesão grave na cabeça ou coluna espinal < 4 semanas	

Opções

- Sem medidas ativas: → nenhuma profilaxia, mobilização precoce/agressiva.
- Medidas mecânicas: meias de compressão graduada, compressão pneumática intermitente.
- Medidas farmacológicas:
  - Heparina SC 5.000 unidades a cada 12 horas até cada 8 horas.
  - Enoxaparina SC 40 mg IX por dia até 30 mg 2 vezes ao dia.
  - Varfarina → alvo de INR 2-3.
- Colocação de filtro de veia cava (Greenfield).
- Não é adequado para profilaxia de TEV: aspirina, dextran.

Monitora

Todas opções farmacológicas invariavelmente aumentam o risco de sangramento do sítio cirúrgico. Aumento do risco de sangramento pode requerer interrupção da profilaxia da TVP, potencialmente reversível (heparina → protamina, varfarina → plasma fresco congelado).

Trombocitopenia induzida pela heparina (TIH) → parar heparina, iniciar argatroban.

Referências Cruzadas

Tópico	Capítulo
Medidas POTC	7 (p. 682)
Conduta perioperatória geral	7 (pp. 684-688)
Comorbidades – doença cardíaca	7 (p. 691)

ANESTESIA ANORRETAL

Visão Geral

Estima-se que 10% das doenças anorretais requerem cirurgia, a maioria delas pode ser feita em pacientes ambulatoriais. A área anorretal é altamente inervada e reflexogênica. Isso implica na necessidade de anestesia adequada para evitar o reflexo de Brewer-Luckhardt (i. é, dor intensa, movimentos corporais reflexos, taquipneia e laringoespasmo). Sensibilidade do reto distal e ânus é conduzida através do nervo pudendo (raízes de S2-S4).

A opção anestésica deve visar:

- Rápido início e recuperação da analgesia e relaxamento esfincteriano adequado.
- Rápida reversibilidade e possibilidade de ajustes rápidos durante sua manutenção.
- Baixa incidência de efeitos colaterais intra e pós-operatórios (locais e sistêmicos).
- Baixo custo.
- Conforto pós-operatório prolongado.

Indicação

Problemas anorretais que requerem exame sob anestesia ou intervenção cirúrgica.

Contraindicação

Alta probabilidade de necessidade de abordagem abdominal.

Incapacidade de monitorar capacidades.

Opções

Anestesia geral

- Tipos:
  - Intubação endotraqueal.
  - Máscara laríngea (ML).
  - Sedação intravenosa profunda, por exemplo, com propofol (sedativo/hipnótico).
- Tipos de drogas usadas comumente: agentes inalatórios (isoflurano/desflurano, óxido nitroso – propofol, relaxantes musculares, benzodiazepínicos, opiáceos, quetamina.
- Vantagens: analgesia completa e perda de consciência, relaxamento muscular, níveis variados de segurança das vias aéreas.
- Desvantagens: depressão neurológica, cardíaca e respiratória.

Anestesia regional

- Tipos:
  - Anestesia epidural: injeção de anestésico local e/ou opioides no espaço epidural do canal espinal para obter analgesia completa no paciente acordado.
  - Raquianestesia: injeção de anestésico local no espaço subaracnoide do canal espinal.
  - Bloqueio caudal: evita sintomas neurológicos transitórios e dor de cabeça postural (cefaleia pós-raqui).
- Vantagens: analgesia prévea, evita o uso de anestesia geral, vômito e náusea pós-cirúrgicos mínimos, tempo de recuperação menor, não há impacto nas funções mentais/intelectuais, custo?
- Desvantagens: risco de sangramento no/ao redor do canal espinal (particularmente com profilaxia simultânea da TVP), bloqueio incompleto, bloqueio prolongado com retenção urinária, ansiedade em decorrência da paralisia das extremidades inferiores.

Local (com/sem sedação intravenosa): ideal para procedimento ambulatorial

- Tipos:
  - Bloqueio perianal completo com relaxamento adicional do esfíncter anal: injeção de 5 mL de anestésico local bilateralmente na fossa isquioanal e injeção SC ao redor da borda anal (total 20-30 mL): Figura 7-1.
  - Infiltração em anel local: injeção exatamente na/ao redor região desejada.
  - Anestesia local com sedação/analgesia intravenosa (propofol, benzodiazepínicos, opioides).
- Vantagens: analgesia prévia, evita o uso de anestesia geral, facilidade no posicionamento do paciente, não há náusea/vômito pós-operatórios, tempo de recuperação menor, não há impacto nas funções mentais/ intelectuais, custo?
- Desvantagens: desconforto local no início, analgesia e/ou relaxamento insuficientes → necessidade de anestesia geral, em um paciente, por exemplo, já em posição prona "em canivete", desfavorável a manipulação de vias aéreas.

Monitoramento

Todas as formas de anestesia que não sejam apenas anestesia local precisam ser executadas num ambiente adequado com:

- Capacidade de monitoração apropriada da frequência cardíaca, ritmo cardíaco, pressão arterial. Frequência respiratória e saturação.
- Disponibilidade de carro de parada, medicação antagonista etc.

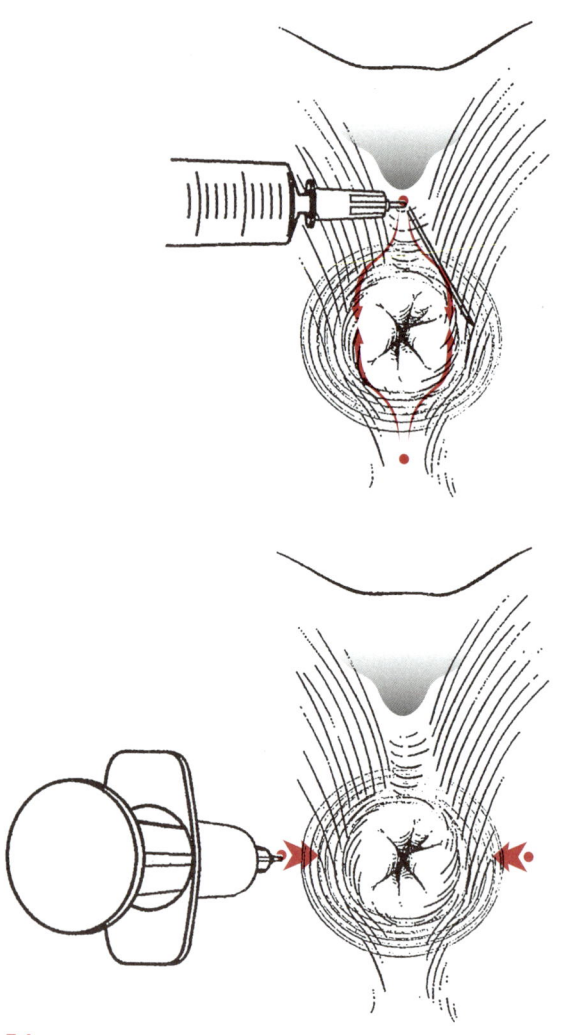

Figura 7-1. Injeção de anestesia local.

Medidas de Suporte para Controle da Dor

- Cetorolaco: medicação eficaz para dor (atenção: contraindicação/efeitos colaterais).
- Metronidazol tópico/sistêmico → a dor reduzida devido à redução da inflamação?
- Sucralfato tópico na ferida aberta → redução da percepção da dor, cicatrização mais rápida.
- Banho de assento → relaxamento esfincteriano, redução de espasmos dolorosos.
- Manutenção de fezes macias (ao invés de confinamento intestinal).

Referência Cruzada

Tópico	*Capítulo*
Conduta perioperatória geral – anorretal	7 (p. 688)

RECUPERAÇÃO RÁPIDA (FAST-TRACK)

Visão Geral

Programa de recuperação rápida *(fast-track)* tem como alvo a otimização/aceleração da recuperação após cirurgia colorretal e uma mudança de paradigmas das abordagens tradicionais como repouso físico e intestinal prolongados. Esse conceito consiste em uma reabilitação multimodal para otimizar de maneira segura o manuseio da dor, reduzir a resposta ao estresse cirúrgico do paciente, garantir o retorno da nutrição oral precoce e estimular a mobilização precoce.

Comparado com o manuseio tradicional de ressecções colônicas peri/pós-operatórias, o programa de reabilitação rápida reduz o tempo de hospitalização e repouso, além do retorno rápido às atividades normais, sem aumentar a dependência de suporte após a alta.

Diretrizes

Intervenções rápidas incluem:

- Educação pré-cirúrgica extensa.
- Jejum pré-cirúrgico reduzido.
- Manuseio da dor sem uso de opioides.
- Colocação pré-operatório de cateter epidural torácico para manuseio adequado da analgesia.
- Não colocação rotineira de drenos abdominais.
- Manutenção na normotermia intraoperatória.
- Mobilização estimulada em ≤ 6 horas após a cirurgia.
- Estímulo ao retorno da dieta oral com suplementos de energia e proteína.

Indicação

Cirurgia abdominal.

Contraindicação

Fístula de tratamento conservador.

Evidência de íleo pós-operatório prolongado.

Pacientes com contraindicação individual de ter todas as medidas implementadas.

Opções

- Caso haja ausência de reclamação de náusea ou vômitos no primeiro dia de pós-operatório: iniciar dieta com líquidos claros; dietas subsequentes devem avançar conforme tolerado.
- Medidas de suporte: uso de chicletes (dados controversos)?

Monitoramento
Descoordenação da função do GI superior e inferior → 15% dos pacientes sofrerão retrocesso e podem necessitar de readmissão hospitalar.

Referências Cruzadas

Tópico	Capítulo
Complicações – íleo pós-operatório	4 (p. 462)
Conduta perioperatória geral – abdominal	7 (p. 684)

Apêndice I

Medicações

Medicações para Analgesia e Sedação 718
Medicações para Trato Gastrointestinal 720
Medicações contra Patógenos Virais 724
Medicações contra Patógenos Bacterianos e Fúngicos 725
Medicações para Manuseio Hematológico 727
Medicações contra Tumor ou Inflamação 728

MEDICAÇÕES PARA ANALGESIA E SEDAÇÃO

Analgésicos

Nome Genérico	Dosagem Típica
Acetaminofen/codeína 30 mg	30/300 mg 1-2 comprimidos VO a cada 4-6 h
Acetaminofen/codeína 60 mg	60/300 mg 1-2 comprimidos VO a cada 4-6 h
Sulfato de codeína	30-60 mg VO 3 vezes ao dia
Fentanila	25, 50, 75, 100 mcg em transdérmico a cada 72 h
Hidrocodona/acetaminofen	5/325 mg, 5/500 mg, 7,5/750 mg VO a cada 4-6 h
Hidromorfona	2-4 mg VO, 0,2-0,6 mg IV
Cetorolaco	15-30 mg IV, 10 mg VO cada 6 h (máximo 5 dias)
Morfina	10-30 mg VO, 30 mg SR a cada 8-12 h
Oxicodona	5 mg VO a cada 4-6 h, 10-40 mg CR a cada 12 h
Napsilato de propoxifeno/acetaminofen	100/650 mg VO a cada 4 h
Tramadol, Cloridrato de	50-100 mg VO a cada 4-6 h (máximo de 400 mg/dia)

AINEs

Nome Genérico	Dosagem Típica
Celecoxib	400 mg VO 2 vezes ao dia
Ibuprofeno	200-800 mg VO 3 vezes ao dia
Sulindac	150 mg VO 1 vez ao dia (profilaxia de pólipos)

Sedação Consciente

Nome Genérico	Dosagem Típica
Fentanila	25-50 mcg *bolus* titulados dose-resposta
Meperidina	25-50 mcg *bolus* titulados dose-resposta
Midazolam	1-2 mg *bolus* titulados dose-resposta
Propofol	2-2,5 mg/kg IV ou 40 mg a cada 10 s

Antagonistas

Nome Genérico	Dosagem Típica
Flumazenil	0,2 mg IV a cada 1 min (até 5 vezes)
Naloxona	0,4-2 mg IV a cada 2-3 min (até 10 mg) lentamente

MEDICAÇÕES PARA TRATO GASTROINTESTINAL

Antiácidos

Nome Genérico	Dosagem Típica
Esomeprazol	20-40 mg VO/IV 1 vez ao dia
Famotidina	20-40 mg VO 1 vez ao dia, 20 mg IV 2 vezes ao dia
Omeprazol	20-40 mg VO/IV 1 vez ao dia
Pantoprazol	40 mg VO/IV 1 vez ao dia
Rabeprazol	20 mg VO 1 vez ao dia
Ranitidina	150 mg VO 2 vezes ao dia ou 300 mg 1 vez ao dia, 50 mg IV 3 vezes ao dia
Sucralfato	1 g VO 4 vezes ao dia

Antidiarreicos

Nome Genérico	Dosagem Típica
Subsalicilato de bismuto	2 comprimidos ou 30 mL (534 mg) VO até 8 doses por dia
Difenoxina + atropina	2 comprimidos VO 6/6 h (máximo de 8 comprimidos)
Difenoxilato/atropina	Até 2 × 2,5/0,025 mg 4 vezes ao dia
Glicopirrolato	1-2 mg VO 2 vezes ao dia/ 3 vezes ao dia
Caolin-pectina	60-120 mL VO a cada 3-4 h
Loperamida	Até 8 × 1 comprimido (2 mg)
Tintura de ópio	5-20 gotas 4 vezes ao dia

Resina Imitadora de Ácidos Biliares

Nome Genérico	Dosagem Típica
Colestiramina	4 g VO 2 vezes ao dia – 4 vezes ao dia

Antieméticos

Nome Genérico	Dosagem Típica
Dolasetron, Mesilato	12,5 mg IV
Droperidol	0,625-2,5 mg IV
Ondansetrona	4-8 mg VO/IV 3 vezes ao dia
Proclorperazina	5-10 mg VO/IV/IM (máximo de 40 mg/dia)
Prometazina	12,5-25 mg VO/IM

Antiespasmódicos

Nome Genérico	Dosagem Típica
Hiosciamina	0,125 mg VO 3 vezes ao dia

Relaxadores de Esfíncter

Nome Genérico	Dosagem Típica
Diltiazem, pomada 2%	1 dedo aplicado à borda do ânus, 2 vezes ao dia
Nifedipina pomada 0,2%	1 dedo aplicado à borda do ânus, 2 vezes ao dia
Nitroglicerina pomada 0,2%	1 dedo aplicado à borda do ânus, 2 vezes ao dia
Toxina botulínica A	10-20 unidades bilateralmente IM no esfíncter anal interno

Preparo Intestinal

Nome Genérico	Dosagem Típica
Citrato de magnésio	150-300 mL VO
Neomicina	3 g VO 3-4 doses
Enema de fosfato de sódio	1-2 enemas antes do procedimento
Fosfato de sódio oral líquido	45 mL VO (8 copos de água), repetir 3 horas depois
Fosfato de sódio oral em comprimido	3 comprimidos a cada 15 minutos (20 comprimidos) × 2
Polietilenoglicol com eletrólitos	4 L

Suplementos de Fibras

Nome Genérico	Dosagem Típica
Metilcelulose	25-30 g/dia
Policarbofila	25-30 g/dia
Psyllium	25-30 g/dia

Síndrome do Cólon Irritável

Nome Genérico	Dosagem Típica
Alosetron	Comumente prescrito apenas por especialistas
Diciclomine	20-40 mg VO 4 vezes ao dia
Tegaserode	6 mg VO 2 vezes ao dia

Laxantes

Nome Genérico	Dosagem Típica
Bisacodil	10-15 mg VO 1 vez ao dia
Óleo de rícino /mamona	15-30 mL VO 1 vez ao dia
Lactulose	30-45 mL VO 3 vezes ao dia/4 vezes ao dia
Lubiprostone	24 mcg 2 vezes ao dia
Hidróxido de magnésio	30-60 mL, 1 colher de chá a 1 colher de sopa a cada 2-4 h
Enema de leite e melado (50:50)	1 xícara e 1/2 de enema
Polietilenoglicol	17 g fracionadas 1 a 4 vezes ao dia de 100 a 200 g VO
Senna	1 colher de sopa de grânulos 10-15 mL VO

Amaciantes de Fezes

Nome Genérico	Dosagem Típica
Decusato de cálcio	240 mg VO 1 vez ao dia
Decusato de sódio	100 mg VO 2 vezes ao dia

Outras Drogas

Nome Genérico	Dosagem Típica
Acetilcisteína	600 mg VO 2 vezes ao dia (profilaxia de nefropatia por contraste)
Toxina botulínica A	10-20 unidades IM bilateral no EAI
Metoclopramida	5-10 mg VO/IV a cada 6-8 h
Neostigmina	2 mg em 100 mL de NaCl IV por 2-4 h
Octreotídio	0,125 mcg SC 3 vezes ao dia ou 20-30 mg IM por mês
Probióticos	1-2 sachês/cápsulas VO 2 vezes ao dia
Propantelina	15 mg VO
Simeticona	40-125 mg VO 3 vezes ao dia

MEDICAÇÕES CONTRA PATÓGENOS VIRAIS

TAAA[a]

Nome Genérico
Abacavir
Amprenavir
Atazanavir
Combivir lamivudina, zidovudina
Darunavir
Didanosina
Efavirenz
Emtricitabine
Enfuvirtide
Fosamprenavir
Indinavir
Lamivudina
Lopinavir/Ritonavir
Nelfinavir
Nevirapina
Ritonavir
Saquinavir
Estavudina
Tenofovir
Tipranavir
Zidovudina

[a]Comumente prescrito apenas por especialistas.

Outros Antivirais

Nome Genérico	Dosagem Típica
Aciclovir	800 mg VO 3 vezes ao dia
Fanciclovir	250 mg VO 3 vezes ao dia
Ganciclovir	5-6 mg/kg IV
Imiquimod	Creme 5% às 2ª, 4ª e 6ª durante à noite
Interferona-α-2b	4 × 1 milhão de unidades SC (após a excisão de condiloma)
Podofilina	Solução de 0,5-25%
Valaciclovir	1 g VO 2 vezes ao dia

MEDICAÇÕES CONTRA PATÓGENOS BACTERIANOS E FÚNGICOS

Antibióticos

Nome Genérico	Dosagem Típica
Amoxicilina/clavulanato	500/125 mg VO a cada 8 h, 875 mg VO 2 vezes ao dia
Azitromicina	1 g VO (1 vez), 250 mg VO 1 vez por dia (5 dias)
Cefazolina	1-2 g IV a cada 8 h
Cefotetan	1-2 g IV a cada 12 h
Cefoxitina	2 g IV a cada 12 h
Ceftriaxona	125 mg IV
Ciprofloxacina	250-500 mg VO 2 vezes ao dia (ou 3 vezes ao dia)
Clindamicina	300 mg VO 3 vezes ao dia
Doxiciclina	100 mg VO 2 vezes ao dia
Ertapenem	1 g IV/IM a cada 24 horas
Imipenem/cilastina	500 mg IV a cada 6-8 h
Levofloxacino	500-750 mg VO 1 vez ao dia
Metronidazol	250-500 mg VO 3 vezes ao dia
Metronidazol tópico	0,75%
Penicilina G (benzatina)	2.4 milhões de unidades IM (dose única), ou 50.000 unidades/kg IM
Piperacilina/tazobactam	3,375 g IV 3-4 ×/dia
Rifaximina	200 mg VO 3 vezes ao dia
Trimetroprim/sulfametoxazol	160/800 mg VO 2 vezes ao dia
Vancomicina	250-500 mg VO 4 vezes ao dia (não absorvível) 0,5-1 g IV a cada 12 horas

Antifúngicos

Nome Genérico	Dosagem Típica
Anfotericina B	5 mg/kg IV a cada 24 h
Caspofungina	50 mg IV a cada 24 h (dose de ataque 70 mg IV)
Clotrimazol creme 1%	Aplicação tópica 2 vezes ao dia
Fluconazol	100-400 mg VO/IV 1 vez ao dia
Cetoconazol tópico 2%	Aplicação tópica 2 vezes ao dia
Micafungin	150 mg IV 1 vez ao dia
Miconazol creme 2%	Aplicação tópica 2 vezes ao dia
Nistatina	100.000 unidades/cc

MEDICAÇÕES PARA MANUSEIO HEMATOLÓGICO

Anticoagulantes

Nome Genérico	Dosagem Típica
Argatroban	Comumente prescrito por especialistas ou individualizado
Enoxaparina	40 mg SC 1 vez ao dia (profilática), 1-1,5 mg/kg (terapêutica) a cada 12-24 h
Heparina	5.000 unidades SC 2/3 vezes ao dia (profilática), dose IV monitorizada (terapêutica)
Varfarina	Dose individualizada (monitoramento de INR)

Estimulador de Medula Óssea

Nome Genérico	Dosagem Típica
Eritropoetina	40.000 unidades SC por semana

MEDICAÇÕES CONTRA TUMOR OU INFLAMAÇÃO

Quimioterapia[a]

Nome Genérico
5-Fluorouracil
Bevacizumab
Capecitabina
Cetuximab
Gencitabina
Imatinib
Irinotecano
Leucovorin (ácido fólico)
Levamisol
Mitomicina C
Oxaliplatina
Panitumumab
Raltitrexed
Sunitinib

[a]Comumente prescrito apenas por especialistas.

Supressão de DII

Nome Genérico	Dosagem Típica
Adalimumab	Comumente prescrito apenas por especialistas
Balsalazid	2,25 g (= 3 comprimidos de 750 mg) VO 3 vezes ao dia
Infliximab	Comumente prescrito apenas por especialistas
Mesalamine	800-1.600 mg VO 3 vezes ao dia
Mesalamine	800-1.600 mg VO 3 vezes ao dia, supositório 1.000 mg VR
Mesalamine enema	4 g (60 mL) VR durante a noite
Natalizumab	Comumente prescrito apenas por especialistas
Olsalazina	500 mg VO 2 vezes ao dia
Sulfassalazina	500-1.000 mg VO 4 vezes ao dia

Imunossupressores[a]

Nome Genérico

Azatioprina
Ciclosporina A
Mercaptopurina (6-MP)
Metotrexato
Micofenolato mofetila
Tacrolimus (FK506)

[a]Comumente prescrito apenas por especialistas.

Esteroides, Sistêmicos

Nome Genérico	Potência Comparada à Prednisona	Dosagem Típica
Hidrocortisona	0,2×	100 mg IV
Metilprednisolona	1,25×	0,5-1 mg/kg IV
Prednisona	1,0×	5-60 mg VO 1 vez ao dia ou 0,5 mg/kg

Esteroides, Locais

Nome Genérico	Dosagem Típica
Budesonida oral	3-9 mg VO 1 vez ao dia
Budesonida retal	2 mg VR 1 vez ao dia
Hidrocortisona, acetato de	
Hidrocortisona, tópica	1 supositório VR 2/3 vezes ao dia
Pramoxina	1 supositório VR 2 vezes ao dia + após evacuação
Pramoxina + hidrocortisona	1 supositório VR 2/3 vezes ao dia

Apêndice II
Guias de Diagnósticos

Valores Selecionados de Referência Colorretal 732
Critério Amsterdã II para CCHNP. 738
Critério de Bethesda para Teste de IMS. 739
Estadiamento de Tumor no Sistema TNM 740
Sistema de Pontuação de Incontinência Fecal 743

VALORES SELECIONADOS DE REFERÊNCIA COLORRETAL

Marcadores Tumorais

Antígeno carcinoembrionário (CEA)

Valor normal: < 5,0 ng/mL (fumante).
< 2,5 ng/mL (não fumante).

Comentário: Elevação de CEA em câncer colorretal, mas também numa variedade de cânceres não colônicos (p. ex., pancreático, gástrico, pulmonar e de mama), bem como condições benignas (cirrose hepática, doença pulmonar crônica, pancreatite). CEA > 20 alta suspeita de doença metastática. Depois da ressecção do câncer, normalização dos valores elevados em 1-2 meses.

Antígeno específico da próstata (PSA)

Valor normal: 0-4 ng/mL.
Comentário: Elevação do PSA em câncer de próstata, prostatite e após exame digital retal.

Marcadores DIII

Anticorpo citoplasmático antineutrofílico perinuclear (pANCA)

Valor normal: ≤1:8.
Comentário: Positivo em 60-80% das colites ulcerativas; positivo em 10-25% das colites de Crohn.

Anticorpo anti-*Saccharomyces cerevisae* (ASCA)

Valor normal: ≤ 20,0 unidades.
Comentário: Positivo em 5-15% das colites ulcerativas; positivo em 60-80% das colites de Crohn.

Marcadores da Doença Celíaca

Iga antiendomisial

Valor normal: < 1:5.
Comentário: Sensibilidade e especificidade para doença celíaca > 95% (i. é., muito maior que antigliadina IgG).
IgA

Antitransglutaminase

Valor normal: < 20 unidades
Comentário: Positivo na doença celíaca em > 90% dos casos (i. é., melhor do que antigliadina IgG).

Doenças Infecciosas

Contagem de CD4

Valor normal: 500-1.500 células/µL.

Comentário: Infecção HIV → avaliação da atividade e resposta ao tratamento com contagem de CD4 e carga viral. Crítico: < 200 células/µL.

Monitoramento HIV-1 RNA plasmático

Valor normal: Nenhuma carga viral detectável com TAAA apropriado.

Comentário: > 100.000 cópias/mL → sinal de resistência à droga ou progressão da doença.

Contagem Sanguínea

Leucócitos

Valor normal: 3,8-10,8 [× 10^3/mL].

Comentário: Marcador de inflamação aguda.

Hematócrito (Htc)

Valor normal: 35-46%.

Comentário: Avaliação dos níveis sanguíneos.

Hemoglobina (Hbg)

Valor normal: 12,0-16,0 g/dL.

Comentário: Avaliação dos níveis sanguíneos.

Linfócitos relativos

Valor normal: 42-75%.

Comentário: Desvio para a esquerda é um marcador de inflamação aguda.

Linfócitos relativos

Valor normal: 20,5-51,1 [%].

Comentário: Marcador para estado nutricional.

Química do Sangue

Creatinina (Cr)

Valor normal: 0,5-1,2 mg/dL (Sistema Internacional de unidades: 45-110 µmol/L).

Comentário: Valor sérico depende da massa muscular e função renal. Elevação não ocorre antes da filtração glomerular ser reduzida a 25-40%. Contraste radiográfico deve ser evitado se a creatinina for maior que 2,0 mg/dL.

Albumina
Valor normal: 3,2-5,0 g/dL (Sistema Internacional de unidades: 32-50 g/L).
Comentário: Marcador para estado nutricional e função de síntese hepática < 3,0 → aumento do risco de complicação pós-cirúrgica.

Pré-albumina
Valor normal: 20-40 mg/dL (Sistema Internacional de unidades: 200-400 mg/L).
Comentário: Marcador do estado nutricional.

Transferrina
Valor normal: 200-300 mg/dL (Sistema Internacional de unidades: 2-3 g/L).
Comentário: Marcador do estado nutricional.

Lactato
Valor normal: 4,5-19,8 mg/dL (Sistema Internacional de unidades: 0,5-2,2 mmol/L)
Comentário: Sua elevação faz suspeitar de tecidos mal perfundidos/isquêmicos; um resultado falso normal é possível.

Coagulação

D-dímero
Valor normal: 0,6-1,5 mg/100 mL (Sistema Internacional de unidades: 50-130 µM/L).
Comentário: Elevação inespecífica para números processos (cirurgia, TVP etc.); alto valor preditivo negativo. D-dímero normal → TVP/EP pouco provável.

INR
Valor normal: 0,5-1,4.
Comentário: Anticoagulação com varfarina → alvo entre 2-3.

Tempo de sangramento
Valor normal: < 6 minutos.
Comentário: Aumento na disfunção plaquetária (aspirina, doença de von Willebrand).

Análise das Fezes

Gordura fecal
Valor normal: 2-6 g/dia numa dieta de 100 g/dia.
Comentário: Aumentada na insuficiência pancreática, fibrose cística e uso de medicação inibidora da lipase.

Valores Selecionados de Referência Colorretal 735

TSOF (teste do sangue oculto nas fezes)

Valor normal: Negativo.
Comentário: Sensibilidade: 5 mg de hemoglobina em 1 grama de fezes; possibilidade de resultados falso-positivo e falso-negativo (p. ex., vitamina C).

Anofisiologia

Latência do nervo pudendo motor terminal

Valor normal: < 2,5 ms.
Comentário: Neuropatia pudenda: falsa elevação (teste apropriado), ausência verdadeira. Patologia falsa: não obtida a estimulação apropriada. Falso normal: estimulação muscular direta.

Manometria anal – pressão em repouso

Valor normal: 50-100 mmHg.
Comentário: Relativamente confiável porque não depende da cooperação do paciente.

Manometria anal – pressão máxima

Valor normal: 100-350 mmHg.
Comentário: Regra de ouro: dobrou a pressão de repouso. Valores normais falsos: pressão gerada pela contração dos músculos puborretal e glúteos.

Manometria anal – zona de pressão alta (comprimento canal anal)

Valor normal: 2-4 cm.
Comentário: Mulheres geralmente têm canal anal de menor comprimento.

Reflexo retoanal inibitório (RRAI)

Valor normal: Presente 30-60 cc.
Comentário: Ausente na doença de Hirschsprung e Chagas, megarreto/retocele, coloanal posterior e ileoanal (50%); ausente por razões técnicas e anatômicas.

Sensação anorretal – volume da primeira sensação

Valor normal: 10-50 mL.
Comentário: Pequeno volume no limite inferior enquanto alguns pacientes sentem a inserção da sonda.

Sensação anorretal – volume da primeira urgência

Valor normal: 50-150 mL.
Comentário: Particularmente relevante se não houver urgência.

Sensação anorretal – volume máximo tolerado
Valor normal: 140-320 mL (mulheres).
170-440 mL (homens).
Comentário: Tolerância reduzida: achado típico na SII. Tolerância aumentada: retocele, megarreto, deficiência neurológica sensorial.

Complacência retal
Valor normal: 2-6 mL/mmHg.
Comentário: Fórmula: complacência = Δvolume/Δpressão. Complacência reduzida: achado típico na SII. Tolerância aumentada: retocele, megarreto, deficiência neurológica sensorial.

Teste de expulsão do balão
Valor normal: Capacidade de expelir o balão preenchido com 60-200 mL.
Comentário: Se não for expelido na posição lateral, rechecar quando o paciente estiver sentado no sanitário.

Teste de retenção do balão
Valor normal: Capacidade de reter um balão de 100 mL contra uma tração axial externa de > 0,5 kg (mínima a significativa).
Comentário: Valores falso-normais: pressão gerada pela contração dos músculos puborretal e glúteo.

Tempo de Trânsito Colônico (Estudo de Sitzmark)

Tempo de trânsito intestinal (base de referência)
Valor normal: Total de 36-48 horas, estômago 0,5-2 horas, intestino delgado 1-4 horas, intestino grosso 30-46 horas.
Comentário: Distinção entre disfunção de sistema gastrointestinal alto e baixo.

Teste do trânsito colônico simplificado (método de 1 dia)
Valor normal: Mais de 80% de todos os marcadores eliminados no dia 5.
Comentário: Três padrões de distribuição:
 (1) Menos de 6 marcadores eliminados: grosseiramente normal.
 (2) Distribuição difusa de mais de 5 marcadores pelo cólon: inércia colônica.
 (3) Acúmulo distal de mais de 5 marcadores: obstrução funcional.

Valores Selecionados de Referência Colorretal **737**

Teste do trânsito colônico sequencial (método de 3 dias)

Valor normal: Tempo de trânsito segmentado: cólon ascendente: 11,3 horas; cólon descendente: 11,3 horas; retossigmoide: 12,4 horas.

Tempo total = 35 horas.

Comentário: Patológico: mais de 50 marcadores no dia 4, mais de 70 horas de tempo total de trânsito, mais de 30 horas de trânsito segmentado.

Proctograma de Defecação

Ângulo anorretal (linha de referência)

Valor normal: 90-110 graus ao repouso.

Comentário: O ângulo anorretal é o ângulo proctográfico entre o eixo medioaxial do reto e canal anal.

CRITÉRIO AMSTERDÃ II PARA CCHNP

Critério Amsterdã II

Uma família deve ser classificada como tendo CCHNP se houver:

- Um câncer relacionado com câncer colorretal (CCR) em CCHNP em paciente ≤ 50 anos.
- Duas ou mais gerações.
- Três ou mais parentes com CCR ou cânceres CCHNP-relacionados com um = parente em primeiro grau dentre os outros dois.
- Polipose adenomatosa familiar tem que ser excluída!

Cânceres CCHNP: colorretal, endometrial, gástrico, ovariano, ureter ou renal, pélvico, trato biliar, intestino delgado, pancreático, cérebro (gliomas), câncer de pele (sebáceo adenomatoso).

Referências Cruzadas

Tópico	*Capítulo*
Carcinogênese	3 (p. 156)
CCHNP	4 (p. 248)
Câncer colorretal	4 (pp. 252-265)
Critério de Bethesda	Ap. II (p. 739)

CRITÉRIO DE BETHESDA PARA TESTE DE IMS

Critério de Bethesda (revisado em 2003, Bethesda II)

Tumores devem ser testados por instabilidade microssatélite (IMS) nas seguintes situações:

- Câncer colorretal (CCR) em paciente com menos de 50 anos.
- Presença de tumores sincrônicos, metacrônicos colorretal ou outros tumores CCHNP associados, independente da idade do paciente.
- CCR em paciente com menos de 60 anos com achados histológicos de instabilidade microssatélite.
  - Reação linfocítica Crohn-similar.
  - Diferenciação mucinosa sem anel de sinete.
  - Padrão de crescimento medular.
- CCR ou tumores CCHNP associados em ≥ 1 parente de primeiro grau, com um câncer com menos de 50 anos de idade.
- CCR ou tumores CCHNP associados em qualquer idade em 2 parentes de primeiro ou segundo grau.

Cânceres CCHNP: colorretal, endometrial, gástrico, ovariano, ureter ou renal, pélvico, trato biliar, intestino delgado, pancreático, cérebro (gliomas), câncer de pele (sebáceo adenomatoso).

Referências Cruzadas

Tópico	*Capítulo*
Carcinogênese	3 (p. 156)
CCHNP	4 (p. 248)
Câncer colorretal	4 (pp. 252-265)
Critério de Amsterdã	Ap. II (p. 738)

ESTADIAMENTO DE TUMOR NO SISTEMA TNM

Visão Geral

O sistema TNM é o mais comumente utilizado (outros sistemas utilizados: Dukes, Astler-Coller etc.):

T = Tumor primário, N = envolvimento de linfonodo, M = metástase a distância

Câncer Colorretal

Tumor primário (T)

TX	Tumor primário não pode ser avaliado
T0	Não há evidência de tumor primário
Tis	Carcinoma *in situ*
T1	Tumor invade submucosa
T2	Tumor invade a *muscularis propria*
T3	Tumor invade a *muscularis propria*, invade a subserosa, tecido pericólico não peritonizado ou tecido perirretal
T4	Tumor perfura o peritônio visceral ou invade, diretamente, outros órgãos/estruturas.

Linfonodos regionais (N)

NX	Linfonodos regionais não podem ser avaliados
N0	Não há linfonodos metastáticos
N1	Metástase em 1-3 linfonodos regionais
N2	Metástase em ≥ 4 linfonodos regionais

Metástase a distância (M)

MX	Metástase a distância não pode ser avaliada
M0	Não há metástase a distância
M1	Metástase a distância

Extensão da ressecção

RX	Presença de tumor residual não pode ser avaliada
R0	Não há tumor residual
R1	Tumor residual microscópico
R2	Tumor residual macroscópico

Modificadores

p	Avaliação patológica
c	Avaliação clínica
u	Avaliação ultrassonográfica
y	Avaliação após quimiorradiação

Estadiamento clínico com base no componente mais avançado do TNM (bold)

Estádio I:	M0 + N0 → T1 ou **T2**				
Estádio II:	M0 + N0 → T3 ou **T4**	IIA	T3	N0	M0
		IIB	T4	N0	M0
Estádio III:	M0 → **N+**, qualquer T	IIIA	T1-T2	N1	M0
		IIIB	T3-T4	N1	M0
		IIIC	Qualquer T	N2	M0
Estádio IV:	**M1**, qualquer T, qualquer N				

Câncer Anal

Tumor primário (T)

TX Tumor primário não pode ser avaliado
T0 Não há evidência de tumor primário
Tis Carcinoma *in situ*
T1 Tumor ≤ 2 cm na maior dimensão
T2 Tumor > 2 cm, mas < 5 cm na maior dimensão
T3 Tumor > 5 cm na maior dimensão
T4 Tumor de qualquer tamanho invade órgão (órgãos) adjacentes, por exemplo, vagina, bexiga e uretra

Linfonodos regionais (N)

NX Linfonodos regionais não podem ser avaliados
N0 Não há linfonodo regional metastático
N1 Metástase no(s) linfonodo(s) perirretal
N2 Metástase unilateral nos linfonodos inguinais ou ilíacos internos
N3 Metástase nos linfonodos perirretais e inguinais e/ou linfonodos ilíacos internos e/ou inguinais bilaterais.

Metástase a distância (M)

MX Metástase a distância não pode ser avaliada
M0 Não há metástase a distância
M1 Metástase a distância

Extensão da ressecção

RX Presença de tumor residual não pode ser avaliada
R0 Não há tumor residual
R1 Tumor residual microscópico
R2 Tumor residual macroscópico

Modificadores

p   Avaliação patológica
c   Avaliação clínica
u   Avaliação ultrassonográfica
y   Avaliação após quimiorradiação

Estadiamento clínico com base no componente mais avançado do TNM (bold)

Estádio 0:   M0 + N0 → **TIS**
Estádio I: M0 + N0 → **T1**
Estádio II: M0 + N0 → **T2** ou **T3**
Estádio IIIA: M0 → T1 – **T3** + **N1**
               M0 + N0 → **T4**
Estádio IIIB: M0   → T1 – **T3** + **N2-3**
               M0   → **T4 + N1**
Estádio IV: **M1**, qualquer T, qualquer N

Referências Cruzadas

Tópico	*Capítulo*
Câncer anal	4 (p. 230)
Câncer colorretal	4 (pp. 252-280)

SISTEMA DE PONTUAÇÃO DE INCONTINÊNCIA FECAL

(1) Pontuação de Incontinência da *Cleveland Clinic Florida* (Pontuação "Wexner")

Tipo de Incontinência	Frequência				
	Nunca	Raramente (< 1/Mês)	Algumas Vezes < 1/Semana Porém ≥ 1/Mês	Normalmente (< 1/Dia Porém ≥ 1/Semana)	Sempre (≥ 1/Dia)
Sólido	0	1	2	3	4
Líquido	0	1	2	3	4
Gases	0	1	2	3	4
Utiliza absorvente	0	1	2	3	4
Alteração no estilo de vida	0	1	2	3	4

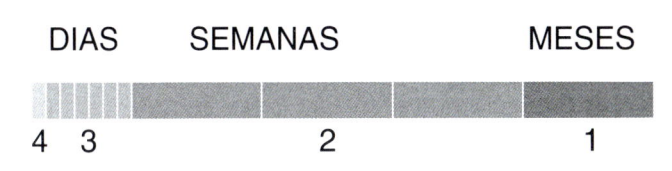

DIAS SEMANAS MESES

4 3 2 1

Interpretação

Soma de todos os parâmetros: → PICCF 0 = controle perfeito, PICCF 20 = incontinência absoluta.

Vantagem

- Simplicidade e praticidade: fácil de usar e interpretar. Mais comumente usado → comparabilidade.

Desvantagem

- Sistema apenas com base em dados subjetivos, falta de parâmetro objetivo.
- Não leva mecanismos de adaptação em consideração, como, não haver acidentes caso o paciente esteja sempre próximo do banheiro, ou "sem absorvente" mas troca a roupa de baixo várias vezes etc.

(2) Índice de Qualidade de Vida na Incontinência Fecal (IQVIF)

	TOTAL	Escala 1. Estilo de vida	Escala 2. Adaptação/ Comportamento	Escala 3. Depressão/ Autopercepção	Escala 4. Vergonha
Pontuação					
Q1 Relato subjetivo da saúde geral: 1 = excelente → 5 = pobre				▓	
Q2 Quantificação de tempo gasto se preocupando com vazamento acidental do intestino: 1 = maior parte do tempo → 4 = nunca (ou N/D)	▓				
a Eu tenho medo de sair		▓			
b Eu evito visitar amigos		▓			
c Eu evito ficar fora de casa durante à noite		▓			
d É difícil para eu sair e fazer coisas como assistir filmes e ir a igreja		▓			
e Eu me preocupo com o quanto eu como antes de sair de casa		▓			
f Sempre que estou fora de casa, eu procuro ficar o mais próximo possível do banheiro			▓		
g É importante planejar meus compromissos (atividades diárias) com base no padrão de comportamento do meu intestino					
h Eu evito viajar					
i Eu me preocupo com não ser capaz de chegar ao banheiro a tempo			▓		
j Eu sinto que não tenho controle de meu intestino					
k Eu não consigo segurar o movimento do meu intestino por tempo suficiente para chegar ao banheiro					
l Eu tenho vazamento de fezes mesmo sem perceber					▓
m Eu tento prevenir acidentes ficando o mais próximo possível do banheiro					

Sistema de Pontuação de Incontinência Fecal

	TOTAL	Escala 1. Estilo de vida	Escala 2. Adaptação/ Comportamento	Escala 3. Depressão/ Autopercepção	Escala 4. Vergonha
Pontuação					
Q3 Quantificação de impacto de vazamento intestinal acidental no bem-estar: 1 = concorda com veemência → 4 = discorda com veemência	▓				▓
a Eu tenho vergonha					
b Eu não posso fazer muitas coisas que eu quero			▓		
c Eu me preocupo com acidentes intestinais					▓
d Eu me sinto deprimido	▓			▓	
e Eu me preocupo se os outros sentem cheiro de fezes em mim					▓
f Eu sinto que não sou uma pessoa saudável				▓	
g Eu aproveito a vida menos				▓	
h Eu faço sexo menos vezes do que gostaria				▓	
i Eu me sinto diferente das outras pessoas				▓	
j A possibilidade de acidentes intestinais está sempre em mente			▓		
k Eu tenho medo de fazer sexo				▓	
l Eu evito viajar de avião ou trem		▓			
m Eu evito sair para comer		▓			
n Sempre que eu vou a algum lugar novo, eu especificamente localizo onde são os banheiros			▓		
Q4 Durante o mês passado, você se sentiu triste, desencorajado, sem esperança ou teve tantos problemas que questionou se a vida vale a pena? 1 = sim, extremamente → 6 = de maneira alguma.				▓	

Adaptado com permissão de Rockwood TH et al. Dis Colon Rectum 2000;43:9-17.

Interpretação

Instrumento psicométrico com 4 escalas de qualidade separadas para (1) estilo de vida, (2) adaptação/comportamento, (3) depressão/autopercepção, (4) vergonha: pontuação mais alta → menos impacto, pontuação mais baixa → maior impacto da incontinência fecal na qualidade de vida.

Vantagem

- Escala validada para relato do paciente, doença específica e qualidade de vida sobre a incontinência fecal para avaliar o impacto direto e subjetivo sobre o paciente.

Desvantagem

- Sistema mais complexo, cálculo de pontuações de incômodo. Questão Q3c originalmente não foi incluída em nenhuma das 4 escalas, cabe melhor na escala 4 (vergonha).

Referências Cruzadas

Tópico	Capítulo
Testes anofisiológico	2 (p. 78)
Incontinência fecal	4 (p. 189)